高等卫生职业院校改革创新教材

供护理专业用

外科护理学

U0284578

主　编　苗雨丹　苗　玲
副主编　董海艳　邢媛媛
编　者（以姓氏笔画为序）
丁　肃（白城医学高等专科学校）
王　婷（白城医学高等专科学校）
王群媖（白城医学高等专科学校）
石　丽（白城中医院）
邢媛媛（白城医学高等专科学校）
孙顶双（白城医学高等专科学校）
齐　婧（白城医学高等专科学校）
陈玉波（白城医学高等专科学校）
苗　玲（白城医学高等专科学校）
苗雨丹（白城医学高等专科学校）
战　锐（白城医学高等专科学校）
侯雨辰（白城医学高等专科学校）
董海艳（白城医学高等专科学校）

人民卫生出版社
·北京·

图书在版编目（CIP）数据

外科护理学 / 苗雨丹，苗玲主编. —北京：人民
卫生出版社，2021.11
ISBN 978-7-117-32075-7

Ⅰ. ①外… Ⅱ. ①苗…②苗… Ⅲ. ①外科学－护理
学－医学院校－教材 Ⅳ. ①R473.6

中国版本图书馆 CIP 数据核字（2021）第 190353 号

人卫智网	www.ipmph.com	医学教育、学术、考试、健康， 购书智慧智能综合服务平台
人卫官网	www.pmph.com	人卫官方资讯发布平台

外科护理学
Waike Hulixue

主　　编：苗雨丹　苗　玲
出版发行：人民卫生出版社（中继线 010-59780011）
地　　址：北京市朝阳区潘家园南里 19 号
邮　　编：100021
E - mail：pmph @ pmph.com
购书热线：010-59787592　010-59787584　010-65264830
印　　刷：三河市延风印装有限公司
经　　销：新华书店
开　　本：787 × 1092　1/16　印张：30
字　　数：730 千字
版　　次：2021 年 11 月第 1 版
印　　次：2021 年 11 月第 1 次印刷
标准书号：ISBN 978-7-117-32075-7
定　　价：72.00 元

打击盗版举报电话：010-59787491　E-mail：WQ @ pmph.com
质量问题联系电话：010-59787234　E-mail：zhiliang @ pmph.com

前　言

　　为适应护理专业教育改革和发展的需要，以科学发展观为指导，结合我国护理学教育和临床实践的研究进展，强调以整体护理为方向，注重评判性思维和综合能力的培养，我们编写了《外科护理学》。

　　本教材适应护理课程改革的总体趋势，在编写过程中注重结合我国护理教育和实践的现状，应用"以人的健康为中心"的整体护理理念，反映国内外外科护理的新进展和新技术，具有以下主要特色：

　　1. 在现代护理观的指导下，以整体护理为方向，以护理程序为框架，从护理评估、护理诊断及医护合作性问题、护理措施和护理评价等几个方面编写。在护理措施中，增加健康教育的篇幅，体现社区及家庭护理的现代护理理念。

　　2. 按照"以服务为宗旨，以岗位需求为导向"的指导方针，注重实践应用能力的培养，突出外科护理基础知识和临床应用的内容，增加实践指导，为临床实践提供参考。

　　3. 体现外科以手术为主要治疗方法的特点，各论的护理措施按照非手术疗法及术前护理、术后护理和健康教育三大方面编写，使学生明白术前和术后的护理重点，符合临床实际工作需要。

　　4. 在内容编排上，力求简明扼要、重点突出，阐述清楚难点，且避免重复。在编写过程中，简写或略写与临床医学、内科护理学、急救护理学等学科内容交叉重叠的疾病，如肿瘤病人的心理护理、放疗及化疗护理在肿瘤一章阐述，各论中涉及此内容不再叙述。

　　5. 每章增加了护考导航和病例导入。设立学习目标以帮助读者学习、理解和掌握各章的重点内容；病例导入是设置一个临床情境，提出思考问题，以帮助学生更好地学习和理解。

　　为有利于外科护理的教与学，本教材同时配有章后练习题，题型按照护士执业资格考试大纲内容编写，为学生参加护士执业资格考试奠定基础。

　　本书在筹备和编写过程中，得到白城医学高等专科学校领导的大力支持和各位编审人员的努力合作，在此表示感谢。

　　由于学术水平有限，尽管做了最大努力，但难免有欠缺之处，恳请各位专家、广大师生提出宝贵意见，促进本教材日臻完善。

苗雨丹　苗　玲

2020 年 11 月

目 录

第一部分　外科护理基础

任务一　学科认知……………………………………………………………………………… 1
　第一节　外科护理学的概念与发展………………………………………………………… 1
　第二节　学习外科护理学的方法和要求………………………………………………… 3
　第三节　外科护士应具备的素质………………………………………………………… 4

任务二　水、电解质及酸碱平衡失调病人的护理…………………………………………… 7
　第一节　体液平衡…………………………………………………………………………… 7
　第二节　水和钠代谢紊乱病人的护理…………………………………………………… 9
　第三节　钾代谢异常病人的护理………………………………………………………… 14
　第四节　酸碱平衡失调病人的护理……………………………………………………… 17

任务三　外科休克病人的护理………………………………………………………………… 26
　第一节　概述……………………………………………………………………………… 26
　第二节　低血容量性休克病人的护理…………………………………………………… 33
　第三节　感染性休克病人的护理………………………………………………………… 35

任务四　外科感染病人的护理………………………………………………………………… 39
　第一节　概述……………………………………………………………………………… 39
　第二节　浅部组织细菌性感染病人的护理……………………………………………… 43
　第三节　手部急性化脓性感染病人的护理……………………………………………… 48
　第四节　全身性外科感染病人的护理…………………………………………………… 51
　第五节　特异性感染病人的护理………………………………………………………… 54

任务五　损伤病人的护理……………………………………………………………………… 62
　第一节　创伤病人的护理………………………………………………………………… 62
　第二节　烧伤病人的护理………………………………………………………………… 68
　第三节　冻伤病人的护理………………………………………………………………… 72
　第四节　咬伤病人的护理………………………………………………………………… 74

任务六　肿瘤病人的护理……………………………………………………………………… 81
　第一节　概述……………………………………………………………………………… 81

第二节 恶性肿瘤病人的护理 ……………………………………………… 82
第三节 良性肿瘤病人的护理 ……………………………………………… 88

第二部分 手术室护理

任务七 麻醉病人的护理 …………………………………………………… 91
第一节 全身麻醉病人的护理 ……………………………………………… 92
第二节 椎管内麻醉病人的护理 …………………………………………… 97
第三节 局部麻醉病人的护理 ……………………………………………… 102
第四节 麻醉恢复期病人的监护和管理 …………………………………… 104

任务八 手术前后病人的护理 ……………………………………………… 107
第一节 手术前病人的护理 ………………………………………………… 107
第二节 手术后病人的护理 ………………………………………………… 114

任务九 手术室工作和管理 ………………………………………………… 122
第一节 手术室布局和人员配备 …………………………………………… 122
第二节 手术物品管理 ……………………………………………………… 126
第三节 手术室的无菌操作技术 …………………………………………… 129
第四节 病人的准备 ………………………………………………………… 132
第五节 手术人员的准备 …………………………………………………… 134

第三部分 头颈外科护理

任务十 颅内压增高病人的护理 …………………………………………… 139

任务十一 颅脑损伤病人的护理 …………………………………………… 146
第一节 头皮损伤病人的护理 ……………………………………………… 146
第二节 颅骨骨折病人的护理 ……………………………………………… 148
第三节 颅脑损伤病人的护理 ……………………………………………… 149

任务十二 颅内、椎管内肿瘤病人的护理 ………………………………… 156
第一节 颅内肿瘤病人的护理 ……………………………………………… 156
第二节 椎管内肿瘤病人的护理 …………………………………………… 159

任务十三 甲状腺外科病人的护理 ………………………………………… 162
第一节 单纯性甲状腺肿病人的护理 ……………………………………… 162
第二节 甲状腺功能亢进病人的护理 ……………………………………… 164
第三节 甲状腺肿瘤病人的护理 …………………………………………… 168

第四部分　胸外科护理

任务十四　乳房疾病病人的护理…………………………………………………………173
　　第一节　急性乳腺炎病人的护理………………………………………………………173
　　第二节　乳腺增生病人的护理…………………………………………………………175
　　第三节　乳房良性肿瘤病人的护理……………………………………………………176
　　第四节　乳腺癌病人的护理……………………………………………………………177

任务十五　胸部损伤病人的护理…………………………………………………………184

任务十六　食管癌病人的护理……………………………………………………………195

任务十七　肺癌病人的护理………………………………………………………………203

第五部分　普外科护理

任务十八　急腹症病人的护理……………………………………………………………211

任务十九　化脓性腹膜炎病人的护理……………………………………………………219
　　第一节　急性化脓性腹膜炎病人的护理………………………………………………219
　　第二节　腹腔脓肿病人的护理…………………………………………………………223

任务二十　腹部损伤病人的护理…………………………………………………………227

任务二十一　腹外疝病人的护理…………………………………………………………233
　　第一节　概述……………………………………………………………………………233
　　第二节　腹股沟疝病人的护理…………………………………………………………234
　　第三节　其他腹外疝病人的护理………………………………………………………239

任务二十二　胃十二指肠疾病病人的护理………………………………………………242
　　第一节　胃十二指肠溃疡病人的护理…………………………………………………242
　　第二节　胃癌病人的护理………………………………………………………………249

任务二十三　急性阑尾炎病人的护理……………………………………………………254

任务二十四　肠梗阻病人的护理…………………………………………………………260

任务二十五　结直肠和肛管疾病病人的护理……………………………………………268
　　第一节　结直肠癌病人的护理…………………………………………………………268
　　第二节　直肠肛管疾病病人的护理……………………………………………………274

任务二十六　原发性肝癌病人的护理 ······································285

任务二十七　门静脉高压病人的护理 ····································292

任务二十八　胆道疾病病人的护理 ······································298
　　第一节　胆道感染病人的护理 ··298
　　第二节　胆石症病人的护理 ··303
　　第三节　胆道蛔虫病病人的护理 ······································307

任务二十九　胰腺疾病病人的护理 ······································311
　　第一节　急性胰腺炎病人的护理 ······································311
　　第二节　胰腺癌病人的护理 ··316

任务三十　周围血管疾病病人的护理 ····································320
　　第一节　下肢静脉曲张病人的护理 ····································320
　　第二节　血栓闭塞性脉管炎病人的护理 ································324

第六部分　泌尿外科护理

任务三十一　泌尿、男性生殖系统疾病的主要症状和检查 ················329
　　第一节　泌尿、男性生殖系统疾病的主要症状 ························329
　　第二节　泌尿、男性生殖系统疾病的检查 ······························331

任务三十二　泌尿系统损伤疾病病人的护理 ······························337
　　第一节　肾损伤病人的护理 ··337
　　第二节　膀胱损伤病人的护理 ··340
　　第三节　尿道损伤病人的护理 ··343

任务三十三　尿石症病人的护理 ··348
　　第一节　上尿路结石病人的护理 ······································348
　　第二节　下尿路结石病人的护理 ······································352

任务三十四　泌尿、男性生殖系统肿瘤病人的护理 ······················356
　　第一节　肾癌病人的护理 ··356
　　第二节　膀胱癌病人的护理 ··357
　　第三节　前列腺癌病人的护理 ··361

任务三十五　良性前列腺增生病人的护理 ································364

任务三十六　肾移植病人的护理 ··369

第七部分　骨关节外科护理

任务三十七　骨折病人的护理……377
第一节　骨折概述……377
第二节　常见四肢骨折病人的护理……384
第三节　脊柱骨折及脊髓损伤病人的护理……388

任务三十八　关节脱位病人的护理……394
第一节　概述……394
第二节　常见关节脱位病人的护理……395

任务三十九　骨关节感染病人的护理……400
第一节　化脓性骨髓炎病人的护理……400
第二节　化脓性关节炎病人的护理……406
第三节　骨与关节结核病人的护理……407

任务四十　颈肩痛与腰腿痛病人的护理……412
第一节　颈椎病病人的护理……412
第二节　腰腿痛病人的护理……415

任务四十一　常见骨肿瘤病人的护理……421
第一节　概述……421
第二节　常见骨肿瘤病人的护理……422

任务四十二　断肢(指)再植病人的护理……426

第八部分　皮肤性病病人的护理

任务四十三　皮肤病总论……431

任务四十四　变态反应性皮肤病病人的护理……438
第一节　接触性皮炎病人的护理……438
第二节　湿疹病人的护理……441
第三节　药疹病人的护理……442
第四节　荨麻疹病人的护理……445

任务四十五　感染性皮肤病病人的护理……449
第一节　病毒性皮肤病病人的护理……449
第二节　脓疱疮病人的护理……452

任务四十六　动物性皮肤病病人的护理…………………………………………………456

第九部分　性传播疾病的护理

任务四十七　性传播疾病病人的护理……………………………………………………459

第一节　性病病人的护理…………………………………………………………………459

第二节　梅毒病人的护理…………………………………………………………………461

第三节　尖锐湿疣病人的护理……………………………………………………………464

参考文献……………………………………………………………………………………467

第一部分　外科护理基础

护考导航

1．识记：外科护理学的概念；等渗性脱水、高渗性脱水、低渗性脱水、低钾与代谢性酸中毒病人的护理评估内容、常见护理问题和护理措施；休克的概念，不同程度休克的身体状况、治疗原则和主要护理措施。

2．理解：外科护士应具备的素质；高钾血症与代谢性碱中毒病人的护理评估内容、常见护理问题和护理措施；休克常用的监测指标及意义。

3．应用：在为外科病人护理时具有整体护理的意识和能力；在护理体液失衡病人时知晓如何观察病人病情变化，并给予理解和关怀；能够应用所学理论知识和技能对休克病人进行护理评估和整体护理。

任务一　学　科　认　知

第一节　外科护理学的概念与发展

病例导入

黄先生，42岁，2小时前在建筑工地行走时，右脚踩到铁钉，拔出铁钉后伤口流血不止，自行简单包扎后前来医院就诊，黄先生不知道应该到哪个诊室就诊。

请思考：

1．黄先生应到哪个诊室就诊？

2．试述作为外科护士应具备的素质。

一、外科护理学的概念与范畴

外科护理学是阐述和研究如何对外科病人进行整体护理的一门临床护理学科。它包含了医学基础理论、外科学基础理论、专科护理学基础理论和技术、护理心理学、护理伦理学和社会学等人文科学知识。

外科护理学是护理学的重要分支，它以创伤、感染、肿瘤、畸形、内分泌功能失调（如甲状腺和甲状旁腺功能亢进等）、寄生虫病（如肝棘球蚴病和胆道蛔虫症等）及其他（器官梗阻如肠梗阻、尿路梗阻等；血液循环障碍如下肢静脉曲张、门静脉高压症等；结石形成如胆石症、尿路结石等；以及不同原因引起的大出血等）外科疾病病人为研究对象，在现代医学模式和护理观的指导下，以人的健康为中心，根据病人的身心健康需求和社会家庭文化需求提供整体护理，以达到去除疾病、预防残障、促进康复的目的。

二、外科护理学的发展

我国医学史上外科开始得很早。公元前 14 世纪，商代的甲骨文就有"疥""疮"等记载。在周代（公元前 1066－公元前 249 年），外科已成为独立学科，外科医生被称为"疡医"。秦汉时期医学名著《黄帝内经》已有"痈疽篇"的外科专章。汉末，杰出的医学家华佗（公元 141－203 年）擅长外科技术，使用麻沸汤为病人进行死骨剔除术、剖腹术等。南北朝，龚庆宣著《刘涓子鬼遗方》（公元 483 年）是中国最早的外科学专著。清末高文晋著《外科图说》（1856 年）一书，显示了我国外科学具有悠久的历史和丰富的实践经验。但古代的外科学仅限于浅表疮、疡和外伤的诊治，几乎未有提到"护理"一词。

现代外科学奠基于 19 世纪 40 年代，先后解决了手术疼痛、伤口感染、止血、输血等阻碍外科学发展的问题，使外科学进入了新的发展阶段。同期，克里米亚战争爆发，现代护理学创始人弗洛伦斯·南丁格尔在前线医院看护伤病员的过程中，成功应用清洁、消毒、换药、包扎伤口、改善休养环境等护理手段，注重伤病员的心理调节、营养补充，使伤病员的病死率从 42% 降至 2.2%，充分证实了护理工作在外科疾病病人治疗过程中的独立地位和意义，并由此创建了护理学，并延伸出外科护理学。

 走进历史

南丁格尔奖章简介

弗洛伦斯·南丁格尔（1820－1910 年）为英国女护士，近代护理学和护理教育的奠基人。1854－1856 年间在克里米亚战争中担任战地救护工作，对改善伤病的治疗和生活条件，做出了优异的贡献，博得各国公众的好评。

在她生前，国际红十字会在 1907 年的伦敦大会上就拟议设立南丁格尔奖章，作为鼓励各国护士的国际最高荣誉奖。南丁格尔奖章是由国际红十字会于 1912 年设立的国际护理界最高荣誉奖。奖章章程规定，每两年颁发一次，授予各国最优秀的红十字护士、助理护士、护理工作组织者（包括以身殉职的护理人员），以表彰他们在平时或战时的卓越成就和献身精神。

我国从 1983 年第 29 届开始参加南丁格尔奖章评选，至 2021 年 48 届已有 83 名护士获此殊荣。68 位南丁格尔奖章获得者，是我们学习的楷模。

我国外科护理学的发展与外科学的发展相辅相成、密不可分。1958 年首例大面积烧伤病人的抢救成功，1963 年世界首例断肢再植在上海获得的成功等，既是我国外科学的发展结果,也是我国外科护理学发展的结果。

随着现代科学技术的迅猛发展,生命科学新技术的不断引入、计算机的广泛应用、医学分子生物学和基因研究的不断深入,各种新材料(如组织工程材料、纳米生物材料、人工关节、人工心脏瓣膜等)、新技术(如腹腔镜外科技术、内镜外科技术、放射介入和B超介入等微创外科技术)、新理论、新方法不断涌现,为外科学的发展提供了新的条件,救治了许多以前无法治疗或治愈的病人。当前,外科护理学正在朝更专业、更深层、更细致的方向发展,对外科护理工作提出了更高的要求和新的挑战。外科护理工作者应充分认识现代护理的发展趋势,勇于承担起时代赋予的历史重任,加强国际交流与合作,学习先进的技术和理论,发展成功的专科护理模式,为外科护理学的发展做出应有的贡献。

第二节 学习外科护理学的方法和要求

一、树立崇高的职业理想

学习外科护理学的目的是掌握外科疾病病人术前、术中和术后护理的基本知识、基本理论和基本技能,以便在今后的护理工作中为外科病人提供全方位的护理服务。要想学习好外科护理学,首先要热爱护理学专业,认同并热爱今后将从事的护理事业,自觉树立起全心全意为全人类健康服务的职业理想,这是学习好外科护理学的前提和保障。

二、熟悉外科护士的工作任务

外科护士主要在病房和手术室,对外科病人进行术前、术中和术后的护理。外科护士的工作任务是围绕术前、术中和术后三个阶段向外科病人提供全方位的护理服务:①向外科病人提供有关疾病的预防、治疗、护理和康复的咨询、指导;②协助外科病人接受各种诊断性检查、各项手术和非手术治疗;③评估和满足外科病人的基本需要;④协助外科病人预防并发症、康复锻炼和预防残障;⑤促进外科护理理论和实践的发展。熟悉外科护士的工作任务有利于明确学习的目标和方向,从而促进外科护理学的学习。

三、坚持以现代护理观为指导

现代护理学理论包括人、环境、健康、护理4个基本要素。人是生理、心理和社会、精神、文化等多方面因素构成的整体。世界卫生组织将健康定义为:"健康不仅是没有身体上的疾病和缺陷,还要有完整的心理状态和良好的社会适应能力。"1980年美国护士学会指出:"护理是诊断和处理人类对现存的或潜在的健康问题的反应,护理的宗旨是帮助病人适应和改造内外环境的压力,达到最佳的健康状态。"1977年美国的恩格尔提出了生物-心理-社会医学模式,丰富了护理的内涵,拓宽了护士的职能,护士不仅要帮助和护理病人,还需要为病人提供健康教育和服务指导。因此,护士的角色是照顾者、管理者、支持者、教育者和保护者。

在新的医学模式和护理模式下,要求护士要以人的健康护理为中心,它是整体护理的核心。整体护理要求外科护士要在现代护理观的指导下,以护理程序为手段,针对外科病人术前、术中、术后的不同身心需要和社会文化需要提供最佳的护理服务。手术前外科护士要通过观察和交流了解外科病人对疾病、手术治疗、其他治疗和护理配合等相关知识的认知程度，病人存在怎样的顾虑，有什么需求，通过术前护理，使病人以最佳的身心状态配合手术和治疗。术中外科护士主要配合医生为病人实施手术。手术后外科护士主要通过病情观察、疼痛护理、伤口护理、营养支持、并发症预防和心理护理等护理手段促进病人的康复。因此，在学习外科护理学的过程中，应坚持以现代护理观为指导，学习掌握外科病人术前、术中和术后的基本理论、基本知识和基本技能。

四、坚持理论与实践相结合

外科护理学是一门实践性很强的应用型学科。因此，学习外科护理学必须遵循理论与实践相结合的原则，既要掌握好外科护理学的理论知识，也要掌握好外科护理学的操作技能。在学习外科护理学的过程中，要做到多学习、多思考、多观察和多动手，掌握好外科护理学的理论知识和操作技能。在理论学习和实践过程中，能针对不同的外科疾病，不同的外科病人可能发生的病情进行仔细观察；能透过细微之处看到本质，发现问题后独立思考、当机立断，及时反应并做简单处理；掌握沟通与交流技巧，学会观察了解病人的心理问题，并能利用理论知识结合病人病情做好心理护理，引导病人正视现实，提高信心，积极配合治疗和护理。总之，理论是实践的基础，实践是促进理论学习的有效途径，两者相辅相成，在学习过程中，应坚持理论和实践相结合。

第三节　外科护士应具备的素质

外科疾病复杂多变，麻醉与手术又有潜在并发症的危险。外科疾病的突发性或病情演变的急、危、重常使病人承受巨大的痛苦和精神压力，必须予以紧急或尽快处理。因此，对外科护士的综合素质提出了更高的要求。

一、高尚的职业道德

人的生命是宝贵的，每个护士都应认识到护理工作的重要性。护士的职责是治病救人，维护生命，促进健康。外科护士要有爱心、诚心和同情心，要自觉树立爱岗敬业的精神，具备高度的责任心和无私的奉献精神，坚持"以人的健康为中心"的理念，视病人为亲人，全心全意地为病人服务。

二、健康的身心状态

外科工作节奏快、突击性强。当发生工伤、交通事故或特发事件时，短时间内可能有大批伤员送达并须立即治疗和护理。这种情况下，工作负荷骤然加大，护士若不具备健全的体魄、开朗的性格和饱满的精神状态，就不能保证有效、及时地参与抢救工作。

健康的心理状态是外科护士应具备的素质之一。外科护士只有具备积极、有效的心理活动，平稳、正常的心理状态才能适应和满足护理事业对自己的要求。外科护士要善于自我调节，善于通过自己积极向上、乐观自信的内心情感鼓舞病人，以增进护患之间的情感交流，取得病人主动积极的配合。加强自我修养、自我磨炼、自我体验是培养护士健康心理素质的重要方法和途径之一。

三、厚实的人文修养

在外科护理工作中，要求外科护士要尊重病人、关心病人和理解病人，用爱心、耐心、细心、诚心、责任心和同情心为病人服务，要达到这样的要求，就必须以厚实的人文修养为基础。因此，外科护士应自觉加强社会学、心理学、伦理学等人文学科知识的学习，自觉增强自身的人文修养，为今后从事外科护理工作奠定坚实的基础。

四、扎实的专业知识与技能

扎实的专业知识与技能是护士做好护理工作的基础。外科护士应刻苦学习护理工作所学的基本理论、基本知识和基本技能，掌握外科常见病、多发病的防治知识、护理知识和技能，以及外科的急、危、重症的救护知识。学习内科、儿科、妇产科等各科护理相关知识，将所学知识融会贯通，培养敏锐的观察能力、判断能力和应急处理能力。通过对病人的正确评估，及时发现病人现有或潜在的护理问题，能正确运用外科护理学的基本知识和技能为病人提供个性化的整体护理。

五、良好的法律意识

随着我国医疗制度的不断改革和完善，以及病人法律意识的不断提高，对外科护士的法律素质要求越来越高。因此，外科护士要自觉地学习相关的法律知识，通过对典型病例的导入和学习讨论，总结经验，接受教训，增强自我保护意识，维护自身和病人的合法权利。

 情境训练

作为外科护士应具备哪些素质？

（邢媛媛）

思考与练习

单项选择题

1. **不属于**外科疾病的是（　　）
   A. 血栓性外痔 　　　　　　　　B. 室性心动过速
   C. 食管癌 　　　　　　　　　　D. 骨折
   E. 先天性髋关节脱位

2. 外科疾病按病因大致可分为哪7类（　　）
   A. 损伤、感染、肿瘤、休克、器官梗阻、功能障碍、畸形
   B. 损伤、感染、肿瘤、烧伤、畸形、器官梗阻、功能障碍
   C. 损伤、感染、肿瘤、烧伤、功能障碍、寄生虫病、结石

D. 损伤、感染、肿瘤、休克、功能障碍、内分泌功能失调、下肢静脉曲张

E. 损伤、感染、肿瘤、畸形、内分泌功能失调、寄生虫病、其他

3. 下列哪种疾病**不是**以外科治疗为主（　　）

A. 胰腺炎 　　　　　　　　　　　B. 肝破裂

C. 胃溃疡 　　　　　　　　　　　D. 下肢静脉曲张

E. 急性梗阻性化脓性胆管炎

4. 下列哪项**不是**外科护理的特点（　　）

A. 发病急 　　　　　　　　　　　B. 抢救多

C. 病情变化快 　　　　　　　　　D. 老年病人多

E. 多数病人存在躯体移动受限

任务二　水、电解质及酸碱平衡失调病人的护理

 病例导入

病人，男，45 岁，体重 70kg，腹痛、频繁呕吐 2 天入院。诉口渴、乏力、尿少。查体：体温 37.4℃，脉搏 100 次 /min，血压 90/60mmHg。皮肤黏膜干燥，眼窝凹陷，呼吸深快，腹部可见肠型，肠鸣音亢进。实验室检查：血液 pH 值 7.30，血清钾 3.3mmol/L，血清钠 140mmol/L。

请思考：

1. 如何评估病人当前的身体状况？

2. 针对病人的病情，你首先应该怎样做？应采取哪些护理措施？

3. 怎样做好病人的健康教育工作？

人的机体在神经 - 内分泌系统的调节作用下，始终维持着体液状态的相对平衡，这种内环境的平衡保证了人体新陈代谢等生命活动的正常进行。但是，损伤、感染、空腔器官梗阻等外科疾病及麻醉、手术等特殊治疗方法常会干扰或破坏这种平衡，引起代谢失调，使体液的容量分布、浓度或成分发生紊乱，严重时将危及生命。因此，在临床外科治疗与护理工作中，必须掌握好防治体液平衡失调的基本理论和基本方法。

第一节　体 液 平 衡

体液是溶液，包含水和溶质。溶质包括电解质（晶体、胶体）和非电解质（葡萄糖、尿素）。体液在人体代谢中起着重要作用。正常成年男性体液占全身体重的 60%（女 55%），其中细胞内液占 40%（女 35%），细胞外液占 20%。细胞外液中组织间液占 15%、血浆占 5%。组织间液包括功能性和非功能性间液，功能性间液能与血管内液体和细胞内液进行交换，非功能性液体基本不参与交换，对维持水、电解质的平衡几乎不起作用。潴留在组织间隙或体腔的液体称为第三间隙液，第三间隙液不参与血液循环，但可影响血液循环。第三间隙液可分为早期液体渗出和晚期液体吸收。细胞外液是人体的内环境，各种代谢和生命活动需要内环境的恒定，但各种因素可以破坏内环境的恒定，引起代谢失调，导致疾病，甚至危及生命。

一、体液组成及分布

水平衡，即水的摄入与排泄之间的动态平衡（表 2-1），摄入的多少与排泄密切相关。如

果水摄入少为负平衡,摄入多则为正平衡。

表2-1　成人24小时水分出入量

单位: ml

摄入量		排出量	
饮水	1 600	尿	1 500
食物含水	700	粪	200
内生水	200	呼吸蒸发	300
		皮肤蒸发	500
总量	2 500	总量	2 500

其中尿和粪为显性失水,皮肤和呼吸蒸发的水是在不知不觉中进行的,故称为非显性失水。每日成人产生固体代谢物质约35～40g,而尿的溶解度是7%,即1g固体代谢物质需要15ml尿,因此排出每日的固体代谢产物至少需要尿量500ml才能排出代谢的有毒物质,此时肾负担很重,正常成人每日尿量维持在1 000～1 500ml左右。正常每日胃肠消化液分泌8 200ml,多数被胃肠道吸收,仅有150ml由粪便排出,消化液中有大量水、电解质和酸碱物质,如胃液呈酸性,含有H^+、Cl^-、K^+,丢失大量胃液则造成缺水、低氯及低钾性碱中毒。其他消化液呈碱性,含Na^+、Cl^-、HCO_3^-等,丢失大量肠液、胆汁、胰液可导致缺水、低钠和酸中毒。

 知识链接

水的摄入和排泄

要使体内的水达到平衡,必须确保从饮食中摄入水的量(代谢也可以产生水)和排出量相等。水的摄入由行为机制调节,包括口渴及对盐的欲求。尽管每日通过皮肤、肺及粪便丢失的水约1L,但肾脏仍是调节水排泄的主要器官。

肾脏能直接控制体液量,途径之一是通过排尿,此外肾脏还可以通过浓缩或稀释原尿生成尿液来保存水分或排出体内多余水分。

二、体液平衡及调节

细胞外液主要阳离子是Na^+,血清正常值为135～145mmol/L(平均142mmol/L),它决定细胞外液的晶体渗透压。Na^+浓度的增减决定和影响细胞外液的容量,Na^+还能维持神经-肌肉的兴奋性。细胞外液阴离子有Cl^-和HCO_3^-,细胞内液主要阳离子是K^+,血清钾正常值3.5～5.5mmol/L,细胞内液阴离子有蛋白质和磷酸氢根等,K^+能增加神经肌肉的兴奋性,维持细胞的正常代谢,但对心肌却有抑制作用。血浆蛋白形成胶体渗透压,Na^+、K^+共同维持细胞内外液的晶体渗透压,正常成年人的渗透压为290～310mmol/L。正常成人每日需要氯化钠5～9g,相当于生理盐水500～1 000ml,Na^+代谢是多吃多排,少吃少排,不吃不排。成人每日需要钾2～3g,相当于10%氯化钾20～30ml,K^+代谢是多吃多排,少吃少排,不吃也排。影响肾脏排钾的主要因素是醛固酮，Mg^{2+}、Cl^- 和 HCO_3^- 在代谢中也起一定的作用。肾是水和电解质代谢平衡调节的主要器官，主要通过抗利尿激素和醛固酮来调节，由此可见体液平衡的调节主要依赖神经和激素的调节作用。

三、酸碱平衡及调节

人体血液的 pH 值维持在 7.35～7.45 之间，是靠下列系统的共同调节来维持酸碱平衡：血液中的缓冲系统、肺的呼吸和肾的调节。血液中的缓冲系统对酸碱的调节是迅速而短暂的，血液中缓冲对浓度最大、能力最强、最主要的是 HCO_3^-/H_2CO_3，正常人血中 HCO_3^- 含量为 24mmol/L，H_2CO_3 为 1.2mmol/L，二者之比维持在 20：1；肺的调节，主要通过加速或减慢呼出 CO_2，通过二氧化碳分压来调节；肾是调节酸碱平衡的重要器官，通过排 H^+ 和 NH_4^+，吸收 Na^+ 和 HCO_3^- 来调节；排出固定酸和过多的碱性物质，来维持血浆 HCO_3^- 浓度的稳定，维持正常成人尿 pH 值为 6。上述三种形式相互配合，共同发挥调节和代偿作用。此外，当酸碱中毒时，H^+ 向细胞内外的移动，也有利于调节酸碱平衡。

体液失衡可以分为水、电解质、酸碱失衡，还可以分为容量、浓度和成分失衡。

第二节　水和钠代谢紊乱病人的护理

机体水分丢失称为缺水。在细胞外液中，水和钠的关系非常密切，故失水和失钠常同时存在。由于造成缺水的原因不同，在缺水和缺钠的程度上也各有不同。水和钠既可按比例丢失，也可失水多于失钠，或失水少于失钠。依据引起的病理生理变化和临床表现不同，缺水可分为等渗性脱水、低渗性脱水和高渗性脱水。

一、等渗性脱水病人的护理

等渗性脱水是外科最常见的缺水类型。因水、钠等比例丢失，血清 Na^+ 和细胞外液渗透压保持正常。

【病因及病理生理】

病因：①消化液急性丢失，如大量呕吐、肠瘘等；②体液大量丧失，如急性肠梗阻、急性腹膜炎、大面积烧伤早期等。这些丧失的体液成分与细胞外液基本相同。

病理生理：因细胞外液量迅速减少，刺激肾脏入球小动脉壁的压力感受器及肾远曲小管致密斑的钠感受器，引起肾素 - 血管紧张素 - 醛固酮系统兴奋，醛固酮分泌增加，促使远曲小管对 Na^+ 和水的重吸收，使细胞外液量得以恢复。由于体液丧失为等渗性，细胞内、外液的渗透压无明显变化，若不及时补充液体，由于无形失水，可转化为高渗性脱水；如果大量补充无盐液体，又可转化为低渗性脱水。

【护理评估】

（一）健康史

评估病人的年龄、体重、生活习惯、既往史等，了解是否存在导致等渗性脱水的各种因素，如呕吐、失血、腹泻、肠瘘、急性腹膜炎、肠梗阻及大面积烧伤等，以及容易诱发等渗性脱水的治疗，如长期胃肠减压、应用利尿剂或强效泻剂等。

（二）身体状况

1. 症状　既有缺水表现，又有缺钠表现，如恶心、厌食、乏力、少尿等表现，但不口渴。若短期内体液丧失量达到体重的 5%，病人则会出现脉搏细速、肢端湿冷、血压不稳定或下降等血容量不足的表现；当体液继续丧失达到体重的 6%～7% 时，则有明显的休克表现，常伴代谢性酸中毒；若因大量胃液丧失所致的等渗性脱水，可并发代谢性碱中毒。

2. 体征　包括舌干燥、眼窝凹陷，皮肤干燥、松弛等。

（三）心理 - 社会状况

评估病人及家属对疾病及伴随症状的认知程度、心理承受能力、经济状况、社会支持状况等，有无焦虑等心理反应。

（四）辅助检查

1. 实验室检查　可见红细胞计数、血红蛋白和血细胞比容均明显增高的血液浓缩现象，尿比重增高，血清 Na^+ 多在正常范围。

2. 中心静脉压　中心静脉压正常值为 5～10cmH₂O，低于 5cmH₂O 提示存在血容量不足。

（五）治疗原则及主要措施

消除原发病因，防止或减少水和钠的继续丢失，并积极补液。用平衡盐溶液或等渗盐水尽快补充血容量，但应注意大量补充等渗盐水时因其 Cl^- 浓度高于血清 Cl^- 浓度，有导致高氯性酸中毒的危险。而平衡盐溶液内电解质含量与血浆相似，用于治疗等渗性脱水比较理想，可以避免输入过多的 Cl^-，并对酸中毒的纠正有一定的帮助。在纠正缺水后，应注意低钾血症的发生。一般应在尿量达 40ml/h 后开始补钾。

目前常用的平衡盐溶液有乳酸钠和复方氯化钠溶液（1.86% 乳酸钠溶液和复方氯化钠溶液之比为 1:2）与碳酸氢钠和等渗盐水溶液（1.25% 碳酸氢钠溶液的等渗盐水之比为 1:2）两种。

【常见护理诊断 / 问题】

1. 体液不足　与严重呕吐、急性肠梗阻、腹膜炎、大面积烧伤等导致的体液急性丢失有关。

2. 有受伤的危险　与意识障碍、低血压有关。

3. 潜在并发症：休克。

【护理措施】

（一）维持充足的体液量

1. 去除病因　采取有效措施或遵医嘱积极处理原发疾病，控制或减少体液的继续丢失。

2. 实施液体疗法　对已发生缺水的病人，必须遵医嘱给予及时、正确的补液。补液时严格遵循定量、定性、定时的原则。

（1）定量：包括生理需要量、累计损失量、继续损失量 3 部分。①生理需要量：正常成人每日生理需水量为 2 000～2 500ml。②累计损失量：指从发病到就诊已经累计损失的体液量，按缺水程度计算，如体重 60kg 的病人，中度缺水，累计失水量约为 60kg×5%＝3kg（3 000ml）；临床上为了避免 1 次补充过量，第一天只补给累计损失量的 1/2，其余的 1/2 第二天酌情补给。③继续损失量：或称额外损失量，是在治疗过程中又继续丢失的体液量，包括外在性和内在性失液。外在性失液，如呕吐、肠瘘、胃肠减压等，应准确记录排出量；内在性失液，如腹（胸）腔内积液、胃肠道积液等，需根据病情变化估计。此外，体温每升高 1℃，自皮肤蒸发低渗液 3～5ml/kg；出汗湿透 1 套衬衣裤约丢失低渗液体 1 000ml；气管切开病人每日经呼吸道蒸发水分约 800～1 200ml。补液量按下列方法计算：

第一天补液量＝生理需要量＋1/2 累计损失量。

第二天补液量＝生理需要量＋1/2 累计损失量＋前一天继续损失量。

第三天补液量＝生理需要量＋前一天继续损失量。

纠正体液紊乱的关键在于第一天的处理。

（2）定性：①生理需要量，一般成人每日需氯化钠 5～9g，氯化钾 2～3g，葡萄糖 100～150g，所以，应补充 500～1 000ml 生理盐水，10% 氯化钾 20～30ml，其余补给 5%～10% 葡萄糖溶液。②累计损失量，补充平衡盐溶液或生理盐水和葡萄糖溶液各半。③继续损失量，"丢什么，补什么"，如消化液丢失，一般补充复方氯化钠溶液或平衡盐溶液。

（3）定时：每日及单位时间内补液的量和速度取决于体液丧失的量、速度及脏器的功能状态。若各脏器功能良好，应按先快后慢的原则分配，即前 8 小时补充总量的 1/2，剩余的 1/2 在后 16 小时内均匀输入。补液原则是"先盐后糖，先晶后胶，先快后慢，见尿补钾"。

（二）密切观察病情变化

在补液过程中，必须严密观察补液效果，注意不良反应。①生命体征：应严密观察生命体征变化，如血压、脉搏、体温改善情况，有无呼吸急促、咳粉红色泡沫痰等急性肺水肿表现。②精神状态：如精神萎靡、嗜睡等症状的改善情况。精神状态恢复正常说明脑细胞脱水已得到控制。③缺水征象：如皮肤弹性下降、黏膜干燥、眼窝凹陷等表现的恢复程度。④尿量、尿比重：补液过程中尿量、尿比重的观察尤为重要，如尿量少、尿比重高，提示仍存在缺水；若尿量＞30ml/h，尿比重正常，说明肾灌注良好。⑤监测 CVP 及实验室检查结果：如血常规、血清电解质等，进行动态检查，以评价治疗效果。⑥准确记录 24 小时出入液量。

（三）减少受伤的危险

1. 监测血压　定时监测血压，血压低或不稳者，告知其改变体位时动作要慢，以免因直立性低血压或眩晕而跌倒受伤。

2. 加强安全防护　移去周围环境中的危险物品，减少意外受伤的危险；定向力差或意识障碍者，建立安全保护措施，如加床栏、适当约束及加强监护，防止意外发生。

（四）心理护理

主动沟通，避免病人产生孤独感；耐心沟通，掌握病人关心的问题；向病人讲解各项操作的意义及过程，消除其紧张情绪。

（五）健康教育

有大量呕吐、严重腹泻、大面积烧伤易致等渗性脱水者，及早就诊治疗。

二、低渗性脱水病人的护理

低渗性脱水又称慢性或继发性缺水，系水和钠同时丢失，失水少于失钠，细胞外液呈低渗状态，血清 Na^+ 低于 135mmol/L。

【病因及病理生理】

主要病因：①消化液持续丢失，如反复呕吐、长期胃肠减压、慢性肠梗阻；②大创面的慢性渗液；③排钠过多，如使用排钠利尿剂依他尼酸、氯噻酮等；④钠补充不足，如治疗等渗性脱水时过多补充水分而忽略钠的补充。

细胞外液渗透压降低,首先引起抗利尿激素(ADH)的分泌减少,使水的重吸收减少,尿量增加,以提高细胞外液渗透压,结果使细胞外液的量进一步减少。当造成血容量明显减少时,机体将不再顾及渗透压,而优先保持和恢复血容量。此时,机体的代偿机制:①肾素-醛固酮系统兴奋,远曲小管对 Na^+ 和水的重吸收增加;②血容量下降又会刺激神经垂体,使 ADH 分泌增加,水重吸收增加、尿量减少。若循环血量继续减少,以致超过了机体的代偿能力,无法维持血容量时,将出现休克,称为低钠性休克。

【护理评估】

(一)健康史

了解病人是否存在导致低渗性脱水的各种因素,如反复呕吐、长期引流、慢性肠梗阻、大面积烧伤慢性渗液等,有无容易诱发低渗性脱水的治疗,如应用排钠利尿剂或补水过多等。

(二)身体状况

以较早出现周围循环衰竭为特点,病人无口渴。根据缺钠程度将低渗性脱水分为3度:

1. 轻度缺钠 血清 Na^+ 低于 135mmol/L,缺钠约 0.5g/kg。表现为疲乏、头晕、软弱无力;尿量增多,尿 Na^+ 减少。

2. 中度缺钠 血清 Na^+ 低于 130mmol/L,缺钠约 0.5~0.75g/kg。除上述临床表现外,还伴恶心、呕吐、脉搏细速、视物模糊,血压不稳定或下降、脉压变小、浅静脉瘪陷;尿量减少,尿中几乎不含 Na^+ 和 Cl^-。

3. 重度缺钠 血清 Na^+ 低于 120mmol/L,缺钠约 0.75~1.25g/kg,常发生休克。病人神志不清,出现意识模糊、惊厥或昏迷,四肢发凉,四肢痉挛性抽搐,腱反射减弱或消失。

(三)心理-社会状况

评估病人、家属对疾病及伴随症状的认知程度、心理承受能力、经济状况、社会支持状况等,有无焦虑等心理反应。

(四)辅助检查

尿比重<1.010,尿 Na^+、Cl^- 含量明显减少,血清 Na^+<135mmol/L,实验室检查可见红细胞计数、血红蛋白和血细胞比容均有增高。

(五)治疗原则及主要措施

积极治疗原发病,静脉输注含盐溶液或高渗盐水。轻、中度缺钠病人,一般补充 5% 葡萄糖盐溶液;重度缺钠病人,先输晶体溶液,如等渗盐水,后输胶体溶液,如羟乙基淀粉、右旋糖酐和血浆等以补足血容量,再静脉滴注高渗盐水,以恢复细胞外液的渗透压。

【常见护理诊断/问题】

1. 体液不足 与长期大量呕吐、胃肠减压等致体液慢性丧失有关。

2. 有受伤的危险 与意识障碍、低血压有关。

3. 潜在并发症:休克。

【护理措施】

遵医嘱补充液体,以生理盐水为主,中、重度缺钠者补充适量高渗盐溶液,以纠正细胞外液的低渗状态及血容量不足。其他护理措施参见等渗性脱水。

三、高渗性脱水病人的护理

高渗性脱水为水和钠同时丢失，失水多于失钠，细胞外液呈高渗状态，血清 Na^+ 高于 150mmol/L。

【病因及病理生理】

病因：①水分摄入不足，如食管癌吞咽困难、危重病人补水不足、鼻饲高浓度的肠内营养液或静脉输注大量高渗液体等；②水分丧失过多，如高热大量出汗（汗液为低渗，约含氯化钠 0.25%）、大面积烧伤暴露疗法、糖尿病病人因血糖未得到控制致高渗性利尿等。

由于细胞外液渗透压增高，细胞内液渗透压相对较低，细胞内水分向细胞外转移，导致细胞内脱水，严重时，脑细胞可因缺水而发生功能障碍。机体对高渗性脱水的代偿机制：①细胞外液的高渗状态刺激丘脑下部的口渴中枢，病人出现口渴感而主动饮水以增加体内水分、降低细胞外液渗透压；②高渗状态刺激抗利尿激素（ADH）分泌增加，肾小管对水的重吸收增加，尿量减少，使细胞外液渗透压降低并恢复其容量。

【护理评估】

（一）健康史

了解是否存在水分丢失过多、摄入不足及高渗溶质摄入过多等导致高渗性脱水的各种危险因素。

（二）身体状况

其临床表现依缺水程度不同而异，一般将高渗性脱水分为 3 度。

1. 轻度缺水　失水量占体重的 2%～4%，除口渴外，无其他症状。

2. 中度缺水　失水量占体重的 4%～6%，极度口渴，黏膜干燥，伴乏力、尿少和尿比重增高、皮肤弹性差、眼窝凹陷等。

3. 重度缺水　失水量超过体重的 6%，除上述症状外，出现狂躁、幻觉、谵妄甚至昏迷等脑功能障碍的表现。

（三）心理 - 社会状况

评估病人及家属对疾病及其伴随症状的认知程度、心理承受能力、经济状况、社会支持状况等，有无焦虑等心理反应。

（四）辅助检查

尿比重增高，血清 Na^+ > 150mmol/L，实验室检查可见红细胞计数、血红蛋白和血细胞比容均轻度升高。

（五）治疗原则及主要措施

尽早去除病因，防止体液继续丢失。鼓励病人饮水，不能饮水者静脉滴注 5% 葡萄糖溶液或 0.45% 的低渗盐水。注意：高渗性脱水实际也有缺钠，只因缺水更多，使血清 Na^+ 浓度升高，故输液过程中，应观察血清 Na^+ 含量的动态变化，必要时适量补钠。

【常见护理诊断 / 问题】

1. 体液不足　与高热、大汗等导致的体液丢失过多或水分摄入不足有关。

2. 有受伤的危险　与意识障碍有关。

【护理措施】

高渗性脱水以补充 5% 葡萄糖溶液为主，待缺水情况基本改善后，再补适量等渗盐水。

葡萄糖溶液和生理盐水的比例可按 2:1 供给。高温环境作业、大量出汗者，应注意饮水，最好口服含盐饮料，如淡盐水。其他护理措施参见等渗性脱水。

第三节 钾代谢异常病人的护理

 病例导入

刘先生，30 岁，因急性肠梗阻入院，体重 60kg。诉口渴、软弱无力，皮肤弹性差，眼窝内陷，脉搏 88 次 /min，血压 96/60mmHg，尿少且呈酸性，测血钾为 3.5mmol/L、HCO_3^- 13.3mmol/L（正常 23～31mmol/L）。

请思考：

1. 评估刘先生的水钠代谢失衡的类型及程度。

2. 如何对刘先生进行护理？

钾代谢异常包括低钾血症和高钾血症两类。由于肾对钾的调节能力较弱，在禁食或血钾很低的情况下，每天仍有一定量的钾盐随尿液排出，所以临床上以低钾血症较为常见。

一、低钾血症病人的护理

低钾血症是指血清 K^+ 的浓度低于 3.5mmol/L。

【病因及病理生理】

①钾摄入不足，长期进食不足或禁食；②钾排出过多，如呕吐、腹泻、持续胃肠减压，或长期应用肾上腺皮质激素、利尿剂；③钾体内分布异常，如大量注射葡萄糖或氨基酸、进行高营养支持及代谢性碱中毒等，钾向细胞内转移。

【护理评估】

（一）健康史

了解病人的年龄、性别、体重等；了解有无引起低钾的原因，如禁食、进食量少、呕吐、腹泻、肠瘘、胃肠道引流等，有无使用过利尿剂、糖皮质激素等；有无周期性钾代谢紊乱发作史。

（二）身体状况

1. **肌无力** 是最早的表现，一般先出现四肢软弱无力，以后延及躯干和呼吸肌。可出现抬头及翻身困难；吞咽困难、呛咳；呼吸困难甚至窒息；严重者可有弛缓性瘫痪、腱反射减弱或消失等。

2. **消化道功能障碍** 因胃肠平滑肌兴奋性降低，可出现恶心、呕吐、腹胀、肠鸣音减弱或消失等肠麻痹表现。

3. **心功能异常** 心悸及心动过速、心律不齐、血压下降，严重时可发生心室颤动或收缩期停搏。

4. **代谢性碱中毒** 当低钾血症时，因 K^+ 由细胞内代偿性移出细胞外，而 H^+ 则进入细胞内，故常合并碱中毒，但肾为了保存 K^+，K^+-Na^+ 交换减少，H^+-Na^+ 交换增多，排 H^+ 增多，尿液反而呈酸性，故称反常性酸性尿。

（三）心理 - 社会状况

由于肌无力、腹胀和心律失常使病人及家属产生焦虑及恐惧心理。评估病人及家属是否了解钾的作用、引起低钾血症的原因以及安全补钾等方面的有关知识。

（四）辅助检查

1. 实验室检查　血清 K^+ < 3.5mmol/L。

2. 心电图检查　典型的心电图改变为早期出现 T 波降低、变平或倒置，随后 ST 段降低，Q-T 间期延长、出现 U 波。

（五）治疗原则

1. 病因治疗　积极控制原发病因，减少或终止钾继续丢失。

2. 纠正低钾血症　最安全、最可靠的途径是口服补钾，常用的口服药是 10% 氯化钾。对不能进食的病人，采取静脉补钾。

【常见护理诊断／问题】

1. 活动无耐力　与低钾血症致肌无力有关。

2. 有受伤的危险　与软弱无力、意识障碍有关。

3. 潜在并发症：心律失常。

【护理措施】

（一）恢复血清 K^+ 水平

1. 减少钾丢失，控制病因，如止吐、止泻等。

2. 补钾

（1）口服补钾：口服是最安全的补钾途径，尽量口服补钾，遵医嘱给予 10% 氯化钾或枸橼酸钾溶液口服。

（2）静脉补钾：对不能口服者采用静脉补钾，静脉补钾如果速度过快，血钾浓度可在短时间内增高，引起致命的后果。因此，静脉补钾务必遵守以下原则：①见尿补钾，尿量超过 40ml/h 时方可补钾；②补钾不过量，一般每日补氯化钾 3～6g；③浓度不过高，静脉补液中氯化钾浓度不超过 0.3%（钾的浓度 40mmol/L）；④速度不过快，成人静脉补钾速度不宜超过 60 滴／min；⑤禁止直接静脉推注或快速中心静脉滴入，以免导致心搏骤停。

（3）进食含钾丰富的食物：鼓励病人多进食肉类、鱼类、豆类、牛奶、香蕉、橘子、菠菜、绿菜花等含钾丰富的食物。

（二）减少受伤的危险

参见等渗性脱水。

（三）预防并发症

观察病人的生命体征及意识状况，严密监测心率、心律、心电图，出现心律失常应及时报告医生，积极配合治疗。

（四）心理护理

告知病人四肢软弱无力、腹胀、心律失常等是由于低钾引起的，及时治疗费用少、恢复快、无后遗症。在今后的生活中，注意生活规律，合理膳食，不宜过度疲劳，此病可防可治。

（五）健康教育

1. 给病人介绍钾的作用及钾摄入方面的有关知识，鼓励病人在病情允许的情况下，尽早恢复正常饮食。

2. 对于禁食、长期控制饮食、近期有呕吐、腹泻、胃肠道引流者,应注意补钾,以防发生低钾血症。

3. 有周期性低钾发作史者,介绍口服补钾的方法、剂量,出现四肢无力时及时就诊。

二、高钾血症病人的护理

高钾血症指血清 K^+ 浓度高于 5.5mmol/L。

【病因及病理生理】

高钾血症常见原因:①钾摄入过多,如静脉补钾过浓、过快或过量,输入过多保存较久的库存血;②钾排出减少,如急性肾衰竭,使用抑制排钾的利尿剂(如螺内酯、氨苯蝶啶等)等;③钾分布异常,酸中毒、严重挤压伤、大面积烧伤等。

【护理评估】

(一)健康史

了解病人的年龄、性别、体重等;了解有无引起高钾的原因,如肾衰竭、使用保钾利尿剂、严重挤压伤等;评估病情严重程度。

(二)身体状况

无特异性临床表现。可有肢体软弱无力、腱反射消失等表现,严重者可出现弛缓性瘫痪及呼吸困难;出现恶心、呕吐、腹胀、腹泻,表情淡漠或神志恍惚,感觉异常等;过高血钾的刺激作用使微循环血管收缩,皮肤苍白湿冷、全身麻木、肌肉酸痛;血压早期升高,晚期下降,心脏出现传导阻滞、心动过缓、室性期前收缩、心室颤动。高钾血症最危险的后果是可致心脏在舒张期停搏。

(三)心理 - 社会状况

病人可因疲乏无力、生活不能自理,产生孤独无助感;心动过缓或心律不齐而有恐惧、濒死感。

(四)辅助检查

1. 实验室检查　血清 $K^+ > 5.5$mmol/L。

2. 心电图　典型的心电图改变为 T 波高而尖,Q-T 间期延长,QRS 波增宽,P-R 间期延长。

(五)治疗原则及治疗措施

由于高钾血症有导致心搏骤停的危险。因此,一经确诊,应立即采取治疗措施。

1. 病因治疗　积极治疗原发病,去除引起高钾血症的原因。

2. 禁补钾　停用一切含钾药物,如青霉素钾盐;禁食含钾多的食物;禁输库存血。

3. 降低血钾浓度

(1)转钾:①静脉滴注 5% 碳酸氢钠溶液 100～200ml,以纠正酸中毒,促使 K^+ 转入细胞内和增加肾小管排 K^+;②输入葡萄糖及胰岛素,输入 10% 葡萄糖溶液 500ml 或 25% 葡萄糖溶液 200ml,每 5g 葡萄糖加胰岛素 1IU 静脉滴注,通过糖原的合成,促使 K^+ 部分转入细胞内以暂时降低血清 K^+ 浓度。

(2)排钾:①呋塞米 40mg 静脉注射;②阳离子交换树脂聚磺苯乙烯口服或保留灌肠,每克可吸附 1mmol 钾,加速钾经肠道排出;③血液透析或腹膜透析。

(3)对抗心律失常:10% 葡萄糖酸钙 20ml 缓慢静脉注射。因 Ca^{2+} 能拮抗 K^+,能缓解 K^+

对心肌的毒性作用,必要时可重复使用。

【常见护理诊断/问题】

1. 活动无耐力　与导致的肌肉无力、弛缓性瘫痪有关。

2. 有受伤的危险　与软弱无力、意识障碍、感觉异常有关。

3. 潜在并发症:心律失常、心搏骤停。

【护理措施】

（一）恢复血清 K^+ 水平

1. 指导病人停用含钾药物,避免进食含钾高的食物。

2. 遵医嘱用药以促进钾的排泄及向细胞内转移。

3. 透析病人做好透析的护理。

（二）并发症的预防及急救

1. 严密观察病情变化,加强生命体征的观察,严密监测心率、心律、心电图,定时监测血钾浓度。

2. 遵医嘱应用对抗心律失常药物。

3. 一旦出现心搏骤停,立即行心肺脑复苏。

（三）减少受伤的危险

参见等渗性脱水。

（四）心理护理

告知病人肌肉软弱无力、心律失常、呼吸困难等是由于高钾血症引起的,及时就诊治疗和积极预防即可避免危险的发生。

（五）健康教育

告知肾功能减退及长期使用保钾利尿剂的病人,应限制含钾高的食物,不用含钾药物,定期复诊,监测血钾浓度,以防发生高钾血症。

第四节　酸碱平衡失调病人的护理

 病例分析

　　李女士,59 岁,诉腹痛、腹胀、频繁呕吐 3 天,门诊以"幽门梗阻"收入院。今晨李女士出现呼吸深而快,36 次 /min,脉搏 124 次 /min。血压 80/50mmHg,神志清醒,反应迟钝,腱反射减弱,肢端湿冷。

　　请思考:

　　1. 李女士可能伴有哪种代谢紊乱?

　　2. 为明确诊断,李女士需要做什么检查?

　　反映机体酸碱平衡的 3 个基本因素有 pH 值、HCO_3^- 及 $PaCO_2$,其中,HCO_3^- 反映代谢性因素,HCO_3^- 的原发性减少或增加,可引起代谢性酸中毒或代谢性碱中毒。$PaCO_2$ 反映呼吸性因素;$PaCO_2$ 原发性增加或减少,可引起呼吸性酸中毒或呼吸性碱中毒。

一、代谢性酸中毒病人的护理

代谢性酸中毒是因体内酸性物质积聚或产生过多，或 HCO_3^- 丢失过多所致，是临床最常见的酸碱平衡失调。

【病因及病理生理】

（一）病因

1. 酸性物质产生过多　如休克、抽搐、心搏骤停等引起的缺氧，使葡萄糖无氧酵解增强，致乳酸增加，发生乳酸性酸中毒；糖尿病、饥饿、酒精中毒等情况下，体内脂肪分解过多，形成大量酮体，引起酮症酸中毒。

2. 酸性物质排出减少　如严重肾衰竭病人，体内固定酸不能由尿排出，特别是硫酸和磷酸在体内蓄积，H^+ 浓度升高导致 HCO_3^- 浓度下降；远曲肾小管性酸中毒系集合管泌 H^+ 功能降低，H^+ 在体内蓄积，导致血中 HCO_3^- 浓度进行性下降。

3. 碱性物质丢失过多　如严重腹泻、肠瘘或肠道引流、胆瘘、胰瘘等使碱性消化液（$NaHCO_3$）大量丢失。

4. 高钾血症　K^+ 与细胞内 H^+ 交换，引起细胞外 H^+ 增加。

（二）病理生理

代谢性酸中毒时体内 HCO_3^- 减少，H_2CO_3 相对增加，人体通过肺和肾的调节，使之重新达到平衡。体内 H^+ 浓度升高刺激呼吸中枢产生代偿反应，呼吸加深加快，加速 CO_2 排出、降低动脉血二氧化碳分压（$PaCO_2$），使 HCO_3^-/H_2CO_3 的比值接近或维持于 20：1，从而维持血液 pH 值在正常范围内。同时，肾小管上皮细胞中的碳酸酐酶和谷氨酰胺酶活性增加，促进 H^+ 和 NH_3 的生成，二者形成 NH_4^+ 后排出，致 H^+ 排出增多。此外，$NaHCO_3$ 重吸收增加，但是该代偿能力有限。

【护理评估】

（一）健康史

了解病人是否有以下病史：严重腹泻、肠瘘、休克、糖尿病、长期禁食、高热、肾功能不全等。

（二）身体状况

1. 症状　轻度代谢性酸中毒可无症状，或被原发病症状所掩盖。重症病人可有头痛、头晕、疲乏、嗜睡甚至昏迷等中枢神经系统症状，是由于 H^+ 浓度增高使脑细胞代谢障碍所致。

2. 体征　①呼吸加深加快：为最突出的表现。呼吸频率可高达 40～50 次 /min，有时呼气有酮味。②循环系统表现：可出现室性心律失常、心率加快、血压偏低，甚至休克，是由于代谢性酸中毒致血钾升高、心肌收缩力降低和周围血管对儿茶酚胺的敏感性降低所致。③颜面潮红：因 H^+ 浓度增高，刺激毛细血管扩张，可致病人面部潮红，但休克病人因缺氧而发绀。

（三）心理 - 社会状况

酸碱代谢失衡病人往往因起病急，同时原发疾病严重，使之倍感焦虑甚至恐惧。向病人及家属介绍疾病发生变化的原因、伴随症状，减轻其精神紧张。

（四）辅助检查

血液 pH 值低于 7.35、血浆 HCO_3^- 降低、$PaCO_2$ 正常。

（五）治疗原则及主要措施

1. 消除病因　由于机体具有代偿机制，只要消除病因和辅以补液纠正脱水，较轻的酸中毒病人常可自行纠正。

2. 应用碱性药液　对血浆 HCO_3^- 低于 10mmol/L 的病人，应立即静脉输液及应用碱性溶液进行治疗。碱性溶液常用 5% 碳酸氢钠溶液。一般可将应输给量的一半在 2～4 小时内输入，以后再决定是否继续输给剩余量的全部或一部分。在使用碱性药物纠正酸中毒后，血中钙离子浓度降低，可出现手足抽搐，应经静脉给予葡萄糖酸钙治疗。

【常见护理诊断/问题】

1. 低效性呼吸型态　与酸中毒所致代偿性的呼吸过深过快有关。

2. 有受伤的危险　与意识障碍有关。

3. 潜在并发症：高钾血症、代谢性碱中毒。

【护理措施】

（一）维持正常的气体交换形态

1. 消除或控制引起代谢性酸中毒的危险因素。

2. 纠正酸中毒　建立静脉通路，充分补液，遵医嘱应用碱性药物，常用的碱性溶液为 5% 碳酸氢钠溶液。静脉滴注 5% 碳酸氢钠溶液时应注意：① 5% 碳酸氢钠溶液不必稀释，可直接供静脉注射或滴注；②碱性溶液宜单独滴入，其中不加入其他药物；③补充碳酸氢钠溶液后应注意观察缺钙或缺钾症状的发生，并及时予以纠正，发生手足抽搐者，可给予 10% 葡萄糖酸钙 10～20ml 缓慢静脉注射；④补碱不宜过速、过量，避免发生医源性碱中毒。

3. 病情观察　密切观察脉搏、呼吸、血压及意识的变化，尤其是呼吸的频率和深度、脉率，了解心血管功能及脑功能的改变。准确记录 24 小时出入量，遵医嘱做动态血气分析。

（二）防止意外损伤

参照等渗性脱水。

（三）心理护理

根据病人反应，有针对性地做好心理护理，消除恐惧与不安，使病人情绪稳定，有安全感，主动配合治疗及护理。

（四）健康教育

1. 警惕易导致酸碱代谢失衡的原发疾病并及时治疗。

2. 发生呕吐、腹泻、高热者应及时就诊。

二、代谢性碱中毒病人的护理

代谢性碱中毒是由于代谢原因使血浆中 HCO_3^- 原发性增高导致的 pH 值升高。

【病因及病理生理】

（一）病因

1. 酸性物质丢失过多　如剧烈呕吐、长期胃肠减压、幽门梗阻、急性胃扩张等，使胃酸大量丢失，HCO_3^- 得不到中和，造成血浆中 HCO_3^- 浓度升高，引起碱中毒；应用呋塞米、依他尼酸等利尿剂，可导致 H^+ 和 Cl^- 经肾大量丢失，而 HCO_3^- 再吸收增多，发生低氯性碱中毒。

2. 碱性物质摄入过多　如补碱过量，长期服用碱性药物，大量输入含枸橼酸钠的库血，可致碱中毒。

3. 低钾血症 当低钾血症时，K^+ 从细胞内移至细胞外。每 3 个 K^+ 从细胞内释出，就有 1 个 H^+ 和 2 个 Na^+ 进入细胞内，导致代谢性碱中毒。

（二）病理生理

血浆 H^+ 浓度下降致呼吸中枢受抑制，呼吸变浅变慢，使 CO_2 排出减少、$PaCO_2$ 升高，使 HCO_3^-/H_2CO_3 的比值接近 20∶1，从而维持血液 pH 值于正常范围。同时，肾小管上皮细胞中的碳酸酐酶和谷氨酰胺酶活性降低，一方面使 H^+ 排泌和 NH_3 的生成减少，另一方面 HCO_3^- 的重吸收亦减少，从而使血浆 HCO_3^- 减少。

【护理评估】

（一）健康史

了解病人是否有长期胃肠减压、幽门梗阻等病史，有无长期服用碱性药物、利尿剂等。

（二）身体状况

1. 呼吸系统 抑制呼吸中枢，病人呼吸浅而慢。

2. 中枢神经系统症状 表现为烦躁不安、精神错乱、谵妄，甚至昏迷，是因为抑制性神经介质 γ- 氨基丁酸生成减少，使中枢神经系统出现兴奋状态。

3. 神经、肌肉症状 肌张力增强、腱反射亢进、手足抽搐等，是由于代谢性碱中毒引起低钾血症及钙离子浓度降低所致。

（三）心理 - 社会状况

呼吸功能障碍，同时原发疾病严重，使之倍感焦虑和恐惧。病人及家属不了解疾病发生变化的原因、伴随症状、预后，可加重其精神紧张。

（四）辅助检查

血气分析：血液 pH 值高于 7.45、HCO_3^- 值明显增高，$PaCO_2$ 正常。当低钾性碱中毒时，可出现反常性酸性尿。

（五）治疗原则及主要措施

代谢性碱中毒的处理较酸中毒困难，应积极治疗原发病，恢复血容量，纠正 Ca^{2+}、K^+ 不足，严重时补充稀盐酸溶液。

【常见护理诊断 / 问题】

1. 低效性呼吸型态 与呼吸代偿反应、胸廓活动力下降有关。

2. 有受伤的危险 与意识障碍及肌肉强直抽搐有关。

3. 潜在并发症：低钾血症。

【护理措施】

（一）维持正常气体交换型态

1. 控制致病因素 积极治疗原发病。

2. 纠正碱中毒 对丧失胃液所致的代谢性碱中毒，可输注生理盐水和适量氯化钾。因为生理盐水中 Cl^- 含量较多，有利于纠正低氯性碱中毒，补钾有利于纠正低钾性碱中毒，但病人尿量超过 40ml/h 时才可开始补钾。当病情严重时，遵医嘱应用盐酸溶液缓慢静脉滴注。具体方法是将 1mol/L 盐酸 150ml 溶入生理盐水或 5% 葡萄糖溶液 1 000ml 中（盐酸浓度为 0.15mol/L），经中心静脉导管缓慢滴入（25～50ml/h）。切忌经周围静脉输入，因该溶液一旦渗漏会导致软组织坏死。

3. 病情观察 密切观察脉搏、呼吸、血压及意识的变化,尤其是呼吸的频率和深度、脉率,了解心血管功能及脑功能的改变。每 4～6h 重复测定血气分析及血电解质,根据病情随时调整治疗方案。

(二)减少受伤害的危险

参见等渗性脱水。

(三)心理护理

给病人解释发病原因、治疗方法及配合方法,缓解紧张心理,取得病人的理解和配合。

(四)健康教育

告知病人警惕引起酸碱平衡失调的原发病因,当病人出现中枢神经系统的症状和手足抽搐时应及时就诊,以免贻误救治。

三、呼吸性酸中毒病人的护理

呼吸性酸中毒是由于呼吸原因使血浆中 H_2CO_3 原发性增高导致的 pH 值降低。

【病因及病理生理】

(一)病因

①呼吸中枢抑制:如全身麻醉过深、镇静剂过量、脑损伤、高位脊髓损伤等。②呼吸道梗阻:如喉头痉挛和水肿、溺水、气管异物、支气管痉挛等。③胸部活动障碍:如胸部创伤、严重气胸等。④肺部疾患:如肺不张及肺炎、肺水肿、急性呼吸窘迫综合征等。⑤呼吸机使用不当:通气量过小等。以上多种原因使肺通气不足、换气功能障碍及肺泡通气-血流比值失调,体内 CO_2 蓄积,使血浆 H_2CO_3 升高。

(二)病理生理

当呼吸性酸中毒时,人体主要通过血液中的缓冲系统进行调节,即血液中 H_2CO_3 与 Na_2HPO_4 结合,形成 $NaHCO_3$ 和 NaH_2PO_4,后者从尿中排出,使 H_2CO_3 减少、HCO_3^- 增多。其次,肾小球上皮细胞中的碳酸酐酶和谷氨酰胺酶活性增加,一方面使 H^+ 和 NH_3 的生成增加;另一方面 H^+ 除与 Na^+ 交换外,还与 NH_3 形成 NH_4^+ 后排出,从而使 H^+ 排出和 $NaHCO_3$ 重吸收增加。这两种代偿机制使血液 HCO_3^-/H_2CO_3 的比值接近 20:1,保持血液 pH 值在正常范围内。

【护理评估】

(一)健康史

了解病人有无呼吸中枢抑制、呼吸道梗阻、肺部疾患、呼吸机使用不当等,是肺通气不足、换气功能障碍及肺泡通气-血流比值失调的原发病史。

(二)身体状况

临床表现常被原发疾病掩盖。病人可有胸闷、呼吸困难、发绀;CO_2 潴留可使脑血管扩张,病人躁动不安,持续性头痛;随着酸中毒的加重,可有震颤,精神错乱、谵妄或昏迷,称肺性脑病;H^+ 浓度增加及高钾血症还可引起心律失常、心室颤动等。

(三)辅助检查

血液 pH 值降低、$PaCO_2$ 增高、血浆 HCO_3^- 正常。

(四)心理-社会状况

同代谢性酸中毒。

（五）处理原则

应积极治疗原发病，改善通气功能，必要时气管插管或气管切开，使用呼吸机，高浓度吸氧。

【常见护理诊断/问题】

1. 气体交换受损　与呼吸抑制、呼吸道梗阻、肺部疾患等导致的通气量不足有关。

2. 有受伤的危险　与中枢神经系统受抑制、意识障碍有关。

【护理措施】

（一）改善通气功能

恢复与维持有效的通气功能是治疗与护理的关键。①鼓励病人深呼吸，改善换气；②保证抗生素的输入，控制感染；③吸氧；④协助病人采取体位引流、雾化吸入等措施促进排痰；⑤做好气管插管或气管切开的准备。

（二）防止意外损伤

对意识障碍者，应采取保护措施，提供舒适的环境，协助采取舒适的卧位，促进舒适，避免意外损伤。

（三）心理护理

同代谢性酸中毒。

（四）健康教育

警惕易导致酸碱代谢失衡的原发病；当病人出现胸闷、呼吸困难、发绀时及时就诊，警惕肺性脑病的发生。

四、呼吸性碱中毒病人的护理

呼吸性碱中毒是由于呼吸原因使血浆中 H_2CO_3 原发性下降导致的 pH 值升高。

【病因及病理生理】

（一）病因

凡能引起过度通气的因素均可导致呼吸性碱中毒。常见的病因有高热、中枢神经系统疾病、疼痛、创伤、感染、呼吸机辅助通气过度等。

（二）病理生理

$PaCO_2$ 降低可抑制呼吸中枢，使呼吸变浅变慢，CO_2 排出减少，致使血中 H_2CO_3 代偿性增高，但该代偿过程需较长时间，可致机体缺氧。肾的代偿作用表现为肾小管上皮细胞排泌 H^+ 和生成 NH_3 均减少，使 H^+-Na^+ 交换、NH_4^+ 生成和 $NaHCO_3$ 重吸收均减少。随着血 HCO_3^- 的代偿性降低，HCO_3^-/H_2CO_3 的比值接近 20∶1，血液 pH 值接近或维持于正常范围。

【护理评估】

（一）健康史

了解病人是否有癔症、脑外伤、高热、甲状腺功能亢进症、疼痛、哭泣、呼吸机使用不当等引起呼吸性碱中毒的原因存在。

（二）身体状况

一般无症状，较重者以神经-肌肉兴奋性增强为其特征，表现为眩晕、手足麻木、针刺感、肌肉震颤、手足抽搐，心率加快。

（三）心理 - 社会状况

焦虑、过度紧张可致呼吸性碱中毒，神经肌肉应激性增强的症状，又可加重其精神紧张，如控制无效可形成恶性循环。

（四）辅助检查

血液 pH 值增高、$PaCO_2$ 下降、HCO_3^- 降低。

（五）治疗原则及主要措施

1. 积极治疗原发病，降低病人的通气过度，如精神性通气过度可用镇静剂。

2. 用纸袋罩住口鼻，以增加呼吸道无效腔，减少 CO_2 呼出和丧失，提高血液 $PaCO_2$ 达到对症治疗的作用。癔症者可应用暗示疗法。

3. 手足抽搐者，缓慢静脉注射 10% 葡萄糖酸钙 10ml，纠正 Ca^{2+} 不足。

【常见护理诊断 / 问题】

1. 低效性呼吸型态　与呼吸过深过快或呼吸不规则有关。

2. 有受伤的危险　与中枢神经系统异常及神经肌肉应激性增高有关。

【护理措施】

（一）维持正常的呼吸型态

1. 解除致病因素　解除引起呼吸性碱中毒的危险因素，如系呼吸机使用不当所造成的通气过度，应调整呼吸机。

2. 指导病人呼吸训练　指导病人深呼吸，放慢呼吸频率、屏气；必要时用纸袋罩住口鼻以增加 CO_2 的吸入量，或让病人吸入含 5% CO_2 的氧气，提高血 $PaCO_2$。

3. 遵医嘱应用镇静剂。

4. 病情观察　密切观察脉搏、呼吸、血压及意识的变化，尤其是呼吸的频率、深度和脉率，了解心血管功能及脑功能的改变。准确记录 24 小时出入量，遵医嘱动态监测血气分析。

（二）减少受伤害的危险

参见等渗性脱水。

（三）心理护理

1. 提供安静的环境，有利于症状缓解。

2. 避免谈论该病如何严重等内容，不良的刺激会加重其发作。

3. 给病人解释发病原因、治疗方法，缓解紧张心理，取得病人的理解和配合。

（四）健康教育

教会病人正确的呼吸方法，告知病人保持情绪的稳定，有利于疾病的恢复，有异常情况及时就诊。

 情境训练

作为护士你如何为代谢性酸中毒病人进行护理？

（邢媛媛）

思考与练习

单项选择题

1. 纠正低血钾时,尿量达到多少才能静脉补钾( )
    A. 20ml/h   B. 40ml/h   C. 60ml/h
    D. 10ml/h   E. 5ml/h

2. 低钾血症最早的临床表现是( )
    A. 多尿、夜尿   B. 心动过缓   C. 肌无力
    D. 麻痹性肠梗阻   E. 烦躁不安

3. 外科病人最容易发生的体液失调是( )
    A. 等渗性脱水   B. 低渗性脱水   C. 高渗性脱水
    D. 急性水中毒   E. 慢性水中毒

4. 中度脱水,失水量约为体重的( )
    A. 1%~1.5%   B. 2%~3.5%   C. 4%~6%
    D. 7%~9%   E. 10%~12%

5. 关于补钾,下列哪项是**错误**的( )
    A. 分次补钾   B. 尿量大于 40ml/h,再静脉补钾
    C. 浓度不超过每升溶液 3 克氯化钾   D. 严重缺钾时,应快速、高浓度补钾
    E. 输入钾量应控制在 20mmol/h 以下

6. 无形失水是指( )
    A. 排出的尿   B. 排出的粪便中的水
    C. 排出的尿与粪中水之和   D. 呼吸道呼出及皮肤蒸发的水之和
    E. 气管切开呼吸道排出的水

7. 血钾正常值为( )
    A. 1~1.5mmol/L   B. 2~3mmol/L   C. 3.5~5.5mmol/L
    D. 5.6~7.4mmol/L   E. 7.5~8mmol/L

8. 高渗性脱水的特点是( )
    A. 失水多于失钠   B. 失水等于失钠
    C. 失水少于失钠   D. 失钾多于失水
    E. 失氯多于失水

9. 当高血钾引起心律失常时,首先应注射( )
    A. 5% 碳酸氢钠   B. 10% 葡萄糖酸钙
    C. 5% 葡萄糖+胰岛素   D. 11.2% 乳酸钠
    E. 利尿剂

10. 当高钾血症时,静脉注射 10% 葡萄糖酸钙的作用是( )
    A. 使血钾降低   B. 纠正酸中毒
    C. 使钾离子移向细胞内   D. 降低神经肌肉应激性
    E. 对抗钾离子抑制心肌的作用

11. 体液平衡是指（　　　）

　　A. 机体水的摄入和排出平衡

　　B. 细胞内外渗透压平衡

　　C. 血浆和组织间液平衡

　　D. 体液在含量、分布、组成方面相对平衡

　　E. 每日尿量超过 500ml

12. 维持细胞内液渗透压的重要阳离子是（　　　）

　　A. Ca^{2+}　　　　　　　　　　B. K^+　　　　　　　　　　C. Mg^{2+}

　　D. Na^+　　　　　　　　　　E. Cl^-

任务三　外科休克病人的护理

第一节　概　　述

 病例导入

　　病人，男，25岁，外出务工，不慎从高处坠落。入急诊室抢救。查体：T 36℃，P 120次/min，BP 80/50mmHg，意识模糊，呼吸微弱，脉搏细速，左胸有一约1.5cm伤口。立即予气管插管、呼吸机辅助通气，监护床上紧急开胸，见胸腔内约有积血200ml，心包上有一1.5cm伤口，心包腔内有很少量积血，切开心包行心脏按压，心跳迅速恢复，血压回升，修补左心前壁的伤口，同时快速补液扩容、输血等治疗。入院后进一步治疗，直至康复出院。

　　请思考：

　　1. 急诊护士如何对该病人进行护理评估和有效的护理评价？

　　2. 如何配合医生对该病人进行抢救并护理？

　　休克是机体有效循环血量减少、组织灌注不足，细胞代谢紊乱和功能受损的病理生理过程，由于多种病因引起的综合征。休克发病急、进展快，若未能及时发现及治疗，可发展成为不可逆性休克引起死亡。

【病因及病理生理】

（一）病因

　　休克的分类方法很多，根据病因可将休克分为低血容量性休克、感染性休克、心源性休克、神经性休克和过敏性休克五类。低血容量性休克和感染性休克在外科休克中最常见。

（二）病理生理

1. 微循环的变化

（1）微循环收缩期：休克早期，有效循环血容量显著减少，引起动脉血压下降，刺激主动脉弓和颈动脉窦压力感受器引起血管舒缩中枢加压反射，交感-肾上腺轴兴奋，导致大量儿茶酚胺释放和肾素-血管紧张素分泌增加等，使心跳加快、心排血量增加，以维持循环血量的相对稳定，并选择性地收缩外周和内脏小血管，使循环血量重新分布，以保证心、脑等重要脏器的有效灌注。由于毛细血管前括约肌受儿茶酚胺等激素影响而发生强烈收缩，动-静脉短路和直捷通道开放，增加了回心血量。此期微循环"只出不进"，血量减少，组织处于低灌注和缺氧状态，若能及时去除病因、积极复苏，休克易得到纠正。此期为休克代偿期，属于休克早期（图3-1）。

26

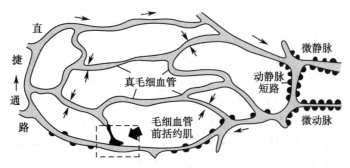

图 3-1 休克早期微循环改变

（2）微循环扩张期：休克继续发展，长时间广泛的微动脉收缩和动静脉短路开放，使组织灌注更加不足，细胞因严重缺氧处于无氧代谢状态，乳酸类酸性代谢产物蓄积，组胺、缓激肽等血管活性物质释放，使毛细血管前括约肌舒张，然后括约肌对酸中毒敏感性低仍处于收缩状态。结果微循环"只进不出"，血液淤滞，毛细血管内静水压升高、通透性增加，血浆外渗，血液浓缩和血液黏稠度增加，使回心血量进一步减少，血压下降，重要脏器灌注不足，休克加重。此期为休克抑制期，属于休克中期（图 3-2）。

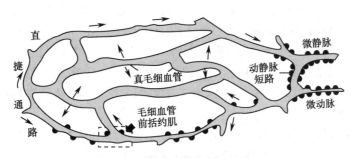

图 3-2 休克中期微循环改变

（3）微循环衰竭期：若休克病程进一步发展，淤滞在微循环内的黏稠血液在酸性环境中处于高凝状态，使红细胞和血小板易发生凝聚，并在血管内形成微血栓，甚至引起弥散性血管内凝血（DIC），致微循环血流停止，细胞处于严重缺氧和缺乏能量状况，细胞内的溶酶体膜破裂，溢出的酸性水解酶使细胞自溶，并损害周围细胞，最终引起大片组织、多个器官功能受损。此外，广泛凝血使体内的凝血因子消耗过多，激活纤维蛋白溶解系统，临床上出现严重的出血现象。此期为休克失代偿期，属于休克晚期（图 3-3）。

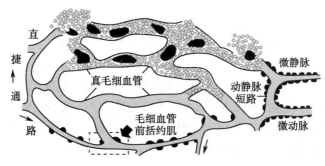

图 3-3 休克晚期微循环改变

2. 代谢变化

(1)代谢性酸中毒：在组织灌注不足和细胞缺氧时，体内葡萄糖无氧酵解，使乳酸产生过多，加之肝脏因为血液灌注不足，处理乳酸的能力减弱，使乳酸在体内蓄积，引起代谢性酸中毒。

(2)能量代谢障碍：休克时机体处于应激状态，交感神经 - 肾上腺髓质系统和下丘脑 - 垂体 - 肾上腺皮质轴兴奋，使儿茶酚胺和肾上腺皮质激素明显升高，使蛋白质、糖脂肪代谢发生相应变化。蛋白质分解增加而合成减少，蛋白质作为底物被大量消耗；糖异生增强糖降解受抑制，使血糖水平升高；脂肪分解代谢明显增强，成为机体获取能量的主要来源。

3. 内脏器官的继发性损害 由于持续的缺血、缺氧状态，细胞可发生变性、坏死，导致脏器功能障碍甚至衰竭。多系统器官功能障碍或衰竭，是休克病人死亡的主要原因。

(1)肺：低灌注和缺氧可损伤肺毛细血管的内皮细胞和肺泡上皮细胞。内皮细胞损伤可致血管壁通透性增加而造成肺间质水肿；肺泡上皮细胞受损可影响表面活性物质的生成，使肺泡表面张力升高，继发肺泡萎陷并出现局限性肺不张。休克病人出现氧弥散障碍，通气血流比例失调，肺内分流，表现为进行性呼吸困难，称为急性呼吸窘迫综合征（ARDS）。

(2)肾：休克时儿茶酚胺、抗利尿激素、醛固酮分泌增加，肾血管收缩，肾血流量减少，肾小球滤过率降低，水、钠潴留，尿量减少。肾内血流重新分布，主要转向髓质，近髓动静脉短路大量开放，致肾皮质血流锐减，肾小管上皮细胞大量坏死，引起急性肾衰竭。

(3)心：冠状动脉灌流量80%来源于舒张期，休克时由于心率过快、舒张期过短或舒张压降低，冠状动脉灌流量减少，心肌因缺血缺氧而受损。一旦当心肌微循环内血栓形成，可引起局灶性心肌坏死和心力衰竭。此外，休克时心肌易受缺血 - 再灌注损伤，以及酸中毒、高钾血症等均可加重心肌功能的损害。

(4)脑：休克晚期，持续性的血压下降，使脑灌注压和血流量下降，出现脑缺氧。脑缺氧和酸中毒时，毛细血管周围胶质细胞肿胀，血管壁通透性升高，血浆外渗，继发脑水肿和颅内压增高。

(5)胃肠道：胃肠道黏膜缺血、缺氧可使正常黏膜上皮细胞屏障功能受损，可并发急性胃黏膜糜烂或应激性溃疡，临床表现为上消化道大出血。肠黏膜缺血，可致肠的屏障作用被破坏、肠道内细菌及毒素进入血液循环，并发肠源性感染或毒血症。

(6)肝：肝细胞缺血、缺氧，肝血窦及中央静脉内微血栓形成，肝小叶中心区坏死。肝脏灌流障碍使网状内皮细胞受损，肝脏的解毒及代谢能力减弱，易发生内毒素血症，加重代谢紊乱及酸中毒。临床可出现黄疸、转氨酶升高，严重时出现肝性脑病。

【护理评估】

（一）健康史

了解引起休克的各种原因，如有无大量失血、失液、严重烧伤、损伤等。

（二）身体状况

根据休克的发病过程，可将休克分为休克代偿期和休克抑制期（表3-1）。

1. 休克代偿期 此期由于机体的代偿作用，交感 - 肾上腺轴兴奋，临床表现为神志清醒，精神紧张，兴奋或烦躁不安，口渴，面色苍白，手足湿冷，心率和呼吸增快，尿量正常或减少，舒张压可升高，脉压缩小；此时若处理得当，休克可很快得到纠正，若处理不当，休克将进入抑制期。

2．休克抑制期 病人表现为神志淡漠，反应迟钝，甚至出现意识模糊或昏迷，发绀，四肢厥冷，脉搏细数，血压下降，脉压缩小，尿量减少甚至无尿。若皮肤黏膜出现紫斑或消化道出血，则提示并发 DIC；若出现进行性呼吸困难、烦躁、发绀，虽给予吸氧仍不能改善者，则提示并发 ARDS。此期病人常继发多器官功能衰竭而死亡。

表 3-1 休克的临床表现

| 分期 | 程度 | 神志 | 口渴 | 皮肤黏膜 | | 脉搏 | 血压 | 体表血管 | 尿量 | 估计失血量 |
				色泽	温度					
休克代偿期	轻度	神志清楚，明显伴有痛苦的表情，精神紧张	明显	开始苍白	正常或发凉	100 次 /min 以下，尚有力	收缩压正常或稍升高，舒张压增高，脉压缩小	正常	正常	20% 以下（<800ml 以下）
休克抑制期	中度	神志尚清，表情淡漠	很明显	苍白	发冷	100～200 次 /min	收缩压为 70～90mmHg，脉压小	表浅静脉塌陷，毛细血管充盈迟缓	尿少	20%～40%（800～1 600ml）
	重度	意识模糊，神志不清，昏迷	非常口渴，可能无主诉	显著苍白，肢端青紫	厥冷（肢端更明显）	速而细弱，或摸不清	收缩压 <70mmHg 或测不到	毛细血管充盈更迟缓，浅表静脉塌陷	尿少或无尿	40% 以上（1 600ml 以上）

（三）心理 - 社会状况

评估病人及家属的心理承受能力及对疾病治疗和预后的了解程度，休克病人起病急，病情发展快，加之抢救中使用的监测治疗仪器较多，易使病人及家属有病情危重及面临死亡的感受，出现不同程度的紧张、焦虑。

（四）辅助检查

1．实验室检查

（1）血常规检查：红细胞计数、血红蛋白检查可了解失血情况。血细胞比容增高，反映血浆丢失；白细胞计数和中性粒细胞比例增加，常提示感染存在。

（2）动脉血气分析：有助了解有无酸碱平衡失调。休克时，因过度换气，$PaCO_2$ 一般低于正常或正常。若 $PaCO_2$ 超过 45～50mmHg 而通气良好，提示严重肺功能不全；PaO_2 低于 60mmHg，吸入纯氧后仍无改善，提示急性呼吸窘迫综合征。

（3）血生化检查：包括肝、肾功能检查，动脉血乳酸盐测定、血糖、电解质等。

（4）凝血功能：包括血小板、出凝血时间、纤维蛋白原、凝血酶原时间及其他凝血因子。血小板低于 $80×10^9/L$、纤维蛋白原少于 1.5g/L，凝血酶原时间较正常延长 3 秒以上时，提示弥散性血管内凝血。

2．影像学检查 创伤病人应做相应部位的影像学检查，感染病人可通过 B 超发现深部感染病灶。

3．血流动力学监测

（1）中心静脉压（CVP）：代表右心房或胸腔段腔静脉内的压力，其变化可反映血容量和右心功能。低于 5cmH$_2$O 提示血容量不足；高于 15cmH$_2$O 提示心功能不全；高于 20cmH$_2$O 提示存在充血性心力衰竭。

（2）肺毛细血管楔压：应用 Swan-Ganz 漂浮导管测量，反映肺静脉、左心房和左心室功能状态，正常值为 6～15mmHg。小于 6mmHg 提示血容量不足；高于 15mmHg 则提示肺循环阻力增加，如肺水肿。

（3）心排血量（CO）和心排血指数（CI）：通过血流导向气囊导管，应用热稀释法可测 CO，成人正常值为 4～6L/min，CI 正常值为 2.5～3.5L/（min·m^2）。当休克时，CO 多降低，但有些感染性休克时可见增高。

4. 后穹隆穿刺 育龄妇女有月经过期史者做后穹隆穿刺，若抽出不凝血，应疑为异位妊娠破裂出血。

5. 治疗原则及治疗措施 治疗休克的关键是尽早去除病因，迅速恢复有效循环血量，纠正微循环障碍，增强心肌功能，恢复人体正常代谢，防止器官功能障碍综合征的发生。

（1）紧急措施：包括控制出血、保持呼吸道通畅、吸氧、置休克卧位、注意保温和避免过多搬动等。

（2）补充血容量：扩容是纠正组织低灌注和缺氧的关键。输液的种类主要有晶体液和胶体液，一般先快速输入晶体液，再配合使用人工胶体液，必要时进行成分输血，也可用 3%～7.5% 高渗盐溶液行休克复苏治疗。

（3）积极处理原发病：外科疾病引起的休克，多存在需手术处理的原发病变，如内脏大出血的控制、坏死肠袢的切除等，应在尽快恢复有效循环血量后，及时手术处理原发病变。有时需在积极抗休克的同时施行手术，以免延误抢救时机。

（4）纠正酸碱平衡失调：休克病人由于组织缺氧，常有不同程度的代谢性酸中毒。在休克早期，由于过度换气，还可发生呼吸性碱中毒。目前对酸碱失衡的处理多主张"宁酸勿碱"，早期轻度酸中毒时不宜应用碱性药物，根本措施是改善组织灌注。但严重休克、酸中毒明显、扩容治疗效果不佳时，则需应用碱性药物，常用的碱性药物为 5% 碳酸氢钠溶液。

（5）应用血管活性药物：在充分容量复苏的前提下配合应用血管活性药物，可迅速改善循环和升高血压，尤其是感染性休克。提高血压是应用血管活性药物的首要目标。血管活性药物主要包括血管收缩剂、血管扩张剂及强心药物。

（6）治疗弥散性血管内凝血改善微循环：休克发展到弥散性血管内凝血阶段，需应用肝素抗凝治疗。在弥散性血管内凝血晚期，纤维蛋白溶解系统亢进，可使用抗纤溶药如氨甲苯酸、氨基己酸等，以及抗血小板黏附和聚集的阿司匹林、双嘧达莫和小分子右旋糖酐等。

（7）皮质类固醇和其他药物的应用：感染性休克和其他严重休克可使用皮质类固醇。主要作用：①扩张血管，降低外周血管阻力，改善微循环；②防止细胞内溶酶体破裂；③增强心肌收缩力，增加心排血量；④增进线粒体功能和防止白细胞凝聚；⑤促进糖异生，减轻酸中毒。一般主张大剂量静脉滴注，只用 1～2 次，以防产生副作用。其他药物包括三磷腺苷-氯化镁、纳洛酮、超氧化物歧化酶、前列环素等均有助于抗休克的治疗。

（8）应用抗菌药物：感染性休克，必须应用抗菌药物控制感染。低血容量性休克，机体抵抗力下降，以及留置各种导管，感染的危险性增加，也应给予抗菌药物预防感染。

【常见护理诊断 / 问题】

1. 体液不足 与大量失血、失液有关。

2．组织灌注量改变　与有效循环血量锐减、微循环障碍有关。

3．气体交换受损　与微循环障碍、缺氧和呼吸型态改变有关。

4．体温异常　与感染、组织灌注不良有关。

5．有感染的危险　与免疫力降低、侵入性治疗有关。

6．有受伤的危险　与烦躁不安、意识不清等有关。

【护理措施】

（一）休克的监测

1．精神状态　可反映脑组织血液灌注和全身循环状况。若由烦躁不安转为安静，或由意识模糊、反应迟钝转为清楚，对外界刺激反应良好，表明循环血量已基本补足；若精神由兴奋转为抑制，表情淡漠，反应迟钝，意识模糊甚至昏迷，表明休克加深。

2．皮肤温度、色泽　能反映体表血液灌注情况。若皮肤、口唇颜色由苍白或发绀转为红润，四肢由湿冷转为温暖、干燥，表明末梢循环已恢复，休克好转；若皮肤黏膜由苍白转为青紫、湿冷，表明病情加重；从青紫发展至瘀点、瘀斑，表明已有弥散性血管内凝血的可能。

3．生命体征　每隔 15～30 分钟测量脉搏、血压、呼吸和体温一次，病情稳定后可每小时测量一次。

（1）脉搏：脉率的变化多出现在血压变化之前。休克早期脉率即可出现增快，随着病情加重，脉搏细速甚至摸不到。在抗休克时，血压还较低，但脉率已恢复且肢体温暖，表明休克趋向好转。常用脉率/收缩压（mmHg）计算休克指数，指数为 0.5 左右提示无休克；1.0～1.5 提示有休克；>2.0 为严重休克。

（2）血压：血压降低是休克的主要表现之一，但不是反映休克程度最敏感的指标。通常认为收缩压 <90mmHg、脉压 <20mmHg 是休克存在的表现；血压回升、脉压增大是休克好转的征象。

（3）呼吸：休克早期呼吸加快；当休克加重时，呼吸急促、变浅、不规则。当呼吸超过30 次/min 或低于 8 次/min 时，表示病情危重；若出现进行性呼吸困难、发绀、动脉血氧分压低于 60mmHg，给氧后无改善，则提示已出现 ARDS。

（4）体温：休克病人大多体温偏低，但感染性休克可有高热。体温突然升至 40℃ 以上或骤降至 36℃ 以下，表示病情严重。

4．尿量　是反映肾血液灌注情况的有效指标。尿少通常是早期休克和休克复苏不完全的表现。尿量 <25ml/h、比重增加，表明仍存在肾血管收缩和供血不足；血压正常，但尿量仍少且比重低，提示有急性肾衰竭可能；当尿量维持在 30ml/h 以上时，常表明休克已纠正。

5．中心静脉压（CVP）　中心静脉压代表着右心房或胸腔段腔静脉的压力，可反映全身血容量与右心功能之间的关系，CVP 正常值为 5～10cmH$_2$O。当 CVP<5cmH$_2$O 时，表示血容量不足；当高于 15cmH$_2$O 时，提示心功能不全、静脉血管床过度收缩或肺循环阻力增高；当超过 20cmH$_2$O 时，表示存在充血性心力衰竭。

6．肺毛细血管楔压（PCWP）　应用血流导向气囊导管测量，可反映肺静脉、左心房和左心室功能状态。正常值为 6～15mmHg，与左心房内压接近。PCWP 低于正常值，反映血容量不足；PCWP 增高，反映左心房压力增高，如急性肺水肿时。PCWP 较 CVP 敏感，临床上当 PCWP 增高时，即使 CVP 尚属正常，也应限制输液量，以免发生或加重肺水肿。

7．心排血量（CO）和心排血指数（CI）　CO 是心率和每搏输出量的乘积，可经血流导向气囊导管，应用热稀释法测得，成人正常值为 4～6L/min。CI 是单位体表面积的心排血量，正常值为 2.5～3.5L/(min·m^2)。当休克时，CO 多见降低，但有些感染性休克时可见增高。

（二）一般护理

1. 体位　一般取中凹卧位，头和躯干抬高 20°～30°、下肢抬高 15°～20°，以增加回心血量和有利于呼吸。

2. 保持呼吸道通畅　及时清除呼吸道分泌物或异物，以防窒息。严重呼吸困难者，行气管插管或气管切开，并尽早使用呼吸机辅助呼吸。

3. 吸氧　为改善细胞氧供，应常规吸氧，一般用鼻导管给氧，氧浓度为 40%～50%，氧流量为 6～8L/min。

4. 调节体温　在休克时体温一般偏低，应采取保暖措施，室内温度 20℃左右为宜。但禁忌应用热水袋、电热毯等进行体表加温，以防皮肤血管扩张使重要器官的血流灌注进一步减少而加重休克。对感染性休克的高热病人，应采取降温措施。

5. 预防意外损伤　对躁动不安或神志不清的病人，应适当约束或加床栏以防坠床。

6. 严密观察病情变化和记录出入量　定时监测体温、脉搏、呼吸、血压及 CVP 变化。详细记录 24 小时出入量为后续治疗提供依据。

（三）恢复有效循环血量

1. 建立静脉通路　迅速建立两条静脉输液通路，一条用于快速输液，另一条用于静脉给药。静脉穿刺困难时，应立即行中心静脉插管。

2. 合理补液　休克病人一般先快速输入晶体液，如平衡盐溶液、生理盐水、葡萄糖溶液等，以增加回心血量和每搏输出量。以后根据情况输入胶体液，如全血、血浆、白蛋白、血浆增量剂等。输液速度应根据血压及血流动力学监测情况调整（表 3-2）。

表 3-2　中心静脉压与补液的关系

CVP	BP	原因	处理原则
低	低	血容量严重不足	充分补液
低	正常	血容量不足	适当补液
高	低	心功能不全或血容量相对过多	给强心药，纠正酸中毒，舒张血管
高	正常	容量血管过度收缩	舒张血管
正常	低	心功能不全或血容量不足	补液试验

3. 使用抗休克裤　抗休克裤（图 3-4）是为各种原因所致的低血容量性休克病人而设计，充气后通过对腹部和下肢加压，减少下半身的血液灌注，增加回心血量，改善心、脑等重要脏器的血供，同时可以控制腹部和下肢出血。现场穿抗休克裤，只需 1～2 分钟，可使自身输血达 750～1 500ml。当休克纠正后，由腹部开始缓慢放气，每 15 分钟测量血压 1 次，若血压下降超过 5mmHg，应停止放气，并重新注气。

（四）使用血管活性药物

常用的血管收缩剂有多巴胺、多巴酚丁胺、去甲肾上腺素和间羟胺等；常用的血管扩张剂有酚妥拉明、酚苄明、阿托品、山莨菪碱等，强心药有毛花苷 C（西地兰）等，其中多巴胺是最常用的血管活性药。使用血管活性药物，应注意以下问题：①应从低浓度、慢速度开始，

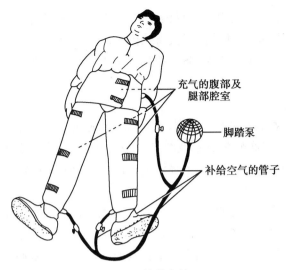

图 3-4　抗休克裤

有条件时最好应用微量输液泵,准确调节滴速。②输注过程中密切监测血压变化,随时调整药物用量、滴速和用药种类,使血压维持在较高水平。一般开始时每 5～10 分钟测 1 次血压,待血压平稳后每 15～30 分钟测 1 次。③使用缩血管药物时,应严防药物外渗,一旦出现外渗,应立即更换滴药部位,患处用 0.25% 普鲁卡因封闭,以免发生皮下组织坏死。④扩血管药物只有在血容量补足的情况下方可使用,以防血管扩张导致血压进一步下降而加重休克。

（五）防治感染

严格执行无菌技术操作规程,遵医嘱全身应用有效抗菌药物等。

（六）心理护理

因病情危重,病人及家属容易产生焦虑恐惧心理,应及时做好安慰和解释工作。

（七）健康教育

①向病人及家属讲解各项治疗、护理的必要性及疾病的转归过程;讲解意外损伤后的初步处理和自救知识。②指导病人康复期应加强营养。若发生感染或高热应及时就诊。

第二节　低血容量性休克病人的护理

 病例导入

　　李先生,38 岁,3 小时前被汽车撞伤左上腹部,伤后左上腹痛,伴口渴、头晕、心慌、气促,被人急诊抬入院。查体:T 37.2℃,P 110 次 /min,R 26 次 /min,BP 80/60mmHg;病人表情淡漠,反应迟钝,面色苍白;心肺正常,腹微胀,左上腹壁可见瘀斑,腹部轻度压痛、反跳痛和肌紧张,以左上腹较明显,移动性浊音(+),肠鸣音减弱;腹腔穿刺抽出不凝固的血液。医生初步诊断为外伤性脾破裂伴失血性休克。

　　请思考:

　　如果你是急诊接诊护士,首先对李先生应采取哪些处理措施?

低血容量性休克常因大量出血或体液丢失，或液体积存于第三间隙，导致有效循环血量锐减引起。低血容量性休克包括：①失血性休克，由大出血引起的休克称失血性休克，在外科休克中很常见。②创伤性休克，各种损伤或大手术后同时具有血液及血浆丢失而发生的休克称创伤性休克。

【病因及病理生理】

1. 失血性休克 多见于大血管破裂、腹部损伤引起肝、脾破裂，消化性溃疡出血，门静脉高压症所致的食管 - 胃底静脉曲张破裂出血、宫外孕出血等。通常在迅速失血超过全身总血量的20%时，即出现休克。严重的体液丢失，可造成细胞外液和血浆的大量丧失，导致有效循环血量减少，引起休克。

2. 创伤性休克 见于严重的外伤，如大血管破裂、复杂性骨折、挤压伤或大手术等，引起血液或血浆丧失，损伤处组织肿胀和体液渗出，而导致低血容量；受损机体内血管活性物质释放，引起微血管扩张和通透性增加，使有效循环血量进一步减少；创伤引起疼痛和神经 - 内分泌系统反应，影响心血管功能，因此创伤性休克的病情常比较复杂。

【护理评估】

（一）健康史

了解病人有无消化道大出血、大血管破裂、大手术、挤压伤、骨盆骨折、大面积烧伤等。

（二）身体状况

低血容量性休克的主要表现为中心静脉压（CVP）降低、血压低、心率增快，以及由微循环障碍造成的各种组织器官功能不全和病变。

1. 意识和表情 休克早期病人表现为精神紧张，兴奋或烦躁不安；当休克加重时，病人会出现反应迟钝，甚至出现意识模糊或昏迷。

2. 皮肤色泽及温度 休克早期表现为面色苍白湿冷；休克晚期可出现发绀，皮肤呈现花斑状现象。

3. 血压 休克早期收缩压正常或稍升高，脉压缩小；当休克加重时血压降低甚至测不到。

4. 脉搏 休克早期脉率增快；休克加重时脉细弱，甚至摸不清。

5. 呼吸 休克早期呼吸加快；休克加重时呼吸浅促、不规则。

6. 尿量 尿量减少，少尿甚至无尿。

（三）治疗原则及治疗措施

1. 失血性休克 应在积极抗休克的同时手术止血。主要措施包括补充血容量，积极处理原发病、控制出血等。

2. 创伤性休克 主要包括补充血容量，创伤后疼痛严重者给予镇痛镇静剂，妥善固定（制动）受伤部位，对危及生命的创伤应做必要的紧急处理，使用抗生素防治感染等。手术或复杂的其他处理，一般应在血压稳定或初步回升后进行。

【护理措施】

补液是纠正失血性休克的重要保证。补液的种类、量和速度是纠正休克的关键。应迅速建立两条以上的静脉通路，快速补充平衡盐溶液，改善组织灌注。其余护理措施参见第一节。

第三节　感染性休克病人的护理

 病例导入 +++++++++++++++++++++++++++++++++

　　钟先生，30岁，4天前因"双下肢及会阴部烧伤"入院。入院后给予清创、补液、抗感染处理。伤后第4天出现寒战、高热、四肢湿冷、尿量明显减少。查体：T 38.9℃，P 116次/min，R 24次/min，BP 110/75mmHg。创面有脓性渗出物，有恶臭。

　　请思考：

　　1. 钟先生发生了哪种并发症？

　　2. 应对钟先生采取哪些护理措施？

　　感染性休克是指由病原微生物及其毒素在人体内引起的一种微循环障碍，致组织缺氧、代谢紊乱和细胞损害，在外科较常见，病死率可超过50%。

【病因及病理生理】

　　感染性休克常见于胆道化脓性感染、急性化脓性腹膜炎、绞窄性肠梗阻、泌尿系感染及败血症等。感染性休克病人的血流动力学变化比较复杂，心排血量、血容量和周围血管阻力三方面都会受累。

　　1. 低血容量　感染性休克初期，炎症瀑布反应导致微血管通透性增加，大量液体渗入组织间隙，导致血容量急剧下降，心排血量降低。

　　2. 心排血量增加与心肌功能抑制　交感神经及肾上腺皮质功能被激活，刺激心肌收缩，心率增快，心排血量增加；感染诱发心肌功能抑制。

　　3. 周围血管舒张　感染性休克可因炎症介质引起周围血管舒张血压下降，所以感染性休克是一种血管舒张性休克。

【护理评估】

（一）健康史

　　了解病人有无胆道、肠道、腹膜、泌尿道、呼吸道等严重感染及大面积烧伤；了解有无感染的诱因，如老年人或婴幼儿、使用免疫抑制剂或皮质类固醇等药物及免疫系统的慢性疾病。

（二）身体状况

　　无论是革兰氏阳性菌还是革兰氏阴性菌所引起的感染性休克，在休克早期都可能因为发热、血管扩张表现为肢端皮肤温暖，休克后期表现为湿冷。体内多种炎症介质的释放，可引起全身炎症反应综合征，表现为：①体温 $>38℃$ 或 $<36℃$；②心率 >90 次/min；③呼吸 >20 次/min 或过度通气，$PaCO_2<32.3mmHg$；④白细胞计数 $>12\times10^9/L$ 或 $<4\times10^9/L$，或未成熟白细胞 $>10\%$。

（三）心理 - 社会状况

　　感染性休克病情严重，发展变化快，病人及家属易产生紧张、恐惧、濒危感、无能为力等心理反应。

（四）辅助检查

参见本任务第一节。

（五）治疗原则及主要措施

纠正休克与控制感染并重。在休克未纠正以前，将抗休克放在首位，兼顾抗感染。休克纠正后，控制感染成为重点。

1. 补充血容量　首先快速输入等渗盐溶液或平衡盐溶液，再补充适量的胶体液，如血浆、全血等。补液期间应监测 CVP，作为调整输液种类和速度的依据。

2. 控制感染　尽早处理原发感染灶。对未确定病原菌者，可根据临床判断联合使用广谱抗生素，再根据药物敏感试验结果调整为敏感而较窄谱的抗生素。

3. 纠正酸碱平衡失调　感染性休克的病人，常有不同程度的酸中毒，应予以纠正。轻度酸中毒，在补足血容量后即可缓解；严重酸中毒者，需经静脉输入 5% 碳酸氢钠 200ml，再根据血气分析结果补充用量。

4. 应用血管活性药物　经补充血容量休克未见好转时，可考虑使用血管扩张剂；也可联合使用 α 受体和 β 受体激动剂，如多巴胺加间羟胺，以增强心肌收缩力、改善组织灌流。毒血症时，心功能受到一定损害而表现为心功能不全，可给予毛花苷 C、多巴酚丁胺等。

5. 应用皮质类固醇　应用皮质类固醇能抑制体内多种炎性介质的释放、稳定溶酶体膜、减轻细胞损害，缓解 SIRS。临床常用氢化可的松、地塞米松或甲泼尼龙缓慢静脉注射，应用时注意早期、足量，不超过 48 小时，否则有发生应激性溃疡和免疫抑制等并发症的可能。

6. 其他治疗　营养支持，处理 DIC 和重要器官功能不全。

【常见护理诊断 / 问题】

1. 体液不足　与严重感染有关。

2. 体温过低　与外周组织血流减少有关。

3. 体温过高　与感染有关。

【护理措施】

感染性休克护理措施与第一节有关内容基本相同，此外，还需要注意以下几点措施：

1. 加强病情观察　对严重感染病人，应严密监测神志、生命体征、尿量等变化，警惕感染性休克的发生。若体温突升至 40℃ 以上或突然下降，则表示病情危重。

2. 控制感染　遵医嘱大剂量使用有效抗菌药，必要时采集标本行细菌培养和药物敏感试验，并根据结果选用抗菌药物。

3. 做好术前准备和术后护理　若原发病灶需要紧急手术，如坏死肠管切除等，应尽早做好急诊手术前的准备，并加强病人的术后护理。

4. 对症护理　感染性休克的病人常有高热，应予物理降温必要时给予药物降温。

 情境训练

作为护士请对感染性休克病人进行整体护理。

（邢媛媛）

思考与练习

单项选择题

1. 各种休克的共同点是（　　　）
   A. 血压下降　　　　　　　　　　　B. 中心静脉压升高
   C. 脉压缩小　　　　　　　　　　　D. 尿量减少
   E. 有效循环血量锐减

2. 观察休克病情变化最简便有效的指标是（　　　）
   A. 生命体征　　　　　　B. 神志　　　　　　C. 尿量
   D. 皮肤色泽　　　　　　E. 中心静脉压

3. 休克早期临床表现下列**错误**的是（　　　）
   A. 精神兴奋、烦躁　　　　　　　　B. 皮肤湿冷
   C. 脉压不变　　　　　　　　　　　D. 呼吸增快
   E. 尿量减少

4. 关于休克护理，下列哪项**不妥**（　　　）
   A. 中凹卧位　　　　　　　　　　　B. 吸氧
   C. 测血压、脉搏　　　　　　　　　D. 观察尿量
   E. 用热水袋保暖

5. 抗休克最基本的治疗措施是（　　　）
   A. 应用血管活性药物　　　　　　　B. 扩充血容量
   C. 纠正酸中毒　　　　　　　　　　D. 使用抗生素
   E. 给予强心药

6. 给予休克病人吸氧，适宜的氧流量为（　　　）
   A. 2～4L/min　　　　　　B. 4～6L/min　　　　　　C. 6～8L/min
   D. 8～10L/min　　　　　　E. 10～12L/min

7. 休克病人采取中凹位，其目的是（　　　）
   A. 增加回心血量　　　　　　　　　B. 有利于呼吸
   C. 减轻腹痛　　　　　　　　　　　D. 减轻下肢水肿
   E. 增加回心血量及减轻呼吸困难

8. 监测休克病情变化最简便有效的指标是（　　　）
   A. 生命体征　　　　　　　　　　　B. 神志
   C. 皮肤色泽　　　　　　　　　　　D. 中心静脉压
   E. 尿量

9. 病人，男性，42 岁，因"急性梗阻性化脓性胆管炎"急诊入院，病人寒战、高热，体温高达 41℃，脉搏 112/min，血压 85/65mmHg，其休克类型是（　　　）
   A. 感染性休克　　　　　　　　　　B. 低血容量性休克
   C. 心源性休克　　　　　　　　　　D. 神经性休克
   E. 过敏性休克

10. 造成休克病人死亡最主要的原因是（　　）

    A. 多系统器官功能障碍　　　　　　　B. 代谢性酸中毒

    C. 高血钾　　　　　　　　　　　　　D. 心排血量不足

    E. 窒息

11. 下列观察休克病人的组织灌流情况最为可靠的指标是（　　）

    A. 脉率　　　　　　　B. 血压　　　　　　　　　C. 呼吸

    D. 神志　　　　　　　E. 尿量

12. 以迅速扩充血容量为目的时，下列液体应选用（　　）

    A. 中分子右旋糖酐　　　　　　　　　B. 低分子右旋糖酐

    C. 平衡盐液　　　　　　　　　　　　D. 10% 葡萄糖溶液

    E. 5% 碳酸氢钠溶液

13. 休克病人快速输液时，应警惕（　　）

    A. 局部胀痛　　　　　　　　　　　　B. 液体渗出血管外

    C. 血液过度稀释　　　　　　　　　　D. 肺水肿及心力衰竭

    E. 血压升高

14. 一病人严重创伤，血压降低，脉搏细速，面色苍白，诊断为休克，治疗时重点应注意（　　）

    A. 急性肾衰竭的发生　　　　　　　　B. 及时扩充血容量

    C. 及时使用甘露醇　　　　　　　　　D. 避免使用血管收缩药

    E. 药物对各脏器的毒性

任务四　外科感染病人的护理

第一节　概　　述

 病例导入

病人，男，42岁，因全身肌肉阵发性痉挛伴头痛、头晕1天入院。病人1周前在田间劳动时左脚被铁钉刺伤，在当地卫生院给予简单清创处理。现感全身乏力、头晕、头痛、咀嚼无力，背部、胸部肌肉较僵硬，病人全身肌肉强直性收缩、阵发性痉挛，呼吸急促，呼吸道分泌物多。既往身体健康，无药物过敏史，无外伤史。体格检查：T 38.6℃，P 110次/min，R 20次/min，BP 124/80mmHg；神志清楚，苦笑面容，颈项强直；心肺未发现异常，腹肌紧张，全腹无压痛和反跳痛，肠鸣音正常。左足底有伤口，直径约0.6cm，局部红肿，挤压时有脓液流出。

请思考：

病人可能患上哪种疾病？为什么？

感染是指病原微生物侵入人体，并在体内生长繁殖所导致的局部或全身性炎症反应。外科感染是指需要外科治疗的感染，包括创伤、烧伤、手术及器械检查或有创性检查后等并发的感染；占所有外科疾病的1/3～1/2。全身性感染是指致病菌侵入人体血液循环，并在体内生长繁殖或产生毒素而引起严重的全身性感染或中毒症状，通常指脓毒症和菌血症。脓毒症是伴有全身性炎症反应，如体温、循环、呼吸等明显改变的外科感染的统称，在此基础上，血培养检出致病菌者，称为菌血症。全身炎性反应综合征是机体失去控制的过度放大且造成自身损害的炎症反应，表现为播散性炎症细胞激活，炎性递质释放。

外科感染的特点①多数为数种细菌混合感染；②多数有明显的局部症状和体征；③感染常集中在局部，随病情发展会导致化脓、坏死等，部分愈合后形成瘢痕影响功能；④需要手术或换药处理。

【病因及病理生理】

1. 致病菌侵入机体

（1）病菌产生黏附因子或其具有荚膜微荚膜损伤组织细胞：细菌、真菌、原虫等致病菌产生黏附因子，黏附于人体的细胞，很多致病菌具有荚膜或微荚膜，能抗拒吞噬细胞的吞噬或杀菌作用，进而在组织内生长繁殖，损伤组织细胞。

（2）致病菌释放大量毒素：致病菌能释放多种胞外酶、外毒素、内毒素等破坏正常组织。如胞外酶的蛋白酶类、磷脂酶及胶原酶等可侵蚀组织细胞，玻璃酸酶能分解组织而促进感染扩散。外毒素具有很强的毒性，内毒素可激活补体、凝血系统、释放细胞因子，导致炎症反应、代谢改变、组织器官损伤等全身反应。

（3）致病菌数量剧增：侵入人体组织的致病菌数量越多，感染越严重。常见的化脓性感染致病菌有如下几种：①葡萄球菌，革兰氏阳性球菌，能产生溶血素、杀白细胞素、血浆凝固酶引起局限性组织坏死化脓，可有转移性脓肿，脓液特点为稠厚、黄色、无臭。②链球菌，革兰氏阳性球菌，产生溶血素、玻璃酸酶、链激酶，易引起蜂窝织炎、丹毒，脓液特点为较稀薄、淡红色、量较多。③大肠埃希氏菌，革兰氏阴性杆菌，是肠道、胆道、泌尿系感染的最常见细菌，脓液特点为稠厚、有粪臭味。④铜绿假单胞菌，革兰氏阴性杆菌，常引起烧伤创面感染或继发性感染，脓液特点为淡绿色、有特殊的甜腥味。⑤变形杆菌，革兰氏阴性杆菌，常引起尿路感染和急性腹膜炎，脓液特点为有特殊的恶臭味。

2. 人体的防御能力下降

（1）局部因素：皮肤或黏膜缺损，如开放性损伤、烧伤、胃肠穿孔、手术、穿刺等可破坏局部防御屏障，使病原菌易于入侵血管和体腔内的留置导管如静脉置管后处理不当，可为病菌入侵开放路径，管腔阻塞、局部组织血供障碍或水肿、积液，降低组织防御和修复能力而导致感染。

（2）全身因素：严重创伤、休克、慢性消耗性疾病、低蛋白血症、艾滋病、长期使用激素、放疗、化疗等导致人体的防御能力下降。

3. 炎症反应　致病菌侵入组织并大量繁殖，产生多种酶、毒素，释放激肽和血管活性物质等引起血管扩张和通透性增加，吞噬细胞进入感染部位发挥吞噬作用。渗出液中的抗体与细菌表面抗原结合，激活补体，参与炎症反应，局部出现红、肿、热、痛。当病原菌数量剧增时，大量毒素进入血液循环，引起全身炎症反应。

4. 感染后转归　机体感染后的转归与感染部位、细菌数量、毒力、机体防御能力、治疗效果等因素有关。特异性感染可因病原菌的不同而出现特有的表现。

（1）炎症局限或消退：当机体防御能力较强、治疗及时和有效时，炎症消退、局限或形成局部脓肿。小脓肿可被机体自行吸收，较大的脓肿破溃或经手术引流脓液后肉芽组织逐渐生长，形成瘢痕而愈合。

（2）局部化脓或扩散：当致病菌数量多、毒性大和／或机体防御能力低下时，组织细胞崩解产物和渗液可形成脓性物质，出现在创面或积聚于组织中，感染也可迅速扩散至周围组织或进入淋巴系统、血液循环，引起菌血症或脓血症等，严重者可危及生命。

（3）转为慢性炎症：致病菌大部分被消灭，但尚存少量细菌。当机体防御能力与病菌毒力相持情况下，感染病灶被局限，形成溃疡、硬结、窦道、瘘管，局部中性粒细胞浸润减少而成纤维细胞和纤维细胞增加，形成慢性炎症。一旦机体防御能力降低，致病菌可再次繁殖，慢性感染可演变成急性感染。

【分类】

1. 按致病菌种类和病变性质分类

（1）非特异性感染：又称为化脓性感染或一般性感染，为外科最常见的感染，特点为一菌多病或多菌一病，均有红、肿、热、痛、功能障碍等炎症反应。常见的致病菌有葡萄球菌、链球菌、大肠埃希氏菌、铜绿假单胞菌、变形杆菌等，如浅表组织感染、急性乳腺炎、急性胆囊炎等属于非特异性感染。

（2）特异性感染：由特异性细菌引起的感染，如结核分枝杆菌、破伤风杆菌、气性坏疽等，不同的致病菌分别引起不同的病理变化及临床表现。

2．按病程分类

（1）急性感染：发病急骤，以急性炎症为主，病程在3周以内。

（2）慢性感染：起病较缓慢，病程在2个月或以上。

（3）亚急性感染：介于急性和慢性之间。

3．其他分类

（1）原发性感染：致病菌在损伤发生时立即侵入伤口引起的感染。

（2）继发性感染：伤口愈合过程中发生的感染。

（3）混合性感染：指两种或以上致病菌引起的感染。

（4）二重感染：大量使用抗生素后造成人体菌群失调引起的感染。

（5）机会性感染：指非致病性或致病力低的病原菌，由于细菌数量增多或毒力增强，当人体抵抗力低下时发生的感染。

（6）院内感染：在医院内获得的感染。

【护理评估】

1．健康史

（1）一般情况：询问病人年龄、性别、婚姻和职业等。

（2）既往史：了解病人有无创伤史，如有创伤史，询问伤口大小、深度、污染情况、处理经过有无手术史，了解破伤风预防接种史等。

2．身体状况　主要症状与体征：评估病人的生命体征，询问有无红、肿、热、痛、功能障碍等局部症状，观察有无肿胀、分泌物流出，深部组织有无压痛及波动感等观察有无畏寒、发热、头晕头痛、乏力、食欲缺乏、心率加快等全身中毒症状有无颈项强直等破伤风感染的特殊体征。

3．辅助检查　了解实验室及影像学检查结果有无异常发现。

4．心理-社会状况　了解病人对疾病的认知程度和情绪反应了解家属对疾病的认识和家庭经济状况及家庭和社会支持程度。

【辅助检查】

1．实验室检查　血常规示白细胞计数及中性粒细胞比例增加，若白细胞计数大于12×10^9/L或低于4×10^9/L或发现未成熟白细胞常提示感染严重。如为泌尿系感染，尿常规检查白细胞、红细胞增加。血、尿、痰、分泌物、渗出液、脓液做涂片、细菌培养及药物敏感试验，可明确致病菌。

2．影像学检查　B超、X线、CT、MRI检查可发现相应表现。

3．诊断性穿刺　确定感染部位，抽出穿刺液作涂片、细菌培养及药物敏感试验，可明确致病菌。

【治疗原则】

1．非手术治疗

（1）去除感染病因，增强人体的防御和修复能力。

（2）选择敏感抗生素，控制感染扩散或转移早期、联合、大量，选用广谱抗生素。在未获得细菌培养结果前，应先根据原发感染灶的感染特点和性质尽早、足量、联合应用两联以上的抗生素以后再根据细菌培养及药物敏感试验结果予以调整。

（3）对症处理，给予全身支持治疗，高热者给予物理降温，体温不升者给予保暖，休克者积极抗休克，治疗原有的全身性疾病，如糖尿病等，对严重营养不良者，提供富含能量、蛋白质和维生素的易消化饮食，必要时提供肠外营养支持，可给予反复多次输新鲜血、输液，以纠正贫血、低蛋白血症和水电解质失衡。

（4）局部外用药物和理疗以促进局部血液循环，加速肿胀消退，促进炎症吸收和感染局限化。

2. 手术治疗

（1）处理局部感染灶和毒性物质（清除坏死组织和异物），浅部感染给予局部外用药、理疗等。脓肿形成后及时切开，彻底、充分引流排脓，消灭死腔。

（2）手术切除深部感染病灶，如急性阑尾炎可行阑尾切除术。

【常见护理诊断 / 问题】

1. 疼痛　与感染炎症刺激有关。

2. 体温异常　与感染有关。

3. 营养失调：低于机体需要量　与感染后营养摄入不足而机体代谢增强、消耗量大有关。

4. 潜在并发症：感染性休克、水电解质代谢失衡、重要器官功能障碍。

【处理原则】

（1）保护感染部位：适当抬高患肢，患部制动，避免感染部位受压，减轻局部肿胀和疼痛。

（2）药物外敷：浅表的急性感染在未形成脓肿阶段可选用鱼石脂软膏、莫匹罗星软膏外敷于硬肿部位，注意勿涂到破溃处。组织肿胀明显者，使用 50% 硫酸镁溶液湿热敷。

【护理措施】

1. 术前护理

（1）局部护理：①保护感染部位，适当抬高患肢，患部制动，避免感染部位受压，减轻局部肿胀和疼痛。②药物外敷，浅表的急性感染在未形成脓肿阶段可选用鱼石脂软膏、莫匹罗星软膏外敷于硬肿部位，注意勿涂到破溃处。组织肿胀明显者，可用 50% 硫酸镁湿敷，消除炎症或促进局部化脓。③物理疗法。微波、超短波治疗仪照射每日 1～2 次，每次 15～20 分钟，改善局部血液循环，促进炎症吸收、消退或局限。

（2）密切观察病情：严重感染病人密切观察体温、脉搏、呼吸、意识、尿量、感染局部的变化，发现体温 >39℃或体温不升，脉搏、呼吸、血压异常，病人烦躁不安或意识障碍应立即报告医生，警惕有感染性休克、水电解质紊乱及酸碱平衡失调、多器官功能障碍发生的可能。

（3）对症护理及全身支持疗法：保证病人充足的休息与睡眠，保持良好的免疫防御能力；加强营养，给予高蛋白、高热量、高维生素易消化食物，对不能进食、明显摄入不足或高分解代谢者，酌情提供肠内或肠外营养支持以纠正负氮平衡。

（4）一般护理：①控制疼痛。疼痛剧烈者，按医嘱给予镇痛药。②控制感染，按医嘱定时定量使用抗生素，联合用药时注意配伍禁忌，观察病人用药后反应及疗效。③维持正常体温，体温超过 38.5℃予以物理降温或镇静解热药，体温过低时需保暖、输血、输液、输蛋白，严重贫血、低蛋白血症或白细胞减少者，适当输入成分血、人血白蛋白等，糖皮质激素治疗，糖皮质激素具有强化的抗炎作用，当全身严重感染时使用泼尼松口服或静脉用地塞米松、氢化可的松，提高机体抗感染能力，促进机体和组织的修复。④采集和留置标本及时送检血、尿、分泌物、脓液标本要正确采集并及时送检。如细菌培养及药敏试验标本应在病人发热及使用抗生素前采集。当营养失衡时，机体对手术的耐受降低，故应积极改善病人的营养状况，保证营养的摄入，指导病人进食高热量、高蛋白、高维生素的流质或半流质饮食，如鸡汤、鱼汤、米汤、菜汁、牛奶、鸡蛋羹等，避免刺激性饮食，对仅能进流食营养状况较差者，可遵医嘱补充液体、电解质或提供肠内、肠外营养。

2. 术后护理　观察脓液、分泌物性质及量，有留置引流管者保持引流管通畅，伤口或创面的感染需给予换药处理。

3. 健康教育

（1）疾病知识：告知病人本病的病因及常见临床表现。

（2）疾病康复：遵医嘱用药，加强营养，注意休息。

（3）出院指导：注意个人日常卫生，保持皮肤清洁。

第二节　浅部组织细菌性感染病人的护理

浅部软组织的化脓性感染是指发生于皮肤、皮下组织、淋巴管、淋巴结、肌间隙及其周围疏松结缔组织等处的由化脓性致病菌引起的各种感染。

一、疖

疖是指单个毛囊及其周围组织的化脓性感染，好发于毛囊及皮脂腺丰富的部位，如头面部、颈项、背部、腋窝及腹股沟等处。致病菌大多为金黄色葡萄球菌或表皮葡萄球菌。多个疖同时或反复发生在身体各部，称为疖病。

【病因及病理生理】

疖常与皮肤不洁、局部擦伤、皮下毛囊与皮脂腺分泌物排泄不畅或机体抵抗力降低有关。正常皮肤的毛囊和皮脂腺常有细菌存在，但只有在全身或局部抵抗力降低时，细菌才迅速繁殖并产生毒素，引起疖肿。因金黄色葡萄球菌多能产生血浆凝固酶，可使感染部位的纤维蛋白原转变为纤维蛋白，从而限制了细菌的扩散，炎症多表现为局限性、有脓栓形成。

【临床表现】

1. 局部表现　初起时，局部皮肤出现红、肿、热、痛的小硬结。数日后肿痛范围扩大，小硬结中央组织坏死、软化，出现黄白色的脓栓，触之稍有波动感，继而脓栓脱落、破溃，待脓液流尽后炎症逐渐消退。

2. 全身表现　疖一般无明显的全身症状。但若发生在血液丰富的部位，或全身抵抗力减弱时，可有全身不适、畏寒、发热、头痛和厌食等毒血症症状。鼻、上唇及周围所谓"危险三角区"的面疖如被挤压或处理不当，致病菌可沿内眦静脉和眼静脉向颅内扩散，引起化脓性海绵状静脉窦炎，出现颜面部进行性肿胀，伴寒战、高热、头痛、呕吐甚至昏迷等症状，病情严重，可危及生命。

【处理原则】

1. 局部治疗早期　未溃破的炎性结节可用热敷、超短波照射等物理疗法，亦可外涂碘酊、鱼石脂软膏或金黄散。出现脓头时，可用碘酊点涂局部；脓肿形成时，应及时切开排脓，以呋喃西林湿纱条或以化腐生肌的中药膏外敷。未成熟的疖，切勿挤压，以免引起感染扩散。

2. 全身治疗　全身症状明显、面部疖或并发急性淋巴管炎和淋巴结炎者，应给予抗生素治疗。

【护理评估】

1. 控制感染

（1）局部处理：保持疖周围皮肤清洁；避免挤压未成熟的疖，尤其是"危险三角区"的疖，防止感染扩散；对脓肿切开引流者，在严格无菌操作下，及时更换敷料。

（2）病情观察：观察体温变化，注意有无寒战、高热、头痛、头晕、意识障碍等症状；注意有无白细胞计数升高、血细菌培养阳性等全身性化脓性感染征象。

（3）用药护理：遵医嘱及早合理应用抗生素，协助行细菌培养和药物敏感试验。

2. 提高机体抵抗力　注意休息，加强营养，鼓励进食高能量、高蛋白、丰富维生素的饮食，提高机体抵抗力。

3. 维持正常体温　高热病人给予物理或药物降温，鼓励病人多饮水。

4. 健康教育　注意个人卫生，保持皮肤清洁；炎热环境中要勤洗澡，及时更换衣服；对免疫力差的老年人、婴幼儿及糖尿病病人应加强防护。

二、痈

痈是多个相邻毛囊及其所属皮脂腺的急性化脓性感染，好发于毛囊及皮脂腺丰富的部位，如头、面、颈项、背部、腋窝、腹股沟及会阴等，常见于免疫力低下的糖尿病病人或小儿。

【病因及病理生理】

痈的发生与皮肤不洁、局部擦伤或摩擦、环境温度较高及机体抵抗力降低有关，主要致病菌为金黄色葡萄球菌。正常皮肤的毛囊和皮脂腺常有细菌寄居，在全身或局部抵抗力降低时，细菌迅速繁殖并释放毒素，引起痈。

【护理评估】

1. 局部症状　初起表现为皮肤小片暗红硬肿，可见数个脓点，继之红肿扩大，周围出现浸润性水肿，引起区域淋巴结肿大，局部疼痛加剧，全身症状加重；脓点增大增多，界限不清，中央有多个脓栓，破溃后有大量脓液排出，中心处坏死塌陷如同"火山口"。

2. 全身症状　病人常伴有寒战、发热、食欲减退、乏力和全身不适等症状，严重者可因脓毒症或全身化脓性感染而危及生命。

【辅助检查】

1. 血常规检查　细菌感染者的白细胞计数和中性粒细胞比例明显增加。

2. 脓液细菌培养和药物敏感试验　可明确致病菌种类和敏感的抗生素。

3. 血糖和尿糖检测　可了解糖尿病病人的血糖控制程度。

【治疗原则】

1. 局部处理　早期可用50%硫酸镁或75%乙醇湿敷，也可用蒲公英捣烂外敷，促进炎症消退，减轻疼痛。已有溃破者需及时切开引流，可采用"+"或"++"形切口（图4-1）尽量清除坏死组织，伤口用纱布或碘仿纱条填塞止血，但唇痈不宜采用。术后每日更换敷料，伤口内使用生肌膏，以促进肉芽生长较大的创面，可在肉芽组织长出后，再行植皮术以加快组织修复。

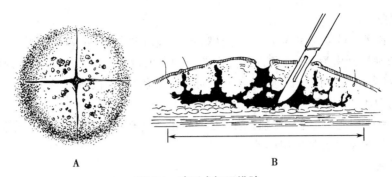

图 4-1 痈手术切开排脓
A. 痈的"十字切口"；B. 痈的切面。

2. 全身治疗 及时、足量使用抗生素以控制全身中毒症状,应根据药物敏感试验结果选择有效的广谱抗生素。注意休息,加强营养,给予高蛋白、高维生素饮食必要时用镇痛药,糖尿病人根据病情控制饮食,同时给予胰岛素治疗等。

三、急性蜂窝织炎

急性蜂窝织炎是指皮下、筋膜下、肌间隙或深部疏松结缔组织的急性弥漫性化脓性感染。常见致病菌为溶血性链球菌,其次为金黄色葡萄球菌,少数由厌氧菌和大肠埃希氏菌引起。

【病因及病理生理】

常因皮肤、黏膜损伤或皮下疏松结缔组织受感染引起。由于溶血性链球菌感染后可释放毒性较强的溶血素、透明质酸酶和链激酶等,加之受侵组织较疏松,病变发展迅速,炎症不易局限;与周围正常组织界限不清,常累及附近淋巴结,可致明显的毒血症。

【临床表现】

表浅者初起时局部红、肿、热、痛,继之炎症向四周迅速扩散,肿痛加剧,并出现大小不同的水疱。局部皮肤发红,指压后稍褪色,红肿边缘界限不清。病变中央常因缺血而发生坏死。深部感染者,表皮的症状多不明显,可有局部水肿和深部压痛,常有寒战、高热、头痛、乏力等全身症状。

由于致病菌的种类与毒性、病人的状况、感染原因和部位不同,可有以下几种特殊类型:

1. 产气性皮下蜂窝织炎 致病菌以厌氧菌为主。其多发生在会阴部或下腹部,常因皮肤受损处严重污染而发生。病变主要局限于皮下结缔组织,不侵犯肌层。早期表现类似一般性蜂窝织炎,但病变进展快,局部可触及皮下捻发感,蜂窝组织和筋膜出现坏死,且伴进行性皮肤坏死,脓液恶臭,全身症状严重。

2. 新生儿皮下坏疽 多发生在背部、臀部等经常受压的部位。初起时皮肤发红,触之稍硬,随后病变范围扩大,中心部分变暗变软,皮肤与皮下组织分离,可有皮肤漂浮感或波动感,甚至皮肤坏死,呈灰褐色或黑色,可破溃流脓。患儿出现发热、拒奶、哭闹不安或嗜睡等症状。

3. 颌下急性蜂窝织炎 多见于小儿,感染起自口腔或面部。除红、肿、热、痛等局部症状和高热、乏力、精神萎靡等全身症状外,还可发生喉头水肿和气管受压,引起呼吸困难,甚至窒息。

【处理原则】

1. 局部治疗 早期蜂窝织炎，可用 50% 硫酸镁溶液湿敷，或以金黄散、鱼石脂膏外敷等，若形成脓肿切开引流；颌下急性蜂窝织炎，及早切开减压，以防喉头水肿，压迫气管；其他各型皮下蜂窝织炎，可在病变处做多个小切口，以浸有药液的湿纱条引流；对产气性皮下蜂窝织炎，伤口用 3% 过氧化氢溶液冲洗和湿敷。

2. 全身治疗 注意休息，加强营养，必要时给予解热镇痛药物。应用磺胺药或广谱抗生素，合并厌氧菌感染者加用甲硝唑。

【护理评估】

1. 预防窒息 特殊部位，如口底、颌下、颈部等的蜂窝织炎可影响病人呼吸，应注意观察病人有无呼吸费力、呼吸困难、窒息等症状，及时发现并处理；警惕突发喉头痉挛，做好气管插管等急救准备。

2. 健康教育 重视皮肤日常清洁卫生，防止损伤；受伤后及早医治。婴儿和老年人抗感染能力较弱，应重视生活护理。

3. 其他护理措施 参见"疖"和"痈"的护理。

四、浅部急性淋巴管炎和淋巴结炎

急性淋巴管炎指致病菌经破损的皮肤、黏膜，或其他感染灶侵入淋巴管，引起淋巴管及其周围组织的急性炎症。急性淋巴管炎波及所属淋巴结时，即为急性淋巴结炎。浅部急性淋巴管炎发生在皮下结缔组织层内，沿集合淋巴管蔓延，很少发生局部组织坏死或化脓。浅部急性淋巴结炎好发于颈部、腋窝和腹股沟，也可见于肘内侧或腘窝等处，可化脓或形成脓肿。

【病因及病理生理】

急性淋巴管炎病因和淋巴结炎相同，主要致病菌为乙型溶血性链球菌、金黄色葡萄球菌等，可来源于口咽部炎症、足癣、皮肤损伤及皮肤和皮下化脓性感染灶，淋巴管炎可引起管内淋巴回流障碍，并使感染向周围组织扩散。淋巴结炎为急性化脓性感染，病情加重可向周围组织扩散，其毒性代谢产物可引起全身性炎症反应。若大量的组织细胞崩解液化，则可集聚成脓肿。

【护理评估】

1. 急性淋巴管炎 分为网状淋巴管炎和管状淋巴管炎。

（1）网状淋巴管炎：又称丹毒，好发于下肢与面部。起病急，病人有畏寒、发热、头痛、全身不适等症状。皮肤表现为鲜红色片状红疹，略隆起，中央较淡、边界清楚。局部有烧灼样疼痛，红肿区可有水疱，周围淋巴结常肿大、触痛，感染加重可导致全身脓毒症。若丹毒反复发作可引起淋巴水肿，肢体肿胀，甚至发展为成"象皮肿"。

（2）管状淋巴管炎：分为深、浅两种。皮下浅层急性淋巴管炎表现为沿淋巴管走行有红线征，质硬有压痛。皮下深层淋巴管炎则无表面红线，但患肢肿胀，有条形触痛区。两种淋巴管炎都可引起畏寒、发热、头痛、乏力、全身不适、食欲减退等全身症状。

2. 急性淋巴结炎 早期淋巴结肿大、触痛，与周围组织分界清楚，多能自愈。晚期多个淋巴结融合成块，疼痛加重，表面皮肤发红发热并伴有全身症状。淋巴结炎可发展成脓肿，脓肿形成时有波动感，少数可破溃流脓。

【辅助检查】

1. 血常规检查　白细胞计数和中性粒细胞比例增多。

2. 脓液细菌培养　当严重淋巴结炎形成脓肿时，穿刺抽的脓液作细菌培养及药敏试验。

【治疗原则】

主要是对原发灶的处理。应用抗菌药物、休息和抬高患肢，均有利于感染灶的控制。当急性淋巴结炎形成脓肿时，应做切开引流。

五、丹毒

丹毒是皮下网状淋巴管的急性感染。丹毒由乙型溶血性链球菌经皮肤、黏膜的细小伤口入侵所致。可接触性传染，好发于下肢与面部。丹毒蔓延很快，常有全身反应，很少有组织坏死或化脓。

【护理评估】

1. 健康史　了解病人有无皮肤受伤、足癣、糖尿病、营养不良等造成机体抗感染能力下降的因素以及就诊前的处理情况。

2. 身体状况　丹毒起病急，病人常有头痛、畏寒发热等不适。局部表现为片状红疹，颜色鲜红，中间稍淡，边界清楚，并略隆起。红肿向四周蔓延时，中央的红色消退、脱屑，颜色转为棕黄。皮损表面可出现水疱，自觉有烧灼样痛，附近淋巴结常肿大、有触痛。下肢丹毒的反复发作可导致淋巴水肿，甚至发展为"象皮肿"。

3. 心理-社会状况　病人要忍受病痛对身体的折磨，正常工作和生活秩序被扰乱，可产生焦虑、恐惧等不良情绪。

4. 辅助检查　同痈。

5. 治疗要点　①局部处理：保护感染部位，适当制动，以免感染范围扩大。病人应卧床休息，抬高患肢。局部理疗或使用外用药物，促进炎症消退或局限。②全身处理：严重感染或发生全身化脓性感染时，积极处理感染病灶，加强抗感染治疗，并给予全身支持治疗和对症处理。

【常见护理诊断/问题】

1. 疼痛　与炎性刺激有关。

2. 体温过高　与感染有关。

3. 焦虑　与疾病带来的痛苦及对治疗的担心有关。

【护理评估】

1. 一般护理　保证病人充分的休息和睡眠，维持体液平衡，补充足够的热量、维生素和蛋白质，或遵医嘱给予肠内、外营养。抬高患肢并制动，以免加重疼痛。疼痛严重者按医嘱给予镇静剂。

2. 病情观察　对轻度感染者观察局部病灶；对严重感染，严密观察病情，定时测量生命体征，对高热病人予以降温措施，并注意神志变化，定期检查血常规，同时警惕脓毒症或感染性休克的发生。

3. 合理应用抗生素　按医嘱及时、合理予以抗生素。

4. 加强创面护理　局部可外敷 50% 硫酸镁，此病易接触性传染，应注意隔离。

5. 心理护理　向病人解释疾病的相关知识以及治疗、护理的方法和意义,减轻焦焦虑、恐慌、惧怕的心理,鼓励病人增强治病的信心。

六、脓肿

脓肿是急性感染后病灶,局部组织坏死液化,在器官组织或体腔内形成局限性脓液积聚,周围有一完整脓腔壁包绕。致病菌主要为金黄色葡萄球菌。常继发于各种化脓性感染,如疖、痈、急性蜂窝织炎等,也可由远处感染灶经血液循环或淋巴转移而来。

【护理评估】

1. 健康史　了解病人有无皮肤受伤、糖尿病、营养不良等造成机体抗感染能力下降的因素,了解病人有无疖、痈、急性蜂窝织炎等化脓性感染以及就诊前的处理情况。

2. 身体状况　浅表脓肿局部有红、肿、热、痛,脓肿与正常组织界限清楚,可触及压痛肿块,有波动感;深部脓肿局部红肿多不明显,波动感不易查到,但有局部疼痛和深压痛,在压痛最明显处,用粗针头穿刺,若抽出脓液,可确诊。常有明显的全身中毒症状。

3. 心理 - 社会状况　化脓性感染较重或病程较长的病人要忍受病痛对身体的折磨,正常工作和生活秩序被扰乱,可产生焦虑、恐惧等不良情绪。

4. 辅助检查　同痈。

5. 治疗要点　形成脓肿后,及时切开引流,术后加强换药,合理使用抗生素,同时加强支持疗法。

【常见护理诊断/问题】

1. 疼痛　与炎性刺激有关。

2. 体温过高　与感染有关。

3. 潜在并发症:脓毒症。

【护理评估】

1. 局部护理　及时切开引流,切口应够长,并选择低位,以利引流。术后及时更换敷料。

2. 病情观察　浅表脓肿,观察局部病灶;深部脓肿,严密观察病情,定时测量生命体征,高热病人予以降温措施,同时警惕脓毒症的发生。

3. 合理应用抗生素　按医嘱及时、合理予以抗生素。

第三节　手部急性化脓性感染病人的护理

手是从事多种活动的重要器官,常见的手部急性化脓性感染包括甲沟炎、指头炎、腱鞘炎、滑囊炎和掌深间隙感染。

一、甲沟炎和化脓性指头炎

指甲根部与皮肤连接紧密,皮肤沿指甲两侧向远端伸延,形成甲沟。甲沟炎是指甲沟或其周围组织的感染。化脓性指头炎是指末节手指掌面皮下组织的化脓性感染。

【病因及病理生理】

甲沟炎和化脓性指头炎的主要致病菌为金黄色葡萄球菌。甲沟炎多因手指刺伤、剪指甲过深和逆剥皮刺等引起,化脓性指头炎可由甲沟炎扩展、蔓延所致,也可发生于指尖或手指末节皮肤受伤后。

【护理评估】

1. 甲沟炎 初起时,一侧甲沟皮肤出现红肿、疼痛,有的可自行或经过治疗后消退,有的可迅速发展形成脓肿。红肿区有波动,且出现白点,但不易破溃流脓,感染可发展至甲根部或对侧甲沟,形成半环形脓肿。若未及时切开排脓,感染向深层蔓延可形成指头炎或指甲下脓肿。若处理不及时,可发展为慢性甲沟炎或慢性指骨骨髓炎。

2. 化脓性指头炎 表现为手指末节轻度肿胀、发红、刺痛、跳痛肢体下垂时尤为明显,并伴有寒战、发热、全身不适等症状。感染进一步加重时,局部组织缺血坏死,神经末梢因受压和营养障碍而麻痹,指头疼痛反而减轻,皮色由红变白。若治疗不及时,常可引起指骨缺血性坏死,形成慢性骨髓炎,伤口经久不愈。

【辅助检查】

1. 实验室检查 血常规检查示白细胞计数和中性粒细胞比例增多。化脓性指头炎者可采集脓液做细菌培养检测致病菌种类。

2. X线 感染手指X线摄片可明确有无指骨坏死。

【治疗原则】

1. 甲沟炎 初期未形成脓肿者,早期局部热敷、理疗、外敷鱼石脂软膏等,应用磺胺类等抗生素当已有脓液时,在甲沟处纵行切开引流(图4-2)若甲下积脓,应拔除指甲或剪去覆盖于脓腔上的指甲。在拔甲时,应避免损伤甲床引起新生指甲畸形。

2. 化脓性指头炎 早期患手与前臂保持平置位,避免下垂加重疼痛。给予青霉素等抗菌药物,患指外敷金黄散、鱼石脂软膏等。一旦出现明显肿胀和跳痛应及时切开减压和引流(图4-3),以免发生指骨坏死和骨髓炎。

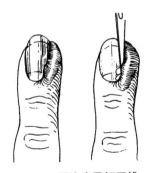

图4-2 甲沟炎及切开线

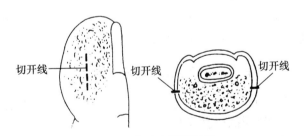

图4-3 指头炎及切开线

二、化脓性腱鞘炎和化脓性滑囊炎

化脓性腱鞘炎和化脓性滑囊炎均为手掌深部的化脓性感染。

【病因及病理生理】

化脓性腱鞘炎、化脓性滑囊炎感染多因手指掌面的刺伤或邻近组织的感染蔓延所致,主要致病菌为金黄色葡萄球菌。

【解剖生理】

1. 手的掌面皮肤表皮层厚并且角化明显 手掌感染形成皮下脓肿时容易穿入皮内层，难从表面溃破。

2. 手的掌面皮下组织有许多坚韧密闭的小腔隙 手的掌面皮下有很致密的纤维组织索，一端连接真皮层，另一端固定在骨膜、腱鞘或掌筋膜，这些纤维将掌面皮下组织分成许多坚韧密闭的小腔。感染化脓后不容易向四周扩散，而直接向深部组织蔓延，引起化脓性腱鞘炎；在手指末节则直接延及指骨，形成骨髓炎。

3. 手部组织结构致密 尤其是手指部，组织结构致密，感染后组织内张力很高，神经末梢受压，疼痛剧烈。

4. 手部间隙相互贯通 手的腱鞘、滑囊与筋膜间间隙相互贯通，发生感染后容易蔓延全手及前臂。

【护理评估】

1. 局部症状

（1）化脓性腱鞘炎：患指疼痛、肿胀，以中、近节为主，指关节仅能轻微弯曲，伸曲指运动或触及肌腱处均可加剧疼痛。病情发展迅速，若治疗不及时，感染可向掌侧深部蔓延，导致肌腱坏死而丧失手指功能。

（2）化脓性滑囊炎：桡侧化脓性滑囊炎多继发于拇指腱鞘炎，表现为拇指肿胀、不能外展和伸直，拇指中节及鱼际触痛。尺侧化脓性滑囊炎多继发于小指腱鞘炎，表现为小指肿胀不能伸，环指呈半屈状，小鱼际肿胀，压痛。

2. 全身症状 病情发展迅速，24 小时后症状即很明显，病人有发热、寒战、脉率快等全身症状。

【辅助检查】

1. 血常规检查 白细胞计数和中性粒细胞比例增多。

2. 超声检查 手掌的超声检查可见肿胀的腱鞘和积存的液体。

【治疗原则】

早期局部热敷、理疗、外敷鱼石脂软膏等，患指手与前臂保持平置位。感染严重者，应尽早切开引流，并积极应用有效抗生素。

三、掌深间隙细菌性感染

掌深间隙感染包括掌中间隙感染和鱼际间隙感染。

【病因及病理生理】

掌深间隙急性细菌性感染多因手指掌面深部的刺伤或邻近组织的感染蔓延所致，主要致病菌为金黄色葡萄球菌。

【护理评估】

1. 局部症状

（1）掌中间隙感染：掌心凹陷消失，呈肿胀、隆起状；皮肤紧张、发白，压痛明显；手背和指蹼明显水肿，中指、环指和小指呈半屈状。

（2）鱼际间隙感染：掌心凹陷存在，鱼际和"虎口"处肿胀并有压痛；示指半屈，拇指外展略屈，活动时疼痛加剧。

2. 全身症状　掌深间隙感染均有寒战、发热、脉搏快等全身不适症状,可继发肘内或腋窝淋巴结肿痛。

【辅助检查】

1. 血常规检查　白细胞计数和中性粒细胞比例增多。

2. 超声检查　手掌的超声检查可显示肿胀腱鞘和积存的液体。

【治疗原则】

早期局部热敷、理疗、外敷鱼石脂软膏等患指手与前臂保持平置位。感染严重者,应尽早切开引流,并积极应用有效抗生素。

【护理措施】

1. 一般护理　详见本任务第一节概述。

2. 观察和预防并发症　观察和预防指骨坏死、手功能障碍等。密切观察患指的局部症状,注意有无指头剧烈疼痛突然减轻,皮色由红转白等指骨坏死的征象。对经久不愈的创面,应采集脓液做细菌培养,并判断是否发生骨髓炎。

3. 观察患手的局部肿胀、疼痛和肤色有无改变　对正处于炎症进展期、疼痛反而减轻者,应警惕腱鞘组织坏死或感染扩散的发生。

4. 局部功能锻炼　待手部感染愈合后,指导病人进行按摩、理疗和手功能的锻炼,以防止肌肉萎缩、肌腱粘连、关节僵硬等手功能的失用性改变,促进手功能尽早恢复。

第四节　全身性外科感染病人的护理

全身性外科感染是指病原菌由原发感染灶侵入人体血液循环,并在体内生长繁殖或产生毒素,引起一系列全身感染症状或中毒症状。随着分子生物学的发展和对感染病理生理的进一步认识,感染的用词已有变化,目前国际通用的是脓毒症和菌血症,不再沿用以往的"败血症"一词。

脓毒症是指因病原体因素引起的全身性炎症反应,如体温、循环、呼吸有明显改变的外科感染的统称,在此基础上,血培养检出病原菌者,称为菌血症。

【病因及病理生理】

外科感染常继发于严重创伤后的感染和各种化脓性感染,如大面积烧伤创面感染、开放性骨折合并感染、急性弥漫性腹膜炎、急性梗阻性化脓性胆管炎、绞窄性肠梗阻等。致病菌数量多、毒力强或机体防御感染能力低下是引起全身性感染的主要因素。

1. 人体抵抗力低下　幼儿、年老、体弱、营养不良等是导致全身感染的易感因素。

2. 局部病灶处理不当　如脓肿或化脓性胆管炎处理不及时、清创不彻底、创腔引流不畅或留有异物。

3. 长期静脉内留有导管　长期留置中心静脉导管易并发导管性感染,长期全胃肠外营养,易致肠黏膜屏障功能受损,肠内致病菌和内毒素可经肠道移位引起全身性感染,即肠源性感染。

4. 长期应用糖皮质激素、抗癌药、免疫抑制药和抗生素　此类病人机体抵抗力降低,体内共生菌状态发生改变,非致病菌和条件致病菌得以转为致病菌而诱发全身性细菌或真菌感染。

引起全身性感染的常见致病菌如下：①革兰氏阴性杆菌，最常见，主要有大肠埃希氏菌、铜绿假单胞菌、变形杆菌，其次为克雷伯菌、肠杆菌等。②革兰氏阳性球菌主要为金黄色葡萄球菌，其次为表皮葡萄球菌、肠球菌。③无芽孢厌氧菌，常见的有拟杆菌、梭状杆菌、厌氧葡萄球菌、厌氧链球菌等。④真菌常见的有白念珠菌、曲霉菌、毛霉菌、新型隐球菌等。

全身性感染对机体的损害不仅是病原菌，而且还因其内毒素、外毒素等毒性产物及其介导的多种炎症介质所致。在感染过程中，细菌繁殖并裂解、游离、释放毒素。毒素除自身具有的毒性外，还能刺激机体产生多种炎症介质，包括肿瘤坏死因子、白介素-1、白介素-6、白介素-8、氧自由基及氧化亚氮等。这些炎症介质适量时可起到防御作用，过量时则可引起组织损害。若感染未得到及时控制，炎症介质的产生失控并互相介导、发生连锁反应而致全身反应综合征，以致出现脏器损伤和功能障碍，严重时可出现感染性休克和多脏器功能障碍综合征。革兰氏阴性杆菌产生的内毒素及其介导的多种炎性介质使有效循环血容量减少，可引起毛细血管扩张、通透性增加和微循环淤滞而致有效循环血容量减少，故所致的脓毒症常较严重，可出现"三低"现象（低血压、低体温、低白细胞），早期即可发生感染性休克。

【护理评估】

主要表现为原发感染病灶、全身炎症反应和器官灌注不足。但无论哪种致病菌引起的感染，均可有以下共性表现：

1. 病人突发寒战，继以高热，体温高达40～41℃或体温不升，起病急，病情重，发展迅速。

2. 头痛、头晕、恶心、呕吐、腹胀、腹泻、面色苍白或潮红、出冷汗，神志淡漠、烦躁不安、谵妄或昏迷。

3. 心率加快、脉搏细速，呼吸急促或呼吸困难。

4. 病情严重者，可出现感染性休克、多器官功能障碍或衰竭、肝脾大、黄疸、皮下出血或瘀斑等。

【辅助检查】

1. 血常规检查　白细胞计数及中性粒细胞比例明显增高，但老年人、全身情况差及革兰氏阴性菌感染者可不升高或降低，并可见核左移或白细胞内中毒性颗粒，多数病人有贫血现象，并呈进行性加重趋势。

2. 血生化检查　可发现肝肾功能损害、代谢性酸中毒、电解质紊乱等。

3. 尿液检查　尿中可有蛋白、红细胞、白细胞和酮体等。

4. 细菌学检查　在病人寒战、发热时采血进行细菌或真菌培养，较易发现致病菌。

5. 影像学检查　进行X线、B超、CT检查等，有助于转移性脓肿的诊断，也有助于对原发感染的情况做出判断。

【治疗原则】

全身性感染应采用综合性治疗，但关键在于处理原发感染灶。

1. 处理原发感染灶　及时寻找和处理原发感染灶，包括清除坏死组织和异物，消灭无效腔、充分引流脓肿，并要消除血流障碍、梗阻等相关病因。若全身感染继发于静脉留置导管感染，首先应拔除静脉导管；若疑为肠源性感染则应采取针对性措施，纠正休克，恢复肠黏膜的血流灌注、早期肠内营养促进肠黏膜的修复、口服肠道生态制剂维护肠道正常菌群等。

2．应用抗菌药物　应先根据原发感染灶的性质，选用广谱抗菌药物，再根据细菌培养及抗菌药物敏感试验结果调整用药。对真菌性脓毒症，应尽量停用广谱抗生素，改用必需的窄谱抗生素，并全身应用抗真菌药。

3．加强支持疗法　包括补充血容量，输注新鲜血液、血浆、人血白蛋白等。

4．对症治疗　包括控制高热、纠正水电解质及酸碱平衡失调，镇静，催眠等。

5．处理并发症和伴发病　采取有效措施积极处理并发症如感染性休克、重要脏器功能损害等。同时，还要处理原有的糖尿病、肝硬化、尿毒症等并发病。

【常见护理诊断/问题】

1．体温过高　与致病菌毒素吸收有关。

2．营养失调：低于机体需要量　与机体分解代谢升高有关。

3．焦虑、恐惧　与病情突然变化或逐渐加重有关。

4．潜在并发症：感染性休克、水电解质代谢紊乱、多器官功能障碍综合征等。

【护理措施】

1．协助原发感染灶治疗　协助医生查找和处理原发性感染灶，如浅部感染脓肿形成或内脏感染需要手术治疗者，做好切开引流或手术清除感染灶的术前准备，手术后做好相关护理。

2．合理应用抗菌药物　严格执行医嘱，有变态反应的抗生素，使用前应做过敏试验；多种药物联合应用时，应注意配伍禁忌，将全天的抗菌药物分次静脉滴注，以保持有效血药浓度用药期间观察药物的疗效和不良反应。

3．实施支持疗法　遵医嘱输液、补充电解质及碱性药物，纠正水、电解质及酸碱平衡失调给予高蛋白、高维生素、高热量、易消化饮食，鼓励病人多饮水进食不足者，遵医嘱给予肠内或肠外营养，必要时输注白蛋白、血浆等对严重感染者，可多次少量输注新鲜血液、免疫球蛋白等。

4．对症护理　如高热者，给予物理或药物降温；焦虑、失眠者，遵医嘱给予镇静催眠药物有感染性休克或并发脏器功能损害者，做好对症护理有伤口者，做好伤口护理。

5．观察病情　观察病人的意识、体温、脉搏、呼吸、血压、尿量、面色、末梢循环、皮温、24小时液体出入量等，定时测定血常规、血生化、尿常规等，以及及早发现并发症。定期进行分泌物、血液细菌培养及药物敏感试验，以指导抗菌药物的使用。血液培养标本最好在寒战高热时采集，使用抗生素过程中或使用抗生素后一段时间内不宜采血，还应观察有无因长期大量使用抗菌药物而引起的二重感染。

6．心理护理　严重感染的病人常出现情绪不稳，应给予关心和照顾，给予家庭支持和社会支持，使其树立战胜疾病的信心。

7．健康教育

（1）疾病知识：告知病人本病病因、常见临床表现及治疗方法。

（2）疾病康复：注意休息，积极治疗糖尿病及慢性消耗性疾病。

（3）出院指导：加强营养，锻炼身体，提高机体抵抗力。

第五节　特异性感染病人的护理

 病例导入

病人，男，65岁，主因乏力、头晕、头痛2天，现张口困难而就诊，询问病史1周前不慎被铁钉扎伤左足底，当时自行做了简单的止血，未就医处理。门诊初步诊断：破伤风。入院后查体：病人意识清醒，颈项轻度强直；T 37.8℃，P 108次/min，R 28次/min，Bp 130/89mmHg。

请思考：

（1）病人入院后如何安置病室？为病人家属应做哪些宣教？

（2）该病人目前主要的护理问题是什么？针对这些护理问题，如何进行护理？

一、破伤风病人的护理

破伤风是由于破伤风杆菌侵入人体伤口并生长繁殖、产生毒素而引起阵发性肌肉痉挛为特征的特异性感染。它常继发于各种创伤后，亦可发生于不洁条件下分娩的产妇和新生儿。

【病因及病理生理】

1. 有破伤风杆菌侵入伤口　破伤风杆菌为革兰氏阳性的厌氧芽孢杆菌，其广泛存在于泥土、人畜粪便和尘埃中。破伤风杆菌及其毒素不能侵入正常皮肤和黏膜，一旦发生开放性的损伤，如烧伤、火器伤、开放性骨折、甚至细小的木刺或锈钉刺伤等造成的皮肤黏膜完整性受损，易感染破伤风。

2. 缺氧环境有利于破伤风杆菌生长繁殖　当伤口窄深、伤口内有坏死组织、血凝块堵塞，引流不畅，或填塞过紧造成局部缺血、缺氧时，若侵入体内的破伤风杆菌数量多，细菌大量繁殖，可导致发病在同时混有其他需氧菌感染并因此而消耗伤口或创面内存留的氧气时，则更利于破伤风的发生。

破伤风是由破伤风杆菌产生的外毒素，即痉挛毒素和溶血毒素作用于机体导致病理生理变化。痉挛毒素与神经组织有很高的亲和力，作用于脑干、脊髓，抑制神经突触释放抑制性介质，引起运动神经元突触兴奋，随意肌紧张性收缩与痉挛；同时还可阻断脊髓对交感神经的抑制而致血压升高、心率增快、大汗等。溶血毒素可引起局部组织坏死和心肌损害。

【护理评估】

1. 健康史

（1）一般情况：询问病人年龄、性别、婚姻和职业等。

（2）既往史：了解病人有无开放性损伤病史，如火器伤、开放性骨折、木刺或锈钉刺伤等，询问伤口大小、深度、污染程度，是否及时进行彻底清创、引流。了解破伤风预防接种史等。

2. 身体状况　评估病人的生命体征，有无乏力、头晕、头痛、嚼肌无力、烦躁不安等前驱症状。注意病人有无肌肉收缩、痉挛症状发作、呼吸困难、窒息或肺部感染等。

（1）潜伏期：一般为 6～12 天，平均为 7 天，亦有短于 24 小时或长达数月。潜伏期越短，症状越严重，病人的危险性也就越大，预后越差。病程一般为 3～4 周。

（2）前驱期：病人初起有乏力、头晕、头痛、咀嚼肌酸胀、嚼肌无力、烦躁不安、打哈欠等前驱症状。

（3）发作期典型临床表现：在前驱症状的基础上随即可出现强烈的肌肉收缩和阵发性痉挛，依次为咀嚼肌→面部表情肌→颈项肌→背腹肌→四肢肌→膈肌。首先是面部肌肉开始，张口困难，牙关紧闭表情肌痉挛，病人出现"苦笑"面容；颈、背部肌肉痉挛，头后仰出现所谓的"角弓反张"四肢肌肉痉挛出现四肢抽搐；如发生膈肌痉挛，可造成呼吸停止，窒息死亡。这种全身肌肉痉挛持续几分钟不等，间隔一段时间又反复发作。任何轻微的刺激如光线、声响、说话、吹风均可诱发。临床发病特点为：①每次发作持续数秒钟至数分钟；②声、光、震动、触摸、均能诱发；③发作间期肌肉不能完全松弛；④病人意识始终清醒，一般无高热；⑤根据受伤史和临床表现，一般可及时作出诊断，但注意与化脓性脑膜炎、狂犬病、癔症等鉴别。

（4）并发症：可并发骨折、肌肉断裂、肺部感染、尿路感染、心力衰竭等。

（5）辅助检查：了解伤口渗出物涂片检查和影像学检查结果有无异常发现。

3. 心理 - 社会状况　了解病人对疾病的认知程度和情绪反应，了解家属对疾病的认识和对病人的身心支持程度。

【辅助检查】

伤口渗出物做涂片检查可发现破伤风杆菌。

【治疗原则】

破伤风是一种极为严重的疾病，要采取积极的综合治疗措施，包括消除毒素来源，中和游离毒素，控制和解除痉挛，保持呼吸道通畅和防治并发症等。

1. 消除毒素来源（处理伤口）　有伤口者，均需在控制痉挛下，用 3% 过氧化氢溶液冲洗，进行彻底的清创术。

2. 中和游离毒素　①注射破伤风抗毒素：目的是中和游离毒素，但不中和已与神经组织结合的毒素，故应早期使用。注射 TAT 前先做皮内过敏试验，TAT 一般用量为 1 万～6 万 U，机内注射或稀释于 5% 的葡萄糖溶液 500～1 000ml 中缓慢静脉注射滴注。②注射破伤风人体免疫球蛋白：剂量为 3 000～6 000U。

3. 控制和解除痉挛　①症状较轻者使用地西泮 5mg 口服或 10mg 静脉注射，每日 2～3 次；苯巴比妥钠 0.1～0.2g 肌内注射，每日 3 次；10% 水合氯醛 15ml 口服，每日 3 次，20～40ml 保留灌肠，每日 3 次。②症状较重者用氯丙嗪 50～100mg 加 5% 葡萄糖 250ml 静脉滴注，必要时用氯丙嗪 I 号（氯丙嗪 50mg + 异丙嗪 50mg + 盐酸哌替啶 100mg）。③抽搐严重者用 0.25% 硫喷妥钠缓慢静脉注射，必要时应用肌肉松弛药。④高热昏迷病人应用糖皮质激素，如氢化可的松 200～400mg 加 5% 葡萄糖 250ml 静脉滴注。⑤当新生儿感染破伤风时，慎用镇静解痉药，应酌情使用洛贝林、尼可刹米等。

4. 保持呼吸道通畅，防治并发症　①保持呼吸道通畅，必要时气管切开，吸氧。②纠正水电解质、酸碱平衡紊乱。③营养支持。④预防性应用抗生素。青霉素（80 万～100 万 U 肌内注射，每 4～6 小时 1 次）可抑制破伤风杆菌，并有助于预防其他感染，可及早使用。也可给予甲硝唑 500mg 口服，每 6 小时 1 次；或 1g 直肠内给药每 8 小时 1 次，持续 7～10 日。

【预防措施】

1. 破伤风是可以预防的疾病　在创伤后,早期用3%过氧化氢溶液彻底清创冲洗,改善局部血液循环是预防的关键。此外,还可通过人工免疫使机体产生稳定的免疫力。人工免疫包括主动和被动免疫两种。目前,主动免疫尚难推广,临床常用被动免疫法。

2. 主动免疫　注射破伤风类毒素(百白破三联疫苗)第1次0.5ml皮下注射;第2次1ml皮下注射(间隔4~6周);一年以后第3次1ml皮下注射。可保持5~10年,以后5~10年强化注射一次。

3. 被动免疫

(1) 适应证:①伤口污染明显;②细而深的刺伤;③严重的开放性损伤;④伤口未能及时清创或处理欠当;⑤因某些陈旧性创伤而施行手术(取异物)。

(2) 方法:①破伤风类毒素1 500U肌内注射,注射前行皮肤过敏试验,皮肤过敏试验阳性者给予脱敏疗法。脱敏法注射法:将1ml抗毒素分成0.1ml、0.2ml、0.3ml和0.4ml,用生理盐水分别稀释至1ml,按自小到大的剂量顺序分次肌内注射,每次间隔20分钟,直至全量注射完。②人体破伤风免疫球蛋白250~500U肌内注射。

【常见护理诊断/问题】

1. 有窒息的危险　与持续性喉头痉挛及气道堵塞有关。

2. 有体液不足的危险　与痉挛性消耗和大量出汗有关。

3. 有受伤的危险　与强烈的肌肉痉挛有关。

4. 尿潴留　与膀胱括约肌痉挛有关。

5. 营养失调:低于机体需要量　与痉挛性消耗和不能进食有关。

【护理措施】

1. 严格消毒隔离　使用一次性用品,用后焚烧,回收物品必须严格灭菌处理,医护人员接触病人时做好自身防护,严格洗手及手消毒。

2. 住单人病室避免声光刺激　病人住单人病房,绝对卧床休息,环境安静,光线宜均匀柔和,避免强光照射,减少声、光、电等一切刺激。各种操作应尽量集中在病人使用镇静药后30分钟内完成,以减少痉挛发生。

3. 保持呼吸道通畅　①有效排出呼吸道分泌物:吸痰最好在给镇静药15分钟后进行,将吸痰管插入气管,轻轻转动管头,尽量吸净痰液。②给氧:面罩法氧气吸入,减少导管对鼻黏膜刺激。③防止窒息:若痉挛频繁而持续时间长,病人可能发生舌后坠、咬舌或喉痉挛窒息,放牙垫防舌咬伤。④备好气管切开包、人工呼吸机、抢救药品等,便于随时抢救。

4. 密切观察病情变化　病情较重者应设专人护理。注意呼吸及脉搏的改变,防止发生突然窒息,尽早发现并发症的早期表现,及时处理。观察病人痉挛次数、持续时间及间隔时间,用氯丙嗪或镇静药者,注意药物效果,观察瞳孔大小、脉搏、睡眠程度等。使用硫喷妥钠时,密切观察有无喉头痉挛,重症破伤风用肌肉松弛药,应在具有气管插管及控制呼吸条件下使用,并做好详细的护理记录。

5. 保障病人安全　①使用床栏及约束带,以防痉挛发作时坠床,做好关节保护防骨折;②进食防呛咳、误吸等;③静脉输液者要妥善固定,避免痉挛时脱出;④使用抗毒血清者用前须做过敏试验。

6. 饮食护理　给予高热量、高蛋白、高维生素的流质或半流质饮食。能进食者,缓慢进食,不可过急,以免呛咳;不能进食者可鼻饲饮食,但留置鼻胃管时有引起喉痉挛或窒息的可能,要特别注意。

7. 做好病人基础护理　口腔每日擦洗 2 次,预防口腔炎、腮腺炎。在应用镇静药后为病人翻身、按摩、清洁皮肤,防止发生压疮。尿潴留者按医嘱留置导尿,并做好尿管护理。

8. 做好心理护理　安慰病人及家属,使其情绪稳定,减轻焦虑,并告知主要的治疗和护理措施,取得配合。

9. 健康教育

(1) 疾病知识:告知病人本病发病原因、临床表现。

(2) 疾病康复:加强营养,注意休息,防止意外损伤。

(3) 出院指导:加强自我保护意识,避免创伤,伤后及时就诊。

二、气性坏疽病人的护理

气性坏疽是由梭状芽孢杆菌侵入伤口引起的一种以肌坏死或肌炎为特征的严重的急性特异性感染,多发生在下肢和臀部肌肉丰富部位。此类感染发展迅速,如处理不当,病死率和致残率较高,预后差,战伤发病率高达 15%,死亡率在 35%～75%。

【病因及病理生理】

1. 主要致病菌是梭状芽孢杆菌　梭状芽孢杆菌为革兰氏染色阳性厌氧杆菌,有许多种,但往往以产气荚膜菌、恶性水肿杆菌和腐败杆菌为主,其次为产气芽孢杆菌和溶组织杆菌等,通常是两种以上致病菌的混合感染,亦称梭状芽孢杆菌性肌坏死。

2. 通常发生于开放性、深层肌肉伤口　开放性骨折、深层肌肉广泛性挫伤,伤口内有无效腔和异物存在或伴有血管损伤以致局部组织血供不良的伤病员容易发生气性坏疽,偶发于择期手术,尤其是下肢、结肠和胆囊手术后。

梭状芽孢杆菌可产生多种有害的外毒素和酶。酶通过脱氮、脱氨、发酵产生大量不溶性气体如硫化氢、氮等,积聚在组织间,酶还能溶解组织蛋白,使组织细胞广泛坏死、渗出、产生恶性水肿发出恶臭味。细菌在伤口的肌层内繁殖,释放毒素使组织破坏,分解组织的糖产生大量气体,使组织肿胀。由于气水夹杂,急剧膨胀,局部张力迅速增加,皮肤表面可变得如“木板样”硬,筋膜下张力急剧增加,从而压迫毛细血管,进一步加重组织的缺血、缺氧与失活,更有利于细菌繁殖生长,形成恶性循环。病变一旦开始,可沿肌束或肌群向上、下扩展,肌肉转为砖红色,外观如熟肉,失去弹性;如侵犯皮下组织,气肿、水肿与组织坏死可迅速沿筋膜扩散。由于局部缺血、缺氧使吞噬细胞、抗体不能到达,故伤口内肌肉组织迅速坏死腐败、加速细菌的繁殖,毒素产生进一步增多,被吸收引起毒血症,可损害心、肝、肾,造成局限性坏死灶和多器官功能障碍。活体组织检查可发现肌纤维间有大量革兰氏阳性粗短杆菌。

【护理评估】

1. 健康史

(1) 一般情况:询问病人年龄、性别、婚姻和职业等。

(2) 既往史:了解病人有无开放性损伤病史及治疗经过;了解破伤风预防接种史等。

2. 身体的主要症状与体征　评估病人生命体征、意识状态、全身中毒症状、有无感染性休克先兆及重要脏器功能状况等评估有无引起伤口局部缺氧环境形成的因素,了解伤口深度、伤口大小、伤口周围皮肤及分泌物性状,有无恶臭、有无产气及捻发音询问病人受伤部位的感觉,疼痛的性质及应用镇痛药的效果。

(1)潜伏期:一般为1~4天,可短至6~8小时,长至6天,多数在受伤后3天发病。病情发展迅速,病人全身情况可在12~24小时内全面迅速恶化。

(2)局部表现:开始患部沉重,有包扎过紧的感觉,"胀裂样"剧痛常是最早出现的症状,一般镇痛药不能控制。压痛明显,皮肤肿胀、紧张,很快从苍白变紫红,进而变紫黑,有捻发感,挤压患处常有气体逸出,并有稀薄、恶臭、血性浆液流出。可从伤口看见肌肉呈暗红色、土灰色,似煮熟肉,不会收缩,亦不出血。

(3)全身表现:高热、脉细速(120次/min以上)、表情淡漠、头痛、头晕、恶心、呕吐、出冷汗,晚期出现血压下降、黄疸、意识障碍、昏迷、感染性休克、外周循环障碍、多器官功能衰竭等。

3. 辅助检查 了解伤口渗出物涂片及细菌培养的结果,X线检查、血常规和生化等检查结果有无异常。

4. 心理-社会状况 本病发病突然,病情变化快,局部改变明显,剧痛难忍,需要评估病人的焦虑、恐惧程度,了解家属情绪反应。对可能需截肢者,应评估其对截肢的接受程度、对截肢后适应性训练的了解等方面的心理状态。此外,还应了解病人家庭对治疗的经济承受能力,有无其他医疗费用支付途径等。

【辅助检查】

1. 细菌学检查 伤口分泌物涂片细菌学检查可检出大量革兰氏阳性粗大杆菌。

2. 血常规检查 白细胞计数升高。

3. 生化检查 帮助了解各脏器功能状况。

4. X线检查 常显示软组织间有积气。

【治疗原则】

气性坏疽一旦确诊,立即积极治疗,严格隔离,加强护理,严格预防交叉感染,积极抗休克和防治严重并发症,减少组织坏死和降低截肢率。

1. 紧急、彻底清创引流 病变区做广泛多处切开,切除已经失活的肌肉,伤口必须用大量3%过氧化氢溶液充分冲洗,敞开伤口湿敷换药,肢体广泛坏死者应行截肢术,以挽救生命。

2. 大量应用抗生素 于清创术前、术中和术后静脉滴注大剂量抗生素。青霉素为首选,其他抗生素如大环内酯类和硝唑类、头孢类等疗效较好。

3. 高压氧治疗 可提高组织和血液含氧量,造成不适合该菌生长繁殖的环境,提高治愈率,降低伤残率。

4. 全身支持疗法 包括纠正水、电解质失衡,少量多次输血、营养支持、对症处理(包括解热、镇痛)等,以改善机体全身状况。

5. 生物治疗 应由静脉注射多价气性坏疽抗毒血清,首次剂量3万~5万U,如果12小时之后,中毒症状未得到改善,可再追加同一剂量的抗毒血清。在注射抗毒血清之前,应做过敏试验。

【常见护理诊断/问题】

1. 疼痛 与局部组织创伤、炎症刺激及肿胀有关。

2．恐惧　与病情变化快、局部改变明显有关。

3．体温过高　与细菌感染、坏死组织和毒素吸收有关。

4．组织完整性受损　与组织感染、坏死有关。

5．潜在并发症：感染性休克。

6．自我形象紊乱　与失去部分组织、截肢有关。

【护理措施】

1．心理护理　气性坏疽由于剧烈疼痛，发展迅速，病人常有严重恐惧心理，害怕会失去肢体。护士应鼓励病人正确面对现实，树立战胜疾病的信心，以积极的态度配合医生、护士完成治疗和护理。当需要截肢时，护士应协助病人做好心理上和体力上的准备，截肢后帮助病人接受现实并尽快训练以便适应截肢后的生活。

2．一般护理

（1）严格执行消毒隔离措施，防止交叉感染。将病人置于单人病房，有明显的隔离标记，一切物品专病专用，尽量使用一次性医疗用品，使用后严格按照《医疗废物处理办法》处理。

（2）加强营养，摄入高蛋白、高糖、高维生素食物。

3．缓解疼痛　观察局部疼痛的性质、程度和特点，酌情采用非药物镇痛技巧，如交谈、听音乐及松弛疗法等减轻其疼痛。对疼痛剧烈者，可按医嘱给予麻醉镇痛药或采用自控镇痛泵镇痛。对截肢后出现幻肢痛者，应耐心解释相关问题，消除其幻觉。

4．控制感染，维持正常体温

（1）观察和记录：动态观察和记录体温、脉搏等变化。

（2）控制感染：遵医嘱及时、准确、合理应用抗生素。

（3）维持正常体温：高热者予以物理降温，必要时按医嘱应用解热药物。

5．创面的护理

（1）伤口需保持开放、干燥，置于清洁区域。协助医生用 3% 过氧化氢溶液冲洗，冲洗范围应广，从坏死区域到正常组织都应冲洗，局部感染溃烂面应重点冲洗。

（2）患肢感染化脓处可用 0.5% 碘伏擦拭。

（3）每日用微波照射患肢 2 次，每次照射 10～20 分钟，促其创面干燥。

（4）观察病变区域切开引流处渗血、渗液的情况并记录。

6．高压氧治疗　对接受高压氧治疗的病人，需注意观察其氧疗后的伤口变化情况。

7．防治并发症

（1）感染性休克：密切监测生命体征，如体温持续上升或突然下降，或血压突然下降，全身情况恶化，应警惕是否感染发展为败血症或感染性休克。

（2）急性肾衰竭：准确记录 24 小时液体出入量，如液体已补足、血压正常的情况下，尿量持续 <20ml/h，并对利尿药无反应时，应警惕器质性急性肾功能衰竭的发生。

（3）多器官功能障碍综合征：由于受到创伤和持续存在感染的刺激，产生的炎症反应过于强烈以至于失控，主要表现为心、脑、肾等重要脏器的损害。

8．健康教育

（1）疾病知识：告知病人及家属气性坏疽的病因、预防措施及治疗方案。

（2）疾病康复：严格消毒隔离，截肢病人做好心理护理和适应性训练。

（3）出院指导：遵医嘱定时复查并坚持康复锻炼，对有肢体残疾者鼓励病人接受现实，融入社会，逐步承担力所能及的工作。

 情景训练

作为护士，对外科感染病人应采取哪些护理措施？

（侯雨辰）

思考与练习

一、单项选择题

1. 下列哪种病菌引起的感染是特异性感染（   ）
   A. 金黄色葡萄球菌　　　　　　　B. 大肠杆菌
   C. 铜绿假单胞菌　　　　　　　　D. 破伤风杆菌
   E. 溶血性链球菌

2. 唇痈最危险的并发症是（   ）
   A. 面部蜂窝织炎　　　　　　　　B. 鼻窦炎
   C. 感染性休克　　　　　　　　　D. 海绵状静脉窦炎
   E. 毁容

3. 甲下脓肿最好的手术方式是（   ）
   A. 沿甲沟切开　　　　　　　　　B. 拔甲排脓
   C. 指末节切开　　　　　　　　　D. 指腹切开
   E. 甲根部横切口

4. 预防性抗生素使用的适应证（   ）应**除外**
   A. 大面积烧伤　　　　　　　　　B. 腹股沟疝修补术
   C. 结直肠手术　　　　　　　　　D. 人工关节置换术
   E. 肝移植

5. 一般很少出现局部脓肿的是（   ）
   A. 疖　　　　　　　　　　　　　B. 痈
   C. 丹毒　　　　　　　　　　　　D. 急性蜂窝织炎
   E. 急性淋巴管炎

6. 预防切口感染**不妥**的方法是（   ）
   A. 预防性使用抗生素　　　　　　B. 做好术前准备
   C. 严格无菌操作　　　　　　　　D. 改善全身情况
   E. 精准的手术操作

7. 疖病常见于（   ）
   A. 糖尿病病人　　　　B. 肝炎病人　　　　C. 胃癌病人
   D. 胃溃疡病人　　　　E. 血管病病人

8．指甲下脓肿应采取的最佳措施是（　　）

 A．理疗   B．热敷

 C．抗生素   D．拔除指甲

 E．在甲沟处切开

9．手部化脓性感染的手术原则应**除外**（　　）

 A．手术时宜应用区域阻滞麻醉   B．脓液应做细菌培养及药敏试验

 C．应用抗生素   D．伤口不应置引流物

 E．炎症消退后，早期进行功能锻炼

10．男性，18岁，右示指甲沟炎加剧1周，发热，指头剧烈肿胀、跳痛，最恰当的处置是（　　）

 A．热盐水浸泡，每次30分钟   B．全身应用抗生素

 C．患指局部注射抗生素   D．患指侧面纵行切开

 E．患指头做鱼口状切开

11．发生外科感染的必要条件**不包括**（　　）

 A．外界病菌大量侵入组织   B．人体正常菌群变成病菌

 C．病菌在组织内大量繁殖   D．人体抵抗能力有一定缺陷

 E．组织内的有氧环境

12．**不能**引起特异性感染的是（　　）

 A．破伤风杆菌   B．芽孢杆菌

 C．念珠菌   D．结核分枝杆菌

 E．β溶血性链球菌

二、病例分析题

病人，男，65岁，主因乏力、头晕、头痛2天，现张口困难而就诊，询问病史一周前不慎被铁钉扎伤左足底，当时自行做了简单的止血，未行就医处理。门诊初步诊断：破伤风。入院后查体：病人意识清醒，颈项轻度强直。体温37.8℃，脉搏108次/min，呼吸28次/min，血压130/89mmHg。

请思考：

1．按致病菌分类，该病属于何种感染？

2．主要护理问题和护理措施是什么？

任务五　损伤病人的护理

第一节　创伤病人的护理

 病例导入

病人，男，39岁，因开水烫伤致创面疼痛、口渴、胸闷1小时急诊入院。

体格检查：T 37℃，P 110次/min，R 22次/min，BP 106/94mmHg，体重65kg。病人烦躁不安，呻吟，表情痛苦，面部、胸、腹部、两前臂、双手、两小腿、双足部烫伤，背部散在烫伤面积约3手掌大小，均有水疱。

请思考：

(1) 作为现场目击者，应采取哪些救护措施？

(2) 该病人烫伤面积、深度及严重程度如何？

(3) 目前病人存在哪些护理诊断/问题？

(4) 伤后第1个24小时补液总量是多少？

(5) 如何安排补液种类和速度？

一、创伤的概念和分类

创伤是指机械力能量传给人体后造成的组织结构完整性的破坏或功能障碍，是临床最常见的一种损伤。

【病因及病理生理】

1. 按皮肤的完整性分类

(1) 闭合性损伤：皮肤、黏膜保持完整者，如挫伤、扭伤、挤压伤、爆震伤等。

(2) 开放性损伤：皮肤破损或与体腔、骨髓腔相通者，如擦伤、刺伤、切割伤、撕裂伤等。

2. 按受伤部位分类　可分为颅脑、颌面颈部、胸（背）部、腹（腰）部、骨盆、脊柱脊髓和四肢损伤等。

3. 按致伤因素分类　可分为烧伤、冻伤、挤压伤、刃器伤、火器伤、冲击伤、毒剂伤、核放射伤和复合伤等。

4. 按损伤的程度分类　一般分为轻、中、重伤。轻伤是指局部软组织伤，无生命危险或只需小手术者；中等伤是指需手术，但一般无生命危险；重伤是指危及生命或治愈后有严重功能障碍者。

5. 按致伤因子与受伤部位分类　可分为单发伤、多发伤、复合伤、多处伤等。

在各种损伤因素作用下,机体迅速产生多种局部和全身性防御反应,以维持机体内环境的稳定。

（一）局部反应

创伤主要表现为局部炎症反应。创伤后组织结构破坏,局部血流增加,多种炎性介质释放,毛细血管壁通透性增,血浆和血细胞外渗,中性粒细胞、巨噬细胞等迅速集聚于伤处吞噬和清除病原微生物或异物,并出现红肿,发热、疼痛等炎症表现。

（二）全身反应

创伤是一种全身性应激反应,是损伤因素作用于机体后引起的一系列神经内分泌活动增强并引发各种功能和代谢改变的过程。

1. 神经 - 内分泌系统反应　在疼痛、精神紧张、有效血容量不足等损伤因素作用下,交感神经 - 肾上腺髓质系统、下丘脑 - 垂体系统和肾素 - 醛固酮系统被激活,分泌大量儿茶酚胺、肾上腺皮质激素、抗利尿激素、生长激素和胰高血糖素,以上 3 个系统相互协调,共同调节全身各器官功能和代谢,动员机体代偿能力,以对抗致伤因素的损害作用,保证重要脏器的灌注。

2. 体温变化　创伤后,大量的炎性介质释放,如肿瘤坏死因子、白细胞介素等作用于下丘脑体温调节中枢可引起机体发热。严重创伤后有时会发生低体温。

3. 代谢变化　创伤后,由于神经内分泌系统的作用,使机体分解代谢增强,主要表现在基础代谢率增高,能量消耗增加,糖、蛋白质、脂肪分解加速,糖异生增加,水电解质代谢紊乱等。

（三）创伤的组织修复

1. 组织修复方式　组织修复的基本方式是由伤后增生的细胞和细胞间质充填、连接或代替缺损组织。理想的修复是完全由原来性质的组织细胞修复缺损组织,恢复其原有的结构和功能,称为完全修复或组织再生。由于人体各种组织细胞固有的再生增殖能力不同,大多数组织伤后由其他性质细胞（多为成纤维细胞）增生替代完成。

2. 创伤的修复过程　一般分为 3 个基本阶段。①炎症反应:伤后即刻发生,常持续 3～5 天,主要是血液凝固、纤维蛋白溶解和免疫应答,目的在于清除致伤因子和坏死组织,为组织再生和修复奠定基础。②组织增生和肉芽形成:局部炎症开始不久,即可有新生细胞在局部出现,成纤维细胞、内皮细胞、新生毛细血管等共同构成肉芽组织,充填组织裂隙;而原有的血凝块、坏死组织等,被酶分解、巨噬细胞吞噬、吸收或从伤口排出;成纤维细胞合成前胶原和氨基多糖,肉芽组织内的胶原纤维逐渐增多,其硬度与张力强度随之增加;肉芽组织变为纤维组织（瘢痕组织）,架接于断裂的组织之间。③组织塑形:主要有胶原纤维交联增加和强度增加,多余的胶原纤维被胶原蛋白酶降解,过多的毛细血管网消退及伤口黏蛋白和水分减少等,最终达到适宜的生理功能需要。

3. 创伤愈合的类型

（1）一期愈合又称原发愈合:组织修复以原来细胞为主,仅含少量纤维组织,局部无感染或感染轻微,血肿及坏死组织少,伤口边缘整齐、严密、呈线状,组织结构和功能修复良好。一期愈合多见于创伤程度轻、范围小、炎症反应轻的伤口或创面。

（2）二期愈合又称瘢痕愈合:以纤维组织修复为主,修复较慢,瘢痕明显,不同程度的遗留结构缺损、功能障碍。二期愈合多见于损伤程度重、范围大、创缘不整、坏死组织多及伴有感染的伤口。

4. 影响创伤愈合的因素

（1）局部因素：感染是最常见的影响因素，其他如创伤范围大、异物存留、失活组织过多、局部血液循环障碍、伤口引流不畅、伤口位于关节处、局部制动不够，包扎或缝合过紧等也不利于伤口愈合。

（2）全身性因素：营养不良，如蛋白质、维生素 C、铁、铜、锌等微量元素的缺乏；使用皮质激素、细胞毒性药物及放射线照射等；免疫功能低下的疾病，如糖尿病、肝硬化、结核、肿瘤、尿毒症或艾滋病等。

二、创伤的临床表现

（一）局部表现

1. 疼痛　疼痛的程度因创伤程度、部位、性质、范围、炎症反应强弱及个人耐受力等有所不同。疼痛在活动时加剧，制动后减轻，常在伤后 2～3 天后逐渐缓解。

2. 肿胀　局部出血及液体渗出所致，常伴有皮肤肿胀、青紫、瘀斑。严重肿胀可导致局部或远端肢体血供障碍。

3. 功能障碍　因疼痛、肿胀、组织结构破坏或神经系统损伤等原因所致。

4. 伤口和出血　开放性创伤多有伤口和出血，因致伤原因不同，伤口表现不同，如擦伤的伤口多较浅，刺伤的伤口小而深，切割伤的伤口较整齐，撕裂伤的伤口多不规则。受伤程度和部位不同，出血量不同。若有小动脉破裂，可出现喷射性出血。

（二）全身表现

1. 体温升高　为损伤区域血液成分及其他组织成分的分解产物吸收所引起，一般在 38℃ 左右。体温过高，除了可由脑损伤引起（中枢性高热）外，一般为并发感染所致。

2. 脉搏、血压和呼吸的改变　伤后儿茶酚胺释放增多，可使心率和脉搏加快，周围血管收缩，舒张压上升，收缩压可接近正常或稍高，脉压缩小。但如发生大出血或休克，则因心排血量明显减少，血压降低，脉搏细弱。一般的创伤病人，呼吸多无明显改变；较重的创伤常使呼吸加快，其原因可能是换气不足使机体缺氧、失血过多或休克等，有时可能与精神紧张、疼痛等有关。

3. 全身炎症反应综合征　创伤后释放的炎性介质、疼痛、精神紧张和血容量减少等可引起体温、心血管、呼吸和血细胞等方面的异常。主要表现：体温 > 38℃ 或 < 36℃、心率 > 90 次 /min、呼吸 > 20 次 /min 或 $PaCO_2$ < 32mmHg、血白细胞计数 > 12×10^9/L 或未成熟细胞 > 0.1%。

三、创伤的处理

这里重点介绍创伤救治的一般原则和措施，各部位损伤的具体治疗方法详见各有关章节。

（一）现场急救

在受伤现场或医院，急救的首要目的是抢救伤员的生命，应根据创伤的严重性及需要决定抢救的先后顺序，分轻重缓急，予以抢救。急救措施包括复苏、通气和伤口的止血、包礼、固定等。率先解决危及生命的紧急问题，并将病人迅速安全运送至医院。

（二）院内救治

伤员经现场急救后送到医院，应立即对病情进行再次评估、判断和分类，采取针对性的措施进行救治。

1. 全身处理

（1）保持呼吸和循环功能：确保呼吸道通畅，必要时行气管插管或气管切开，机械辅助通气。积极抗休克、补液、输血，尽快恢复有效循环血容量。

（2）抗感染：开放性创伤应在伤后12小时内注射破伤风抗毒素，并合理应用抗菌药物。

（3）体位和局部制动：体位应有利于呼吸运动和保持伤处静脉血流，减轻水肿。局部适当制动，可缓解疼痛，有利于组织修复，可在不影响病情观察的情况下合理使用镇痛药物。

（4）维持体液平衡和营养代谢：补充容量、维持水电解质及酸碱平衡，给予要素饮食或静脉营养。

（5）心理支持：病人在创伤后可出现恐惧、焦虑等，要注意对创伤后的心理支持。

2. 局部处理

（1）闭合性损伤：对单纯软组织损伤者，予以局部制动，患肢抬高，局部冷敷，24小时后改用热敷或理疗等，局部血肿可加压包扎；闭合性骨折和脱位者，应进行复位、固定；合并重要脏器、组织损伤者，应手术探查和修复处理。

（2）开放性损伤：多数开放性损伤均需手术处理。①清洁伤口：清洁伤口和污染程度轻的伤口（经处理，使其成为清洁伤口），可以直接缝合。②污染伤口：可有细菌污染但尚未构成感染的伤口。开放性创伤早期为污染伤口，采用清创术，对伤口进行清洗、扩创、缝合等处理，可将污染伤口变为清洁伤口。清创时间越早越好，伤后6～8小时内为最佳时间，此时清创一般可达到一期缝合；若伤口污染较重或超过8～12小时后处理，清创后应放置引流条并行延期缝合。③感染伤口：开放性伤口污染严重或较长时间未进行处理，已发生感染，此时应先引流，再行更换敷料，又称换药，是处理感染伤口的基本措施。目的是清除伤口渗液、坏死组织和脓液，保持引流通畅，控制感染，改善受损组织状态，减少瘢痕形成。

四、创伤的护理

【护理评估】

1. 健康史

（1）一般情况：询问病人年龄、性别、婚姻和职业等。

（2）既往史：了解病人有无创伤史，如有创伤史，询问受伤部位、类型及伤后表现，询问是否合并高血压、糖尿病、营养不良等慢性疾病，是否长期使用皮质激素类、细胞毒性类药物及有无药物过敏史等。

2. 身体状况

（1）主要症状与体征：评估病人的生命体征、意识状况，有无口唇青紫或面色苍白、皮肤湿冷，有无危及生命的损伤。

（2）辅助检查：了解实验室检查和影像学检查有无异常。

3. 心理-社会状况　了解病人及家属对突然受损伤打击的心理承受程度以及心理变化，了解病人对损伤的认知程度、对治疗的信心、家庭经济状况及家庭和社会支持等方面。

【常见护理诊断/问题】

1. 体液不足 与损伤或失血过多有关。

2. 疼痛 与创伤、损伤导致局部炎症反应或伤口感染有关。

3. 组织完整性受损 与致伤因子导致皮肤组织结构破坏有关。

4. 躯体移动障碍 与躯体或肢体受伤、组织结构破坏或剧烈疼痛有关。

5. 潜在并发症:伤口出血、感染、挤压综合征、休克。

【护理措施】

1. 急救护理 现场急救是处理损伤的重要环节,要做到判断快、抢救快、转送快。

(1)抢救生命:现场经过简单的评估,找出危及生命的紧迫问题,立即就地救护。必须首先抢救的急症主要包括心搏骤停、窒息、大出血、开放性气胸、张力性气胸和休克等。其措施要如下:①保持呼吸道通畅,立即解开病人衣领,清理口鼻腔,开通气道、给氧等。②心肺复苏,经确诊为心搏、呼吸骤停,立即采取胸外心脏按压及口对口人工呼吸。③止血及封闭伤口,采用手指压迫、加压包扎、扎止血带等迅速控制伤口大出血。止血带是临时控制四肢伤口出血的最有效方法,但拟行断肢再植术者不用止血带。抗休克裤有助于控制下肢或骨盆大出血,兼顾固定下肢骨折,但头颈和胸部有损伤时禁用抗休克裤,以免加重局部出血。胸部开放性伤口要立即封闭。④尽快恢复循环血量。有条件时,现场开放静脉通路,快速补液。⑤监测生命体征。在现场救护中,应时刻注意生命体征、意识的变化。

(2)包扎:目的是保护伤口,减少污染,压迫止血,固定敷料、药品和骨折位置,减轻疼痛。在包扎伤口时,先简单清创并覆盖无菌敷料或清洁布料,然后再用绷带包扎,选择宽度适宜的绷带和大小适当的三角巾。如有腹腔内脏脱出,应先用干净器皿保护后再包扎,勿轻易还纳,以防污染。

(3)固定:所有的四肢骨折、骨盆骨折、脊椎损伤均应进行固定。肢体骨折或脱位可使用夹板,就地取材或利用自身肢体、躯干进行固定,以减轻疼痛、防止再损伤,方便搬运。较重的软组织损伤也应局部固定制动。

(4)安全、迅速、平稳地转送伤员。

2. 维持有效循环血量

(1)对生命体征不稳定者,监测呼吸、血压、脉搏、中心静脉压和尿量等并认真做好记录。经积极抗休克治疗仍不能有效维持血压时,须在抗休克同时做好手术准备。

(2)在有效止血后,迅速建立2~3条静脉输液通路,根据医嘱,给予病人输液、输血或应用血管活性药物等。根据血压,安排输液种类和调整输液、输血的速度,以尽快恢复有效循环血量并维持循环的稳定。

3. 缓解疼痛

(1)制动:骨与关节损伤时可用绷带、夹板、石膏、支架等维持有效固定和制动姿势,固定和制动可减轻疼痛刺激。

(2)体位:多取平卧位。当肢体受伤时应抬高患肢,有利于伤处静脉血回流和减轻肿胀,从而减轻局部疼痛。

(3)镇静、镇痛:根据疼痛强度,遵医嘱合理使用镇静、镇痛药物,同时注意观察病情变化和药物的不良反应。

4．妥善护理伤口

（1）开放性伤口的护理：①清创术前准备。告知病人清创术的相关知识；协助病人采取适当的体位，并用约束带适当固定肢体；准备所需物品；协助医生清理伤口，包括清创、缝合、包扎和固定。②体位和制动。抬高患肢，以利于伤口引流和减轻肿胀；固定和制动，告知骨、关节创伤或神经、肌腱、血管修补术后病人须制动，但非创伤部位需适当活动，指导病人将损伤肢体的关节置于功能位。③创面观察与处理。观察伤口，健康的肉芽组织色泽新鲜呈粉红色，较坚实，表面呈细颗粒状，触之易出血，可用等渗盐水或凡士林纱条覆盖；若肉芽生长过快，突出于伤口、阻碍周围上皮生长，应予剪平后压迫止血，或用10%～20%硝酸银烧灼后生理盐水湿敷；若肉芽水肿，创面淡红、表面光滑，触之不易出血，可用3%～5%氯化钠溶液湿敷，促使水肿消退；若肉芽色苍白或暗红色、质硬、表面污秽或有纤维素覆盖，可用搔刮、部分肉芽消除等方法处理；若有引流应保持引流通畅。

（2）闭合性损伤病人的护理：①局部冷或热敷。闭合性损伤，如扭伤，24小时内予以局部冷敷，以减少局部组织的出血和肿胀；24小时后改用热敷，以促进血肿和炎症的吸收。指导病人进行理疗、按摩和功能锻炼。②观察全身和局部情况的变化。观察生命体征，胸部损伤病人有呼吸急促时，应警惕是否发生气胸等；腹部损伤病人出现腹部胀痛时，应警惕是否发生内脏破裂或出血；对肢体损伤严重者，应定时测量肢体周径，注意末梢循环、肤色和温度。

5．并发症的观察与护理

（1）伤处出血：指损伤后48小时内发生的继发性出血，也可发生在修复期任何时段。主要观察敷料是否被血液渗透和引流液的性质和量；病人有无面色苍白、肢端发凉、脉搏细速等表现。若发现异常应及时报告医生并立即建立静脉输液通道，以备快速输液、输血等处理。

（2）感染：开放性损伤病人，如果污染较重，没有及时处理，很容易发生感染，应及早行清创术，使用抗菌药物和破伤风抗毒素。若伤口出现红、肿、热或已减轻的疼痛加重，体温升高、脉速，白细胞计数明显增高等，表明伤口已发生感染，应及时通知医生并协助处理。①早期处理：可根据医嘱予以局部理疗和应用有效抗菌药物等促进炎症吸收。②若已形成脓肿：则应协助医生做好脓肿切开引流术的准备并配合留取脓液标本做细菌培养和药敏试验。

（3）挤压综合征：凡四肢或躯干肌肉丰富的部位受到重物长时间挤压致肌肉组织缺血性坏死，继而引起肌红蛋白血症、肌红蛋白尿、高血钾和急性肾衰竭为特点的全身性改变，称为挤压综合征。当局部压力解除后，出现肢体肿胀、压痛、肢体主动活动及被动牵拉活动引起疼痛、皮温下降、感觉异常、弹性减弱，在24小时内出现茶褐色尿或血尿等改变时，提示可能并发了挤压综合征，应及时报告医生并配合处理。处理措施：①早期患肢禁止抬高、按摩和热敷。②协助医生切开减压，清除坏死组织。③遵医嘱应用碳酸氢钠及利尿药，防止肌红蛋白阻塞肾小管；对行腹膜透析或血液透析阻塞肾的肾衰竭病人做好相应护理。

6．健康教育

（1）安全知识：加强安全防护意识，避免受伤，一旦受伤，及时到医院就诊。

（2）疾病康复：遵医嘱用药，加强营养，注意休息。

（3）出院指导：加强功能锻炼，防止肌萎缩和关节僵硬等并发症的发生。

第二节 烧伤病人的护理

 病例导入

李女士,45岁,1小时前在某小商品批发商场火灾中被大火烧伤。查体:面部及胸腹部有大小不等的水疱,疱壁较厚,基底苍白与潮红相间,湿润。

根据以上资料,请回答:

(1)该病人目前主要的护理问题是什么?

(2)针对问题,如何进行护理?

(3)该病人的烧伤面积、烧伤程度如何?

烧伤是指由热力所引起的组织损伤的统称,包括由火焰、热液、电能、化学物质等因素所致的损伤。因电、化学物质引起的组织损伤特性不同,所以通常意义的烧伤,一般指热力烧伤,如火焰、热液、热蒸汽、热金属物体等所致的组织损伤。

一、病因及病理生理及临床分期

根据烧伤病理生理特点,一般将烧伤临床发展过程大致分为4期,各期之间往往互相交错和互相影响,烧伤越重,其关系越密切。分期是为了突出各阶段临床处理的重点。

1. 急性体液渗出期 组织烧伤后的立即反应是体液渗出。体液渗出的速度,一般以伤后6~12小时内最快,持续24~36小时,严重烧伤可延至48小时以上。此期由于体液的大量渗出和血管活性物质的释放,容易发生低血容量性休克,临床又称为休克期。

2. 感染期 从烧伤渗出液回吸收开始,感染的危险即已存在并持续至创面完全愈合,感染在烧伤死亡原因中居首位。烧伤早期因为皮肤、黏膜屏障被破坏,致病菌在创面中的坏死组织和渗出液中大量繁殖;严重烧伤后的应激反应及休克的打击,全身免疫功能受到抑制,对病原菌的易感性增加,通常在休克的同时即可并发局部和全身性感染。深度烧伤形成的凝固性坏死及焦痂,在伤后2~3周可进入广泛组织溶解阶段,此期细菌极易通过创面侵入机体引起感染,为烧伤并发全身性感染的又一高峰期。局部感染的细菌可直接深入烧伤的真皮胶原,侵入焦痂下的组织,继发感染,如感染范围广泛,出现全身症状即为烧伤后的脓毒症。

3. 修复期 烧伤后组织修复在伤后不久即开始。创面的修复与烧伤的深度、面积及感染的程度密切相关。无严重感染的浅Ⅱ度烧伤多能自行修复,无瘢痕形成;深Ⅱ度烧伤靠残存的上皮岛融合修复,如无感染,3~4周逐渐修复,留有瘢痕;Ⅲ度烧伤形成瘢痕或挛缩,可导致肢体畸形和功能障碍,需要皮肤移植修复。

4. 康复期 深度烧伤创面愈合后,可形成瘢痕,严重者影响外观和功能,需要功能锻炼和整形以期恢复;部分器官功能损害及心理异常也需要一个恢复过程;深Ⅱ度和Ⅲ度烧伤创面愈合后,常有瘙痒或疼痛,反复出现水疱,甚至破溃,并发感染,形成残余创面,这种现象的终止往往需要较长时间;严重大面积深度烧伤痊愈后,由于大多数汗腺被毁,机体热调节体温能力下降,在夏季,这类伤员多感全身不适,常需2～3年的调整适应过程。

二、伤情判断及临床表现

(一)根据烧伤的面积、深度,观察创面变化和全身情况

1. 以相对于体表面积的百分率表示 估计方法有多种,目前国内多采用中国新九分法和手掌法。

(1)中国新九分法:将全身体表面积划分为11个9%的等份,另加1%,构成100%的体表面积,其中头颈部为9%(1个9%)、双上肢为18%(2个9%)、躯干(包括会阴)为27%(3个9%)、双下肢(包括臀部)为46%(5个9%＋1%)(图5-1,表5-1)。

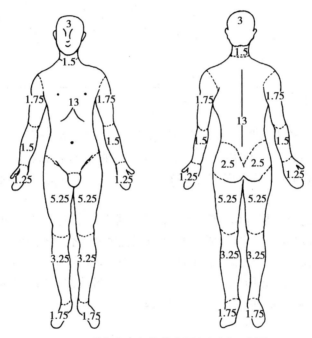

图5-1 成年人各部位体表面积(%)示意图

(2)手掌法:用病人的手掌测量其烧伤面积。无论年龄或性别,若将五指并拢、单掌的掌面面积占体表面积的1%。此法适用于小面积烧伤的估计,也可辅助九分法评估烧伤面积。若医务人员与病人的手大小相近,可用医务人员的手掌估计。

2. 烧伤深度 目前普遍采用三度四分法,即Ⅰ度、浅Ⅱ度、深Ⅱ度、Ⅲ度(图5-2)。其中Ⅰ度及浅Ⅱ度烧伤一般称浅度烧伤;深Ⅱ度和Ⅲ度烧伤则属深度烧伤。

(1)Ⅰ度烧伤:又称红斑性烧伤,仅伤及表皮浅层。表面红斑状、干燥,有疼痛和烧灼感,3～7天脱屑痊愈,可有短时间色素沉着,不留瘢痕。

(2)浅Ⅱ度烧伤:伤及真表皮浅层,部分生发层健在。局部红肿明显,大小不一的水疱形成,内含淡黄色澄清液体,水疱的皮剥脱,创面红润、潮湿、疼痛明显。上皮再生靠残存的表皮生发层和皮肤附件(汗腺、毛囊)的上皮增生,如不感染,1～2周内愈合,一般不留瘢痕,多数有色素沉着。

表 5-1 烧伤面积新九分法

部位		占成人体表 %		占儿童体表 %
头颈	发部	3	9	9+(12－年龄)
	面部	3		
	颈部	3		
双上肢	双上臂	7	9×2	9×2
	双前臂	6		
	双手	5		
躯干	躯干前	13	9×3	9×3
	躯干后	13		
	会阴	1		
双下肢	双臀	5	9×5+1	9×5+1－(12－年龄)
	双大腿	21		
	双小腿	13		
	双足	7		

注：以成年男性为标准，成年女性的双臀和双足各占 6%。

（3）深Ⅱ度烧伤：伤及皮肤的真皮乳头层以下，但仍残留部分网状层。介于浅Ⅱ度和Ⅲ度之间，深浅不尽一致，也可有水疱，但去疱皮后，创面微湿，红白相间，感觉较迟钝。由于真皮层内有残存皮肤附件，其上皮可增殖形成上皮小岛，如不感染，可融合修复，需时 3～4 周，但常有瘢痕增生。

（4）Ⅲ度烧伤：是全皮层烧伤，可深达肌肉甚至骨骼、内脏器官等。创面无水疱，呈蜡白或焦黄色甚至炭化，痛觉消失，局部温度低，皮层凝固性坏死后形成焦痂，触之如皮革，痂下可显树枝状栓塞的血管。因皮肤及其附件已全部烧毁，无上皮再生的来源，必须靠植皮而愈合。只有很局限的小面积Ⅲ度烧伤，才有可能靠周围健康皮肤的上皮爬行而收缩愈合，愈合后多形成瘢痕，正常皮肤功能丧失，且常造成畸形。

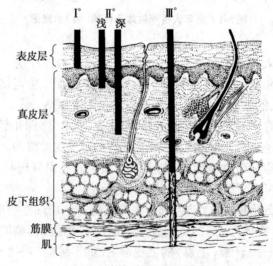

图 5-2 烧伤深度分度示意图

（二）烧伤严重程度判断

目前多采用 1970 年全国烧伤会议拟定的分类标准,按烧伤的总面积和烧伤的深度将烧伤程度分为 4 类(通常情况下,烧伤总面积的计算不包括Ⅰ度烧伤)。

1. 轻度烧伤　Ⅱ度烧伤总面积在 9% 以下。

2. 中度烧伤　Ⅱ度烧伤总面积在 10%～29%,或Ⅲ度烧伤面积不足 10%。

3. 重度烧伤　烧伤总面积 30%～49%,或Ⅲ度烧伤面积 10%～19%;或总面积Ⅲ度烧伤面积虽未达到上述范围,但合并有休克、吸入性损伤或有较重复合伤者。

4. 特重烧伤　烧伤总面积在 50% 以上,或Ⅲ度烧伤面积在 20% 以上,或存在较重的吸入性损伤、复合伤等。

（三）全身表现

小面积、浅度烧伤多无全身症状,重度烧伤病人伤后 48 小时内易发生低血容量性休克,主要表现为口渴、脉搏细速、血压下降、皮肤湿冷、尿量减少、烦躁不安等。严重感染发生后可出现体温骤升或骤降,呼吸急促、心率加快、创面骤变,白细胞计数升高或降低;其他如尿素氮、肌酐清除率、血糖、血气分析都可发生变化。

（四）吸入性损伤表现

吸入性损伤又称呼吸道烧伤,是较危重的部位烧伤,是指吸入火焰、蒸汽或化学性烟尘、气体等所引起的呼吸系统损伤。由于其致伤因素不单纯为热力,燃烧时烟雾中含有大量的化学物质,如一氧化碳、氰化物等,可被吸至下呼吸道,这些化学物质能引起局部腐蚀和全身中毒。多见于头面部烧伤的病人,燃烧现场相对密闭,面、颈、口鼻周围常有深度烧伤创面,鼻毛烧伤,口鼻有黑色分泌物,有呼吸道刺激症状,咳炭沫样痰,呼吸困难,声音嘶哑,肺部可有哮鸣音。所以在相对封闭的火灾现场,死于吸入性窒息者多于烧伤,合并严重吸入性损伤者仍为烧伤救治中的突出难题。

三、烧伤的处理

（一）现场急救

现场急救的目标是尽快去除致伤原因,脱离现场和迅速抢救危及病人生命的损伤,如窒息、大出血等。若心跳呼吸停止,立即就地实施心肺复苏术。

1. 迅速脱离热源　如尽快脱离火场,脱去着火衣物,就地翻滚或是泼水灭火。互救者可用非易燃物品(如棉被、毛毯)覆盖,以隔绝灭火,及时冷疗。冷疗是在烧伤后将受伤的肢体放在流动的自来水下冲洗或放在大盆中浸泡。冷疗可降低局部温度,减轻创面疼痛,阻止热力的继续损害及减少渗出和水肿。

2. 保护创面　剪开伤处衣裤,不可剥脱;创面可用敷料、清洁衣服或被单等简单包扎后送医院处理,避免受压,防止搬运过程中创面再损伤和污染。避免用有色药物涂抹,以免影响随后对烧伤深度的判断。

3. 保持呼吸道通畅　火焰烧伤常伴呼吸道损伤,引起呼吸困难、呼吸窘迫,要特别注意呼吸道通畅,必要时行气管插管或切开。如合并一氧化碳中毒,应移至通风处,必要时给予氧气吸入。

4. 其他救治措施　应迅速建立静脉通道,给予补液治疗,避免过量饮水,以免发生呕吐及水中毒,可适量口服淡盐水。安慰和鼓励受伤者,使其情绪稳定。疼痛剧烈可酌情使用镇静镇痛药物。

（二）防治休克

严重烧伤特别是大面积深度烧伤病人,休克发生早且严重,防治休克至关重要。液体疗法是防治休克的主要措施。国内一般按病人的烧伤面积和体重计算补液量。

（1）伤后第 1 个 24 小时:每 1% 烧伤面积（Ⅱ度、Ⅲ度）每公斤体重应补充胶体液和晶体液共 1.5ml（小儿为 2ml）,另加每日基础水分 2 000ml。即:第 1 个 24 小时补液量 = 体重（kg）× 烧伤面积 ×1.5ml（小儿为 2ml）+2 000ml。补液应遵循先快后慢、先晶体后胶体交替输入的原则,补液总量的 1/2 应在伤后 8 小时内输入,另 1/2 于以后 16 小时输完。

（2）伤后第 2 个 24 小时:电解质液和胶体液均为第 1 个 24 小时的 1/2,再加每日生理需要量 2 000ml。

（3）伤后第 3 个 24 小时:视病人病情变化而定。

 知识拓展

生物敷料的应用

烧伤创面的早期覆盖物,最理想的是同种异体皮肤。寻找理想的且具有活力等功能的皮肤替代物,是烧伤医学不断追求的目标。而理想的烧伤创面敷料必须具备以下特点:具有良好的组织相容性;属于半闭合或闭合性质;可以在创面上形成良好的透水透气功能;能为创面创造一个微湿、微酸、低氧的环境。近年来有以下新型的生物敷料应用于临床:胶原生物敷料、水凝胶敷料、纳米烧烫伤敷料、羊膜敷料、羊皮生物敷料等。生物敷料的发展非常迅速,但目前没有一种敷料能够达到理想敷料的要求,各种类型的敷料均有其不能克服的缺点。

第三节　冻伤病人的护理

冻伤,是机体遭受低温侵袭引起的局部或全身损伤,可分为非冻结性冻伤和冻结性冻伤。

一、非冻结性冻伤

非冻结性冻伤是指人体接触 10℃ 以下、冰点以上的低温和潮湿环境所发生的损伤,如冻疮、战壕足、水浸足（手）等。

【病因及病理生理】

局部长时间处于 10℃ 以下至冰点以上的低温时,可引起血管长时间收缩和血流滞缓,影响细胞代谢。当局部处于常温后,血管扩张、充血、出血,甚至可发生水疱,继而发展为毛细血管、小动脉、小静脉受损而形成血栓,导致组织坏死。

【护理评估】

在冻疮初起时,主要表现为紫红色斑、变凉、肿胀,可出现结节,局部有灼热、痒感和胀痛,在暖环境中更明显。随病情进展,可出现水疱、糜烂或溃疡,如无继发感染可自愈,但易复发。

【治疗原则】

局部冻疮可外用冻疮膏,皮肤已破溃者可涂抹含抗菌药物的软膏。

二、冻结性冻伤

冻结性冻伤是由冰点以下的低温所造成,分局部冻伤和全身性冻伤(冻僵)。

【病因及病理生理】

局部接触冰点以下低温时形成局部冻伤,严重者可使细胞内外液形成冰晶。组织内冰晶不仅可使细胞外液渗透压增高,致细胞脱水、蛋白变性、酶活性降低以致坏死,还可机械性破坏组织细胞结构,冰融后发生坏死及炎症反应。当全身受低温侵袭时,外周血管发生强烈收缩和寒战反应,体温由表及里降低使心血管、脑和其他器官受害,如不及时抢救,可直接致死。

【护理评估】

1. 局部冻伤 初期局部皮肤苍白发凉、针刺样痛,继而出现麻木、知觉丧失,肿胀一般不明显。在复温解冻后,局部变化开始明显,按其损伤的程度不同分为四度。

Ⅰ度冻伤:又称红斑型冻伤,伤及表皮层。局部明显红肿、充血,自觉热、痒、刺痛。症状于数日后消失,愈合后表皮脱落,不留瘢痕。

Ⅱ度冻伤:又称水疱性冻伤,伤及真皮层。局部明显充血、水肿,伴有水疱形成,疱液呈血清样。若无继发感染,2~3周后痂皮脱落,可有轻度瘢痕形成。

Ⅲ度冻伤:又称坏死性冻伤,伤及皮肤全层或皮下组织。创面为黑褐色,感觉消失,创面周围红、肿、痛并有水疱形成。若无感染,坏死组织于4~6周后脱落,形成肉芽创面,愈合甚慢,留有瘢痕。

Ⅳ度冻伤:又称深部坏死性冻伤,损伤深达肌肉、骨骼,甚至肢体坏死。表面呈暗灰色、无水疱;坏死组织与健康组织分解明显,常呈干性坏死,若并发感染则为湿性坏疽,治愈后多留有功能障碍或伤残。

2. 全身性冻伤 首先表现为冷应激反应,如心搏、呼吸加快,血压升高,外周血管收缩,寒战等,随着核心温度下降,逐渐出现寒战停止、意识模糊或丧失、脉搏及呼吸减缓、心律失常,最终因多器官功能衰竭而死亡。

【治疗原则】

1. 现场急救 尽快脱离寒冷环境,进行全身和局部复温,以减少组织冻结的时间。将冻僵部位置于40~42℃的温水中复温,时间一般为20~30分钟。如无复温条件,可将伤肢放在救护者怀中复温,切忌用火烤、雪搓或拍打。对心搏、呼吸骤停者施行胸外心脏按压和人工呼吸、吸氧等急救措施。

2. 局部冻伤的治疗 局部创面处理根据冻伤程度而异,Ⅰ度、Ⅱ度冻伤以保护与预防感染为主;Ⅲ度、Ⅳ度冻伤的早期,坏死界限一般不清楚,实际范围和深度往往比早期的估计小、浅,所以多数主张不宜过早手术切除(发生湿性坏疽者除外)。深度冻伤的坏死组织分离后,如肉芽组织健康,及早植皮。经久不愈的溃疡,多因血管栓塞或功能障碍,可行交感神经阻滞术。

3．全身治疗　冻伤较重者，可置于 30℃ 左右的温室中，胃管内热水灌洗或温液灌肠有助复温，静脉输注的液体应加温至 37℃；纠正脱水，给予高蛋白、高能量、高维生素（尤其是维生素 C）饮食，必要时少量输血；应用抗生素预防感染，严重冻伤应使用破伤风抗毒素血清和气性坏疽抗毒血清；采用抗凝血、扩血管、改善微循环等治疗。

【常见护理诊断/问题】

1．体温过低　与低温侵袭有关。

2．组织完整性受损　与低温所致组织坏死有关。

3．疼痛　与组织冻伤有关。

4．潜在并发症：休克、多器官功能衰竭。

【护理措施】

1．复温护理　尽快使伤员脱离寒冷环境，去除潮湿的衣服、鞋袜，尽早进行全身和局部复温，轻度冻伤者置于一般室温下，加盖被服保暖，全身性冻伤复温至肛温 32℃ 时即可停止。能进食者可给予热饮料，如热牛奶、热豆浆、热菜汤等，但不可饮酒，以免增加散热。

2．妥善处理创面　复温后的创面开始起水疱或血疱，不能剪破疱皮，在伤后 48 小时，将疱皮低位剪破并复位，对于已分离的污染疱皮应剪除，用无菌纱布将创面的渗出液、分泌物等吸净。创面清洁后行半暴露疗法，或外加敷料包扎，并抬高患肢。

3．减轻疼痛　在复温过程中和复温后，冻伤肢体会出现剧烈的疼痛，可口服或肌内注射镇痛药等。

4．心理护理　对病人态度和蔼，耐心倾听重度冻伤病人对预后的担忧等不良感受，给予真诚的安慰和劝导，取得病人的信任，细心解释病情，以消除顾虑，利用社会支持系统的力量，鼓励病人树立战胜疾病的信心。

5．防治并发症　冻伤病人常见并发症有休克、多器官功能衰竭等，在护理中应注意：①保持呼吸道通畅、吸氧；②维持水电解质、酸碱平衡；③改善局部血液循环，遵医嘱予低分子右旋糖酐、肝素钠等避免血细胞凝聚和血栓形成；④给予维生素 C、清蛋白等，减少水肿、促进细胞修复；⑤必要时予抗菌药物、破伤风抗毒素血清或气性坏疽抗毒血清防治感染，并注意观察药物的不良反应。

6．健康教育　宣传预防冻伤的知识，在寒冷环境中要注意防寒、防湿、防静，避免发生冻伤。平时锻炼身体加强耐寒能力，补充营养，提高机体抵抗力。一旦发生冻伤，首先要脱离危险环境，积极采取复温措施，避免冻伤进一步加重。

第四节　咬伤病人的护理

咬人致伤的生物有犬、猫、猪、蛇、蜂、蜈蚣、蝎、毛虫、毒蜘蛛等，最常见的是犬咬伤和蛇咬伤。

一、犬咬伤病人的护理

随着生活水平的不断提高，养宠物的人越来越多，被犬咬伤的发生率也相应增加。咬伤人的犬若感染狂犬病病毒，则被咬伤者可发生狂犬病，又名恐水症，是由狂犬病病毒引起的一种以侵犯中枢神经系统为主的急性传染病。被病犬咬伤后狂犬病的平均发生率为15%～20%。

【病因及病理生理】

狂犬病病毒主要存在于病畜的脑组织及脊髓中，其唾液腺和唾液中也含有大量病毒，并随唾液向体外排出，故带病毒的唾液也可经各种伤口、抓伤、舔伤的黏膜和皮肤而进入人体导致感染，少数可通过对病犬的屠杀、剥皮、切割等过程而被感染。狂犬病病毒对神经组织具有较强的亲和力，在伤口入侵处及其附近的组织细胞内可停留1～2周，并生长繁殖，若未被迅速灭活，病毒会沿神经末梢和神经周围间隙向上侵犯中枢神经系统，引发狂犬病。

【护理评估】

受染者是否发病与潜伏期的长短、咬伤部位、伤后处理及机体抵抗力有关。潜伏期短者约10天，平均30～60天，个别的可长达数月或数年。咬伤越深、部位越接近头面部，其潜伏期越短、发病率越高。

1. 症状　发病初期，伤口周围麻木、疼痛，逐渐扩散到整个肢体，继而出现发热、烦躁、乏力、恐水、怕风、咽喉肌痉挛、进行性瘫痪最后可出现昏迷、循环衰竭而死亡。

2. 体征　有利齿造成的深而窄的伤口出血、伤口周围组织水肿。

【处理原则】

1. 局部处理

(1) 清创：犬咬伤后伤口小而浅者，仅用碘酊、乙醇进行消毒后包扎即可；其余均应立即行清创术，用大量生理盐水、0.1%苯扎溴铵溶液及3%过氧化氢溶液反复冲洗伤口，必要时可稍微扩大伤口，并用力挤压周围软组织，设法将伤口上的犬唾液和血液冲洗干净，不予缝合，以利引流。

(2) 用狂犬病免疫球蛋白(20U/kg)：在伤口周围做浸润注射。

(3) 伤口的延迟处理：若咬伤1～2天或更长时间，或伤口已经结痂，也必须将结痂去掉后按上述方法处理。

2. 全身治疗

(1) 免疫治疗：伤后及早注射狂犬病疫苗进行主动免疫。方法是在伤后第3天、第7天皮内注射2点(每点0.1ml)，第14天、第28天再分别皮内注射1点。抗狂犬病血清或狂犬病免疫球蛋白，能中和体液中游离的狂犬病病毒。若不能排除狂犬病者，应尽早使用。若曾经接受过主动免疫，则咬伤后不需要被动免疫治疗，仅在伤后当天与第3天强化主动免疫各一次。

(2) 防治感染：常规使用破伤风抗毒素注射液，预防破伤风的发生，应用抗菌药物防止伤口感染的发生。

【常见护理诊断/问题】

1. 有窒息的危险　与咽喉肌痉挛发作有关。

2. 营养失调：低于机体需要量　与咽喉肌痉挛有关。

3. 有感染的危险　与伤口污染严重有关。

【护理措施】

1. 避免发生窒息，保持气道通畅

(1) 病室管理：保持病室安静，避免光、声、风的刺激，防止病人痉挛发作。

(2) 有序护理：由专人护理，各项护理操作按序、尽量集中进行或在应用镇静药后进行。

一旦发生痉挛，立即遵医嘱使用巴比妥类镇静药等。

（3）保持呼吸道通畅：当气道分泌物多时，应及时用吸引器吸出，必要时气管切开或插管。

2．输液和营养支持护理

（1）静脉输液：发作期病人因不能饮水和多汗，常呈缺水状态，需静脉输液，维持体液平衡。

（2）营养支持：病情允许，可通过鼻饲或静脉途径供给机体营养和水分。

3．预防感染

（1）加强伤口护理：早期患肢应下垂，严格执行无菌操作规程，注意观察伤口及敷料有无浸湿，及时更换敷料，保持伤口清洁和引流通畅。

（2）抗感染：遵医嘱按时应用抗菌药物并观察用药效果。

（3）加强隔离防护：护理人员应穿隔离衣、戴口罩和手套，防止病人伤口内分泌物和唾液中的病毒通过皮肤细小破损处侵入而引起感染。

4．健康教育

（1）对被允许豢养的犬，要定期进行疫苗注射，注射后登记、挂牌，不得随意放养。

（2）教育儿童不要养成接近、抚摸或挑逗犬等动物的习惯，防止发生意外。

（3）若儿童被犬抓伤但无明显伤痕，或被犬舔，或疑与病犬有密切接触者，应尽早注射疫苗。

（4）在犬咬伤后，应尽早处理伤口及注射疫苗。①在咬伤处近端扎止血带；②立即、就地、彻底冲洗伤口是预防狂犬病的关键，用大量清水反复、彻底冲洗伤口，并用力挤压周围软组织，设法将沾污伤口的犬唾液和血液冲洗干净；③及时到正规医院继续处理创面和注射狂犬病疫苗，常规注射破伤风抗毒素。

二、蛇咬伤病人的护理

蛇咬伤多发生于夏、秋两季，蛇分为无毒蛇和有毒蛇两类。我国毒蛇有 50 余种，以蝮蛇、银环蛇、金环蛇、眼镜蛇、竹叶青蛇、蝰蛇、五步蛇、眼镜王蛇等较为常见，多分布于长江以南的区域，东南沿海还有海蛇。无毒蛇咬伤只在皮肤留下两排对称锯齿状细小齿痕，轻度刺痛，生命无碍。在毒蛇咬伤后，其蛇毒可引起严重的全身中毒症状而危及生命。此处仅述毒蛇咬伤。

【病因及病理生理】

蛇毒是含有多种毒性蛋白质、组织溶解酶以及多肽的复合物。蛇咬伤后的病理生理过程按蛇毒的性质及对机体的作用可分为三类，神经毒素、血液毒素及混合毒素。神经毒素以金环蛇、银环蛇、海蛇等为代表，对中枢神经和神经肌肉节点有选择性毒性作用；血液毒素以竹叶青蛇、五步蛇、蝰蛇等为代表，对血细胞、血管内皮细胞及组织有破坏作用，可引起出血、休克或心力衰竭等；混合毒素以眼镜蛇、蝮蛇、眼镜王蛇为代表，兼有神经、血液毒素特点，其中眼镜蛇以神经毒素为主，蝮蛇以血液毒素为主。蛇毒从局部进入淋巴液和血液循环后必须紧急治疗。

【护理评估】

取决于蛇毒吸入量和病人的年龄及健康状况，儿童、老年和体弱瘦小者反应较严重。

1．**症状**　疼痛、烦躁不安、头晕目眩、呼吸困难、言语不清、视物模糊、恶心呕吐、吞咽困难或全身虚弱、口周感觉异常、肢体弛缓性瘫痪或麻木、腱反射消失，可有寒战发热、血尿、少尿或血压下降。

2．**体征**　咬伤局部出血、压痛、红肿，并向肢体近端蔓延，周围皮肤有大片瘀斑、水疱或血疱甚至局部组织坏死，淋巴结肿大，部分病人可出现皮肤黏膜出血、肺水肿、心律失常和休克体征，最后出现呼吸和循环衰竭。

【辅助检查】

凝血功能，可见血小板减少，凝血因子 I 减少，凝血酶原时间延长，肾功能检查，可见血肌酐增高，肌酐磷酸激酶增加，肌红尿蛋白等异常改变。

【处理原则】

尽早自救或互救，挤出毒素，减慢毒素吸收。

1．局部处理

（1）伤口排毒：就地先用大量清水冲洗伤口，挤出毒液，入院后用 3% 过氧化氢或 0.05% 高锰酸钾溶液冲洗伤口，清除残留的毒液及污物，伤口较深者可用尖刀在伤口周围多处切开、深达皮下，再用拔火罐或吸乳器抽吸，促使部分毒液排出。若伤口流血不止，则忌切开。

（2）降解蛇毒：胰蛋白酶有直接分解蛇毒的作用，可用其在伤口外周或近侧做封闭。

2．全身治疗

（1）解蛇毒：中成药常用蛇药有南通蛇药、上海蛇药、广州蛇药等，可口服亦可敷贴局部。新鲜草药外敷也有解毒作用，如半边莲、白花蛇舌草、七叶一枝花等。

（2）抗血清疗法：抗蛇毒血清有单价和多价两种。单价抗蛇毒血清对已知毒蛇种类的咬伤有较好的疗效，否则使用多价血清。用前需做过敏试验，结果阳性者使用脱敏注射法。

（3）其他治疗：①输液和利尿，经静脉快速大量输液或用呋塞米、甘露醇等利尿剂，促使体内蛇毒加速排泄，缓解中毒症状；②抗感染，常规使用破伤风抗毒素和抗菌药物防治感染；③防治并发症，积极改善出血倾向，抗休克或治疗心、肺、肾功能障碍等。

【常见护理诊断／问题】

1．**恐惧**　与毒蛇咬伤、知识缺乏、生命受到威胁及担心预后有关。

2．**皮肤完整性受损**　与毒蛇咬伤、组织结构破坏有关。

3．**潜在并发症**：感染、多脏器功能障碍。

【护理措施】

1．**减轻恐惧情绪**　安慰病人，告知其对毒蛇咬伤后有中成药物、新鲜草药及抗蛇毒血清等用于治疗，解释治疗方法及治疗过程，帮助病人树立战胜疾病的信心和勇气，使其保持情绪稳定，积极配合治疗和护理。

2．**加强伤口护理**　促进愈合，及时清除变性及坏死组织，伤口可用多层纱布浸湿高渗盐水或 1∶5 000 高锰酸钾溶液湿敷，勤换药。遵医嘱用胰蛋白酶 2 000U 加入 0.05% 普鲁卡因或注射用水 20ml，封闭伤口外侧及近侧，间隔 12～24 小时可重复注射。可用 0.25% 普鲁卡因 10ml ＋地塞米松 5mg 在肿胀上方做环形注射，有镇痛、抗炎、消肿和减轻过敏的作用。

3．**并发症的预防和护理**

（1）加强伤口护理，避免局部感染：病人伤肢处于下垂位，保持伤口引流通畅和创面清洁、干燥。

（2）促进蛇毒排泄：告知病人多饮水，遵医嘱快速输液或应用利尿药物等，促进蛇毒从尿中排出，减轻肾损坏。

（3）加强观察、合理用药：若发现病人出现血红蛋白尿，应根据医嘱静脉滴注 5% 碳酸氢钠，以碱化尿液，防止发生肾衰竭，补液时注意心肺功能，以防快速、大量输液导致心肺衰竭。

（4）加强全身监测和支持：密切监测生命体征、感觉和意识，不能正常饮食的病人予以肠内、外营养支持并予以相应的护理。

4. 健康教育

（1）在野外工作时，随身带好抗蛇毒药物，尽可能穿高筒靴及戴手套，在丛林密处，用木杆等拨开枝叶，夜间走路带好手电筒等照明工具。

（2）废弃的房子、洞穴等常有蛇穴，勿随便进入或用手摸索，勿轻易尝试抓蛇或玩蛇，露营时选择空旷干燥地面，避免扎营于杂物或石堆附近，晚上在营帐周围点燃火焰。

（3）自救或互救：①伤肢下垂。②立即取坐位或卧位，不惊慌失措，不奔跑，不乱动肢体，以免加快血液循环，增加毒素的吸收。③早期处理，绑扎，就地取材，用鞋带、裤带或其他布带等绑扎伤处近心端的肢体，如手指被咬伤可绑扎指根，手掌或前臂被咬伤可绑扎肘关节下，大腿被咬伤可绑扎大腿根部，松紧度适宜，以能阻断静脉血和淋巴回流为宜。④伤口排毒，用手从肢体的近心端向伤口处反复推挤，使部分毒液排出或将伤处浸入凉水中，用大量清水冲洗伤口内的蛇毒和污物。伤口冲洗后，用锐器在咬痕处挑开，扩大创口使毒液外流。⑤移除肢体上可能的束缚物，如戒指、手镯等，以避免加重伤肢肿胀。⑥注意饮食，受伤期间不饮酒或咖啡等刺激性饮料，避免促使血液循环而使毒液吸收更快。⑦后续处理包括将伤肢制动后平放并辅以局部降温措施，运送至正规医院做清创术等后续治疗。

 情景训练

> 作为护士对损伤病人应采取哪些护理措施？

（侯雨辰）

思考与练习

一、单项选择题

1. **不影响**创伤愈合的因素是（　　）

　　A. 维生素 C 缺乏　　　　　　　　　B. 伤口放置引流管

　　C. 免疫功能低下　　　　　　　　　D. 低蛋白血症

　　E. 包扎过紧

2. 关于创伤性炎症反应，下列描述**错误**的是（　　）

　　A. 创伤性炎症不利于创伤的修复

　　B. 伤后不久周围组织血管通透性升高，血浆渗出，使局部红、肿、痛

　　C. 炎症反应是由一些炎性介质引起

D. 伤后组织裂隙内充有血液、血凝块、脱落的细胞

E. 如不发生感染、异物存留等,炎症可在3～5天趋向消退

3. 关于创伤的急救,下列描述**错误**的是(　　)

A. 较重或重症创伤者必须在现场即开始急救

B. 抢救重症创伤者首先处理循环障碍、气道梗阻、呼吸障碍

C. 应特别注意先救治剧痛、呻吟者,再处理较安静的者

D. 当骨折合并休克时,应先抢救休克

E. 防止抢救中再次损伤

4. 四肢出血,使用止血带时间,最长不能连续超过(　　)

A. 20分钟　　　　　　　　B. 30分钟　　　　　　　　C. 1小时

D. 1.5小时　　　　　　　　E. 2小时

5. 初期处理火器伤清创后伤口应做一期缝合的是(　　)

A. 臀部　　　　　　　　　B. 腰部　　　　　　　　　C. 膝关节腔

D. 上臂　　　　　　　　　E. 手掌

6. 属于闭合伤的是(　　)

A. 擦伤　　　　　　　　　B. 火器伤　　　　　　　　C. 刺伤

D. 挫伤　　　　　　　　　E. 撕脱伤

7. 火器伤的救治原则中,**错误**的是(　　)

A. 争取6～8小时内清创　　　　B. 清创后争取一期缝合

C. 尽早注射破伤风抗毒素　　　　D. 尽早给予抗生素治疗

E. 小而浅的伤口可保守治疗

8. 对污染较重的伤口清创后暂不予缝合,观察3～7天后如无明显感染,再行缝合,这种缝合称为(　　)

A. 一期缝合　　　　　　　B. 二期缝合　　　　　　　C. 延期缝合

D. 减张缝合　　　　　　　E. 择期缝合

9. 复合性创伤病人出现下列情况,应首先抢救(　　)

A. 腹部撞击伤　　　　　　　　B. 张力性气胸

C. 四肢开放性骨折　　　　　　D. 昏迷

E. 肾挫裂伤

10. 关于清创术,**不正确**的是(　　)

A. 清创术最佳的时间是伤后6～8小时

B. 伤口沾染较轻,伤后12小时一般仍可清创

C. 超过12小时的伤口,清创后一般不予缝合

D. 面颈部伤口,超过24小时仍应进行清创

E. 火器伤伤口,早期清创并做一期缝合

11. 脊柱骨折病人急救运送中正确的方法是(　　)

A. 用担架运送　　　　　　　　B. 握住四肢搬动

C. 仰卧床单上运送　　　　　　D. 仰卧硬板床上运送

E. 由人背运送

12. 诊断腹腔内脏器损伤简单易行的方法是（　　）

  A. 检查血常规和血细胞比容　　　　B. 超声检查

  C. 腹穿或腹腔灌洗　　　　　　　　D. 选择性血管造影

  E. 腹腔 CT

13. 怀疑血胸时,首先做（　　）

  A. 血钾、肌酐和尿素氮测定　　　　B. 胸腔穿刺检查

  C. 腹腔穿刺检查　　　　　　　　　D. 血电解质检查

  E. 留置导尿管检查

14. 清创的原则中,下列哪项是**错误**的（　　）

  A. 清除伤口内异物　　　　　　　　B. 切除失活的组织,彻底止血

  C. 根据情况缝合伤口　　　　　　　D. 必须放置引流

  E. 留下明显的死腔

二、病例分析题

某男, 30 岁,体重 60kg, 1 小时前不慎被沸水烫伤后立即送往医院,急性病容,主诉创面疼痛,感觉口渴、胸闷。检查面部、胸腹部、两前臂、双手、两小腿、双足广泛烫伤,背部散在有约三手掌大小均匀水疱,测脉搏 110 次 /min,血压 105/89mmHg。入院后即给予静脉输液、手术清创等处理。

请思考:

1. 该病人入院后存在哪些护理问题?

2. 该病人烫伤面积、深度及严重程度如何?

3. 伤后第 1 个 24 小时补液总量是多少? 液体如何分配?

任务六　肿瘤病人的护理

病例导入

病人，男，56岁，因腹痛6个月，加重伴呕血、黑便2周入院。病人6个月前无明显诱因出现上腹隐痛、不适，口服抗酸药复方氢氧化铝、镇痛药等后稍缓解，近2周自觉腹痛加重，餐后尤明显，伴呕吐、黑便和呕血。发病以来，精神萎靡，食欲缺乏，体重较前减轻。既往身体健康，无药物过敏史，喜食盐腌食品。体格检查：T 36.0℃，P 80次/min，R 18次/min，BP 115/80mmHg，左锁骨上窝触及3个肿大淋巴结，质硬、固定。心肺腹检查无异常。辅助检查：胃镜示胃小弯近幽门局部隆起，黏膜皱襞消失，中央有一个4cm×3cm溃疡，边缘不规则隆起，切面呈灰白色，质硬，底部凸凹不平，有出血性坏死。

请思考：

（1）此病人的临床诊断可能是什么？

（2）目前存在哪些护理诊断/问题？

（3）该病人拟采取手术治疗，术后应采取哪些护理措施？

（4）术后2周，病人开始第1疗程化学治疗，治疗后应采取哪些护理措施以减少并发症的发生？

第一节　概　　述

肿瘤是机体在各种致瘤因素作用下，局部组织的细胞在基因水平上失去对其生长的正常调控，导致细胞异常增殖而形成的新生物。肿瘤几乎可以发生在身体任何部位，依据其生物学特性以及对身体的危害程度，分为良性肿瘤、恶性肿瘤，以及介于良性和恶性之间的交界性肿瘤。

一、肿瘤的命名与分类

（一）肿瘤命名的一般原则

1. 良性肿瘤命名　一般原则是在组织或细胞类型的名称后面加一个"瘤"字。例如腺上皮的良性肿瘤，称为腺瘤；平滑肌的良性肿瘤，称为平滑肌瘤。

2. 恶性肿瘤命名

（1）上皮组织的恶性肿瘤统称为癌。这些肿瘤表现出向某种上皮分化的特点。例如鳞状上皮的恶性肿瘤称为鳞状细胞癌,简称鳞癌,腺上皮的恶性肿瘤称为腺癌。

(2)间叶组织的恶性肿瘤统称为肉瘤。这些肿瘤表现出向某种间叶组织分化的特点。间叶组织包括纤维组织、脂肪、肌肉、血管、淋巴管、骨和软骨组织等。例如:纤维肉瘤、脂肪肉瘤、骨肉瘤等。

应当强调,在病理学上,癌是指上皮组织的恶性肿瘤。通常所指的癌症,泛指所有恶性肿瘤,包括癌和肉瘤。

(二)肿瘤命名的特殊情况

1. 某些肿瘤的形态类似发育过程中的某种幼稚细胞或组织,称为"母细胞瘤",良性者如骨母细胞瘤,恶性者如神经母细胞瘤、髓母细胞瘤、肾母细胞瘤。

2. 白血病、精原细胞瘤等,虽称为瘤或病,实际上都是恶性肿瘤。

3. 某些恶性肿瘤,既不叫癌也不叫肉瘤,而直接称为"恶性……瘤",如恶性黑色素瘤、恶性脑膜瘤、恶性神经鞘瘤等。

4. 某些肿瘤以起初描述或研究该肿瘤的学者的名字命名,如尤因肉瘤、霍奇金淋巴瘤。

5. 某些肿瘤以肿瘤细胞的形态命名,如透明细胞肉瘤。

6. 神经纤维瘤病、脂肪瘤病、血管瘤病等名称中的"……瘤病",主要指肿瘤多发的状态。

7. 畸胎瘤是指性腺或胚胎剩件中的全能细胞发生的肿瘤,多发生于性腺,一般含有两个以上胚层的多种成分,结构混乱,分为良性畸胎瘤和恶性畸胎瘤两类,以良性多见。

二、良性肿瘤与恶性肿瘤的区别

肿瘤的生物学行为和对机体的影响差别很大,多数肿瘤可以划分为良性和恶性,良性肿瘤一般易于治疗,效果较好,恶性肿瘤危害大,治疗措施复杂,效果不理想。若把恶性肿瘤误诊为良性肿瘤,可能延误治疗或治疗不彻底,相反,如把良性肿瘤误诊为恶性肿瘤,可能导致过度治疗。

第二节 恶性肿瘤病人的护理

根据 2011 年全国肿瘤登记结果,2011 年全国肿瘤新发病例 337 万,死亡 221 万,癌症新发率和死亡率呈上升趋势,其中结直肠癌、男性前列腺癌、女性乳腺癌、甲状腺癌、宫颈癌发病仍呈上升趋势,肺癌仍居我国发病死亡率首位。

【病因及病理生理】

1. 化学致癌因素

(1)间接化学致癌物:①多环芳烃存在于石油、煤焦油中。与煤烟垢、煤焦油、沥青等物质经常接触的个人易患皮肤癌和肺癌。此外,烟熏和烧烤的鱼、肉等食品中也含有多环芳烃,这可能和某些地区胃癌的发病率较高有一定关系。②致癌的芳香胺类:已知的包括联苯胺、4- 氨基联苯等,与印染厂工人膀胱癌发病率较高有明确的关系。③亚硝胺类物质,肉类食品的保存剂与着色剂可含有亚硝酸盐。亚硝酸盐也可由细菌分解硝酸盐产生与食管癌、胃癌、肝癌的发生有关。④真菌毒素:黄曲霉菌广泛存在于霉变食品中,霉变花生、玉米及谷类含量最多。

（2）直接化学致癌物：直接化学致癌物较少，主要是烷化剂和酰化剂。有些烷化剂用于临床，如环磷酰胺既是抗癌药物又是很强的免疫抑制药，用于抗肿瘤治疗和抗免疫治疗，长期直接接触，亦具有致癌、致畸变作用。

2. 物理致癌因素　紫外线可引起皮肤鳞状细胞癌、基底细胞癌和恶性黑色素瘤；电离辐射（包括 X 射线、γ 射线以及粒子形式的辐射如 β 粒子等）可引起癌症。放射工作者如长期接触射线而又缺乏有效防护措施，皮肤癌和白血病的发生率高于普通人群。

3. 生物性致癌因素　人乳头瘤病毒与女性子宫颈癌、EB 病毒与鼻咽癌、乙型肝炎病毒与肝癌、幽门螺杆菌与胃癌的发病均具有相关性。

4. 其他因素　研究表明，肿瘤的发病与遗传因素、免疫因素、激素因素亦具有一定的关系。

【辅助检查】

1. 实验室检查

（1）常规检查：包括血、尿、粪便常规检查。血液系统肿瘤可有血常规改变；泌尿系统肿瘤可有血尿，上消化道肿瘤可有呕血与黑粪，下消化道肿瘤可有黏液脓血便。

（2）血清学检查：酶学检查、糖蛋白、激素类、肿瘤相关抗原等。肿瘤发生骨转移可有骨碱性磷酸酶升高、肝转移可有转氨酶升高，α- 酸性糖蛋白在一些恶性肿瘤时常升高，绒毛膜上皮癌时人绒毛膜促性腺激素常增高，甲胎蛋白与肝癌的发病密切相关，前列腺特异性抗原与前列腺癌的发病密切相关。

（3）流式细胞术：是一种可以对单细胞、亚细胞结构或其他微生物颗粒（微生物、染色体、人工合成微粒等）进行多参数、快速检测的新型分析和分选技术。利用流式细胞术可以对细胞周期与 DNA 倍体进行分析，对细胞增殖标志物、细胞表面标志、癌基因蛋白产物等进行定量分析，从而获得组织形态学难以得到的信息，为肿瘤的临床诊断、治疗、预防提供帮助。

（4）基因或基因产物检查：基因变异的积累会导致细胞突变，从而逐步形成肿瘤。肿瘤的基因诊断，是以这些变异基因的存在为基础，分析其类型和表达方式，达到诊断疾病的目的。目前已经在临床诊断中得到应用，具有广阔的发展前景。

2. 影像学和内镜检查

（1）影像学诊断：应用 X 线、超声波、各种造影、核素、CT、MRI 等各种方法所得成像，检查有无肿块及其所在部位、大小，可以判断有无肿瘤及其性质。

（2）内镜检查：可直接观察病变部位，取细胞或组织做病理学检查。常用的有食管镜、胃镜、肠镜、腹腔镜、纵隔镜、膀胱镜等。

3. 病理学检查　病理学诊断为目前确定肿瘤直接而可靠的依据。临床细胞学检查因取材方便、易被接受，被临床广泛采用，穿刺活检、钳取活检、经手术切除活检等病理组织学检查能到得到及时正确的诊断，免疫组织化学检查具有特异性强、敏感性高、定位准确、形态与功能相结合等优点，对提高肿瘤诊断准确率、判别组织来源、发现微小癌灶、正确分期及恶性程度判断等有重要意义。

【肿瘤的治疗】

1. 实体肿瘤外科治疗

（1）预防性手术：不用于治疗肿瘤，而用于预防肿瘤的发生，某些先天性或遗传性疾病发展到一定程度,可能会恶变,如能提早手术,则可防止其向恶性发展。临床常需预防性手术治疗的疾病有肺不典型腺瘤样增生、家族性腺瘤性息肉病、溃疡型结肠炎、隐睾症等。

(2)诊断性手术:能为正确的诊断、精确的分期、恰当合理的治疗提供可靠的依据,包括针吸活检、穿刺活检、钳取活检、切取活检、切除活检。

(3)探查性手术:目的首先是明确诊断,其次是了解肿瘤的范围,并争取切除肿瘤,或是早期发现复发以便及时行切除手术。

(4)治疗性手术:①治愈性手术,目的是彻底治愈肿瘤,凡肿瘤局限于原发部位或仅累及区域淋巴结,皆应行治愈手术。治愈性手术的最低要求是切缘在肉眼和显微镜下未见肿瘤。治愈性手术对上皮来源的恶性肿瘤称为根治性手术,指肿瘤所在器官的局部或大部,连同区域淋巴结做整块切除,若侵犯邻近器官,则受侵犯的器官亦应做部分或全部切除。治愈性手术对肉瘤而言称之为广泛切除术,是指切除肉瘤所在组织的全部或大部分,以及部分邻近的深层软组织。随着外科手术技术和器械的发展以及肿瘤综合治疗水平的提高,某些肿瘤的手术范围有所缩小,在不影响肿瘤根治原则的基础上,保留了器官功能,提高了生活质量,这类手术称为功能保全性肿瘤根治术,如乳腺癌改良根治术保留了胸大肌和胸小肌,而治疗效果并无显著下降。②姑息性手术,目的是缓解症状、减轻痛苦、改善生存质量、延长生存期、减少和防止并发症。姑息性手术有造口术、器官部分或全部切除术、肠管吻合转流术、神经阻滞术、血管结扎术等。此种手术皆以不增加病人过多负担,并能减轻痛苦和延长生命为准则。③减瘤术。肿瘤体积较大,单靠手术无法根治的恶性肿瘤,做大部切除,术后继以其他方式治疗,如化疗、放疗、生物治疗等以控制残留的肿瘤细胞,称为减瘤手术。减瘤手术仅适用于原发病灶大部分切除后,残余肿瘤能用其他治疗方法有效控制者,如卵巢癌、软组织肉瘤。④复发或转移灶的外科切除。复发和转移肿瘤均属晚期肿瘤,预后较差,再次手术效果欠佳,需配合其他治疗进行,以达到提高病人生存质量、延长生存期限的目的。⑤内分泌器官切除激素依赖性肿瘤。乳腺癌、前列腺癌等肿瘤的发生、发展,与体内激素水平明显相关,称为激素依赖性肿瘤。可通过手术,切除内分泌器官,减少激素的分泌,起到抑制肿瘤生长及治疗作用。

(5)重建与康复手术:目的是最大程度恢复病人的器官形态和功能,并满足根治性手术对肿瘤大范围切除的需要,提高手术治疗效果。如乳腺癌术后乳房重建、舌癌术后舌的再造术、面部肿瘤术后的面部整容术等。

(6)肿瘤外科急症手术:肿瘤本身或其转移灶可引起出血、空腔脏器穿孔、梗阻或严重感染等急症。因其可危及病人生命,需要外科手术紧急处理。如消化系统肿瘤病人出现绞窄性肠梗阻、肺癌病人出现大咯血,均需急诊手术处理。

2.肿瘤化学治疗

(1)化疗方式:①诱导化疗,常为静脉给药,用于治愈肿瘤或晚期播散性肿瘤,此时化疗是首选的治疗或唯一可选的治疗。②辅助化疗,常为静脉给药,用于肿瘤已被局部满意控制后的治疗,如癌根治术后,针对可能残存的微小病灶进行治疗,以达到进一步提高局部治疗的目的。③初始化疗用于尚可选用手术或放疗的局限性肿瘤,应用初始化疗后常可使肿瘤缩小,进而缩小手术范围、减少放疗剂量或提高局部治疗的疗效。④特殊途径化疗,腔内注射、动脉内注入、动脉隔离灌注或门静脉灌注。

(2)常用化疗药物:①细胞毒素类可作用于 DNA、RNA、酶和蛋白质,如环磷酰胺、氮芥、白消安。②抗代谢类主要是通过阻断核酸的合成，如氟尿嘧啶、甲氨蝶呤、阿糖胞苷。③抗生素类，如放线菌素 D、丝裂霉素、多柔比星。④生物碱类主要干扰细胞内纺锤体的形成，使细胞停留在有丝分裂中期，如长春新碱、紫杉醇等。⑤激素和抗激素类，有的能改变内环境进而影响肿瘤的生长，有的能增强机体对肿瘤的抵抗力，如黄体酮、丙酸睾酮、泼尼松。⑥分子靶向药物，其选择性作用较强，副作用较小，如达沙替尼、尼洛替尼。⑦其他的如羟基脲、顺铂。

3. 肿瘤放疗　放疗是指利用放射线如放射性核素产生的 α 射线、β 射线、γ 射线和各种加速器治疗机产生的 X 射线、电子线、质子、重离子或其他粒子束等治疗恶性肿瘤的一种方法，其分子机制是放射线直接或间接造成细胞损伤。

4. 肿瘤介入治疗　肿瘤介入治疗是介入放射学的重要分支之一，是指将肿瘤诊断和介入放射学技术有机结合，在医学影像设备引导下，利用穿刺针、导管、导丝等器材对肿瘤进行药物灌注、局部栓塞、减压引流以及结构功能重建等治疗，以达到控制肿瘤、缓解症状、提高生活质量的目的。肿瘤介入治疗具有创伤小、并发症少、定位精确、治疗安全等特点，已成为肿瘤诊断、治疗的重要手段之一。

5. 肿瘤生物治疗　肿瘤生物治疗是指应用生物反应调节剂，包含所有能够改变机体的生物反应的生物制剂、化学制剂及生物技术方法等，通过免疫、基因表达和内分泌等生物调节系统或细胞信号转导通路及微环境调节肿瘤病人机体的生物反应，从而直接或间接抑制肿瘤或减轻治疗相关不良反应的一种肿瘤治疗手段。

6. 肿瘤分子靶向治疗　肿瘤分子靶向治疗是以肿瘤细胞的标志性分子为靶点，研制出有效的阻断剂，干预细胞发生癌变的环节，如通过抑制肿瘤细胞增殖、干扰细胞周期、诱导肿瘤细胞分化、抑制肿瘤细胞转移、诱导肿瘤细胞凋亡及抑制肿瘤血管生成等途径达到治疗肿瘤的目的。

【肿瘤的预防】

恶性肿瘤是由环境、营养、饮食、遗传、病毒感染、生活方式等不同的因素相互作用而引起的，目前尚无单一足够有效的预防措施。国际抗癌联盟认为 1/3 癌症可以预防 1/3 癌症如能早期诊断可以治疗，1/3 癌症可以减轻痛苦、延长寿命。

1. 肿瘤的一级预防　肿瘤的一级预防也称肿瘤的病因学预防，主要指针对一般人群消除或降低致癌因素，促进健康，防患于未然的预防措施。大量研究结果证明，控制及消除危险因素是肿瘤预防的根本措施之一，40% 的肿瘤可以通过戒烟、控制饮食和清除感染因子进行预防。有效的一级预防措施还包括合理膳食、节制饮酒、消除职业性危害以及健康教育等。

2. 肿瘤的二级预防　二级预防的重要意义在于对肿瘤病人早期发现、早期诊断、早期治疗而降低肿瘤的病死率。如在乙肝的人群中进行肝癌筛查；胃溃疡、慢性萎缩性胃炎、恶性贫血、胃大部切除术者都视为胃癌的高危对象；家族性肠息肉的家族成员和有乳腺癌家族病史的中年妇女都属于高危险人群。理论来说，所有癌肿都应采用二级预防。但受条件所限，二级预防仅对部分癌肿有效，如子宫颈癌、乳腺癌、肝癌、胃癌等常见肿瘤，对一些缺乏有效筛查手段的癌肿，WHO 尚不推荐人群筛查。

3. 肿瘤的三级预防　肿瘤的三级预防是指针对患肿瘤病人防止复发，减少并发症，防止致残，提高生存率和康复率，以及减轻由癌肿引起的疼痛，提高生活质量，促进康复等措施，如三阶梯镇痛、临终关怀等。

【护理评估】

1. 治疗前评估

（1）健康史：①一般情况，询问病人的性别、年龄、民族、饮食、排泄、睡眠、个人嗜好等。②家族史，了解病人的直系亲属健康与患病情况，是否患有同样疾病及与遗传有关的。③既往史，了解病人过去曾经患过的疾病史（含传染病）、手术或外伤史、预防注射史、输血或过敏史等。

（2）主要症状与体征：评估病人起病的情况与患病时间、主要症状特点、病情的发展与演变、伴随症状、诊疗护理经过等。肿瘤的发病比较隐匿，随着恶性肿瘤的产生、扩大和播散，机体可表现一些症状或体征，如头痛、恶病质、副肿瘤综合征等。

1）局部表现

肿块：位于体表或浅在的肿瘤，肿块常是第一表现。因肿瘤性质不同而硬度、移动度及边界均可不同。位于深部或内脏的肿块不易触及，但可出现脏器受压或空腔器官梗阻的症状。

疼痛：肿块的膨胀性生长、破溃或感染等使末梢神经或神经干受刺激或压迫，可出现局部刺痛、跳痛、灼热痛、隐痛或放射痛，常难以忍受，尤以夜间更明显。肿瘤可致空腔脏器痉挛，产生绞痛，如肿瘤致肠梗阻后发生的肠绞痛。

溃疡：体表或胃肠的肿瘤，若生长过快，可因血供不足而继发坏死，或因继发感染而形成溃烂。恶性者常呈菜花状，或肿块表面有溃疡，可有恶臭及血性分泌物。

出血：如上消化道肿瘤可有呕血或黑粪；下消化道肿瘤可有血便；泌尿道肿瘤除出现血尿外，常伴局部绞痛；肺癌可有痰中带血或咯血；宫颈癌可有白带或阴道出血；肝癌破裂可致腹腔出血。

梗阻：肿瘤可致空腔脏器梗阻，随其部位不同可出现不同的症状。如胰头癌、胆管癌可合并阻塞性黄疸；胃癌伴幽门梗阻可致呕吐；肠道肿瘤可致肠梗阻；肺癌晚期可出现呼吸困难。

区域淋巴结：相应部位静脉回流受阻，致肢体水肿或静脉曲张，如肺上沟瘤病人可出现上腔静脉综合征的表现。

2）全身表现：如消瘦、乏力、体重下降、低热、感染、贫血等肿瘤晚期，病人出现全身衰竭，呈现恶病质。恶性肿瘤的大小和播散范围与恶病质的严重程度相关，但与肿瘤的营养需求不直接相关，这是由肿瘤产生的可溶性因子（如细胞因子）的作用引起的。

3）辅助检查：实验室检查、影像学检查、病理检查及其他有关手术耐受性检查等。

4）心理-社会状况：了解病人的认知功能、情绪、对疾病的认识、应激与应对、生活和居住环境，家属对病人的关心程度、支持程度，家庭对手术的经济承受能力等。

2. 治疗后评估

（1）手术情况：了解手术方式、麻醉方式、肿块快速病理诊断情况、术中有无出现抢救等特殊情况。

（2）化疗情况：了解病人的化疗方式、化疗药物名称、给药途径、剂量，疗程有无出现静脉炎、骨髓抑制、肝肾脏器受损、消化系统反应、脱发等毒副反应。

（3）放疗情况：了解病人放疗的种类、照射方式、剂量，有无出现骨髓抑制、肝肾脏器受损、消化系统反应、皮肤黏膜病变等毒副反应。

（4）康复情况：术后切开愈合情况、身体恢复情况、有无出现手术并发症等。

【常见护理诊断/问题】

1．焦虑/恐惧　与对疾病预后的担忧、角色转换、经济状况改变有关。

2．营养失调：低于机体需要量　与肿瘤导致的高代谢状态、消化系统不良反应等有关。

3．潜在并发症：出血、感染、静脉炎等。

【护理措施】

1．治疗前护理

（1）心理护理：做好病人入院介绍与宣教，帮助病人尽快适应角色转变；鼓励安慰病人，以认真细致的工作态度、娴熟的操作技术，建立病人高度的信任感与安全感，从而维护良好的护患关系，介绍同类手术的康复病人，以实例进行引导，消除病人的恐惧心理保持病房的安静、整洁，根据实际情况摆放一些生命力顽强的植物或播放音乐，从而使病人情绪舒缓、放松。

（2）一般护理：①缓解疼痛，评估病人疼痛的部位、性质、时间，采用按摩疗法、音乐疗法等措施转移病人注意力，缓解疼痛，对于疼痛剧烈的病人，遵医嘱使用镇痛药物。②各系统器官功能的维护和训练。为更好地适应手术，增强机体对手术的耐受力，要加强各系统器官的功能锻炼和准备工作，让病人机体功能在较好的状态下，安全度过手术，康复出院，可以让病人进行术前戒烟、锻炼肺功能、体位训练、床上大小便训练等。

（3）饮食护理：术前对病人的全身营养状况、进食状况进行全面的评估，能够经口进食者，鼓励进食高热量、高蛋白、富含维生素的易消化食物；不经口进食者，遵医嘱给予肠内营养或肠外营养支持。

2．治疗后护理

（1）术后护理：参照第六章手术后病人的护理。

（2）心理护理：治疗前向病人及家属做好健康宣教，说明其必要性并告知病人可能出现的毒副反应、防治措施等，使病人有足够的心理准备，树立信心，配合治疗及护理，采取各种增加舒适的护理措施，增进食欲，加强营养，减轻痛苦，提高生活质量。

（3）化疗病人的护理

1）皮肤毒性：静脉长期输入化疗药物可引起化学性静脉炎，漏出或外渗到血管外表现为局部皮下或深部组织红肿、疼痛，甚至溃疡、坏死。全身毒性包括脱发、皮疹、皮炎及皮肤色素沉着等。化疗药物所致的脱发为可逆的，通常在停药1～2个月内头发开始再生，不需做特殊处理；预防药物外渗，有计划地使用静脉，提高穿刺技术，拔针前输入生理盐水冲洗后再拔针以减少药物对血管的刺激，避免药液因拔针带入皮下刺激皮下组织，若合并感染，遵医嘱应用抗生素。

药物外渗的处理，一旦发生药物外渗，应立即停止注射，用注射器抽少量回血后拔出针头。遵医嘱注射解毒药，常用解毒药：10%硫代硫酸钠4ml＋注射用水2ml，可使药液迅速碱化，8.4%碳酸氢钠5ml＋地塞米松4mg/ml，起化学沉淀作用，使化疗药物失活并有消炎作用，0.5%普鲁卡因局部封闭。外渗处皮肤用硫酸镁冷湿敷12～24小时，切忌热敷，以免引起药物扩散，加重对局部损伤；局部皮肤可用喜疗妥（类肝素）或海普林软膏。

2）骨髓抑制：化疗病人发生骨髓抑制，可表现为红细胞计数、白细胞计数、血小板计数降低。遵医嘱抽血查血常规，除白血病外，当白细胞计数 $<3.5×10^9/L$，血小板计数 $<80×10^9/L$ 时不宜应用化疗药物，必要时应调整药物剂量。

提升血常规指标：当白细胞计数 $<3.5\times10^9/L$ 时，可以口服升白细胞药物，如利血生、鲨肝醇等；若白细胞计数 $<3.0\times10^9/L$ 时，可皮下注射粒细胞、巨噬细胞集落刺激因子；若白细胞计数 $<1.0\times10^9/L$，除使用升白细胞药物外，还可以给予成分输血，如白细胞等；贫血时，可用促红细胞生成素皮下注射；血小板减少可用白细胞介素（IL-2）或输注血小板。

防治感染：当白细胞计数 $<3.0\times10^9/L$ 时，应积极预防感染；若已经出现发热等感染症状时，遵医嘱使用敏感抗生素；当白细胞计数 $<1.0\times10^9/L$ 时，应采取相应的隔离措施。

防止出血：有出血倾向者给予止血药，并指导病人避免外伤，使用软毛刷刷牙等。

3）胃肠道反应：反应程度与用药的种类、剂量、次数、单用还是联用，以及病人个体差异、心理状态等因素有关。常见症状有恶心、呕吐、口腔炎、口腔溃疡、唇损害、腹泻与便秘等。心理护理，解除病人对化疗的恐惧感，减轻心理压力；饮食调理，化疗期间忌生冷硬及各种刺激性、不易消化的食物，可少食多餐，多饮水及流质饮食，可遵医嘱使用促进脾胃运动的中药。

预防和对症处理：常用药物有 5- 羟色胺拮抗药，如恩丹西酮；镇静药、普通止吐药，如盐酸甲氧氯普胺、多潘立酮、地塞米松等。防止出现水电解质酸碱平衡紊乱，注意补钾。

（4）放疗病人的护理

1）照射野皮肤护理：保持局部皮肤的清洁、干燥、防止感染；保持照射野界限清楚，切勿洗脱照射标记；局部皮肤避免刺激，切勿用手指搔痒，忌洗擦肥皂，禁贴胶布，勿剃毛；颈部照射者勿穿硬衣领，内衣应柔软宽大；避免冷的刺激，勿吹风、日晒、禁止热敷；勿做红外线等各种理疗；勿涂抹刺激性或含重金属的药物，如碘酊、汞溴红等。

2）口腔护理：头颈部放疗的病人保持口腔清洁，需照射口腔时，放疗前须洁齿并拔除龋齿，有口腔反应者可用 0.02% 呋喃西林或 0.2% 氯己定溶液漱口，并每日在咽部喷射消炎镇痛溶液；戒烟，减少对口腔黏膜的刺激；照射过程中如有口鼻干燥现象，可用鱼肝油或液状石蜡涂抹；鼻咽部分泌物多的病人可放疗前鼻咽部冲洗，以提高疗效，同时注意观察有无鼻咽部大出血等可能发生的迹象，如有出血及时配合医生抢救。

3）腹部、盆腔照射的护理：注意观察排便情况，注意有无腹痛、腹泻、便血、血尿等，照射前应先排空膀胱，保持大便通畅。

4）放射性脊髓炎、放射性肺炎的护理：密切观察病人有无四肢乏力、感觉异常、疼痛、麻木等放射性脊髓炎的早期症状，嘱病人注意保暖，以免受凉后感冒诱发放射性肺炎。

3. 健康教育

（1）保持心情舒畅，加强营养，适当锻炼，劳逸结合。

（2）遵照医嘱，按时用药和接受各种治疗。

（3）不适随诊，配合随访，巩固和提高疗效。

第三节　良性肿瘤病人的护理

良性肿瘤分化较成熟，生长缓慢，在局部生长，不浸润，不转移，可表现为局部压迫和阻塞症状，一般对机体影响较小。此处仅述及体表常见良性肿瘤。

1. 皮肤乳头状瘤　是指由于原因不明的鳞状上皮增生，导致在皮肤表面形成的乳头状突起。其可单发或多发，表面常有角化，易癌变。治疗以手术治疗为主，也可行冷冻或电切。

2. 黑痣　是先天性黑色素斑，如有下列改变，应疑有恶变为黑色素癌的可能，黑痣迅速增大，色素突然加深，发生感染、溃疡、疼痛、出血，四周出现卫星状小瘤或黑色素环，肿瘤外观无明显变化，但区域淋巴结肿大。

3. 脂肪瘤　由脂肪组织增生所构成，常为单个发生，少数为多发性，质软，与周围组织无粘连，好发于皮下。较小的脂肪瘤不需处理，较大的脂肪瘤应手术切除。

4. 纤维瘤　由纤维结缔组织构成，位于皮下，呈单个结节状，无粘连，质硬，边界清楚，活动度大，生长慢，可发生于全身各处。治疗应手术切除。

5. 神经纤维瘤　是神经纤维和神经鞘衣的神经膜细胞发生的肿瘤，可为单发或多发。多见于四肢屈侧，附着在较大的神经干上，其次为头、颈、舌、腹膜后，后纵隔等处也可发生。治疗以手术切除为主。

6. 血管瘤

（1）毛细血管瘤：由浅表的毛细血管扩张、迂曲而成。其多在出生时即出现，呈暗红色或红色，平坦或隆起，压之褪色，多见于头颈部，可自行消退。

（2）海绵状血管瘤：由单层血管内皮细胞增生构成的血管延长、扩张、汇集而成，常位于皮下，呈蓝紫色，质软如海绵因而得名。可压缩，无搏动，有时在深部血管有广泛交通，多见于皮肤、舌、肌肉和肝，应及早手术切除。

（3）蔓状血管瘤：由极度扩张、管径大小不等的血管群迂曲构成。肿瘤内微小动脉与静脉相互沟通。触诊局部皮温升高，有搏动和颤动，听诊有吹风样杂音和冲击音，可压缩。治疗应及早手术切除。

7. 囊肿

（1）皮样囊肿：为胚胎时期遗留的外胚叶所形成的一种囊肿，位于皮下，为单个，圆形，质软，好发于眼睑、眉外侧、枕部及鼻根等处，与皮肤无粘连，内容物为皮脂及毛发等。治疗应连同包膜完整切除囊肿。

（2）皮脂囊肿：又称粉瘤，是皮脂腺排出管阻塞所引起的潴留性囊肿，内容物为皮脂腺分泌物，外观脂膏样，边界清楚，与皮肤粘连，但与基底组织不粘连，多见于头、面、臀等部位易发生感染。治疗应连同包膜将囊肿完整切除。

（3）表皮样囊肿：是由于外伤后表皮碎块植入皮下组织后逐渐增生而成。囊肿约指头大，圆形，表面光滑，无痛，与皮肤及皮下组织不发生粘连，内容物为脱落的表皮细胞，不含毛发，好发于指、掌等处。治疗应将囊肿摘除。

（4）腱鞘囊肿：好发于腕关节背侧，为关节囊或腱鞘发生黏液变性或胶样变性所形成的圆形或条形囊肿，青年女性多见，外伤可能为本病诱因。本病发展缓慢，小的囊肿吸收后可自愈，较大囊肿应手术摘除。

 情景训练

作为护士对肿瘤病人采取哪些护理措施？

（侯雨辰）

思考与练习

一、单项选择题

1. 肿瘤是指（　　）
   A. 炎性增生形成的肿物　　　　　　　B. 修复过度形成的肿瘤包块
   C. 代偿肥大所致　　　　　　　　　　D. 异常增生而形成的新生物
   E. 自体组织增生形成的

2. **不符合**肿瘤性增生的是（　　）
   A. 增生的细胞具有异型性　　　　　　B. 需致瘤因素的持续存在
   C. 细胞代谢旺盛　　　　　　　　　　D. 可不形成肿块
   E. 相对无止境生长

3. 肿瘤性增生区别于炎症性增生的特点是（　　）
   A. 增生组织不分化不成熟　　　　　　B. 血管增生
   C. 纤维组织增生　　　　　　　　　　D. 器官的实质细胞增生
   E. 炎症细胞浸润

4. 有关肿瘤的生物学特性，下列哪项**不正确**（　　）
   A. 幼稚性　　　　　　　　　　　　　B. 与机体的不协调性
   C. 幼稚性致瘤因素消除后停止增生　　D. 相对无限制生长
   E. 可移植性

5. 有关肿瘤增生与炎性增生正确的是
   A. 两者无差异　　　　　　　　　　　B. 二者对机体均有利
   C. 两者只有量的差异　　　　　　　　D. 二者有质的区别
   E. 二者对机体均不利

二、病例分析题

某男，68 岁，以反复咳嗽伴气促 6 个月为主诉来院就诊。缘于半年前无明显诱因出现咳嗽，呈刺激性干咳，伴有气促，休息时稍有缓解，活动后加重，近来发现上述症状逐渐加重，来门诊就诊。该病人在 CT 引导、局部麻醉下行左肺下叶占位穿刺活检术，术后病理诊断为左肺鳞状细胞癌。

请思考：

1. 该疾病早期应采取哪些治疗方法？

2. 病人在全身麻醉下行胸腔镜下左肺下叶切除术＋纵隔淋巴结清扫术，术后辅以化疗。假如你是责任护士，应从哪些方面进行化疗护理？

第二部分 手术室护理

护考导航

1. 识记：掌握麻醉前和全身麻醉病人的护理措施，以及椎管内麻醉并发症的预防和护理；学会对手术前的病人进行护理评估，学会运用麻醉前、麻醉后的护理知识对麻醉病人进行护理；掌握巡回护士和洗手护士的术中配合；了解手术室环境、手术用物及其清洗、消毒、灭菌方法；掌握手术前和手术后病人的护理措施，以及手术后并发症的预防和护理。

2. 理解：熟悉各种麻醉方式；运用麻醉前后的护理知识对麻醉病人进行护理；手术室常用体位及手术中无菌操作原则；熟悉围手术期概念，熟悉手术分类和手术耐受性相关知识。

3. 应用：掌握局部麻醉、椎管内麻醉、全身麻醉病人的护理；熟悉麻醉前用药的目的和各种麻醉的适应证、禁忌证；了解麻醉的分类和麻醉前的准备、常用局部麻醉和全身麻醉的方法；学会外科洗手法、穿无菌手术衣及戴手套；学会对手术病人进行护理评估，列出主要护理问题，熟练地对手术病人实施整体护理。

任务七 麻醉病人的护理

案例分析

病人，男，30岁，因饱食及大量酗酒后，突然出现持续性刀割样的剧烈腹痛，并伴有休克症状。经非手术治疗无效后，拟急诊行手术治疗。

请思考：

1. 该病人首选的麻醉方式。
2. 手术完毕后病人完全清醒的标志是什么？
3. 该病人可能发生呼吸系统的最严重的并发症是什么？

第一节　全身麻醉病人的护理

全身麻醉，是指麻醉药经呼吸道吸入、静脉或肌内注射进入体内，产生中枢神经系统的暂时抑制，使病人意识消失、全身痛觉丧失，是目前临床麻醉最常用的方法。按不同的给药途径，分为吸入麻醉、静脉麻醉和复合麻醉。

【分类】

1. 吸入麻醉　麻醉药物经过呼吸道吸入，产生中枢神经系统抑制，使病人暂时意识丧失而感觉不到周身疼痛。吸入麻醉在临床中应用最广泛，可控性较强，由于麻醉药经肺通气进入体内和排出，故麻醉深度的调节较其他方法更为容易。

2. 静脉麻醉　是药物经静脉注入，通过血液循环作用于中枢神经系统而产生全身麻醉作用的方法。此法诱导迅速，无诱导期兴奋，对呼吸道无刺激，无环境污染，操作方便，苏醒期较平稳，缺点是麻醉深度不易调节，肌松效果差，个体差异较大。

3. 复合麻醉　是指同时或先后应用两种或两种以上麻醉药物或其他辅助药物，彼此取长补短，以达到最佳麻醉效果，满足手术需要。

【用药和实施】

1. 吸入麻醉

(1) 常用的吸入麻醉药

1) 氧化亚氮：为麻醉效果较弱的麻醉药。因全身麻醉效果差，常与氟烷、甲氧氟烷、乙醚等复合应用。氧化亚氮对呼吸道无刺激，对心、肺、肝、肾等脏器功能无损害。在体内不经任何生物转化或降解，绝大部分以原药随呼吸排出体外，但对呼吸有轻度抑制作用，可使潮气量降低，呼吸频率加快，故吸入气体中氧气浓度需维持在30%以上，麻醉终止后应吸入纯氧10分钟以防止缺氧。

2) 安氟醚：全身麻醉效能高，强度中等，诱导速度较快，对中枢神经系统和心肌有轻微抑制，对外周血管有轻度舒张作用，对呼吸的抑制作用较强。在吸入浓度过高时可产生惊厥，深麻醉时抑制呼吸和循环。

3) 异氟醚：麻醉效能强，可用于麻醉的诱导和维持。因有刺激性气味故以面罩吸入时易引起病人呛咳和屏气，尤其儿童难以忍受，因此，常在静脉诱导后吸入用以维持麻醉。麻醉诱导及复苏快，肌松良好，较少引起颅内压增高。

4) 七氟醚：是含氟的高效吸入麻醉药，诱导时间短，用于全身麻醉的诱导和维持，无刺激性气味而且易苏醒，所以在麻醉过程中容易调节麻醉深度。

5) 地氟醚：麻醉效果较弱，对呼吸道有轻微刺激作用，可以面罩吸入，当低浓度时对呼吸道刺激较弱，而高浓度时易引起呛咳、屏气、呼吸道分泌物增多、呼吸暂停和喉痉挛。术后可有恶心和呕吐。

6) 氟烷：麻醉作用较强，诱导期短，无刺激性，不易引起分泌物过多、咳嗽、喉痉挛等，对心肌有直接抑制作用，有较强的扩张血管作用，使血压下降、心率减慢、心律失常。

(2) 吸入麻醉的实施

1) 吸入麻醉的诱导：麻醉诱导是指在药物的作用下，机体的全身或局部的感觉可逆性地受到抑制，已达到可进行手术状态的过程。麻醉诱导是麻醉过程中极为重要的一环。它的目的是尽快缩短诱导期，使病人平缓地转入麻醉状态。吸入麻醉的诱导方法：①开放点滴诱导法。将金属丝网面罩以纱布扣于病人口鼻上，将挥发性麻醉药滴于纱布上，病人吸入麻醉药的蒸汽逐渐进入麻醉状态。②麻醉机面罩吸入诱导法。将面罩扣于病人口鼻部，开启麻醉药挥发器，逐渐增加吸入浓度，待病人意识消失并进入麻醉第三期，即可静脉注射肌松药行气管内插管。

2）吸入麻醉的维持：经呼吸道吸入一定浓度的吸入麻醉药，以维持适当的麻醉深度。目前吸入的气体麻醉药有的麻醉性能弱，有的肌松作用差，有的易发生缺氧的危险，所以多联合应用气体麻醉药、氧气和挥发性麻醉药维持麻醉。

2. 静脉麻醉

（1）常用的静脉麻醉药

1）硫喷妥钠：是超短作用的巴比妥类药，静脉注射能在几秒钟内促使中枢神经的活动立即处于程度不等的抑制状态，作用时间约 15～20 分钟。临床主要用于全身麻醉诱导、短小手术麻醉、控制惊厥和小儿基础麻醉。

2）氯胺酮：具有显著的镇痛作用，尤其是体表镇痛效果好，而且对呼吸和循环影响较小，因此主要用于短小手术、更换敷料、清创、小儿麻醉、不合作小儿的诊断性检查及复合麻醉。

3）丙泊酚：起效快，作用时间短，具有镇静、睡眠和轻微镇痛作用。它适用于诱导和维持全身麻醉的短效静脉麻醉、门诊小手术和检查的麻醉。静脉注射后起效时间为 30～60 秒，维持时间 10 分钟。

（2）麻醉性镇痛（辅助）药

1）安定类：主要用于镇静、催眠、抗焦虑及抗惊厥。它用于静脉麻醉用药和麻醉辅助用药。常用药物有地西泮和咪达唑仑。

2）异丙嗪：是吩噻嗪类抗组胺药，可用于镇静、催眠、镇吐、抗晕动。它常用于麻醉和手术前后的辅助治疗。

3）哌替啶：具有镇痛和解除平滑肌痉挛的作用。它常用于麻醉前用药、手术后疼痛或局部麻醉与静吸复合麻醉辅助用药等。

4）吗啡：主要用于麻醉和手术前给药，在镇痛的同时有明显的镇静作用，也可与催眠药和肌松药配伍进行全静脉麻醉。

5）芬太尼：是当前临床麻醉中最常用的麻醉性镇痛药，作用强度是吗啡的 75～125 倍。其对呼吸有抑制作用。

（3）静脉麻醉的实施

1）静脉诱导法：先以氧气面罩吸入纯氧 2～3 分钟，然后根据病情选择适当的麻醉药和剂量，从静脉缓慢注入，待病人意识消失后再注入肌肉松弛药，直至病人全身骨骼肌及下颌逐渐松弛，呼吸由浅到完全停止后采用麻醉面罩进行人工呼吸，然后进行气管插管，成功后立即与麻醉机连接并进行人工呼吸或呼吸机机械通气。

2）静脉麻醉的维持：在完成了麻醉诱导以后，采用一次、多次或分次注入的方法，经静脉注入药物以维持麻醉深度和达到稳定的麻醉状态。

3. 复合麻醉 复合麻醉是指用两种或两种以上全身麻醉药或方法复合应用，借以发挥优势，彼此取长补短，充分满足麻醉和手术的需要。根据给药途径不同分为全静脉复合麻醉和静吸复合麻醉。

1）全静脉复合麻醉：指在静脉诱导后，采用多种短效静脉麻醉药复合应用，以间断或连续静脉注射法维持麻醉，从而满足手术要求的全身麻醉方法。

2）静吸复合麻醉：指在静脉麻醉的基础上，在麻醉变浅时，间断吸入挥发性麻醉药，以维持麻醉稳定，减少吸入麻醉药的用量，有利于病人于麻醉后迅速苏醒。

【护理评估】

1．麻醉前和麻醉中的护理评估

（1）健康史及相关因素：病人年龄、性别、性格特征、饮食习惯、职业、近期是否有呼吸道或肺部感染。

1）个人史：是否吸烟饮酒，是否有药物成瘾史。

2）过去史：是否有高血压、冠心病、糖尿病和中枢神经系统病史，是否有静脉炎，有无颌关节活动受限或颈椎病等。

3）既往手术、麻醉史：包括手术类型、术中及术后的情况、麻醉的方法和麻醉药的种类等。

4）用药史：包括药物的名称、药物的剂量、使用方法、用药时间以及用药后的不良反应，是否有麻醉药物或其他药物的过敏史等。

5）家族史：家族成员中是否有过敏性疾病或其他疾病。

（2）身体状况

1）局部：是否有牙齿松动或缺失，是否有义齿，有无脊柱畸形，腰椎拟穿刺部位是否有破损或感染等。

2）全身：是否有血容量不足及心功能不全的表现，是否有皮肤、黏膜出血及水肿，高血压病人是否得到控制，有无营养不良、发热、脱水及体重降低等。

3）辅助检查：进行血常规、尿常规、粪常规、心电图及影像学检查，了解腰椎有无畸形等。

4）心理 - 社会支持状况：了解病人的情绪状态和性格特征，对麻醉的方式、麻醉之前的准备、麻醉中的护理及配合和麻醉后的康复知识的了解程度、家庭和单位对病人的身心支持程度等。

2．麻醉后的评估

（1）术中情况：麻醉的方式、麻醉药的种类和用量；手术过程中的失血量、输血量和补液量；手术过程中是否有麻醉药的全身中毒反应等。

（2）术后情况

1）生命体征：病人的意识状态、血压、心率、体温、心电图及血氧饱和度是否在正常范围；正常的生理反射是否存在；感觉是否恢复；是否存在麻醉的并发症等。

2）辅助检查：血常规、尿常规、血液生化检查、血气分析、重要脏器功能等检查结果是否有异常。

3）心理 - 社会支持：病人对术后和麻醉后恶心、呕吐和疼痛等的认知，对术后疼痛的情绪反应，病人家属对病人麻醉后的身心支持程度等。

【常见护理诊断 / 问题】

1．焦虑和恐惧　与对手术室环境陌生、担心麻醉是否安全、手术是否安全有关。

2．知识缺乏：缺乏麻醉前后需要注意事项和配合的相关知识。

3．潜在并发症：恶心、呕吐、心率减慢、窒息、血压下降、麻醉药过敏、麻醉意外、心律失常、头痛、尿潴留等。

4.有受伤的可能 与病人麻醉后没有完全清醒或感觉没有完全恢复有关。

5.疼痛 与麻醉的药物作用消失和术后创伤有关。

【护理措施】

1.缓解焦虑和恐惧 给予适当的心理护理,在日常的护理过程中和访视时关心病人。医护人员向病人及家属介绍手术及麻醉的方法、配合的方法、可能出现的不适、意外,术后麻醉常见的并发症的临床表现及预防、护理措施和配合的方法等,使病人心中有所准备,并针对其顾虑的问题耐心解释。

2.并发症的观察与护理

(1)恶心、呕吐:向病人及家属解释麻醉及术后出现恶心及呕吐的原因,嘱咐病人放松情绪,深呼吸,以减轻紧张的感觉。对呕吐频繁的病人,除了保持胃肠减压通畅、及时吸除胃内潴留物外,必要时按医嘱给予止吐药物,多可缓解。

(2)窒息:当全身麻醉时,病人的意识消失,吞咽功能和咳嗽反射丧失,贲门松弛,如果胃内容物较多且未及时吸除易发生胃内容物反流、呕吐或误吸,从而引起窒息。所以,麻醉和手术前应注意:

1)手术前的胃肠道准备:成人手术前常规禁食12小时、禁饮4小时,小儿手术前常规禁食(奶)4～8小时、禁水2～3小时,以确保胃部排空,避免手术中发生胃内容物反流、呕吐或误吸。

2)术后体位:当麻醉未醒时去枕平卧,头偏向一侧;当麻醉清醒后,可根据手术需要安置卧位。

3)口腔的清理:病人发生呕吐时要立即清除口腔等处的呕吐物,以免口腔、鼻腔内的残留物造成误吸。

(3)麻醉意外:麻醉过程中,有多种因素可导致麻醉意外的发生,一定要积极预防并做好急救准备。

1)麻醉及急救物品的准备:手术室护士应根据手术的要求、麻醉的类型等准备麻醉的物品、药品、抢救的器械及药品,以保证病人出现麻醉意外时抢救的需要。

2)加强观察:麻醉和手术的过程中,麻醉师要随时观察病人的呼吸及生命体征。

(4)呼吸道梗阻:分为上呼吸道梗阻和下呼吸道梗阻。

1)上呼吸道梗阻:即声门以上的呼吸道梗阻。常见原因为机械性梗阻,如舌后坠、口腔分泌物或异物阻塞、喉头水肿、喉痉挛等。不完全梗阻的表现为呼吸困难并有鼾声;完全梗阻的表现有鼻翼扇动和三凹征。①密切观察病人是否有舌后坠、口腔分泌物增多、发绀或呼吸困难的症状。②一旦发生舌后坠,要迅速将下颌托起,使病人头部后仰,放入口咽或鼻咽通气管。③清除喉部分泌物和异物,解除呼吸道梗阻。④喉头水肿者可遵医嘱静脉给予糖皮质激素或雾化吸入肾上腺素,严重者行气管切开。⑤喉痉挛者,解除诱因,加压给氧,无效时静脉注射琥珀胆碱,面罩给氧,维持通气,必要时进行气管内插管。

2)下呼吸道梗阻:即声门以下的呼吸道梗阻。常见原因有气管导管扭折、导管斜面过长导致其紧贴于气管壁、分泌物或呕吐物误吸、支气管痉挛等。轻者可在肺部听到啰音,重者可出现呼吸困难、潮气量降低、气道阻力增高、发绀、心率加快、血压下降等,处理不及时将危及病人生命。①要及时清除呼吸道分泌物和吸入物。②要注意观察病人是否出现呼吸困难、发绀，经常巡视，听诊肺部，注意是否出现肺部啰音、有无潮气量降低、气道阻力增高、心率加快和血压下降等呼吸道梗阻的症状，如果发现异常及时报告医生并配合治疗。③要注意避免病人因为体位的变化而引起气管导管扭折。

（5）低氧血症：常见原因为吸入氧浓度过低、气道梗阻、弥散性缺氧、肺不张、肺水肿、误吸等。病人表现为呼吸急促、发绀、烦躁不安、心动过速、心律失常和血压升高等。①密切观察病人的意识、生命体征和面色等，观察是否有呼吸急促、发绀、烦躁不安、心动过速、心律失常、血压升高等症状。②监测血气分析结果。③供氧和通气的护理：一旦病人出现低氧血症，应及时给氧，必要时配合医生行机械性通气治疗和护理。

（6）低血压：常见原因有麻醉过深引起的血管扩张、失血过多、过敏反应、肾上腺皮质功能低下、手术中牵拉内脏、手术中长时间容量补充不足或者不及时等。①要加强观察。密切注意病人的意识、血压、尿量、心电图等变化；观察病人是否有皮肤弹性变差、少尿、代谢性酸中毒等症状。②调整麻醉的深度，补充血容量。病人发生低血压时应立即调整麻醉深度，并且根据失血量，快速补充血容量。③其他药物的应用。病人发生低血压经快速补液、输血仍然不能纠正时，应按医嘱及时应用血管收缩药，以维持血压。

（7）高血压：常见原因有麻醉过浅、镇痛药用量不足、未能及时控制手术刺激、麻醉操作引起的应激反应、原发性高血压、颅内压增高等。①高血压病人的术前护理。有高血压病史的病人术前应有效控制高血压，在全身麻醉诱导前静脉注射芬太尼，以减轻气管插管引起的心血管反应。②严密观察血压变化。随时观察病人的血压变化，当病人舒张压高于 100mmHg 或收缩压高于基础值的 30% 时，立即根据其原因进行针对治疗，注意避免高血压危象的发生。③药物应用。麻醉过浅或者镇痛剂用量不足所引起的高血压病人，可根据手术刺激程度调整麻醉的深度和镇痛剂的用量；如果合并顽固性高血压，应按医嘱给予降压药物和其他心血管药。

（8）心律失常：常见原因有麻醉过浅、低血容量、贫血、缺氧、心肌缺血等。①严密监测病人心率变化。观测病人有无心动过速、心动过缓、心搏骤停及房性期前收缩等心律失常的表现。一旦发现应及时报告医生，并配合救治。②祛除诱因。由于麻醉过浅引起的窦性心动过速可通过加深麻醉深度得以缓解；由于低血容量、贫血及缺氧引起的心率增快可按医嘱补充血容量、输血和吸氧；对由于心、肺并发症引起的频发房性期前收缩的病人可按医嘱给予毛花苷 C 治疗；对由于手术牵拉内脏或眼心反射引起的心动过缓，甚至心搏骤停，应即刻停止手术，静脉注射阿托品，并施行心肺复苏。

（9）高热、抽搐和惊厥：常见原因与全身麻醉药引起中枢性体温调节失衡有关或与脑组织细胞代谢紊乱、病人体质有关。婴幼儿若高热处理不及时易引发抽搐甚至惊厥。在护理时应注意，一旦发现体温升高，应及时行物理降温，特别是头部，以防脑水肿。

（10）坠积性肺炎：主要原因有呕吐物反流及误吸所致的肺损伤、肺水肿及肺不张，呼吸道梗阻使分泌物积聚，气管插管刺激导致呼吸道分泌物增加，血容量不足导致分泌物黏稠，病人因伤口疼痛惧怕咳嗽或体虚无力咳嗽等导致气道分泌物增加。①保持呼吸道通畅。预防呕吐物反流及误吸所导致的呼吸道梗阻。②稀释痰液。遵医嘱补充血容量，定时雾化吸入以稀释痰液。③促进排痰。定时翻身、拍背，鼓励病人正确咳嗽、咳痰。对于痰液过多且黏稠、不易咳出的病人，可经口鼻吸痰。④加强观察。严密观察病人生命体征及肺部体征的变化，监测血常规，注意是否有坠积性肺炎的症状。⑤积极治疗。坠积性肺炎发生时，应立即遵医嘱合理应用抗生素控制感染，同时给予吸氧、全身支持治疗并加强胸部理疗。

3．预防意外伤害 病人在苏醒过程中常可出现躁动不安，容易发生意外伤害。应注意适当防护，防止病人坠床、碰撞及输液管、引流管脱出。

4．缓解疼痛 术后镇痛的目的在于减轻病人手术后的痛苦，预防术后并发症。术后镇痛方法包括：

（1）传统方法：遵医嘱在病人需要时给予解热镇痛剂或肌内注射阿片类镇痛剂。此种方法因镇痛效果不够充分大多数病人仍然存在不同程度的疼痛体验。

（2）病人自控镇痛：是一种病人根据自己疼痛的情况，将小剂量的麻醉性镇痛药或局部麻醉药通过镇痛泵多次经静脉或硬膜外腔、皮下给予，以达到止痛目的的一种镇痛技术或给药方式。此方法应用灵活，效果可靠，及时迅速，电子泵系统可以在预先设定的时间内对病人的第二次要求不作出反应，亦可防止药物过量。

PCA 分为四种类型：

1）病人自控静脉镇痛（PCIA）：以阿片类药物为主。

2）病人自控硬膜外镇痛（PCEA）：以局部麻醉药为主。

3）皮下自控镇痛（PCSA）：镇痛药物注入皮下。

4）外周神经阻滞自控镇痛（PCNA）：以局部麻醉药为主。

PCA 的护理措施：

1）记录镇痛效果：观察及记录镇痛药物使用后的效果，为及时有效地调整镇痛方案和镇痛效果提供依据。

2）告知相关知识：①告知病人及其家属镇痛药物的使用时间及剂量，止痛泵的应用及管理方法，教会其正确的使用止痛泵。②告知病人翻身或活动时避免管道折叠、扭曲，妥善固定，预防脱落。

3）异常情况的观察及处理：若止痛效果不佳或病人需要调整镇痛剂的剂量，要及时与麻醉师联系；若遇到脱管、断管等异常情况立即停止止痛泵，同时通知医生请麻醉师会诊处理。

4）并发症的处理及护理：阿片类药物能降低呼吸的频率和幅度，导致中枢性的呼吸抑制，因此术后应监测病人生命体征、动脉血氧饱和度和呼吸频率。出现呼吸抑制、心搏骤停紧急情况时及时通知医生并积极配合抢救。

【健康教育】

对于手术后仍然存在严重疼痛、需携带自控镇痛泵出院的病人，要教会他对镇痛泵的自我管理和护理。如果出现镇痛泵脱落或断裂阻塞等情况要及时就诊处理。

第二节 椎管内麻醉病人的护理

椎管内麻醉是指将麻醉药物注入椎管的蛛网膜下腔或硬脊膜外腔，脊神经根受到阻滞使该神经根支配的相应区域产生麻醉作用。椎管内麻醉是蛛网膜下腔阻滞、硬脊膜外腔阻滞和腰 - 硬联合阻滞的统称。

【解剖基础】

1．椎管 由 33 块脊椎的椎孔上下相连而成的管状结构。当病人仰卧时，C_3 和 L_3 处于最高位，T_5 和 S_4 处于最低位，这对脊椎麻醉时麻醉药的分布有重要影响。

2. 韧带　连接椎弓的韧带自外向内有脊上韧带、脊间韧带和黄韧带。椎管内麻醉时，穿刺针通过皮肤、皮下组织、脊上韧带、脊间韧带和黄韧带进入硬脊膜外腔。

3. 脊膜和腔隙　脊膜自内向外分为蛛网膜和硬脊膜。硬脊膜与椎管内壁之间的潜在腔隙为硬膜外腔，硬脊膜与蛛网膜之间的潜在腔隙为硬脊膜下腔，蛛网膜与软脊膜间的腔隙为蛛网膜下隙。

4. 脊髓和脊神经　脊髓上端与延髓相连，其下端成人止于第1、2腰椎之间，儿童终止位置较低，新生儿在第3腰椎下缘。脊神经共有31对。与临床麻醉有关的脊神经在体表分布为锁骨下由第2胸神经支配，乳头连线由第4胸神经支配，剑突由第6胸神经支配，肋缘连线由第8胸神经支配，脐部由第10胸神经支配，耻骨联合由第12胸神经支配，大腿前由第1～3腰神经支配。

【生理与麻醉机制】

1. 脑脊液　成人总容积为120～150ml。脑脊液在脊椎麻醉时起到稀释和扩散局部麻醉药的作用。

2. 药物作用部位　椎管内麻醉的作用部位为脊神经根。当进行蛛网膜下腔麻醉时，局部麻醉药选择性作用于裸露的脊神经根，部分作用于脊髓表面。硬膜外麻醉局部麻醉药通过椎旁阻滞、蛛网膜下腔阻滞等途径作用于脊神经及脊髓表面。

3. 阻滞顺序和麻醉平面　由于神经纤维粗细不一，交感神经最先被阻滞，而运动神经最晚被阻滞。阻滞顺序为交感神经→冷觉→温觉→温度识别→钝痛觉→锐痛觉→触觉→运动神经（肌松）→本体觉。麻醉平面，感觉神经被阻滞后，可用针刺法测定皮肤痛觉消失的范围，其上下界线为麻醉平面。

4. 对机体的影响

（1）对呼吸的影响：椎管内麻醉对呼吸功能的影响主要取决于支配肋间肌和膈肌运动功能的脊神经被阻滞的范围和程度。当肋间肌大部分或全部被麻痹，肺通气功能会有不同程度的影响；一旦膈神经也被阻滞，则可能导致严重的通气不足或呼吸停止。所以当高位硬膜外阻滞时，要降低麻醉药的浓度，防止对呼吸功能的严重影响。

（2）对心血管系统的影响：当椎管内麻醉时，由于交感神经被阻滞，使阻滞神经支配区域的小动脉扩张而致外周血管阻力降低；静脉扩张而使静脉系统容量增加，所以出现回心血量减少，心排血量下降致使血压降低。但是，低血压的发生和血压下降的程度则与阻滞范围大小、病人全身状况和机体代偿能力密切相关。手术前准备不充足、已经有低血容量、动脉粥样硬化、心功能不全、麻醉平面高、阻滞范围广的病人易于发生血压下降。

（3）消化系统：当椎管内麻醉时，交感神经阻滞，迷走神经功能亢进，胃肠蠕动增强，可引起恶心呕吐。当手术牵拉内脏或血压下降迅速且下降幅度较大时，中枢缺血缺氧可引起恶心呕吐。

（4）泌尿系统：在腰骶神经阻滞后，尿道括约肌收缩，而逼尿肌松弛，可产生尿潴留。此外，局部麻醉药对肝肾功能也有一定的毒性作用。

一、蛛网膜下腔阻滞

蛛网膜下腔阻滞是将局部麻醉药注入蛛网膜下腔阻滞脊神经的传导功能，使其支配的相应区域产生麻醉作用的方法，又称脊椎麻醉。

【适应证】

蛛网膜下腔麻醉多适用于 2～3 小时内的下腹部、下肢及肛门会阴部的手术麻醉,如阑尾切除术、疝修补术、痔切除术、剖腹产手术等。

【禁忌证】

①精神病病人或小儿等不能合作者;②中枢系统疾病,如骨髓硬化症、脑膜炎、颅内压增高者;③休克的病人;④靠近穿刺部位皮肤感染或败血症者;⑤脊柱结核及肿瘤、脊柱畸形及外伤者;⑥冠心病发作、急性心力衰竭者;⑦凝血功能障碍、明显颅内压增高者。

【分类】

按照给药方式和麻醉平面,脊椎麻醉有不同的分类:

1. 按照给药方式分类　可以分为单次蛛网膜下腔阻滞以及连续蛛网膜下腔阻滞。

2. 按照麻醉平面分类

(1) 低平面蛛网膜下腔阻滞:脊神经阻滞平面达到或者低于 T_{10},适用于盆腔及下肢手术。

(2) 中平面蛛网膜下腔阻滞:脊神经阻滞平面高于 T_{10} 低于 T_4,适用于中下腹部的手术。

(3) 高平面蛛网膜下腔阻滞:脊神经阻滞平面达到或者高于 T_4,适用于腹部手术,但可对呼吸及循环产生抑制,目前已罕用。

【常用麻醉药】

常用麻醉药有丁卡因、普鲁卡因、利多卡因及布比卡因等。普鲁卡因常用于简单、短时手术,布比卡因和丁卡因常用于时间较长的手术。

【影响麻醉平面的因素】

影响脊椎麻醉平面的因素有很多,比如穿刺间隙的高低,病人的体位、身高、腹腔内压、脊柱的生理弯曲,局部麻醉药物的性质、剂量、浓度、容积、药物注射速度等。药物剂量是影响脊椎麻醉平面的主要因素,剂量越大麻醉平面越高。

1. 穿刺间隙　脊椎麻醉一般选用 $L_{3\sim4}$ 间隙。在 $L_{4\sim5}$ 之间穿刺注射药物,病人仰卧位时药液将向骶段流动,麻醉平面容易偏低;在 $L_{2\sim3}$ 之间穿刺注射药物,药液在脑脊液中沿着脊柱坡度向胸段流动,麻醉平面容易偏高。

2. 病人体位　在给病人注入药物并仰卧位后,必须随时测定麻醉平面,并且根据手术部位对麻醉平面的要求对病人的体位进行调节。

3. 注入药物的速度　药物注射的速度越快,麻醉的范围就越广,反之,麻醉的范围越局限。

【护理评估】

1. 麻醉前和麻醉后的评估

1) 健康史:病人的年龄、性别、性格特征、职业、饮食习惯,是否吸烟、饮酒;近期内是否有呼吸道感染或肺部感染,是否有高血压、冠心病、糖尿病、中枢神经系统疾病,是否有脊椎麻醉的禁忌证,目前用药情况及不良反应,是否有过敏史等。

2) 身体情况:①局部是否有牙齿松动或缺少,是否有义齿;脊柱是否有畸形或者腰椎拟穿刺部位皮肤是否有破损或感染病灶等。②全身是否有血容量不足及心功能不全的表现;是否有皮肤、黏膜出血及水肿,高血压病人的血压控制情况等。

3) 心理状况:病人及家属对麻醉方式、麻醉前准备、麻醉中的护理配合及麻醉后康复知识的了解程度,病人是否存在恐惧焦虑的不良情绪。

4) 辅助检查:检查血常规、尿常规、便常规、心电图及影像学检查,了解腰椎是否畸形、受损,是否有腰椎间盘突出症等。

2. 麻醉后的评估

1）术中情况：麻醉的方式、麻醉药物的种类和用量；手术中失血量、输血量以及补液量；术中是否发生血压下降、恶心呕吐、心动过缓、呼吸和心搏骤停等脊椎麻醉的并发症。

2）术后情况：①身体状况。病人的意识状态、血压、呼吸和心率；是否有头痛、尿潴留等麻醉后的并发症；腰部穿刺的部位是否有异常渗血及感染等。②心理状况。评估病人对麻醉后的不适和情绪反应,家属对麻醉后相关知识的了解程度。

【常见护理诊断/问题】

1. 焦虑和恐惧　与手术时环境陌生、担心麻醉和手术后是否安全有关。

2. 潜在并发症：恶心呕吐、血压下降、心率减慢、呼吸抑制、头痛、尿潴留等。

3. 疼痛　与手术的创伤和麻醉药物作用的消失有关。

【护理措施】

1. 缓解焦虑和恐惧　参见本任务第一节。

2. 并发症的预防、观察和护理

（1）术中并发症

1）血压下降或者心率变慢：血压下降是因为脊神经阻滞后麻醉区域的血管扩张,导致回心血量减少,心排血量减少所致。①术前准备。对于手术前已存在高血压、低血压及血容量不足的病人应有效控制血压,补充血容量。②加强观察。手术中要密切注意病人血压和心率的变化,注意是否有低血压和心动过缓的症状。③血压下降。因交感神经被阻滞,阻力血管和血容量扩张所致。一旦发生,要加快输液速度,必要时静脉注射麻黄碱15～30mg,用以提升血压。

2）呼吸抑制：与肋间肌及膈肌运动抑制有关。此外,麻醉平面过高也可引起呼吸抑制。①密切注意病人的呼吸、心率、血压和面色的变化,观察病人是否有呼吸抑制的表现。②若病人出现呼吸功能不全,应立即面罩给氧。③一旦发现病人呼吸停止,应立即气管内插管并人工呼吸。

3）恶心呕吐：主要原因有麻醉平面过高、迷走神经功能亢进、手术牵拉内脏、病人对术中辅助药物敏感等。①麻醉前给病人应用阿托品,用以降低迷走神经兴奋性。②麻醉过程中密切注意病人是否有恶心呕吐反应。③如若出现恶心呕吐反应,应寻找原因,对症治疗,如提升血压、吸氧、暂停手术等。

（2）术后并发症

1）头痛：主要因硬脊膜和蛛网膜的血液供应较差,穿刺孔不易愈合,脑脊液漏出导致颅内压降低和颅内血管扩张引起。①当麻醉时应采用细针穿刺。②提高穿刺技术,避免反复多次穿刺。③足量补液并且预防脱水。④脊椎麻醉后去枕平卧4～6小时。⑤已经发生头痛的病人,可按医嘱给予镇痛剂或安定类药物。

2）尿潴留：因支配膀胱的副交感神经纤维很细,对局部麻醉药很敏感,被阻滞后恢复较慢及手术后切口疼痛和病人不习惯床上排尿所致。①术前准备。与病人解释手术后易出现尿潴留的原因,指导病人练习床上排尿,并嘱手术后一旦有尿意,及时排尿。②促进排尿。可热敷、按摩下腹部、膀胱区等；也可按医嘱肌注副交感神经兴奋药促进排尿。③留置导尿。若上述措施无效,应予以留置导尿。

二、硬膜外阻滞

硬膜外阻滞是指硬膜外间隙阻滞的麻醉，即将局部麻醉药物注入硬脊膜外间隙，阻滞脊神经根，暂时使其支配区域产生麻痹。与脊椎麻醉不同，硬膜外阻滞通常采用连续给药法，根据病情、手术范围和时间分次给药，使麻醉时间按手术需要延长。

【适应证】

硬膜外阻滞适用于横膈以下的各种腹部、腰部和下肢的手术。颈部、上肢及胸部虽可应用但管理较复杂。

【禁忌证】

①低血容量、休克病人；②穿刺部位感染或者菌血症可致硬膜外感染的病人；③凝血功能障碍或正在处于抗凝治疗期间的病人；④穿刺部位术后、外伤、畸形者，腰背部疼痛在麻醉后可能加重的病人；⑤精神病、小儿等不能予以合作的病人。

【分类】

1. 根据给药的方式可分为单次法和连续法。

2. 根据穿刺部位可分为高位、中位、低位及骶管阻滞。

(1) 高位硬膜外阻滞：穿刺部位在 $C_5 \sim T_6$，阻滞颈部及上段胸神经。它适用于甲状腺、上肢或胸部手术。

(2) 中位硬膜外阻滞：穿刺部位在 $T_6 \sim T_{12}$，阻滞中、下段胸神经。它适用于腹部手术。

(3) 低位硬膜外阻滞：穿刺部位在腰部各棘突间隙，阻滞腰神经。它适用于下肢及盆腔手术。

(4) 骶管阻滞：经骶裂孔进行穿刺，阻滞骶神经。它适用于肛门及会阴部手术。

【常用局部麻醉药】

常用局部麻醉药有利多卡因、丁卡因和布比卡因。利多卡因常用浓度为 1.5%～2%，5～15 分钟起效，维持 1～2 小时；丁卡因常用浓度为 0.2%～0.3%，15～20 分钟起效，维持 1.5～3 小时；布比卡因常用浓度为 0.5%～0.75%，10 到 20 分钟起效，维持 2～4 小时。

【护理诊断及问题】

1. 焦虑和恐惧　与手术室环境陌生、担心麻醉和手术是否安全有关。

2. 潜在并发症：全脊髓麻醉、局部麻醉药物的毒性反应、血压下降、心率减慢、呼吸抑制、恶心呕吐、神经损伤、硬膜外血肿、硬膜外脓肿等。

3. 疼痛　与手术创伤和麻醉药物的作用消失有关。

【护理措施】

1. 缓解焦虑及恐惧　见本任务第一节。

2. 术中并发症的观察与护理　①全脊椎麻醉：是硬膜外麻醉最危险的并发症，是局部麻醉药物全部或者大部分注入蛛网膜下腔而产生的脊神经阻滞现象。主要表现为呼吸困难、血压下降、意识模糊或消失，甚至呼吸心跳停止。②局部麻醉药毒性反应：多因导管误入血管内导致局部麻醉药物吸收过快引起。因此注射药物前必须回抽，检查硬膜外导管内的回流情况。③血压下降：由于交感神经被阻滞导致阻力血管和容量血管扩张所致，尤其是上腹部手术时，因胸腰段交感神经被阻滞的范围较广，可阻滞心交感神经引起心动过缓，容易发生低血压。一旦发生，要加快输液速度，必要时静脉注射麻黄碱 10～15mg，用以提升血压。④呼吸抑制：与肋间肌及膈肌运动被抑制有关。为减轻对呼吸的抑制作用，采用小计量、低浓度麻醉药物，以减轻运动神经的阻滞。

3. 术后并发症的观察与护理　①脊神经根损伤：穿刺时可导致直接损伤或因导管质地较硬而损伤脊神经根或脊髓。表现为局部感觉和/或运动的障碍，并且与神经分布相关。在穿刺或置管时，如病人有电击样异感并向肢体放射，说明已触及神经，要立即停止进针，调整进针方向，以避免加重损伤。异样感持续时间长者，可能损伤严重，应放弃阻滞麻醉。脊神经根损伤者，应予以对症治疗，数周或数月即可治愈。②硬膜外血肿：发生率为2%～6%。如果硬膜外穿刺或置管时损伤血管引起了出血，血肿压迫脊髓可并发截瘫。病人表现为剧烈的背痛，进行性脊髓压迫症状，伴有肌无力、尿潴留、括约肌功能障碍，甚至完全截瘫。一旦发生，应尽早行硬膜外穿刺抽除血液，必要时切开椎板，清除血肿。③导管拔除困难或折断：因椎板韧带及椎旁肌群的强直致使导管拔出困难，处理时禁止使用暴力，可将病人置于原穿刺体位，一般即可顺利拔除；如果仍拔除困难，可热敷或在导管的周围注射局部麻醉药物后再均匀地用力拔除；若导管折断，无感染或无神经刺激症状者，一般不需手术取出，但应严密观察。

 知识拓展

手术中常规补液方法

手术中补液的主要目的是保持组织的有效灌注压，维持氧的运输，使体液、电解质浓度和血糖水平处在正常范围。手术中需要输入液体总量的计算公式为：

输入液体总量＝CVE＋生理需要量＋累计缺失量＋继续损失量＋第三间隙缺失量

补偿性扩容（CVE）：由于麻醉易引起一定范围或一定程度上的血管扩张和心功能抑制，所以在麻醉前应进行适当的CVE，用以弥补麻醉导致的相对性容量不足。

第三间隙缺失，主要由于组织水肿或者跨细胞液体转移所致，功能上这部分液体不能被动员参与维持血容量。

第三节　局部麻醉病人的护理

局部麻醉，是麻醉药物只作用于周围神经系统并使某些或某一神经阻滞，病人神志清醒但身体某一部位的感觉神经传导功能被暂时阻断，运动神经功能保持完好的同时又程度不等地被阻滞状态的麻醉方法。局部麻醉是一种简便易行、安全有效、可保持病人意识清醒且并发症较少的麻醉方法，适用于部位较表浅、局限的手术。

【分类】

根据麻醉药物作用部位不同分为表面麻醉、局部浸润麻醉、区域阻滞、神经阻滞（包括臂丛阻滞和颈丛阻滞等）。

【常用局部麻醉药】

按局部麻醉药的化学结构不同，可分为两大类：脂类局部麻醉药，如普鲁卡因、丁卡因等；酰胺类局部麻醉药，如利多卡因、布比卡因和罗卡因等。

1. 普鲁卡因　是一种弱效、短时效但却比较安全的常用局部麻醉药。因它的毒性小，所以适用于局部浸润麻醉，但因其麻醉效能较弱、黏膜穿透力很差，故不适用表面麻醉和硬膜外麻醉，成人一次限量 1g。

2. 丁卡因　是一种强效，长时效的局部麻醉药。因它的黏膜穿透力强，故适用于表面麻醉、神经阻滞、脊椎麻醉和硬膜外阻滞，但用于局部浸润麻醉成人一次表面麻醉限量 40mg，神经阻滞 80mg。

3. 利多卡因　是一种中时效的局部麻醉药物。因它的组织弥散性能和黏膜穿透力均很强，所以可以用于各种局部麻醉方法，但使用的浓度各不相同。其最适用于神经阻滞和硬膜外阻滞，反复用药可快速产生耐药性。成人一次表面麻醉限量 100mg，局部浸润麻醉和神经阻滞 400mg。

4. 布比卡因　是一种强效、长时效的局部麻醉药物，多用于神经阻滞、脊椎麻醉及硬膜外阻滞，很少用于局部浸润麻醉。因它与血浆蛋白结合率较高，透过胎盘的量小，所以适用于产科的分娩镇痛。该药有心脏毒性，作用时间 4～6 小时，成人一次限量 150mg。

5. 罗哌卡因　是一种新的酰胺类局部麻醉药，作用强度类似布比卡因，但它的心脏毒性较低，所以多用于神经阻滞和硬膜外阻滞。因它与血浆蛋白结合率高，故特别适用于分娩镇痛和硬膜外镇痛，成人一次限量 150mg。

【局部麻醉方法】

1. 表面麻醉　是将穿透力强的局部麻醉药物作用于黏膜表面，使其透过黏膜而阻滞位于黏膜下的神经末梢，使黏膜产生麻醉的麻醉方法，常用于眼、鼻、咽喉。如眼部手术用滴入法；鼻部手术用涂抹法；咽喉、气管手术用喷雾法；尿道手术用注入法。鼻部涂抹药物为 1%～2% 丁卡因或 2%～4% 利多卡因；因结膜和角膜组织柔嫩，滴眼宜用 0.5%～1% 丁卡因；经气管和尿道注入者，由于黏膜吸收较快，应减少剂量，以防吸收过快导致全身毒性反应。

2. 局部浸润麻醉　指将局部麻醉药物注射于手术区的组织内、阻滞其神经末梢而达到麻醉作用。其基本方法为沿手术的切口线，自浅入深进针，分层注射局部麻醉药，逐层阻滞组织中的神经末梢。常用药物为 0.5% 普鲁卡因或 0.25%～0.5% 利多卡因。麻醉的过程中应注意：每次注入药物前应回抽，以防药液注入血管；药液内加用肾上腺素（2.5pg/ml），可减缓药液的吸收，延长其作用时间。

3. 区域阻滞　指在手术区四周和底部注射局部麻醉药物，以阻滞支配手术区域的神经纤维从而达到麻醉的作用，适用于局部肿块切除术，如乳房良性肿瘤切除术、头皮手术等。

4. 神经阻滞　指将局部麻醉药物注入神经干、丛、节周围，阻滞其冲动的传导而使其支配区域产生麻醉的作用。常用的神经阻滞有臂神经丛和颈神经丛阻滞等。

（1）臂丛阻滞：指将局部麻醉药物注入包裹臂神经丛的膜内，以阻滞其神经冲动的传导，从而达到麻醉的作用，适用于上肢手术和肩部手术，主要并发症包括局部麻醉药物的毒性反应、膈神经麻痹、喉返神经麻痹、霍纳综合征、气胸和全脊髓麻醉等。

（2）颈丛阻滞：指将局部麻醉药注入颈神经丛区域，以阻滞其神经冲动传导，从而达到麻醉作用，适用于颈部手术。颈丛阻滞的并发症很少见，常见的并发症有局部麻醉药的毒性反应、局部麻醉药误入蛛网膜下隙或硬脊膜外腔、膈神经麻痹、喉返神经麻痹和霍纳综合征等。

【常见护理诊断/问题】

1. 焦虑、恐惧 与担心麻醉和手术安全性等有关。

2. 潜在并发症：局部麻醉药物的毒性反应、局部麻醉药物的过敏反应。

【护理措施】

1. 缓解焦虑和恐惧

（1）心理护理：告知麻醉的相关知识并签署麻醉同意书，参见本任务第一节相关内容。

（2）局部麻醉术后的一般护理：局部麻醉药物对机体影响小，一般不需要特殊护理，如果术中用药剂量较大，手术的时间较长，应告知病人在术后休息片刻，经观察无异常后才能离院。病人离院前，告之其如果有不适，即刻就诊。

2. 并发症的观察、预防和护理

（1）毒性反应：当局部麻醉药被吸收入血后，血药的浓度超过一定的阈值时，会引起局部麻醉药全身毒性反应。血药的浓度决定了其反应程度。使用小剂量局部麻醉药后即出现毒性反应症状者，称为高敏反应。导致毒性反应的常见原因：①一次用量超过病人耐受量；②局部麻醉药误注入血管内；③注药部位血供丰富或局部麻醉药液内未加入肾上腺素，药物吸收过快；④病人体质衰弱，对局部麻醉药耐受性差等。临床表现参见本任务第二节硬膜外阻带部分。其预防、观察和护理措施包括：①避免局部麻醉药注入血管内，参见第二节硬膜外阻滞相关内容；②控制药物用量，对体质衰弱的病人以及血液循环不丰富的注药部位予以酌减用量，其余参见第二节硬膜外阻滞相关内容；③加强观察和积极处理毒性反应，参见第二节硬膜外阻滞的相关护理内容。

（2）过敏反应：即变态反应，临床罕见。其多见于酯类局部麻醉药过敏，酰胺类极为罕见。病人的表现为在使用很少量局部麻醉药后立即出现荨麻疹、咽喉水肿、支气管痉挛、低血压和血管神经性水肿等，严重者可危及生命。

其预防、观察和护理措施：

1）选用不过敏的局部麻醉药：局部麻醉药过敏反应主要的预防措施不在于局部麻醉药的敏感试验（因其作用不确切），而在于对有酯类局部麻醉药过敏者极其罕见。

2）加强观察：麻醉过程中注意病人的呼吸、血压及皮肤情况的改变等，注意是否有呼吸困难、低血压和麻疹等过敏反应的表现。

3）积极处理过敏反应：病人一旦发生过敏反应，要首先中止用药，保持呼吸道通畅并且给予吸氧。低血压的病人要适当补充血容量，紧急情况下可应用血管活性药物，同时应用皮质激素和抗组胺药物治疗。

第四节 麻醉恢复期病人的监护和管理

手术结束后，除意识障碍病人需带气管插管回病房外，一般应待病人的意识恢复、拔除导管后送回病房。某些术后情况危重者则需直接送入 ICU 监护，麻醉后恢复期的监护包括：

1. 生命体征的监测

（1）呼吸系统

1）观察病人呼吸的次数、节律及胸腹部呼吸活动幅度的大小，以了解病人的呼吸功能。

2）颈部听诊，判断气管导管有无移位，是否有肺不张及分泌物积聚等。

3）监测脉搏、血氧饱和度，以了解组织氧供情况。

4）定时监测血气分析的变化。

（2）循环系统

1）常规监测心电图，了解病人是否有心律失常和心肌缺血等。

2）密切监测脉搏和心率变化，注意其强弱、频率、节律变化。

3）密切监测血压、中心静脉压、肺动脉压等，了解病人循环血容量及心血管的功能。

4）指压甲床观察毛细血管再充盈时间，了解末梢循环情况。

5）观察每小时尿量，了解循环灌注情况。

（3）中枢神经系统：密切观察病人的意识状态、瞳孔大小、对光反射、对疼痛的感知和体温变化。

2. 气管内插管的拔管条件

（1）意识及肌力恢复：病人可根据指令做睁眼、舌外伸、握手等动作，且上肢抬高达到10秒以上。

（2）自主呼吸状态良好：病人无呼吸困难征象，每分钟呼吸频率维持在15次左右，潮气量 $>5ml/kg$，肺活量 $>15ml/kg$，$PaCO_2<45mmHg$，吸空气状态下 $PaO_2>60mmHg$，吸纯氧状态下 $PaO_2>300mmHg$。

（3）吞咽、呛咳反射恢复。

（4）鼻腔、口腔及气管内无分泌物。

3. 送病人返回普通病房的指征

（1）神经系统：意识恢复；肌力恢复；病人可根据指令睁眼、张口和握手。

（2）呼吸系统：气管插管已拔除；通气量足够；呼吸频率和节律正常；无呼吸道梗阻（如舌后坠、分泌物等）；肺部听诊无异常；根据指令可以深呼吸、咳嗽。

（3）循环系统：心电图显示无心肌缺血及心律失常；心率、脉搏、血压正常稳定。

（4）其他

1）无明显的血容量不足的表现。

2）血气分析正常。

3）体温正常。

4. 苏醒过程中病人的管理　转送、体位变化等对麻醉后病人的循环功能影响很大，尤其在血容量不足时，所以应在转运前补足血容量。在搬动过程中，动作应轻柔、缓慢，确保各管道的妥善固定，防止脱出。对有呕吐可能的病人，应将其头置于一侧。对全身麻醉未清醒病人应在人工呼吸状态下转送；一般病人的转送，可在自主呼吸状态下转送；对心脏及大手术、危重病人，则应在吸氧及严密循环、呼吸的监测下转送。

 情景训练

护士对麻醉病人的护理。

（战　锐）

思考与练习

一、单项选择题

1. 麻醉前要求病人禁食、禁饮的主要目的是（　　）
   A. 防止术中排便
   B. 预防呕吐物误吸
   C. 防止术后腹胀
   D. 利于术后胃肠功能恢复
   E. 防止术后尿潴留和便秘

2. 外科手术成人麻醉前常规禁食的时间是（　　）
   A. 4 小时
   B. 6 小时
   C. 12 小时
   D. 18 小时
   E. 24 小时

3. 脊椎麻醉术后须去枕平卧 6～8 小时，其目的是预防（　　）
   A. 穿刺部位出血
   B. 穿刺部位感染
   C. 头痛
   D. 颅内感染
   E. 血压下降

4. 硬膜外麻醉最危险的并发症是（　　）
   A. 血压下降
   B. 血管扩张
   C. 尿潴留
   D. 全脊髓麻醉
   E. 呼吸变慢

5. 局部麻醉药出现毒性反应时，首先采取的措施为（　　）
   A. 立即停止给药，保持呼吸道通畅
   B. 静脉注射硫喷妥钠
   C. 地西泮静脉注射
   D. 给予升压药物提高血压
   E. 人工呼吸

6. 局部麻醉药用量过大或误入血管可引起（　　）
   A. 发热反应
   B. 过敏反应
   C. 变态反应
   D. 虚脱
   E. 中毒反应

7. 张先生，46 岁，因颅脑手术需行吸入麻醉，麻醉前遵医嘱肌内注射阿托品的主要目的是（　　）
   A. 抑制胃肠蠕动
   B. 减少呼吸道分泌物
   C. 减少消化道分泌
   D. 对抗麻醉药的副作用
   E. 加强镇痛效果

二、病例分析题

王先生，35 岁，局部麻醉下行右足背腱鞘囊肿切除术，局部注入利多卡因 300mg。注入后约 10 分钟，病人出现眩晕、寒战、四肢抽搐、惊厥，继而出现呼吸困难、血压下降、心率减慢。

请思考：

1. 该病人当前的护理诊断及护理问题是什么？

2. 发生护理问题的原因是什么？怎样进行护理？

任务八　手术前后病人的护理

手术是治疗外科疾病的主要手段之一，但也是一种有创伤性的治疗，在治愈疾病的同时也可能出现感染等并发症，甚至会出现后遗症。另外，手术治疗对病人及其家属容易产生不同程度的心理压力。因此，重视围手术期护理对病人安全的保障以及治疗效果的提高有重要意义。围手术期是指从确定手术治疗起到与手术有关的治疗结束为止的一段时间，包括三个阶段，即手术前期、手术期及手术后期，每一个阶段都有各自不同的护理内容。

1. 手术前期　从病人决定接受手术到将病人送至手术台。
2. 手术期　从病人被送上手术台到病人手术后被送入恢复室（观察室）或外科病房。
3. 手术后期　从病人被送到恢复室或外科病房至病人出院或继续追踪的时期。

围手术期护理旨在加强术前至术后整个诊治期间病人的身心护理，通过全面准确地评估病人生理、心理状态，提供身心的整体护理，提高病人对手术的耐受性，提高手术的安全性，减少感染及并发症，使病人以最佳的身心状态顺利度过围手术期。

第一节　手术前病人的护理

完善的手术前准备是手术成功的重要条件。根据疾病的种类、时限及性质，手术大致分为三类：①急症手术，病情十分危急，需要在最短时间内进行必要准备后迅速实施手术，以挽救生命，如外伤性肝、脾破裂和肠破裂等；②限期手术，手术时间的选择有一定时限，但要在一定时间内进行手术，如各种恶性肿瘤的切除手术；③择期手术，有充分的术前准备时间，如一般的良性肿瘤切除术。手术前护理的重点是在全面评估病人的基础上，做好必需的术前准备，纠正病人存在及潜在的生理、心理问题，加强健康教育，提高病人对手术和麻醉的认知和耐受能力，使手术的危险性降至最低限度。

【护理评估】

1. 健康史和相关因素　了解病人的年龄、性别、职业及可靠程度；了解是否有心血管、呼吸、消化、血液、内分泌等系统疾病史；了解有无创伤史、手术史、过敏史、遗传史、用药史等。

2. 身体状况　老年人及婴幼儿由于器官功能衰竭或发育不完全，对手术的耐受力较差，手术存在着较大的风险，所以术前应重点评估。

（1）是否有感染：评估病人是否有合并其他感染，手术区域皮肤是否有损伤和感染。

（2）液体平衡状况：评估病人术前是否有脱水、电解质紊乱、酸碱平衡失调。

（3）营养状态：根据病人营养状况评估其对手术的耐受力。

（4）重要系统功能

1）心血管系统：①脉搏的速率、节律和强度；②血压；③皮肤色泽、温度及有无水肿；④体表血管有无异常。了解是否有增加手术危险性的因素，如高血压、冠心病、贫血或低血容量等。

2）呼吸系统：①胸廓的形状；②呼吸频率、节律，有无哮喘、咳嗽、咳痰等；③呼吸运动是否对称；④有无呼吸困难、胸痛、发绀等；⑤是否有上呼吸道感染。了解是否有增加手术危险性的因素，如肺炎、肺结核、支气管扩张、慢性梗阻性肺疾患、肺气肿或吸烟等。

3）泌尿系统：①是否有排尿困难、遗尿、尿频或尿失禁等；②尿液情况，包括尿液浊度、颜色、尿量及尿比重等。了解是否有增加手术危险性的因素，如肾功能不全、前列腺肥大或急性肾炎等。

4）神经系统：病人是否有精神和神经异常；是否有头晕、头痛、眩晕、耳鸣、瞳孔不对称等、步态不稳和抽搐等。了解是否有增加手术危险性的因素，如颅内压增高或意识障碍等。

5）血液系统：病人是否经常有牙龈出血、皮下紫癜或外伤后出血不止，有无输血等。了解是否有增加手术危险性的因素，如出血倾向的疾病等。

6）肝功能：了解病人有无黄疸、腹水、肝掌、蜘蛛痣、呕血、黑便等，有无乙肝病史，对于有肝炎、肝硬化、长期饮酒的病人要了解其肝功能情况。

7）内分泌系统疾病：了解糖尿病病人是否有慢性并发症以及血糖控制情况，监测其饮食、空腹血糖和尿糖；甲状腺功能亢进病人术前监控基础血压、脉搏、体温以及基础代谢率的变化。

8）辅助检查：了解各项实验室检查结果，如血、尿、粪三大常规和血生化检查结果，了解 X 线、B 超、CT 及 MRI 等影像学检查结果，以及心电图、内镜检查报告和其他特殊检查的结果，以帮助判断病情、预后及完善术前检查。

3. 估计病人对手术的耐受能力

（1）耐受良好：病人全身情况较好，无重要内脏器官功能损害，外科疾病对全身影响较小，手术的安全性较大，术前只需一般性准备。

（2）耐受不良：病人全身情况不良，重要内脏器官功能损害较严重，疾病影响程度广泛，手术的安全性小，术前必须充分做好准备，手术危险性很大，应尽量选用手术范围小的术式。

（3）心理和社会支持状况：评估外科病人的常见心理反应，识别并判断其所处的心理状态，有利于及时提供有效的心理护理。心理状态改变的具体表现：

1）睡眠型态紊乱，如失眠。

2）语言和行为改变，如沉默寡言、易激动、无耐心、易怒或哭泣。

3）尿频、食欲下降、疲劳和虚弱感，自我修饰程度下降。

4）呼吸、脉搏加快，手心出汗，血压升高等。

【常见护理诊断/问题】

1．焦虑和恐惧　与担忧疾病预后、术后并发症及住院费用高等有关。

2．知识缺乏：缺乏手术、麻醉相关的知识及术前准备知识。

3．营养失调：低于机体需要量　与禁食、进食不足、疾病消耗有关。

4．体液不足　与疾病所致体液丢失、液体量摄入不足，长期呕吐、腹泻和出血有关。

5．有感染的危险　与机体抵抗力低下、营养不良、糖尿病或肥胖等有关。

6．睡眠型态紊乱　与疾病导致的不适、环境改变和担忧手术及疾病等有关。

【护理措施】

1．有效缓解焦虑　针对产生焦虑、恐惧及情绪不稳等心理反应的原因，予以正确引导，及时纠正异常的心理变化。

（1）入院宣教：热情主动的入院接待可使病人尽快适应病人角色。其具体内容包括：

1）介绍病区环境及管床医生和护士。

2）介绍病人结识同类手术康复者，使病人通过后者的现身说法体会成功的经验。

3）以认真细致的工作态度、娴熟的技术赢得病人的信任。

4）多与病人沟通，了解引起焦虑、恐惧的原因，尽量满足其合理要求。

5）帮助其安排好住院后的生活及适当的休息，减轻其害怕和孤独感。

6）指导病人运用合适的放松方法。

（2）术前宣教：根据病人的年龄和文化程度等特点，结合其病情，利用图片资料、宣传手册、录音、录像或小讲课等多种形式进行术前宣教，使病人对自身将经历的一系列治疗过程有所了解，减少恐慌，主动配合护理措施的实施，提高参与护理活动的自觉性。术前宣教可与麻醉师及手术室护理人员的术前访视相结合，内容包括：

1）介绍手术室环境、主要仪器及其用途。

2）讲解麻醉方式、麻醉后可能发生的反应及注意事项。

3）解释术前处理的程序、意义，手术治疗的目的和主要过程、可能的不适等。

4）介绍术后可能留置的各类引流管及其目的和意义。

5）介绍术前和术后的常规护理。

2．提供与手术、麻醉及病人配合所需的相关知识和准备

（1）对拟接受大、中手术的病人，术前应做好血型和交叉配血试验，备好一定数量的全血、血细胞或血浆；术前准备期间要同时加强病情观察和生命体征监测，以便及时发现异常并给予积极的对症处理。

（2）呼吸系统的准备：有吸烟习惯的病人，术前2周停止吸烟，防止呼吸道分泌物过多，影响呼吸道通畅；鼓励病人术前练习并掌握深呼吸运动、有效咳嗽和排痰等方法；指导胸部手术的病人进行腹式呼吸的训练，腹部手术的病人进行胸式呼吸的训练；已有呼吸道感染等疾病的病人，给予有效的治疗；有呼吸系统急性感染的病人手术可延期至治愈后1～2周。

（3）心血管系统的准备：心血管疾病可直接影响病人对手术的耐受力，故对伴有心血管疾病的病人应加强对心脏功能的监护，血压在160/100mmHg以下者不必做特殊准备；血压

过高的病人术前应选用合适的降压药物使血压平稳在一定水平,但并不要求降至正常后才做手术;心力衰竭的病人应在病情控制3~4周后再考虑手术;急性心肌梗死病人发病后6个月内不宜施行择期手术,6个月以上无心痛发作者可在严格监护下手术。

（4）消化系统的准备:成人术前12小时开始禁食,术前4小时开始禁饮水,以防麻醉或术中呕吐引起窒息或吸入性肺炎。胃肠道手术的病人术前1~2天进食少渣食物;非肠道手术病人术前一般不限制饮食种类;一般性手术的病人,督促其术前晚排便,必要时使用开塞露或用0.1%~0.2%肥皂水灌肠促使残留粪便排出,以防麻醉后肛门括约肌松弛使大便排出,增加污染的机会;肠道手术病人术前3天开始做好充分的肠道准备后,方可手术。

（5）改善和维持肝、肾功能:手术创伤和麻醉都将加重肝、肾的负荷,术前做好各项肝、肾功能检查,了解肝、肾功能损害的程度。

（6）纠正异常的出、凝血功能:术前常规检查出凝血时间、凝血酶原时间、血小板计数,必要时检测有关凝血因子,应特别注意患有严重肝硬化、脾功能亢进、血友病和原发性血小板减少性紫癜等病人的出凝血功能。

（7）饮食和休息:术前准备期间,根据病人的手术种类、方式、部位和范围,加强饮食指导,鼓励其多摄入营养素丰富、易消化的食物,督促病人活动与休息相结合,减少明显的体力消耗。

（8）术前适应性训练:多数病人不习惯于床上排尿和排便,术前即应指导其练习在床上使用便盆,男性病人学会床上使用尿壶。教会病人自行调整卧位和床上翻身的方法,以适应术后体位的变化。

（9）皮肤准备:是预防切口感染的重要环节。重点做好手术区皮肤准备（图8-1~图8-4）,剃除或剪去毛发,清除皮肤的污垢,腹部手术及腹腔镜手术时尤应注意脐部的清洁。备皮时注意遮挡和保暖,动作轻巧,防止损伤表皮和增加感染的可能性。如切口周围毛发不影响手术操作,可不用剃除,反之应全部剃除。备皮时间以术前2小时为宜,皮肤准备的时间若超过24小时,应重新准备。

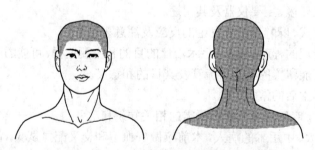

图8-1　颅脑手术消毒区域

（10）术日晨的护理

1）进入手术室前的准备和护理:①认真检查、确定各项准备工作的落实情况。②若发现病人有不明原因的体温升高,或女性病人月经来潮等情况,应延迟手术日期。③进入手术室前,指导病人排尽尿液,估计手术时间将持续4小时以上及接受下腹部或盆腔内手术者应予以留置导尿管并妥善固定。④胃肠道及上腹部手术者应放置胃管。⑤嘱病人取下活动的义齿、发夹、眼镜、手表、首饰和其他贵重物品。⑥遵医嘱给予术前药物。⑦备好手术

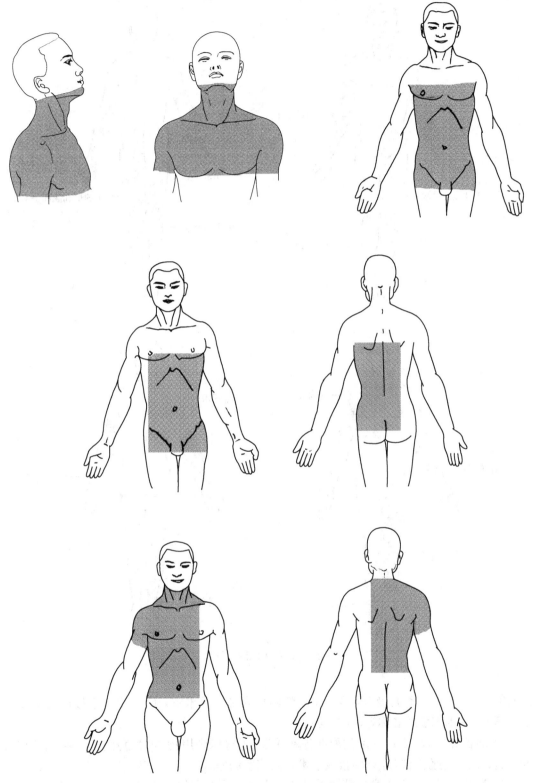

图 8-2 颈部、腹部、肾脏、胸部手术消毒区域

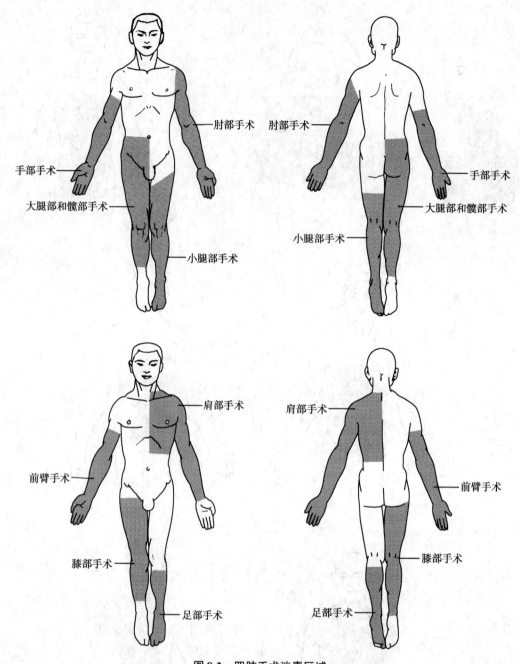

图 8-3 四肢手术消毒区域

需要的病历、X 线检查片及药品等,将之随同病人带入手术室。⑧与手术室接诊人员仔细核对病人、手术部位及名称等,做好交接。

2）准备麻醉床：根据手术类型准备麻醉床,备好床旁用物,如胃肠减压装置、输液架、吸氧装置及心电监护仪等,以便接收手术后回病室的病人。

3. 改善或纠正营养不良　营养不良的病人耐受失血和休克的能力、创伤修复和切口愈合的能力及防御能力均下降,易并发感染等并发症,术前应尽可能予以纠正。

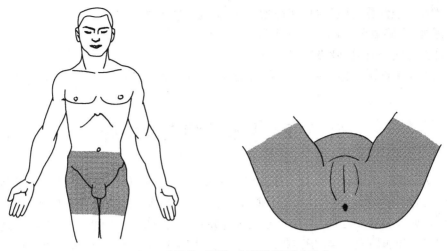

图 8-4　腹股沟、阴囊、会阴消毒区域手术

4. 维持体液平衡和内环境稳定　对因大量呕吐或失血,导致水、电解质和酸碱平衡失调或休克者应予及时纠正。可根据病情,通过口服或静脉途径合理输液和补充电解质。

5. 并发症的预防和护理

(1) 合理应用抗菌药:处理已存在的感染灶,避免与其他感染者接触。抗菌药的预防应用一般适用于:

1) 涉及感染病灶或切口接近感染区域的手术。

2) 肠道手术。

3) 预计操作时间长、创面大的手术。

4) 开放性创伤,创面已污染,清创时间长或清创不彻底者。

5) 涉及大血管的手术。

6) 植入人工制品的手术。

7) 器官移植术。

(2) 减轻胃肠道水肿:幽门梗阻病人术前 2～3 天用温盐水洗胃,以减轻胃黏膜水肿。

(3) 控制血糖:糖尿病或高血糖病人易发生感染性并发症,术前应积极控制血糖水平及其相关的并发症(如心血管和肾病变)。其可通过饮食控制和药物治疗使血糖水平控制在正常或轻度升高状态,尿糖为 +～++。

(4) 改善肺功能:由于与术后肺部并发症相关的死亡率仅次于心血管系统,居第二位,故对伴有肺功能障碍的病人术前即应注意改善肺功能。伴有急性呼吸系统感染的病人,若择期手术应推迟,待感染控制后再施行手术;若属急症手术,则需应用抗菌药并避免吸入麻醉;对有肺病史或拟行肺叶切除术、食管或纵隔手术的病人,术前应做血气分析和肺功能检查,评估肺功能;对存在的问题可通过解痉、祛痰、控制感染及体位引流等措施改善呼吸功能。

【健康教育】

1. 告知病人与疾病相关的知识,使之理解手术的必要性。

2. 告知麻醉、手术的相关知识,使之掌握术前准备的具体内容。

3. 术前加强营养,注意休息和适当活动,提高抗感染能力。

4. 戒烟,早晚刷牙、饭后漱口,保持口腔卫生。

5. 注意保暖,预防上呼吸道感染。

6. 指导病人做术前各种训练,包括呼吸功能锻炼、床上活动、床上使用便盆等。

第二节　手术后病人的护理

病人从手术完毕回到病室直至康复出院阶段的护理,称为手术后护理。手术创伤导致病人防御能力下降,术后禁食、切口疼痛和应激反应等加重了病人的生理以及心理负担,不仅影响创伤愈合和康复过程,而且可导致多种并发症的发生。手术后护理的重点是根据病人的手术情况和病情变化等,确定护理问题,采取切实有效的术后监护,预见性地实施护理措施,尽可能减轻病人的痛苦和不适,防治并发症,促进病人康复。

【护理评估】

1. 手术类型和麻醉方式　评估病人的手术和麻醉情况,评估手术进程及术中出血、输血和补液情况,判断手术创伤大小及对机体的影响。

2. 身体状况

(1)生命体征:评估病人回到病室时的神志、血压、脉搏、呼吸、肢体运动、感觉以及皮肤色泽。

(2)切口状况:了解切口部位及敷料包扎情况,评估伤口有无渗血、渗液以及愈合不良。

(3)引流管/引流物:了解所置引流管的种类、数目、引流部位和引流液性状,尤其注意胃管引流液的量和性状,导尿管引流尿液的量和色泽。

(4)疼痛等不适:了解有无切口疼痛、恶心呕吐、腹胀、呃逆、尿潴留等术后不适,观察和评估不适的种类和程度。

(5)辅助检查:了解术后血常规、生化检查结果,尤其注意血清电解质水平的变化。

3. 心理和社会支持状况　评估病人术后的心理感受,有无紧张、焦虑不安、恐惧、悲观、猜疑或敏感等心理反应;进一步评估是否有引起术后心理变化的原因:①失去部分肢体或身体外观改变,如截肢、乳房切除或结肠造口等;②术后出现的各种不适如切口疼痛、尿潴留或呃逆等;③留置各种导管所致的不适;④术后身体恢复缓慢及发生并发症;⑤担心不良的病理检查结果、预后差或危及生命;⑥担忧住院费用和继续治疗。

4. 判断预后　评估其机体修复情况,包括切口愈合、肠功能恢复、精神和体力恢复程度。根据手术情况、术后病理检查结果和病人术后康复情况,判断其预后。

【常见护理诊断/问题】

1. 低效性呼吸型态　与术后病人卧床、活动量少、切口疼痛、呼吸运动受限和使用镇静剂等有关。

2. 有体液不足的危险　与手术创伤、术后禁食、摄入不足、呕吐、引流有关。

3. 舒适的改变　与术后创伤、疼痛、腹胀、尿潴留、手术后卧床、留置各类导管有关。

4. 营养失调:低于机体需要量　与术后禁食、创伤后机体代谢率增高和分解代谢旺盛有关。

5. 活动无耐力　与手术创伤所致乏力、倦怠有关。

6. 知识缺乏：缺乏术后康复、锻炼和保健知识。

7. 焦虑与恐惧　与术后不适、预后差及住院费用等有关。

8. 潜在并发症：术后出血、切口感染、切口裂开、肺炎、肺不张、泌尿系统感染或深静脉血栓形成等。

【护理措施】

（一）维持呼吸、循环等生理功能的稳定，保证病人安全

1. 搬动病人及安置体位　与麻醉师和手术室护士做好床边交接。搬动病人时动作轻稳，注意保护头部及各引流管和输液管道。正确连接各引流装置，调节负压，检查静脉输液是否固定及通畅。注意保暖，但避免贴身放置热水袋取暖，以免烫伤。遵医嘱给予吸氧。

2. 安置病人合适的体位　根据麻醉方式及病人的全身状况和术式安置病人的卧位。

（1）全身麻醉：尚未清醒的病人应去枕平卧，头偏向一侧，使口腔分泌物或呕吐物易于流出，避免误吸入气管。

（2）蛛网膜下隙麻醉：病人应去枕平卧或头低卧位6～8小时，防止脑脊液外渗致头痛。

（3）硬脊膜外腔麻醉：病人一般取平卧位6小时，随后可根据手术部位安置成需要的卧位。

（4）休克：病人取下肢抬高15°～20°，头部和躯干抬高20°～30°的体位。

（5）颅脑手术：术后无休克或昏迷的病人可取15°～30°头高脚低斜坡卧位。

（6）颈、胸手术：术后病人多采用高半坐位卧位，便于呼吸和有效引流。

（7）腹部手术：术后多采用低半坐位卧位或斜坡卧位，以减少腹壁张力。

（8）脊柱或臀部手术后病人可取俯卧或仰卧位。

3. 病情观察和记录

（1）观察生命体征：根据手术大小，定时监测体温、脉搏、呼吸、血压及疼痛情况。病情重且尚未稳定者或特殊手术者应送入重症监护室，及时发现呼吸道梗阻、切口、胸腹腔以及胃肠道出血和休克的早期表现，并对症治疗。

（2）观察尿液的颜色和量：必要时记录24小时液体出入量。

（3）加强巡视和观察：注意呼吸的频率和深度，若病人出现脉搏变快、弱，脉压变小，血压下降，呼吸急促，每小时尿量小于50ml，应及时报告医生并协同处理。

（4）静脉补液和药物治疗：根据手术大小、病人器官功能状态、疾病严重程度和病情变化，调整输液成分、量和输注速度，以补充水、电解质和营养物质，必要时根据医嘱输全血或血浆等，维持有效循环血量。

（二）处理术后不适，增进病人舒适

1. 切口疼痛　麻醉作用消失后，病人往往因切口疼痛而感觉不舒适。切口疼痛在术后24小时内最剧烈，2～3日后逐渐减轻。观察病人疼痛的时间、部位、性质和规律，观察切口有无渗血、出血、渗液、敷料脱落及局部红、肿、热、痛等症状并给予相应的处理和护理。

（1）评估和了解疼痛的程度：①口述疼痛分级评分法，将疼痛分成无痛、轻微疼痛、中等度疼痛和剧烈疼痛，每级1分。②数字疼痛评分法，用0～10这11个点的数字描述疼痛强度。0表示无痛，10表示无法忍受的最剧烈疼痛。③视觉模拟疼痛评分法，采用1条10cm长的直线或标尺，两端分别为0和10，0代表无痛，10代表最剧烈的疼痛，让病人根据其感受到的疼痛程度,在直线上标出相应位置,再量出起点至记号点的距离(以 cm 表示),加以评分,分值越高,表示疼痛程度越重。

(2)提供有效缓解术后疼痛的措施:①手术后,可遵医嘱给予病人口服镇静、止痛类药物,必要时肌内注射哌替啶等,可有效控制切口疼痛。②大手术后 1～2 日内,可持续使用病人自控镇痛泵进行止痛。病人自控镇痛是指病人感觉疼痛时,主动通过计算机控制的微量泵按压按钮向体内注射医生事先设定的药物剂量进行止痛。③将病人安置于舒适体位,有利于减轻疼痛,指导病人在咳嗽、翻身时用手按扶切口部位。④指导病人运用正确的非药物方法减轻疼痛,如按摩、放松或听音乐等。⑤配合心理疏导。

2. 发热　是术后病人最常见的症状。由于手术创伤的反应,术后病人的体温可略升高,变化幅度在 0.5～1℃,一般不超过 38.5℃,称之为外科手术热,于术后 1～2 小时体温逐渐恢复正常。术后 3～6 日的发热或体温降至正常后再度发热,则要警惕继发感染的可能。对于发热病人,除了应用退热药物或物理降温对症处理外,更应结合病史进行血、尿常规、胸部 X 线检查、B 超、创口分泌液涂片和培养、血培养等检查,以寻找原因并作针对性治疗。另保证病人有足够的液体摄入,及时更换潮湿的床单和衣裤。

3. 恶心、呕吐　术后早期的恶心、呕吐常是麻醉反应所致,待麻醉作用消失后,即可自然停止。腹部手术后反复呕吐,有可能是急性胃扩张或肠梗阻。其他引起恶心呕吐的原因有颅内压增高、糖尿病酮症酸中毒、低钾、低钠等。

4. 腹胀　术后早期腹胀常是由于胃肠道蠕动受抑制,肠腔内积气无法排出所致,随着胃肠功能恢复、肛门排气后症状可缓解。若手术后数日仍无肛门排气、腹胀明显或伴有肠梗阻症状,要注意是否存在腹膜炎或其他原因所致的肠麻痹;若腹胀伴阵发性绞痛,肠鸣音亢进,甚至有气过水音或金属音应警惕机械性肠梗阻的可能,经非手术治疗不能改善者,需做好再次手术的准备。

5. 呃逆　术后呃逆可能是神经中枢或膈肌直接受刺激引起。术后早期发生者,可压迫眶上缘,抽吸胃内积气、积液,给予镇静或解痉药物等措施。上腹部术后病人若出现顽固性呃逆,要警惕吻合口或十二指肠残端漏所致的膈下积液或感染的可能。

6. 尿潴留　术后尿潴留较常见,尤其是老年病人。对术后 6～8 小时尚未排尿者,应在耻骨上区叩诊检查,当发现明显浊音区、明确有尿潴留时,先稳定病人情绪,采用下腹部热敷、轻柔按摩膀胱区及听流水声等多种方法诱导排尿,若无禁忌,可协助病人坐位或立起排尿。亦可根据医嘱用药物解除切口疼痛或用卡巴胆碱等促使膀胱壁肌肉收缩,以使病人自行排尿。上述措施无效时则应考虑在严格无菌技术下导尿,一次放尿液不超过 1 000ml。尿潴留时间过长,导尿时尿液量超过 500ml 者,应留置导尿管 1～2 日。

(三)加强切口和引流的护理,促进愈合

1. 管道护理和保持引流通畅　根据不同的需要,术中可能在切口、体腔和空腔内脏器官内放置各种类型的引流物。经常检查管道有无堵塞或扭曲,保持引流通畅。每天观察并记录引流液的量和性状变化,根据引流量和病情决定拔除时间。一般切口胶片引流在术后 1～2 日拔除,烟卷引流大都在术后 4～7 日拔除。作为预防性引流渗血用的腹腔引流物若引流液甚少,可于术后 1～2 日拔除;如作为预防性引流渗漏用,则需保留至所预防的并发症可能发生的时间后再拔除,一般为术后 5～7 日。胃肠减压管在肠功能恢复肛门排气后拔除,其他引流管则视具体情况而定。

2. 观察手术切口　定时观察切口有无出血和渗液,切口及周围皮肤有无发红,观察切口愈合情况,以及时发现切口感染、切口裂开等异常情况。保持切口敷料清洁干燥,并注意观察术后切口包扎是否限制了胸、腹部呼吸运动或肢端血液循环。对烦躁、昏迷病人及不合作患儿,可适当使用约束带,防止敷料脱落。

手术切口分为三类:

(1) 清洁切口(Ⅰ类切口):指Ⅰ期缝合的无菌切口,如甲状腺大部分切除术等。

(2) 可能污染的切口(Ⅱ类切口):指手术时可能带有污染的Ⅰ期缝合切口,还包括皮肤不容易彻底消毒的部位、6小时内的伤口经过清创术缝合、新缝合的切口再度切开者。

(3) 污染切口(Ⅲ类切口):指邻近感染区或组织直接暴露于污染或感染物的切口,如阑尾穿孔后的阑尾切除术等。

切口的愈合分为三级:

(1) 甲级愈合:用"甲"字表示,指愈合良好,无不良反应。

(2) 乙级愈合:用"乙"字表示,指愈合处有炎症反应,如红肿、硬结、血肿、积液等,但未化脓。

(3) 丙级愈合:用"丙"字表示,指切口已化脓需切开引流。

切口愈合时间可因切口部位、血液供应情况、病人年龄及全身营养状况不同而异,因而缝线拆除时间也各异。一般而言,头、面及颈部切口在术后5～6日拆线,下腹部和会阴部切口为术后6～7日拆线,胸部、上腹部、背部和臀部术后7～9日拆线,四肢术后10～12日拆线,减张缝线于术后14日拆除,年老体弱、营养不良或糖尿病病人需适当延迟拆线,而青少年可适当缩短拆线时间。

(四) 提供相关知识和护理,促进术后康复

1. 营养和饮食护理　术后饮食的恢复视手术和病人的具体情况而定,胃肠道手术后需禁食1～3日,待肠道功能恢复、肛门排气后,开始进少量流质,逐步递增至全量流质,至第5～6日进食半流质,第7～9日可过渡到软食,术后10～12日开始普食。局部麻醉手术后无任何不适者术后即可按需进食;蛛网膜下麻醉和硬脊膜外腔患者术后6小时可根据需要适当进食;全身麻醉者应待完全清醒、无恶心呕吐后方可进食,在保证一定能量的基础上,可选择高蛋白和富含维生素C的食物,以刺激消化液分泌和肠蠕动;当病人不能进食或进食不足时,应由静脉供给充足的水、电解质和营养素,以免严重的负氮平衡影响机体修复。禁食期间,协助病人做好口腔护理,保持口腔卫生。

2. 休息和活动　保持病室安静,减少对病人的干扰,保证其安静休息。原则上,病情稳定后鼓励病人早期床上活动,争取在短期内起床活动,除非有治疗方面的禁忌,早期活动有助于增加肺活量,改善全身血液循环,预防深静脉血栓形成,促进胃肠功能恢复和减少尿潴留的发生。对痰多者可叩击背部、指导其有效咳嗽,以利痰液排出。大部分病人术后24～48小时内可试行下床活动。腹腔镜手术病人的创伤较小,术后可尽早下床活动。当活动时要固定好各种导管,并给予协助。

(五) 心理护理,缓解焦虑和恐惧

1. 鼓励病人表达并稳定其情绪　加强对术后病人的巡视,进行耐心细致的沟通交流,引导病人说出自身感受,帮助其分析引起焦虑等心理反应的原因,明确病人所处的心理状态,给予适当的解释和安慰。

2．提供缓解术后不适的措施　提供适时的帮助、解除病人的病痛和不适往往是缓解其心理问题的有效措施。及时采取措施解除切口疼痛、尿潴留等不适，并通过加强皮肤护理和口腔护理缓解留置导管引起的不舒适。

3．指导病人进行术后康复活动　关心病人术后的康复过程，指导病人进行早期活动和功能锻炼，加强饮食指导。

4．相关知识的宣教　指导病人正确面对疾病和预后，告知有关继续治疗和随访等方面的知识，提高病人对疾病的认识，从而逐步接受术后躯体的变化，调整好心态，配合治疗和护理。

（六）术后并发症的预防和护理

1．术后出血　术后出血常发生于手术后 24 小时内。若覆盖切口的敷料被血液渗湿、引流液颜色加深或每小时血性引流液持续超过 100ml 疑有手术切口出血，应打开敷料检查切口以明确出血情况和原因。了解各引流管内引流液的性状、量和色泽有助于判断体腔内出血。未放置引流管者，可通过密切的临床观察，评估有无低血容量性休克的早期表现，如烦躁、脉率持续增快、脉压减小和尿量少等。当少量出血时，一般经更换切口敷料、加压包扎或全身使用止血剂即可止血；当出血量大时，应加快输液，同时可输血或血浆，扩充血容量，并做好再次手术止血的术前准备。

2．术后感染　常发生于手术后 3～4 日。以细菌感染最为常见，常见感染部位有切口、肺部、胸腹腔和泌尿系统。

（1）肺炎和肺不张等呼吸系统感染：发生肺部并发症的可能原因包括老年、胸部大手术、长期吸烟、已存在急或慢性呼吸道感染、术后呼吸运动受限、呼吸道分泌物积聚及排痰不畅等。

1）肺炎、肺不张的临床表现：肺不张病人有术后早期发热、呼吸和心率增的表现，颈部气管可能向患侧偏移。患侧胸部叩诊呈浊音或实音，听诊有局限性湿性啰音和呼吸音减弱消失或为管样呼吸音等；胸部 X 线检查呈现典型的肺不张征象。当继发感染时，体温明显升高，白细胞计数和中性粒细胞数增加。

2）处理：术后卧床期间鼓励病人做深呼吸运动，帮助其多翻身、拍背，促进气道内分泌物排出，尽快解除气道阻塞。用双手按住病人季肋部或切口两侧，限制胸部或腹部活动的幅度以保护切口，在深吸气后用力咳痰，并做间断深呼吸。痰液黏稠不易咳出者，嘱病人每日摄入充足的水分（2～3L）；将抗菌药糜蛋白酶经超声雾化吸入的方法稀释痰液，每日 2～3次；同时经静脉应用敏感的抗菌药治疗。

3）预防：术前锻炼深呼吸，术后避免限制呼吸运动的固定或绑扎，并鼓励病人多活动。有吸烟嗜好者于术前 2 周停止吸烟，以减少呼吸道分泌物；可利用体位引流或药物促使排痰，保持呼吸道通畅；合理应用抗菌药有效地控制已存在的呼吸道感染；防止全身麻醉的病人呕吐物或口腔分泌物吸入肺内。

（2）泌尿系统感染：诱发感染的最基本原因是尿潴留。尿路感染可分为上尿路感染和下尿路感染。前者主要为肾盂肾炎，后者为膀胱炎。

1）临床表现：急性膀胱炎的主要表现为尿频、尿急、尿痛，有时尚有排尿困难，一般无全身症状。急性肾盂肾炎多见于女性，主要表现为畏寒发热、肾区疼痛、白细胞计数增高、中段尿镜检见大量白细胞和细菌。

2）处理：根据尿培养和药物敏感试验结果选用有效抗菌药控制感染。多饮水或静脉补液，维持充分的尿量（＞1 500ml/d），保持排尿通畅。

3）预防：指导病人术后自主排尿，防止尿潴留发生。出现尿潴留应及时处理，若残余尿超过 500ml 时，应严格按照无菌操作原则留置导尿管持续引流。

（3）切口感染：引起切口感染的可能原因有创口内留有无效腔、血肿、异物或局部组织血供不良，合并有贫血、糖尿病、营养不良或肥胖等。

1）切口感染病人的局部和全身表现：常发生于术后 3～5 日，切口疼痛加重或减轻后又加重，局部出现红、肿、压痛或有波动感，伴体温升高、脉搏加快及白细胞计数和中性粒细胞比例增高等全身表现。

2）处理：感染早期予以局部理疗，使用有效的抗菌药，促使炎症消散吸收。当明显感染或脓肿形成时，应拆除局部缝线或置引流条引流脓液，定期更换敷料，争取二期愈合，必要时取分泌物作细菌培养和药物敏感试验。

3）预防：严格执行无菌技术，手术操作细致，防止残留无效腔、血肿或异物等；术后加强营养支持，增强病人抗感染的能力，合理使用抗菌药。

3．切口裂开　可能原因有年老体弱、营养不良、组织愈合能力低下、切口张力大、缝合不当、切口感染及腹内压突然增高、低蛋白血症等。

（1）切口裂开病人的临床表现：常发生于术后 1 周左右或拆除皮肤缝线后 24 小时内。切口裂开分为全层裂开和部分裂开两种。往往发生在病人突然腹部用力或有切口的关节伸屈幅度较大时，通常自觉切口疼痛和突然松开，随即有淡红色液体自切口溢出，浸湿敷料，腹部切口全层裂开者可见有内脏脱出。

（2）处理：立即嘱咐病人平卧位休息，并安慰和稳定其情绪，避免惊慌，告之勿咳嗽、勿进食进饮；用无菌生理盐水纱布覆盖切口，并用腹带轻轻包扎；若有内脏脱出，切勿盲目回纳，以免造成腹腔内感染，应通知医生，将病人送手术室重新缝合和处理。

（3）预防：对年老体弱、营养状况差，估计切口愈合不良的病人，术前加强营养支持；腹部手术者，手术时加用全层腹壁减张缝线，术后用腹带适当加压包扎伤口，减轻局部张力，延迟拆线时间；手术切口位于肢体或关节活动部位者，拆线后应避免大幅度动作。

4．深静脉血栓形成或血栓性静脉炎　深静脉血栓形成多见于下肢深静脉，可能原因有术后卧床过久、活动少而引起下肢血流缓慢；血细胞凝集性增高，处于高凝状态等。

（1）临床表现：前者常发生于术后长期卧床、活动减少的老年病人或肥胖者。开始时病人自感小腿轻度疼痛和束缚感，腹股沟区疼痛或压痛，继之下肢出现凹陷性水肿，腓肠肌挤压实验或足背屈曲实验阳性。常表现为浅静脉发红、变硬、明显触痛，常伴有体温升高。

（2）处理：仅为血栓性静脉炎者，立即停止经患肢静脉输液，抬高患肢，制动。深静脉血栓形成者，遵医嘱静脉输入低分子右旋糖酐和复方丹参溶液，以降低血液黏滞度，改善微循环。局部严禁按摩，以防血栓脱落引起栓塞，同时监测凝血功能。发病 3 日以内者，遵医嘱进行溶栓治疗，继之抗凝；发病 3 日以上者，遵医嘱先行肝素静脉滴注，抗凝溶栓期间均应加强出血时间、凝血时间和凝血酶原时间的监测。

（3）预防：术后病人应早期下床活动，卧床期间多做双下肢的屈伸活动，促进静脉回流。对于血液处于高凝状态的病人，可预防性口服小剂量阿司匹林或复方丹参片，高危病人，下肢用弹力绷带或穿弹力袜以促进血液回流。避免久坐，坐时避免翘脚，卧床时膝下垫小枕，以免妨碍血液循环。

【健康教育】

1.恢复期病人合理摄入均衡饮食，注意休息，劳逸结合。活动量从小到大，一般出院后2～4周仅从事一般性工作和活动。

2.术后继续药物治疗者，应遵医嘱按时、按量服用。

3.切口局部拆线后可用无菌纱布覆盖1～2日，以保护局部皮肤。若带有开放性伤口出院者，应将其到门诊换药的时间、次数向病人及其家属交代清楚。

4.一般手术病人于术后1～3个月门诊随访一次，以评估和了解康复过程及切口愈合情况。

 知识拓展

微创外科

微创外科是通过微小创伤或微小入路，将特殊器械、物理能量或化学药剂送入人体内部，完成对人体内病变、畸形、创伤的灭活、切除、修复或重建等外科手术操作，以达到治疗目的的医学科学分支。它的特点是对病人的创伤明显小于相应的传统外科手术。

 情景训练

护士对病人术后并发症的护理。

（战　锐）

思考与练习

一、单项选择题

1.腹部手术后开始进流质饮食的时间是（　　　）

    A.腹痛消失后   B.病人有食欲时

    C.恶心、呕吐消失后   D.肛门排气后

    E.体温降至37.5℃

2.手术后早期，病人腹胀的主要原因是（　　　）

    A.胃肠功能受抑制   B.血液内气体弥散到肠腔内

    C.麻痹性肠梗阻   D.组织代谢产生气体

    E.细菌代谢产生气体

3.心力衰竭病人若需施行手术，最好在控制心力衰竭（　　　）

    A.1周以内   B.1～2周   C.2～3周

    D.3～4周   E.5周以后

4. 术后 3～6 日的发热,可能原因是(　　)

    A. 代谢异常   B. 低血压   C. 外科手术热

    D. 输血反应   E. 感染

5. 减张缝线的拆除时间一般是(　　)

    A. 术后 7 日   B. 术后 10 日   C. 术后 14 日

    D. 术后 20 日   E. 术后 30 日

6. 李女士,60 岁。胃大部切除术后 5 日,尿频、尿痛和腰痛,体温 39℃。目前未感切口疼痛,无咳嗽、咳痰现象发生,应首先考虑(　　)

    A. 切口感染   B. 肺部感染   C. 尿路感染

    D. 腹腔感染   E. 吻合口瘘

7. 孙先生,50 岁,在硬膜外麻醉下进行左腹股沟斜疝修补术,术后病人回病室,应安置的体位是(　　)

    A. 去枕平卧   B. 半卧位   C. 侧卧位

    D. 斜坡卧位   E. 平卧位

二、病例分析题

李女士,20 岁,因转移性右下腹疼痛 4 小时伴发热入院,无尿频、尿急、尿痛。体格检查:脉搏 76 次/min,血压 130/80mmHg,体温 38℃,右下腹局限压痛、反跳痛、肌紧张,肝肾区无叩痛,拟诊为急性阑尾炎穿孔并发腹膜炎,拟在蛛网膜下腔阻滞麻醉下进行急诊手术。

请思考:

1. 急诊手术前护士应为病人做哪些护理准备工作?

2. 病人回到病房后,护士应为病人安置何种体位,采取哪些护理措施?

任务九 手术室工作和管理

 病例导入

张某,男,66岁,床号16,诊断脑肿瘤,部位左侧,手术名称开颅探查术,麻醉方式全身麻醉,手术日期2018-7-4。

请思考:

手术室护理工作怎样做好术前访视?

手术室工作和管理

手术室是为病人手术治疗的重要之地,是集中进行外科诊治和抢救的重要场所,也是医院内重要技术及仪器装备的部门。手术室环境设计和内部布局必须合理以满足医疗工作的需要。手术室的护理工作是医院护理工作的重要组成部分,具有业务面广、技术性高、无菌操作严格等特点。

第一节 手术室布局和人员配备

一、布局与环境

1. 手术室的设置和布局

(1)手术室的要求和位置:手术室应安排在与监护室、病理科、放射科、血库、中心化验室等相邻近的区域,最好有直接的通道和通讯联系设备。手术室周围环境清洁、避免噪声和污染源,手术间应避免阳光直接照射,周围道路设立安静标志。病人和工作人员应由各自通道进入手术室。手术间、洗手间及无菌附属间等都布置在内走廊的两侧,手术室内走廊宽度不少于2.5m,便于工作人员、无菌器械、敷料的进出和平车运送病人。手术室外围设清洁走廊供病人及污染器械和敷料的进出。洁净级别要求高的手术间应设在手术室的尽端或干扰最小的区域。

(2)手术室的建筑要求:手术间按不同用途设计大小。普通手术间仅放置一个手术床,以每间30~40m²为宜。门窗结构都应考虑其密闭性能,一般为封闭式无窗手术间,外走廊一般也不做开窗设计。手术间的门宜宽大,最好采用感应自动开启门;地面多用易清洗、耐酸碱、耐腐蚀的材料铺设,坚硬、光滑、无隙,微小倾斜度,并有下水地漏(不用时可封闭);墙壁和天花板应光滑无孔隙,最好使用防火、耐湿和易清洁材料;墙角呈弧形,便于清洁不易蓄积灰尘。室内应设有隔音、空调和净化装置,防止各手术间相互干扰和保持空气洁净。

（3）手术间内设置和配备：手术间数与手术床数应与外科的实际床位数成比例，一般为1:20~25。手术间的基本配备包括多功能手术床、大小器械桌、升降台、麻醉机、无影灯、药品柜、敷料柜、读片灯、吸引器、输液轨、踏脚凳、各种扶托及固定病人的物品。现代手术室有中心供氧、中心负压吸引和中心压缩空气等装备设施，配备各种监护仪、X线摄影和显微外科装置等，各种管道、挂钩、电源和电线都应以隐蔽方式安装在墙内或天花板上。手术间内光线均匀柔和，手术灯光应为无影、低温、聚光和可调。手术室内温度恒定在22~25℃，相对湿度以Ⅰ、Ⅱ级手术室为40%~60%，Ⅲ、Ⅳ级手术室为35%~60%为宜。

（4）其他工作间的设置：麻醉准备室是为病人进入手术间前进行麻醉诱导用，以缩短连台手术的等待时间。麻醉恢复室用于手术结束后病人未完全清醒期间的观察护理，其内应备有必要的监测、急救仪器和药品，以便急救之用。物品准备用房包括器械清洗间、器械准备间、敷料间和灭菌间等。手术室应有单独的快速灭菌装置，以便进行紧急物品灭菌，同时设有无菌物品贮藏室以存放无菌敷料和器械等，还应配有一定空间存放必要的药品、器材和仪器。洗手间设备包括感应或脚踏式水龙头、无菌刷子、洗手液、无菌擦手巾、泡手桶、外科手消毒液等。并放置有计时钟。其他附属工作间，如更衣室、接待病人处、护士站、值班室、厕所、沐浴间和污物间等。

2. 洁净手术室　是指采用一定的空气洁净措施，对手术室内的空气进行除菌、温湿度调节、新风调节的系列处理，过滤掉空气中的尘粒，同时也除掉微生物粒子，细菌数控制在一定范围和空气洁净度达到一定级别。建设洁净手术室是当代医院发展的必然趋势，也是现代化医院的重要标志之一。

（1）洁净手术室的净化标准：空气洁净的程度是以含尘浓度衡量。含尘浓度高的洁净度低，反之则越高。

（2）洁净手术室的空气调节系统：洁净手术室的空气调节系统主要由空气处理器，初、中、亚高效及高效空气过滤器，加压风机、空气加温器、回风口及送风口等组成。日前采取的净化措施是在空调技术上采用超净化装置自动调节，通过采用不同气流方式（乱流、水平层流和垂直层流）和换气次数（中国标准是万级：25次/h，十万级：15次/h）可使空气达到一定级别的净化。

1）乱流式气流：气流不平行、方向不单一和流速不均匀，而且有交叉回旋的气流，除尘率较差，适用于污染手术间和急诊手术间。

2）垂直层流：将高效过滤器装在手术室顶棚内，垂直向下送风，两侧墙下部回风。

3）水平层流：在一个送风面上布满过滤器，空气经高效过滤平行流经室内。恰当流速的层流能使手术室内的气流分布均匀，不产生涡流，并能将浮动在空气中的微粒和尘埃通过风口排出手术室，基本上杜绝了手术室内细菌传播的媒介。

（3）洁净手术室适用的范围：

1）Ⅰ级特别洁净手术室（100级）：适用于关节置换手术、器官移植手术及脑外科、心脏外科、眼科等无菌手术。

2）Ⅱ级标准洁净手术室（1 000级和1万级）：适用于胸外科、整形外科、泌尿外科、肝胆外科、骨外科和普通外科中的Ⅰ类无菌手术。

3）Ⅲ级一般洁净手术室（10万级）：适用于普通外科（除Ⅰ类无菌手术外）和妇产科等二类手术。

4）Ⅳ级准洁净手术室（30万级）：适用于肛肠外科及污染类手术。

3. 手术室分为三个区域　洁净区、准洁净区和非洁净区。分区的目的是控制无菌手术的区域及卫生程度，减少各区之间的相互干扰，使各区手术间的空气质量达到手术室空气净化标准，防止医院内感染。

（1）洁净区：包括手术间、洗手间、手术间内走廊、无菌物品间、药品室和麻醉准备室等，洁净要求最为严格，应设在内侧，非手术人员或非在岗人员禁止入内，此区内的一切人员及其活动都须严格遵守无菌原则。

（2）准洁净区：包括供应间、器械室、敷料室、洗涤室、消毒室、手术间外走廊、恢复室和石膏室等，设在中间。该区实际是由非洁净区进入洁净区的过渡性区域，凡已作好手臂消毒或已穿无菌手术衣者，均不可再进入此区，以免污染。

（3）非洁净区：包括办公室、会议室、实验室、标本室、污物室、资料室、电视教学室、值班室、更衣室、更鞋室、医护人员休息室和手术病人家属等候室等，一般设在最外侧。交接核对病人及病历无误后，换乘手术室平车进入手术间，以防止外来车轮带入细菌。

4. 手术室的环境管理

（1）手术室的消毒和清洁：清洁工作应在每天手术结束后在手术室净化空调系统运行过程中进行。不同级别手术室的清扫工具不得混用。清洁工作完成后，净化空调系统应继续运行，直到恢复规定的洁净级别为止，然后开启空调箱内紫外线灯，对空调箱内部进行灭菌。每周至少一次彻底大扫除。手术前 1 小时运转净化空调系统。手术室应每天进行空气消毒，可用紫外线消毒 30～60 分钟。特殊感染手术后用 500mg/L 有效氯消毒液进行地面及房间物品的擦拭。HBsAg 阳性，尤其是 HBeAg 阳性病人的手术，建议使用一次性物品，术后手术室空气可用 $1g/m^3$ 过氧乙酸熏蒸消毒，密闭 30 分钟，消毒后开排风机将药味排除。每月做一次空气洁净度和生物微粒监测。定期对净化系统的设备和设施进行维护保养。

（2）手术室环境的制度化管理：建立健全各项规章管理制度。所有人员均应认真执行各项消毒隔离制度，除手术室人员和参加当日手术者外，与手术无关人员不得擅自进入；患有急性感染性疾病，尤其是上呼吸道感染者不得进入手术室。凡进入手术室的人员必须更换手术室的清洁鞋帽、衣裤和口罩。无菌手术与有菌手术严格分开，若在同一手术间内接台，则先安排无菌手术，后做污染或感染手术。手术室内备齐急救物品，无菌物品定期消毒，择期手术提前一天准备好手术器械和用品。加强对消防器材和安全设施的使用管理。

二、人员配备和职能

手术人员必须有明确的分工和职责，但又需互相协同和配合才能安全顺利完成手术。每台手术的人员配备包括手术医生、麻醉师、护士和其他工勤人员等。

手术中护士的配合可分为直接配合与间接配合两类。直接配合的护士直接参与手术，配合手术医生完成手术的全过程，被称为器械护士或洗手护士。间接配合的护士不直接参与手术操作的配合，而是被指派在固定的手术间内，与器械护士、手术医生、麻醉医生配合完成手术，被称为巡回护士。

1. 手术医生

（1）手术者：负责并主持整个手术操作的全过程（切开、分离、止血、结扎和缝合），除按术前计划执行手术方案和操作步骤等外,还应根据手术中的某些发现做出决定。手术者需站在手术操作最方便的位置。

(2)第一助手:完成手术野皮肤的消毒和铺巾。站在手术者的对面,协助手术者进行止血、结扎、拭血和暴露手术野等各种操作,与手术者共同完成手术。

(3)第二助手:站在手术者的左侧,帮助显露手术野、拉钩和剪线等,维持手术区的整洁。其主要职责是拉钩,协助手术者充分暴露手术野,协同第一助手维护手术区整洁。各助手的位置,可根据手术需要做临时调整。

2.麻醉师　负责手术病人的麻醉、给药、监测及处理,保证手术顺利进行。协助巡回护士做好输液和输血等工作,随时观察和及时发现病人病情的变化,并通知手术者,配合抢救处理,认真记录整个手术过程中病人生命体征变化的数据。术毕,协同手术室人员将病人送回病房。

3.器械护士　主要职责是负责手术全过程中所需器械、物品和敷料的供给,主动配合手术医生完成手术。手术中其工作范围只限于无菌区内,站在手术者对侧器械台旁。

(1)术前访视:术前一天访视病人,了解病情和病人的需求,根据手术种类和范围准备手术器械和敷料。

(2)术前准备:术前15～20分钟洗手、穿无菌手术衣和戴无菌手套,做好无菌台的整理和准备工作。检查各种器械和敷料等物品是否齐全完好。根据手术步骤及使用先后,将各种物品分类、顺序放置。协助医生做手术区皮肤消毒和铺手术单。

(3)清点、核对用物:分别于手术前和术中关腹、关胸前及体腔关闭后缝合切口前与巡回护士共同准确清点各种器械、纱布、纱垫和缝针等的数目,核实后登记。术中需增减器械、缝针等用物时,必须反复核对清楚并记录。术毕再自行清点一次,以防异物遗留在手术区内导致严重后果。

(4)正确传递用物:手术过程中按常规及术中情况向手术医生传递器械、纱布、纱垫和缝针等手术用物,做到主动迅速、准确无误。传递时,均以器械柄端轻击手术者伸出的手掌,注意手术刀的刀锋朝上;弯钳、弯剪之类应将弯曲部向上;弯针应以持针器夹住中后1/3交界处;缝线用无菌巾保护好。传递针线时,应事先将线头拉出6～9cm,防止线脱出。

(5)保持器械和用物整洁:保持手术野、器械托盘及器械桌的整洁、干燥和无菌物品的无菌状态。器械用毕后及时取回擦净,做到"快递、快收",随时整理器械及用物,排放整齐,随时清理缝线残端,防止带入创腔。吸引器头每次使用后需用盐水冲洗,以免血液凝固堵塞管腔。暂时不用的器械可放在器械台一角,用于不洁部位如肠道的器械要分开放置,以防污染扩散。

(6)配合抢救:密切注意手术进展,若病人出现大出血、心搏骤停等意外时,应沉着冷静、果断,及时与巡回护士联系,尽快备好抢救用品,积极配合医生抢救。

(7)留取标本:保留手术中采集的各种标本,如胆汁、脓液,穿刺抽吸或切除的任何组织(液)或标本等,妥善放于器械台角上,术后交给术者。

(8)包扎和固定:术毕协助医生处理、包扎伤口,固定好各种引流物。

(9)整理用物:术后处理手术器械、用物并协助整理手术间。

4.巡回护士　主要任务是在台下负责手术全过程中物品、器械、布类和敷料的准备和供给,主动配合手术和麻醉,根据手术需要,协助完成输液、输血及手术台上特殊物品、药品

的供给。其工作范围是在无菌区以外,在病人、手术人员、麻醉师及其他人员之间巡回。具体工作:

1)术前物品准备:检查手术间内各种药物、物品是否备齐,电源、吸引装置和供氧系统等固定设备是否安全有效。认真检查器械的性能,调试好术中需用的特殊仪器如电钻、电凝器(刀)等,调节好适宜的室温及光线,准备无菌桌,创造最佳的手术环境及条件。

2)核对病人:按手术通知单仔细核对床号、姓名、性别、年龄、住院号、手术名称、手术部位、术前用药、手术同意书和手术间。检查病人贵重物品等是否取下、验证病人血型、交叉试验结果,做好输血准备。给病人戴好帽子,为病人开通静脉并输液。

3)安置体位:根据麻醉要求安置病人体位并注意看护,必要时用约束带,以防坠床。麻醉后按照手术要求摆放体位,正确固定,确保病人舒适安全。病人意识清楚时应给予解释和安慰,消除其恐惧、紧张心理,取得合作。

4)协助手术准备:帮助手术人员穿手术衣,安排各类人员就位。暴露病人手术区、协助手术者消毒。调整好照明光源、接好电刀、电凝及吸引器等。

5)清点核对:详细清点、登记手术台上的器械、敷料等数目,于术前、术中关闭体腔前及切口缝合前,与器械护士共同清点、核对,以防遗留。

6)手术中的配合:手术过程中应在岗尽职,注意手术进展情况,随时调整灯光,供应术中所需物品。密切观察病情变化,保证输血、输液径路通畅。术中用药、输血应2人核对,用有可能导致过敏的药物前应核对病历,紧急情况下执行口头医嘱时要复诵一遍。充分估计可能发生的意外,做好急救准备,主动配合抢救。用过的各种药物安瓿、储血袋,应保留在指定位置,待手术后处理。

7)保持手术间整洁安静:根据手术需要及时补充不足的物品。监督手术人员严格执行无菌操作技术,若见违反,及时予以纠正。关心手术人员,及时解决问题。

8)手术毕安置病人和整理手术间:手术完毕,协助手术者包扎伤口和妥善固定各种流管道,并注意病人的保暖。与护送人员共同清点病人携带的物品。整理手术间,物归原处,进行日常的清扫和空气消毒等。

第二节 手术物品管理

1. 布类物品 手术室的布类用品包括手术衣和用于铺盖手术野或建立无菌区的各种手术单。应选择质地细柔且厚实的棉布,颜色以深绿色或深蓝色棉布为宜。

(1)手术衣:分为大、中、小三号,用于遮盖手术人员未经消毒的衣着和手臂,穿上后能遮至膝下;手术衣前襟至腰部处应双层,以防手术时被血水浸透;袖口制成松紧口,便于手套腕部盖于袖口上;折叠时衣面向里,领子在最外侧,取用时不致污染无菌面。

(2)手术单:有大单、中单、腹单、大小洞巾、胸单等各部位手术单以及各种包布等,均有各自的规格尺寸和一定的折叠方法。各种布单也可根据不同的手术需要,包成各种手术包。所有布类用品均经压力蒸汽灭菌后方可供手术使用。棉布包灭菌后保存时间:夏季为7天,冬季为10~14天(潮湿多雨季节应适当缩短天数)过期包应重新灭菌。应用一次性无纺布制作并经灭菌处理的手术衣帽、布单等可直接使用,免去了清洗、折叠、消毒所需的人力、物力和时间,但不能完全替代布类物品。

2. 敷料类 包括吸水性强的脱脂纱布类和脱脂棉花类,用于术中止血、拭血及压迫包扎等,有不同规格及制作方法。

(1)纱布类:纱布类敷料包括不同大小尺寸的纱布垫、纱布块、纱布球及纱布条。手术时,干纱布垫或纱布块用于遮盖切口两侧的皮肤;盐水纱布垫用于保护显露的内脏,防止损伤和干燥;纱布球用于擦血及分离组织;纱布条多用耳、鼻腔内手术;长纱布条多用于阴道、子宫出血及深部伤口的填塞;碘伏纱布大多用于感染伤口的引流和止血。

(2)棉花类:常用的有棉垫、带线棉片、棉球及棉签。棉垫用于胸、腹部及其他大手术后的外层敷料,以吸收渗出及分泌物,保护伤口;带线棉片用于颅脑或脊椎手术时;棉球用于消毒皮肤、洗涤伤口或涂拭药物;棉签用作采集标本或涂擦药物。各种敷料经加工制作后包成小包或存放于敷料罐内,经压力蒸汽灭菌后供手术时用。特殊敷料,如用于消毒止血的碘仿纱条,因碘仿加热后升华而失效,严禁压力蒸汽灭菌,而是严格按无菌操作技术,制成后保存于消毒、密闭容器内。对于感染性手术,尤其是特异性感染手术用过的敷料不可乱丢,要用大塑料袋集中包起,袋外注明"特异感染"送室外指定处焚烧。

3. 器械类 手术器械是外科手术操作必备物品,其更新与发展对手术质量和速度的提高起了很大作用,但最常用的还是刀、剪、钳、针、镊和拉钩等。

(1)基本器械:按其功能分为五类。

1)切割及解剖器械:用于手术切割和分离组织。其常用的有手术刀、手术剪、剥离器、骨凿和骨剪等。

2)夹持及钳制器械:包括各种型号和大小的钳类和镊子。止血钳用于术中止血和分离组织;镊子用于夹持或提带组织,以便分离、剪短、缝合组织;持针器用于把持弯针。

3)牵拉用器械:用于牵开组织,暴露手术视野。其有各种形状、大小的拉钩和自动牵开拉钩。

4)探查和扩张器:有胆道探条、尿道探子和各种探针。其用于空腔、窦道探查及扩大腔隙等。

5)取拿异物钳:有胆石钳、膀胱或气管等专用的异物钳及活体组织钳。其用于取拿各部位异物及组织。

(2)特殊器械

1)内镜类:有膀胱镜、腹腔镜、胸腔镜、纤维支气管镜和关节镜等。

2)吻合器类:有食管、胃、直肠和血管等吻合器。

3)其他精密仪器:包括高频电刀、电锯、电钻、激光刀、取皮机、手术显微镜及心肺复苏仪器等。

(3)手术后器械的处理

1)普通器械的处理:手术用器械多为不锈钢制成,术后用洗涤剂溶液浸泡擦洗,去除器械上的血渍、油垢,再用流水冲净。对有关节、齿槽和缝隙的器械和物品,应尽量张开或拆卸后进行彻底洗刷。洗净的器械放烤箱内烘干后涂上石蜡油保护,特别是轴节部位,然后分类存放于器械柜内。手术前根据需要挑选并检查器械功能的完好性,按一定基数打包后进行压力蒸汽灭菌后置无菌柜待用。锐利手术器械、不耐热手术用品或各类导管可采用化学灭菌法,如采用2%戊二醛浸泡10小时,用灭菌水冲净后方能使用。

2）污染手术后器械的处理：一般感染如化脓性感染、结核分枝杆菌感染等术后，将手术器械浸泡于消毒液中进行处理，如用 500mg/L 有效氯的化学消毒剂浸泡 30 分钟或 1∶1 000 的苯扎溴铵浸泡 1～2 小时后，再按普通器械处理方法处理。乙肝抗原阳性病人术后的器械，用 0.2% 的过氧乙酸或 2% 的戊二醛或 1% 84 消毒液浸泡 1 小时后，再按普通器械处理。特异性感染如破伤风和气性坏疽等术后的器械，用 0.2% 的过氧乙酸或 1% 的 84 消毒液浸泡 1 小时后用清水冲净，然后用清洁包布包好送高压消毒，连续消毒 3 次，每日 1 次，然后按普通器械处理。

3）腔镜类器械的处理：手术结束立即用含酶溶液擦洗管道外部，抽吸清洁液至内镜管道中。按要求清洁气道和水道，进行漏气测试。用清洁刷反复刷洗整个吸引管道系统至无碎屑发现，流水冲净内镜及拆下附件，用压缩空气吹干所有管腔，垂直悬挂。

（4）器械的管理：器械应由专人负责保管，严格按操作规程处理，定位放置、定期检查、保养和维修。任何金属器械都不能投掷、互相撞碰。每次使用前后均应常规检查各部件是否齐全，连接处有无松动，性能是否良好。术后器械的处理应干净、彻底、干燥并上油。锐利、精细器械应特别注意利刃部位的保护，处理时与一般器械分开进行。各种器械、仪器可依据其制作材料选用不同的消毒方法，原则上能用压力蒸汽灭菌的，首选压力蒸汽灭菌，对于不能耐温、耐湿的物品首选环氧乙烷。

4. 缝线及缝针　手术室所用缝线和缝针大部分已由厂家分别包装并灭菌，可于术中直接应用。

（1）缝线：用于术中缝合各类组织和脏器，使组织或器官结合，也用来结扎、缝合血管，起到止血作用。缝线分为不可吸收和可吸收两类。缝线的粗细以号码标明，常用有 1～10 号线，号码越大表示线越粗。选用时尽可能选择细且拉力大、对组织反应小的缝线。

1）不可吸收缝线：指不能被组织酶消化的缝线，如丝线、金属线、尼龙线等。黑色丝线是手术时最常用的缝线，特点是组织反应小、质软不滑、拉力好、打结牢、价廉和易得。其常用于缝合伤口各层组织和结扎血管等。使用前先浸湿，以增加张力便于缝合。

2）可吸收缝线：指在伤口愈合过程中，因体内酶的消化而被组织吸收的缝线，包括天然和合成两种。天然缝线有肠线和胶原线。肠线常用于胃肠、胆管或膀胱等黏膜和肌层的吻合，分为普通肠线和铬制肠线两种。普通肠线由羊肠或牛肠黏膜下层组织制作，一般 6～12 天可被吸收；铬制肠线经过倍盐处理，经 10～20 天逐渐被吸收。

（2）缝针：常用有三角针和圆针两类。三角针有带三角的刃缘，用于缝合皮肤或韧带等，有弯、直两种，大小、粗细各异，可根据待缝合的组织选择适当的种类。圆针有一定的弧度，最为常用，需用持针器操作。

5. 引流物　外科引流是指将人体组织间或体腔中积聚的脓、血或其他液体通过引流物导流于体外的技术。引流物种类很多，可根据手术部位、创腔深浅、引流液量和性质等选用合适的引流物。常用的有：

（1）乳胶片引流条：一般用于浅部切口和小量渗液的引流。

（2）纱布引流条：包括干纱条、盐水纱条、凡士林纱条及浸有抗生素的纱条等，用于浅表部位或感染创口的引流。

（3）烟卷式引流条：将乳胶片卷曲粘合成圆筒状，其中充填网格纱布卷，高压灭菌后备用，常用于腹腔内较短时间的引流。

（4）引流管：包括普通引流管、双腔（或三腔）引流套管、T形引流管及蕈状引流管等，用途各异。普通的单腔引流管可用于创腔引流；双腔（或三腔）引流套管多用于腹腔脓肿、胃瘘、肠瘘、胆瘘或胰瘘等的引流；T形引流管用于胆道减压和胆总管引流蕈状引流管用于膀胱及胆囊的引流。此类引流管可按橡胶类物品灭菌或压力蒸汽灭菌处理。

 知识拓展

腹腔镜的临床应用

目前用于胆囊切除、肝囊肿开窗引流、肝脓肿插管引流、肠粘连松解、胃穿孔修补、治疗十二指肠溃疡、脾切除、疝修补、胃肠道手术。腹腔镜还用于泌尿科精索静脉曲张高位结扎、肾囊肿开窗、肾上腺肿瘤切除。妇产科的异位妊娠切除、子宫肌瘤、全子宫切除，自发性血气胸止血等。

第三节　手术室的无菌操作技术

手术中的无菌操作是预防切口感染和保证病人安全的关键，也是影响手术成功的重要因素，所有参加手术的人员必须严格执行外科无菌技术原则，并且贯穿手术的全过程。

1. 手术中的无菌操作原则

（1）明确无菌概念和无菌区域：手术人员一经洗手，手臂即不准接触未经消毒之物品。穿无菌手术衣及戴好无菌手套后，背部、腰部以下和肩部以上均应视为有菌区，不能再用手触摸。手术人员的手臂应肘部内收，靠近身体，既不可高举过肩，也不可下垂过腰或交叉放于腋下。手术床边缘以下的布单不可接触，凡下坠超过手术床边缘以下的器械、敷料、皮管及缝线等一概不可再取回使用。无菌桌仅桌缘平面以上属无菌，参加手术人员不得扶持无菌桌的边缘。器械护士和巡回护士都不能接触无菌桌桌缘平面以下的桌布。

（2）保持无菌物品的无菌状态：无菌区内所有物品都必须是灭菌的，若无菌包破损、潮湿或可疑污染时均应视为有菌。手术中若手套破损或接触到有菌物品，应立即更换，前臂或肘部若受污染应立即更换手术衣或加套无菌袖套。无菌区的布单若被水或血浸湿即失去无菌隔离作用，应加盖干的无菌巾或更换新的无菌单。巡回护士取用无菌物品时须用无菌持物钳夹取，并与无菌区域保持一定距离。任何无菌包及容器的边缘均视为有菌，取用无菌物品时不可触及。

（3）保护皮肤切口：皮肤虽经消毒，只能达到相对无菌。切开皮肤和皮下脂肪层后，边缘应以大纱布垫或手术巾遮盖并固定，仅显露手术野。手术中途因故暂停时，切口应用无菌巾覆盖。

（4）正确传递物品和调换位置：手术时不可在手术人员背后或头顶方向传递器械及手术用品，手术者或助手需要器械时应由器械护士从器械升降台侧正面方向传递。手术过程中，手术人员须面向无菌区，并在规定区域内活动，同侧手术人员如需调换位置时，应先退后一步，转过身背对背地转至另一位置，以防触及对方背部不洁区。

（5）沾染手术的隔离技术：当进行胃肠道、呼吸道或宫颈等沾染手术时，切开空腔脏器前，先用纱布垫保护周围组织，并随时吸除外流的内容物，被污染的器械和其他物品应放在专放污染器械的盘内，避免与其他器械接触，污染的缝针及持针器应在等渗盐水中刷洗。完成全部沾染步骤后，手术人员应用灭菌用水冲洗或更换无菌手套，尽量减少污染的机会。

（6）减少空气污染、保持洁净效果：手术进行时门窗应关闭，尽量减少人员走动。不用电扇，室内空调机风口也不能吹向手术床，以免扬起尘埃、污染手术室内空气。手术过程中保持安静，不高声说话嬉笑，避免不必要的谈话。尽量避免咳嗽、打喷嚏，不得已时须将头转离无菌区。请他人擦汗时，头应转向一侧。口罩若潮湿，应更换。若有参观手术者，每个手术间参观人数不宜超过 2 人，参观手术人员不可过于靠近手术人员或站得过高，也不可在室内频繁走动。

2. 无菌台的准备　无菌台的结构要简单、坚固、轻便、可推动和易于清洁，桌面四周有围栏，栏高 4～5cm。一般分为大、小两种，其长、宽、高规格：大号器械台 110cm×60cm×90cm，小号器械台 80cm×40cm×90cm，应根据手术的性质、范围进行选择。无菌台的准备由巡回护士和器械护士联合完成。

（1）巡回护士：于术日晨准备清洁、干燥、平整和合适的器械台（图 9-1）。将手术包、敷料包放于台上，用手打开包布（双层），注意只能接触包布的外面，由里向外展开各角，手臂不可跨越无菌区。用无菌持物钳打开第二层包布，先对侧后近侧。

（2）器械护士：刷洗完手后，用手打开第三层包布。铺在台面上的无菌巾共 6 层，无菌单应下垂至少 30cm。器械护士穿好无菌手术衣和戴好无菌手套后，将器械按使用先后分类，顺序从左向右摆于器械桌上，一般顺序为血管钳、刀、剪、镊、拉钩、深部钳和备用器械，海绵钳及吸引器皮管放于拉钩上。放置在无菌桌内的物品不能伸于桌缘以外。如果无菌台单被水浸湿则认为已被污染，应立即加盖无菌单。若为备用无菌台（连台手术），应该用双层无菌巾盖好，有效期为 4 小时。

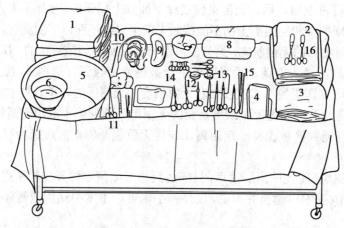

图 9-1　无菌桌无菌物品的摆放
1. 手术衣；2. 手术单类；3. 手术巾；4. 纱垫纱布；5. 大盆；6. 盐水碗；
7. 酒精碗；8. 标本盘；9. 弯盘；10. 吸引管及橡皮管；11. 手术刀、剪子及镊子；
12. 针盒（内置各式缝针，盒盖内置线轴）；13. 针持及剪线剪；14. 毛巾钳；
15. 平镊及大号血管钳；16. 皮肤灭菌拭子。

3. 手术区铺单法 手术区皮肤消毒后,由第一助手和器械护士铺盖无菌手术单,除显露手术切口所必需的最小皮肤区外,其余部位均予以遮盖,以避免和减少术中污染。铺单原则是除手术区外,手术区周围要求有4~6层无菌单覆盖,外周最少2层。以腹部手术为例一般铺以下三重巾单:

(1) 铺皮肤巾:又称切口巾,即用4块无菌巾遮盖切口周围。

1) 器械护士立于无菌台边,把无菌巾折边1/3,第一、二、三块无菌巾的折边朝向第一助手,第四块巾的折边朝向器械护士自己,按顺序传递给第一助手。

2) 第一助手接过折边的无菌巾,分别铺于切口下方、上方及对侧,最后铺自身侧。每块巾的内侧缘距切口线3cm以内,铺下的手术巾若需少许调适,只允许自内向外移动。如果铺巾中,医生已穿好无菌手术衣,则铺巾顺序改为:先(病人)足侧方向后头侧方向,再(铺巾者)近侧后对侧。

3) 手术巾的四个交角处分别用布巾钳夹住。现临床多用无菌塑料薄膜粘贴,皮肤切开后薄膜仍黏附在伤口边缘,可防止皮肤上残存的细菌在术中进入伤口。铺完切口巾后,第一助手应再次消毒手臂并穿无菌手术衣,戴无菌手套后再铺其他层的无菌单(图9-2)。

(2) 铺手术中单:将两块无菌中单分别铺于切口的上、下方,铺巾者需注意避免自己的手或手指触及未消毒物品。

(3) 铺手术洞单:将有孔洞的剖腹大单正对切口,短端向头部、长端向下肢,先向上方再向下方,分别展开,展开时手卷在剖腹单里面,以免污染。要求短端盖住麻醉架,长端盖

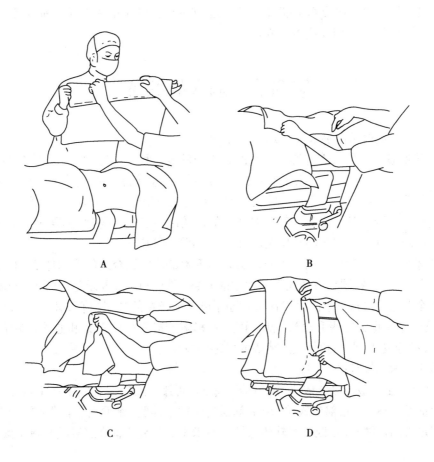

A

B

C

D

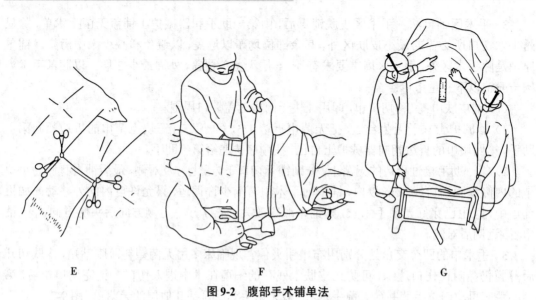

E　　　　　　　　　　F　　　　　　　　　　G

图 9-2　腹部手术铺单法

A. 护士传递第一块手术巾，折边向着助手；B. 助手接过第一块手术巾，盖住切口的一边；C. 用第二块手术巾盖住切口的另一边；D. 用第三、第四块手术巾，横盖切口的上下方；E. 用手术巾钳固定手巾，露出切口部分；F. 铺剖腹单巾，中间开口部正对切口部分，先向上展开遮住麻醉架；G. 按住上部，展开单子下部，盖住器械托盘。

住器械托盘，两侧和足端应垂下超过手术床边 30cm，已铺下的无菌单只能由手术区向外拉，不可向内移动，可用组织钳予以固定。

第四节　病人的准备

手术病人须提前送达手术室，做好手术准备。

1. **一般准备**　一般根据麻醉方法和准备工作的复杂程度决定到达手术室的具体时间。全身麻醉或椎管内麻醉的病人应在术前 30～45 分钟到达，低温麻醉的病人需提前 1 小时到达手术室。手术室护士应按手术安排表仔细核实病人，确保手术部位（如左侧或右侧）准确无误，点收所带药品，认真做好三查七对和麻醉前的准备工作。同时，加强对手术病人的心理准备，减轻其焦虑、恐惧等心理反应，以配合手术的顺利进行。

2. **手术体位**　一般由巡回护士根据病人的手术部位安置合适的手术体位，必要时由手术人员核实或配合，共同完成病人手术体位的安置（图 9-3）。其要求是：①最大限度地保证病人的安全与舒；②充分暴露手术区域，同时减少不必要的裸露；③肢体及关节托垫须稳妥，不能悬空；④保证呼吸和血液循环通畅，不影响麻醉医生的观察和监测；⑤妥善固定，避免血管、神经受压，肌内扭伤及压疮等并发症的发生。

常用的手术体位有：

（1）仰卧位：是最常见的体位，适用于腹部、颌面部、颈部、骨盆及下肢手术等。病人仰卧于平置的手术床上，头部垫软枕，用中单固定两臂于体侧，掌面向下，膝下放一软枕并用较宽的固定带固定膝部，足跟部用软垫保护。手术床的头端放置麻醉架或升降器械台，病人口鼻部外露,以利观察呼吸及病情变化;足端放置升降器械台,距离病人身体约20cm高度。

乳腺手术时注意将手术侧靠近手术床边,肩胛下垫以卷折的中单,上臂外展置于臂托上,对侧上肢仍用中单固定于体侧。在做甲状腺等颈前部手术时,注意将手术床上部抬高10°～20°,头板放下60°～70°,使颈部过伸,呈垂头仰卧位,颈后垫以卷枕,头部两侧用沙袋固定。

(2)侧卧位:适用于胸、腰部及肾手术。胸部手术时,病人侧卧90°,背、胸、肋处各垫一软橡皮枕,使手术野暴露,双手伸直固定于托手架上,上面一腿成90°屈曲,下面一腿伸直,两腿间垫以软枕,用固定带固定髋部及膝部。在做肾手术时,病人90°侧卧,肾区对准手术

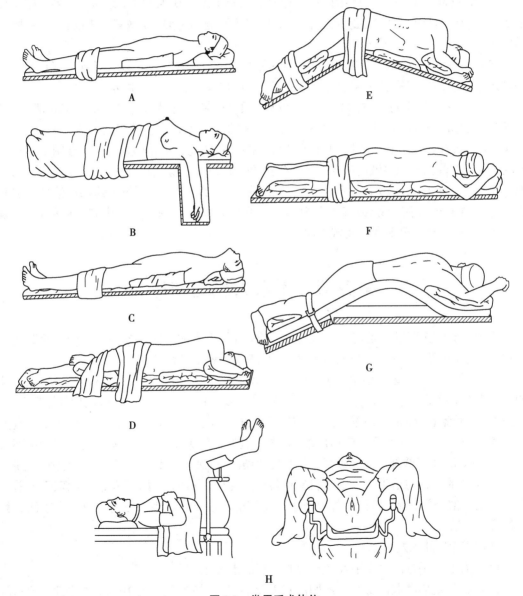

图9-3 常用手术体位

A.水平仰卧位;B.乳房手术平卧位;C.颈仰卧位;D.胸部手术侧卧位;E.肾手术侧卧位;F.俯卧位;G.腰椎手术俯卧位;H.膀胱截石位。

床腰桥架,两手臂伸展固定于托手架上,腰部垫软枕,摇起手术床桥架,适当摇低手术床的头尾部,使腰部抬高,暴露手术野,用固定带约束臀部及膝部。

半侧卧位适用于胸腹联合手术。病人半侧卧于手术床(30°～50°),手术侧在上,肩背部、腰、臀部各放一软枕,术侧上肢固定于托手架上。

(3)俯卧位:用于脊柱及其他背部手术。病人俯卧于手术床上,头侧向一边,双肘稍屈曲,置于头旁,胸部、耻骨下垫以软枕,使腹肌放松,足背下垫小枕。在做颈椎部手术时,头面部应置于头架上,口鼻部位于空隙处,稍低于手术床面。腰椎手术时,在病人胸腹部垫一弧形拱桥,足端摇低,使腰椎间隙拉开,暴露手术野。

(4)膀胱截石位:适用于会阴部、尿道和肛门部手术。病人仰卧,臀部位于手术床尾部摇折处,必要时垫一小枕,两腿套上袜套,分别置于两侧搁脚架上,腘窝部垫以软枕,用固定带固定。

(5)半坐卧位:适用于鼻咽部手术。将手术床头端摇高75°,足端摇低45°,两腿半屈,头与躯干依靠在摇高的手术床上,整个手术床后仰15°,两臂用中单固定于体侧。

3. 手术区皮肤消毒 安置好手术体位后,须对已确定的手术切口及周围皮肤消毒,目的是杀灭切口及其周围皮肤上的病原微生物。先检查手术区皮肤的清洁程度、有无破损及感染,碘过敏者可选用其他皮肤消毒剂,如灭菌王;对婴儿、面部皮肤、口腔、会阴部消毒可选用1∶1 000苯扎溴铵溶液的纱球消毒;供皮区可用75%乙醇消毒2～3次。手术区消毒的原则是自清洁处逐渐向污染处涂擦,已接触污染部位的药液纱球不可再返擦清洁处。皮肤消毒一般由第一助手完成,故其手臂消毒后暂不穿手术衣,待消毒、铺巾完毕后用0.5%碘伏涂擦双手,再穿无菌手术衣及戴无菌手套。

第五节 手术人员的准备

手术人员的无菌准备是避免病人伤口感染,确保手术成功的必要条件之一。手臂洗刷消毒后,还须穿无菌手术衣,戴无菌手套,防止细菌污染手术切口。

1. 术前一般性准备 手术人员应保持身体清洁,在进入手术室时,首先在手术室入口处的更鞋室换上手术室专用鞋,进入更衣室更衣;除去身上的所有饰物,内、外衣尽可能都换下,不换者,应避免衣领、袖口外露,穿好专用洗手衣和裤子,将上衣扎入裤子中,防止衣着宽大影响消毒隔离;戴上专用手术帽和口罩,要求遮盖住全部头发及口鼻;检查自己的指甲不长且无甲下积垢,手或臂部皮肤无破损及化脓性感染,方可进入洗手间进行手臂的洗刷与消毒。

2. 手臂的洗刷与消毒 指通过机械性洗刷及化学消毒的方法,尽可能去除双手及前臂的暂居菌和部分常驻菌,简称为外科洗手。传统的常规外科洗手方法有肥皂水刷手法和稀氨溶液洗手法。

(1)肥皂水刷手法

1)按普通洗手方法将双手及前臂用肥皂和清水洗净。

2)用消毒毛刷蘸取消毒肥皂液刷洗双手及手臂,从指尖到肘上10cm。刷洗时,把每侧手臂分成从指尖到手腕、从手腕至肘及肘上臂三个区域依次刷洗,每一区域的左、右侧手臂交替进行。刷手时尤应注意甲缘、甲沟及指蹼等处,刷完一遍,指尖朝上肘向下,用清水冲洗手臂上的肥皂水。然后，另换一消毒毛刷，如此反复三遍，共约 10 分钟。

3）每侧手臂用一块无菌小毛巾从指尖至肘部擦干，擦过肘部的毛巾不可再擦手部，以免污染。

4）将双手及前臂浸泡在 75% 乙醇桶内 5 分钟，浸泡范围至肘上 6cm 处。若有乙醇过敏，可改用 1:1 000 苯扎溴铵溶液浸泡，也可用 1:5 000 氯己定溶液浸泡 3 分钟。

5）浸泡消毒后，保持拱手姿势待干，双手不得下垂，不能接触未经消毒的物品，否则需重新浸泡消毒。

（2）碘伏刷手法

1）按传统肥皂水刷手法刷洗双手、前臂至肘上 10cm，约 3 分钟。清水冲净，用无菌巾擦干。

2）用浸透 0.5% 碘伏的纱布，从一侧手指尖向上涂擦直至肘上 6cm 处，同法涂擦另一侧手臂，注意涂满，为时 3 分钟。换纱布再擦一遍。保持拱手姿势，自然干燥。

（3）灭菌王刷手法

1）按普通洗手法用肥皂水洗净双手、前臂至肘上 10cm，用清水彻底冲净。

2）用消毒毛刷蘸灭菌王 3～5ml 刷手，前臂至肘上 10cm，为时 3 分钟，流水冲净，用无菌纱布擦干。

3）用吸足灭菌王的纱布涂擦一遍，从手指尖到肘上 6cm 处，自然待干。

3．穿无菌手术衣

（1）自器械台上拿取折叠好的无菌手术衣，选择较宽敞处站立，手提衣领，抖开，使衣的另一端下垂。注意勿使衣触碰到其他物品或地面。

（2）两手提住衣领两角，衣袖向前，不将衣展开，使衣的内侧面面对自己。

（3）将衣向上轻轻抛起，双手顺势插入袖中，两臂前伸，不可高举过肩，也不可向左右侧微开，以免碰触污染。

（4）巡回护士在穿衣者背后抓住衣领内面，协助将袖口后拉，并系住衣领后带（图 9-4）。

（5）穿衣者双手交叉，身体略向前倾，用手指夹起腰带递向后方，由背后的巡回护士接住并系好腰带。穿好手术衣后，双手保持在腰以上、胸前及视线范围内，并注意双手不能触摸衣服外面或其他物品。

4．穿全遮盖式手术衣及戴手套 许多大医院目前已使用全遮盖式手术衣（又称遮背式手术衣），它有三对系带：领口一对系带；左页背部与右页内侧腋下各一系带组成一对；右页宽大，能包裹术者背部，其上一系带与左腰部前方的腰带组成一对。穿戴方法：

（1）同传统方法穿上无菌手术衣，双手向前伸出袖口外，巡回护士协助提拉并系好领口的一对系带及左页背部与右页内侧腋下的一对系带。

（2）按常规戴好无菌手套。

（3）术者解开腰间活结。

（4）由手术护士直接或巡回护士用持物钳夹取右页上的带子，由术者后面绕到前面，使手术衣右页遮盖左页，将带子交术者与左腰带一起系结于左腰部前（图 9-5）。

5．戴无菌手套 无菌手套有干、湿两种，戴法各不相同。戴干无菌手套的程序为先穿手术衣，后戴手套，此法又分闭合式和开放式。戴湿无菌手套的程序是先戴手套，后穿手术衣。目前临床多采用前种方法。

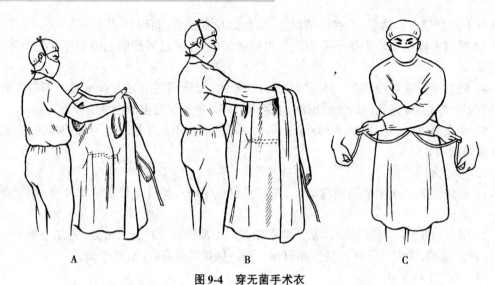

A　　　　　　　B　　　　　　　C

图9-4　穿无菌手术衣

A. 手提衣领两端抖开全衣；B. 两手伸入衣袖内；C. 提起腰带，由他人系带。

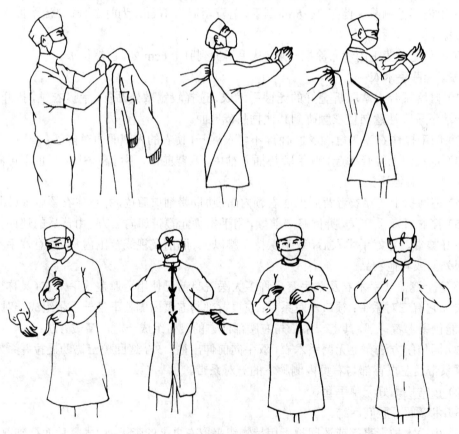

图9-5　全遮盖式手术衣穿法

（1）闭合式：穿上手术衣时双手不出袖口，右手隔衣袖取左手套，将手套指端朝向手臂，拇指相对，放于左手衣袖上，两手拇指隔衣袖分别插入手套反折部并将之翻转包裹于袖口上，手迅速伸入手套内，同法戴右手套（图9-6）。

（2）开放式

1）从手套袋内取出滑石粉袋，轻轻擦于手背、手掌及指间，使之光滑（一次性无菌手套已涂有滑石粉，可省略此步骤）。

2）掀开手套袋，捏住手套口的向外翻折部分（即手套的内面），取出手套，分清左右侧。

3）左手捏住并显露右侧手套口，将右手插入手套内，戴好手套，注意未戴手套的手不可触及手套的外面（无菌面）。

4）用已戴上手套的右手指插入左手手套口翻折部的内面（即手套的外面），帮助左手插入手套并戴好。

5）分别将左、右手套的翻折部翻回，并盖住手术衣的袖口。翻盖时注意已戴手套的手只能接触手套的外面（无菌面）。

6）用无菌生理盐水冲净手套外面的滑石粉。

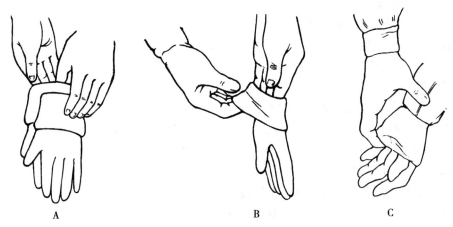

图 9-6　戴无菌手套

A. 现将右手插入手套内；B. 已戴好手套的右手指插入左手手套的翻折部，帮助左手插入手套内；
C. 将手套翻折部翻回盖住手术衣袖口。

（3）协助他人戴手套：被戴者的手自然下垂，由巡回护士用双手撑开手套，拇指对准被戴者，协助其将手伸入手套并包裹于袖口上。

6. 连台手术更换手术衣及手套　手术完毕，若需进行另一台手术时，必须更换手术衣及手套。先由巡回护士解开腰带及领口系带，再由他人帮助或自行脱下手术衣，最后脱去手套。

（1）脱手术衣法

1）他人帮助脱手术衣法：手术人员双手抱肘，由巡回护士将手术衣肩部向肘部翻转，再向手的方向拉扯脱下手术衣，手套的腕部亦随之翻转于手上。

2）自行脱手术衣法：左手抓住手术衣右肩并拉下，使衣袖翻向外，同法拉下手术衣左肩，脱下手术衣，使衣里外翻，保护手臂及洗手衣裤不被手术衣外面所污染。

（2）脱手套法

1）手套对手套脱下第一只手套：用戴手套的手抓取另一手的手套外面翻转脱下。

2）皮肤对皮肤脱下另一只手套：用已脱手套的拇指伸入另一手套的里面翻转脱下。注意保护清洁的手不被手套外面所污染。无菌性手术完毕，如果手套未破，在需连续施行另一手术时可不用重新刷手，在巡回护士的协助下先脱手术衣再脱手套，注意皮肤不与手术衣、手套的外面接触。用 75% 乙醇泡手 5 分钟，或用 0.5% 碘伏擦手和前臂 3 分钟，再穿上无菌手术衣，戴上无菌手套。若前台手术为污染手术，则接连施行下一台手术前应重新洗手。

 情景训练

护士能掌握无菌手术衣的穿脱方法。

（战　锐）

思考与练习

一、单项选择题

1. 手术室人员洗手、穿无菌衣和戴手套之后，双手应保持的姿势是（　　）
   A. 手臂向上高举 　　　　　　　　B. 手臂自然下垂
   C. 胸前拱手姿势 　　　　　　　　D. 夹在腋下
   E. 放在背后

2. 对手术器械最有效的灭菌法是（　　）
   A. 燃烧法 　　　　　　　　　　　B. 高压蒸汽灭菌法
   C. 煮沸消毒法 　　　　　　　　　D. 烤箱干热灭菌法
   E. 2% 戊二醛浸泡 30 分钟

3. 灭菌后的无菌物品，其有效保存期为（　　）
   A. 12 小时 　　　　　　B. 24 小时 　　　　　　C. 8 日
   D. 7 日 　　　　　　　　E. 1 日

4. 尚女士，45 岁，行胆囊切除术。手术室器械护士的主要任务**不包括**（　　）
   A. 铺好无菌台 　　　　　　　　　B. 传递器械
   C. 与巡回护士清点手术 　　　　　D. 执行口头医嘱
   E. 密切配合术者共同完成手术

5. 张女士，18 岁，急性阑尾炎需急症手术。术中违反无菌原则的操作是（　　）
   A. 手术者肩以上应视为污染区
   B. 传递器械，只可在胸前平递，不可从背后传递
   C. 暂时不用的器械，摆放在器械桌上，并用无菌巾覆盖
   D. 取出的无菌物品未用，应放回无菌包内
   E. 器械台无菌巾浸湿，应立即重新加盖

二、病例分析题

张先生，30 岁，因胫骨闭合性骨折拟进行择期手术，小丽担任其巡回护士。
请思考：
1. 小丽应怎样配合使手术顺利进行？
2. 小丽在手术过程中有哪些注意事项？

第三部分　头颈外科护理

护考导航

1. 识记：颅内压增高、颅脑损伤、甲状腺功能亢进、甲状腺肿瘤等疾病的病因及治疗原则。

2. 理解：颅脑损伤、颅内肿瘤、甲状腺功能亢进等疾病的症状、体征和护理措施。

3. 应用：运用所学知识能评估颅脑疾病及甲状腺疾病病人病情的异常变化，并对颅脑疾病及甲状腺疾病病人实施护理措施。

任务十　颅内压增高病人的护理

病例导入

张某，女，52岁。门诊以"颅内肿瘤"收治入院，待手术治疗。张某今天清晨出现"烦躁不安、头痛剧烈、呕吐"等症状。

请思考：

1. 张某出现了什么情况？

2. 应对张某采取哪些护理措施？

3. 病人目前出现何种问题？为什么？

【病因及病理生理】

（一）病因

1. 颅内容物体积或量的增加　①脑体积增加：如脑组织损伤、炎症、缺血缺氧、中毒等导致脑水肿。②脑脊液过多：脑脊液分泌和吸收失调导致脑积水。③脑血流增加：如颅内动静脉畸形、恶性高血压、高碳酸血症等。④颅内占位性病变：如肿瘤、血肿、脓肿和脑寄生虫病等。

2. 颅腔容量缩减　如狭颅畸形、颅底陷入症、向内生长的颅骨肿瘤、大片凹陷性颅骨骨折等使颅腔狭小。

（二）病理生理

颅内压是指颅内容物对颅腔所产生的压力，一般以脑脊液的静水压来表示，可通过侧卧时腰椎穿刺或直接穿刺脑室测定。成人颅内压为 $70\sim200mmH_2O$，儿童为 $50\sim100mmH_2O$。

颅内容物包括脑组织、脑脊液和血液，三者与颅腔容积相适应，维持正常的颅内压力。正常颅内压可随呼吸、血压有细微波动，其中的任一项颅内容物体积或量的增加，其他两项内容物体积或量则相应地缩减，才能维持颅内压于正常水平。在病理情况下，脑组织不会在短时间内被压缩，对颅腔容积代偿作用很小，脑脊液和血液对颅腔容积代偿起着重要作用。通过脑脊液量的增减其代偿作用为 $8\%\sim10\%$。当颅内压增高时，在保证脑组织代谢最低需要的情况下，血液代偿作用为 3%。但这种代偿是有限度的，当引起颅内压增高的因素持续存在，病变体积不断扩大，最终超出了代偿范围时，即可发生颅内压增高。

颅内压增高是指颅内压持续在 $200mmH_2O$ 以上，并出现头痛、呕吐、视神经乳头水肿等临床表现的一种综合征。持续颅内压增高可导致脑疝，脑疝是颅脑疾病病人死亡的主要原因。

【护理评估】

（一）健康史

了解有无颅脑外伤、颅内感染、脑肿瘤、高血压、颅脑畸形等疾病史，初步明确颅内压增高的原因；有无呼吸道梗阻、咳嗽、癫痫、便秘等诱发颅内压增高的因素及了解有无合并其他系统疾病。

（二）身体状况

1. 头痛　最早和最主要的症状，系脑膜血管和神经受刺激所致，多位于前额和两颞，以清晨和夜间为重，程度与颅内压成正比关系，以胀痛和撕裂样痛为多见，咳嗽、打喷嚏、用力、弯腰和低头时加重。

2. 呕吐　呈喷射状呕吐，常出现在剧烈头痛时，可伴有恶心，系迷走神经受刺激所致，与进食无直接关系，但多见于餐后，呕吐后头痛可缓解。

3. 视神经乳头水肿　是重要的客观体征，因视神经受压、眼底静脉回流受阻所致，表现为视神经乳头充血、水肿、边缘模糊不清、生理凹陷变浅或消失、视网膜静脉曲张等，严重者乳头周围可见火焰状出血。早期视力无明显障碍或仅有视野缩小，继而视力下降甚至失明。临床上通常将头痛、呕吐、视神经乳头水肿三项合称为颅内压增高"三主征"。

4. 意识障碍　急性颅内压增高病人意识障碍呈进行性发展，由嗜睡、反应迟钝逐渐发展至昏迷；慢性者表现为神志淡漠、反应迟钝时轻时重。

5. 生命体征紊乱　在早期代偿时，表现为血压增高，脉搏缓慢有力，呼吸加深变慢（即"二慢一高"）；在后期失代偿时，表现为血压下降，脉搏细快，呼吸浅快不规则，此种生命体征的变化称为库欣反应。

6. 其他　一侧或双侧展神经麻痹、复视、阵发性黑矇、头晕、猝倒、头皮静脉怒张、头颅增大、囟门饱满、颅缝增宽、破罐头颅等。

7. 脑疝　脑疝是颅内压增高的严重并发症，指当颅腔某分腔有占位性病变时，该分腔的压力大于邻近分腔的压力，脑组织从压力高处向压力低处移位，压迫脑干、血管和神经而产生的一系列严重临床症状和体征。根据脑疝发生部位和脑组织移位的不同，可分为小脑幕裂孔疝、枕骨大孔疝（小脑扁桃体疝）、大脑镰下疝等（图 10-1）。

（1）小脑幕裂孔疝：是幕上占位性病变引起颅内压增高，使颞叶海马回、钩回通过小脑幕切迹向幕下移位。表现：①剧烈头痛和频繁呕吐；②意识改变，意识障碍进行性加重；③瞳孔变化,患侧瞳孔短暂缩小后逐渐扩大,对光反射迟钝或消失,晚期双侧瞳孔明显散大,对光反射消失,眼球固定;④肢体活动,病变对侧肢体自主活动减少或消失;⑤生命体征变化明显,表现为呼吸深而慢,血压升高,脉搏变慢,晚期出现潮式呼吸或叹息样呼吸,脉搏快而弱,血压、体温下降,最后呼吸心跳停止。

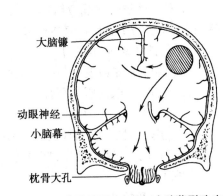

图 10-1 大脑镰下疝(上)、小脑幕裂孔疝(中)、枕骨大孔疝(下)的示意图

(2)枕骨大孔疝:是在颅内压不断增高时,小脑扁桃体经枕骨大孔向椎管内移位,故又称小脑扁桃体疝。表现:①剧烈头痛和频繁呕吐;②枕下疼痛是移位脑组织压迫上颈部神经所致,或枕骨大孔区硬脑膜、血管壁和神经受牵拉所致;③颈项强直、强迫头位,为机体保护性作用,以防止因头部的变动而致延髓受压;④生命体征紊乱出现较早,可迅速出现呼吸、循环衰竭,出现呼吸减慢、潮式呼吸乃至呼吸心跳停止。

枕骨大孔疝与小脑幕裂孔疝的不同之处在于呼吸、循环障碍出现较早,而意识障碍与瞳孔变化较晚;小脑幕裂孔疝则是意识障碍与瞳孔变化出现较早,生命体征变化较晚。

(三)辅助检查

1. 影像学检查

(1)X线检查:表现为颅缝增宽、蝶鞍骨质稀疏、蝶鞍扩大、蛛网膜颗粒压迹增大加深、脑回压迹增多等。

(2)CT、MRI检查:CT是诊断颅内占位性病变的首选检查,CT和MRI均能较准确地定位诊断并可帮助定位诊断。

(3)脑造影检查:包括脑血管造影、脑室造影、数字减影血管造影(DSA)等,主要用于疑有脑血管畸形或动脉瘤等疾病的病例,可提供定位和定性诊断。

2. 腰椎穿刺 能间接反映颅内压状态,并可检查脑脊液的生化指标,但有引起脑疝的危险,对颅内压增高症状和体征明显者应禁用。

(四)心理社会状况

头痛、呕吐等可致病人烦躁不安、焦虑等心理反应,了解病人对疾病的认知程度,了解家属对疾病的认知和心理反应以及对病人的关心和支持程度。

(五)处理原则

1. 病因治疗 是最理想有效的治疗方法,如手术清除颅内血肿、异物,切除颅内肿瘤等。

2. 降低颅内压 对病因不明或暂时不能解除病因者,针对不同情况,采取不同降颅压措施。①脱水治疗:其原理是提高血液的渗透压,造成血液与脑组织的脑脊液渗透压差,使脑组织水分向血液循环内转移,减少脑组织中的水分,缩小脑体积,达到降低颅内压的作用。常用的脱水方法有渗透性脱水(如20%甘露醇)与利尿性脱水(如呋塞米)两种。②糖皮质激素治疗:糖皮质激素可加速消退水肿和减少脑脊液生成,降低毛细血管通透性,稳定血脑屏障,预防和缓解脑水肿。③过度换气或给氧:使脑血管收缩,减少脑血流量。④冬眠低温治疗:降低脑代谢和耗氧量。⑤脑室穿刺引流:紧急情况下,脑室穿刺引流脑脊液,以缓解颅内压增高。

3．对症处理　疼痛者给镇痛剂，但禁用吗啡和哌替啶；抽搐者给抗癫痫药物；外伤和感染者给抗生素；呕吐者应禁食水和维持水、电解质及酸碱平衡。

【常见护理诊断／问题】

1．组织灌注量改变　与颅内压增高有关。

2．疼痛　与颅内压增高有关。

3．营养失调：低于机体需要量　与呕吐、不能进食和脱水治疗等有关。

4．焦虑／恐惧　与颅脑疾病的诊断、手术和预后不佳等有关。

5．潜在的并发症：脑疝、窒息等。

【护理措施】

（一）一般护理

1．休息与体位　绝对卧床休息，保持病室安静。抬高床头15°～30°的斜坡位，以利头部静脉回流，减轻脑水肿，降低颅内压。昏迷者侧卧位，以免呕吐物误吸。

2．给氧　持续或间断吸氧使脑血管收缩，降低脑血流量，降低颅内压。

3．饮食与补液　神志清醒者，给予低盐普食；不能进食者，成人每日输液量控制在1 500～2 000ml，其中生理盐水不超过500ml，输液速度不宜过快，输液速度每分钟15～20滴，24小时尿量不少于600ml即可。使用脱水剂时注意水、电解质的平衡。

4．维持正常体温　中枢性高热应用以物理降温为主，药物为辅，必要时使用冬眠疗法。一般体温达到38.0℃可应用头部物理降温，达到38.5℃以上应全身降温。

5．加强基础护理　做好口腔护理；定时翻身、拍背、雾化吸入，清醒者鼓励深呼吸有效咳嗽，防止发生肺部并发症；保持会阴部、臀部清洁、干燥，以防发生压疮；对留置导尿管者，做好导尿管护理，防止泌尿系感染；昏迷者眼分泌物多时，应定时清洗，必要时用抗生素眼药水或眼罩以防暴露性角膜炎；注意安全，防止损伤。

（二）病情观察

密切观察病人意识、瞳孔变化、生命体征、肢体活动和癫痫发作情况，有条件者可作颅内压监测。

（三）防止颅内压骤升的护理

1．安静休息　避免情绪激动，以免血压骤升，引起颅内压升高。

2．保持呼吸道通畅　引起呼吸道梗阻的原因有呼吸道分泌物积聚、呕吐物误吸、卧位不正确导致气管受压或舌根后坠等。及时清除呼吸道分泌物、呕吐物，卧位时防止颈部屈曲或胸部受压，舌后坠者托起下颌或放置口咽通气管，痰液黏稠者行雾化吸入，对意识不清或咳痰有困难者，应配合医生尽早行气管切开。

3．避免剧烈咳嗽和便秘　剧烈咳嗽、用力排便均可使胸腹腔内压骤然升高而引起脑疝。避免并及时治疗感冒、咳嗽；多吃蔬菜和水果或使用缓泻剂以防止便秘；对已有便秘者，给予开塞露或低压、小剂量灌肠，禁忌高压灌肠，必要时戴手套掏出粪块。

4．及时控制癫痫发作　癫痫发作可加重脑缺氧和脑水肿，要注意观察有无癫痫症状，一旦发生，应报告医生，按医嘱定时、定量给予抗癫痫药物。

（四）对症护理

1．高热　高热造成脑组织相对缺氧，加重脑损害，必须采取降温措施，必要时应用冬眠低温疗法。

2．头痛　减轻头痛最好的方法是应用高渗性脱水剂，适当应用止痛剂，但禁用吗啡和哌替啶，以免抑制呼吸中枢，避免咳嗽、打喷嚏、弯腰、低头等使头痛加重的因素。

3．躁动　寻找原因（如呼吸不畅、尿潴留、卧位不适，衣服、被子被大小便或呕吐物浸湿等），并及时处理，慎用镇静剂，禁忌强制约束，以免病人挣扎而使颅内压进一步增高，必要时加床挡，防止坠床等意外伤害。

4．呕吐　及时清除呕吐物，防止误吸，观察并记录呕吐物的量和性状。

（五）用药护理

1．脱水治疗的护理　颅内压增高者常用高渗性和利尿性脱水剂。脱水药物应按医嘱定时、反复使用，停药前逐渐减量或延长给药间隔，以防颅内压反跳。使用 20% 甘露醇 250ml，15～30 分钟内快速滴完，使用呋塞米需注意有无血糖升高。在脱水期间要观察血压、脉搏、尿量变化，了解脱水效果及有无血容量不足、水电解质失衡等副作用，注意观察和记录 24 小时出入水量。

2．激素治疗的护理　肾上腺皮质激素如地塞米松、氢化可的松等，可预防和缓解脑水肿，但激素可引起消化道应激性溃疡和增加感染机会，应加强观察和护理。

（六）脑疝的急救与护理

1．快速静脉输注 20% 甘露醇 200～400ml，利用留置导尿管以观察脱水效果。

2．保持呼吸道通畅并给氧，呼吸功能障碍者，应气管插管行人工辅助呼吸。

3．密切观察病人呼吸、心跳、意识和瞳孔的变化，配合医生完成必要的诊断性检查（如 CT）。

4．做好紧急手术的准备。

（七）脑室外引流的护理

1．妥善固定　引流管开口需高于侧脑室平面 10～15cm，以保持正常颅内压。

2．保持引流通畅　防止受压、扭曲、折叠、成角等，活动、翻身时避免牵拉引流管。

3．注意引流速度和量　禁忌流速过快，避免颅内压骤降造成危险，每日引流量不超过 500ml 为宜。

4．严格执行无菌操作　每天定时更换引流袋，更换时先夹闭引流管，以防脑脊液逆流，以防颅内感染。注意整个装置无菌。

5．观察和记录　观察和记录脑脊液性状、量，若有大量鲜血提示脑室内出血，若为混浊则提示感染。

6．拔管　引流管放置一般不宜超过 5～7 天，开颅术后脑室引流管一般放置 3～4 天，拔管前行夹管试验，观察有无颅内压增高征象；拔管后如有脑脊液漏，应告知医生妥善处理，以免引起颅内感染。

（八）冬眠低温疗法的护理

1．安置于单人房间，光线宜暗，室温 18～20℃。

2．用药前测量体温、脉搏、呼吸和血压。

3．用药半小时内不能搬动病人或为病人翻身，防止直立性低血压。使用冬眠药物半小时后，机体御寒反应消失，进入睡眠状态后，方可加用物理降温，降低温度以每小时下降 1℃为宜，以维持肛温 32～34℃为宜。

4．密切观察意识、瞳孔、生命体征和神经系统征象，收缩压 <79.5mmHg 时，或脉搏 >100 次/min、呼吸次数减少或不规则时，应停止冬眠疗法。

5. 液体输入量 每天不宜超过 1 500ml；鼻饲者饮食温度应与当时体温相同。

6. 预防肺部、泌尿系感染，防止冻伤和压疮等并发症。

7. 冬眠疗法 冬眠低温治疗时间一般为 3～5 天，先停止物理降温，然后停冬眠药物，注意保暖，让体温自然回升。

8. 疑有颅内血肿在观察中的病人，禁用冬眠疗法。

（九）心理护理

及时发现病人的心理异常和行为异常，查找并去除原因；协助病人对人物、时间、地点定向力的辨识，用爱心、细心、同情心、责任心照顾病人，有助于改善病人的心理状况。

（十）健康教育

1. 心理护理 颅脑疾病后，病人及家属均对脑功能的康复有一定的忧虑，担心影响今后的生活和工作，应鼓励病人尽早生活自理，对恢复过程中出现的头痛、耳鸣、记忆力下降等给予适当的解释，树立病人信心。

2. 康复训练 颅脑疾病手术后，可能遗留语言、运动或智力障碍，伤后 1～2 年内仍有恢复的可能，制订康复计划，进行语言、记忆力等方面的训练，以改善生活自理能力和社会适应能力。

 情境训练

角色扮演护士对颅内压增高病人的护理。

（丁 肃）

思考与练习

单项选择题

1. 颅内压增高的三主征是（ ）

　A. 血压增高、脉缓有力、呼吸深慢

　B. 眩晕、呕吐、共济失调

　C. 头痛、呕吐、视神经乳头水肿

　D. 昏迷、一侧瞳孔散大、对侧性肢体痉挛性瘫痪

　E. 头痛、颈项强直、克尼格氏征

2. 治疗颅内压增高，哪种药物效果最好？（ ）

　A. 50% 葡萄糖　　　　　　　　　　B. 30% 呋塞米

　C. 25% 山梨醇　　　　　　　　　　D. 20% 甘露醇

　E. 浓缩血清白蛋白

3. 枕骨大孔疝不同于小脑幕裂孔疝的临床表现是（ ）

　A. 头痛剧烈　　　　　　　　　　　B. 呕吐频繁

　C. 意识障碍　　　　　　　　　　　D. 呼吸骤停出现早

　E. 血压升高、脉缓有力

4. 小脑幕裂孔疝出现意识障碍,其损害部位是(　　)
　　A. 大脑皮质　　　　　　　　B. 丘脑　　　　　　　　　C. 中脑
　　D. 脑桥　　　　　　　　　　E. 延髓

5. 脑干损伤的瞳孔变化特点是(　　)
　　A. 伤后一侧瞳孔立即变大　　　　　B. 一侧瞳孔进行性散大
　　C. 双侧瞳孔大小多变　　　　　　　D. 双侧瞳孔散大
　　E. 双侧瞳孔不等大

6. 小脑幕裂孔疝的瞳孔变化特点是(　　)
　　A. 伤后一侧瞳孔立即变大　　　　　B. 一侧瞳孔进行性散大
　　C. 双侧瞳孔大小多变　　　　　　　D. 双侧瞳孔散大
　　E. 双侧瞳孔不等大

7. 对颅内压增高病人的护理,哪项是**错误**的(　　)
　　A. 密切观察病情变化　　　　　　　B. 保持出入量平衡
　　C. 保持大便通畅　　　　　　　　　D. 呼吸不畅可气管切开
　　E. 应用冰帽降温

(8～10题共用备选答案)
　　A. 头高足低位　　　　　　　　B. 仰卧位
　　C. 平卧位　　　　　　　　　　D. 半坐卧位
　　E. 侧卧位

8. 颅内压增高的颅脑外伤病人宜选用(　　)

9. 意识不清、气道不畅病人宜选用(　　)

10. 颅内压降低病人宜选用(　　)

任务十一 颅脑损伤病人的护理

颅脑损伤约占全身损伤的 15%～20%，仅次于四肢损伤，常与其他部位损伤并存，伤残率和死亡率均居首位。颅脑损伤包括头皮损伤、颅骨骨折和脑损伤，三者可单独或合并存在。对预后起决定作用的是脑损伤的程度及处理效果。

第一节 头皮损伤病人的护理

 病例导入

神经外科收治了一位头外伤 5 小时的女性病人，亲属叙述病人伤后不省人事，持续约 2 小时，以后神志清楚。1 小时前病人再次不省人事，频繁呕吐。

请思考：

1. 病人目前出现何种问题，为什么？

2. 如何评估病人的身体情况？

3. 采取何种护理措施？

4. 怎样做好病人的健康教育？

【病因及病理生理】

头皮损伤是因外力作用使头皮完整性或皮内发生改变，是最常见的颅脑损伤。头皮损伤包括头皮血肿、头皮裂伤和头皮撕脱伤。

1. 头皮血肿　头皮分 5 层（图 11-1）。头皮血肿多因钝器伤所致，按血肿的部位分为皮下血肿、帽状腱膜下血肿和骨膜下血肿。

2. 头皮裂伤　多为锐器或钝器打击所致。锐器伤者，伤口整齐，污染轻。钝器伤者，裂伤创缘常不整齐，伴皮肤挫伤，可有明显污染。头皮血管丰富，出血较多。

3. 头皮撕脱伤　多因头皮受到强力牵拉，大块头皮自帽状腱膜下层连同颅骨骨膜被撕脱或整个头皮甚至连额肌、颞肌及骨膜一并撕脱，使骨膜或颅骨外板暴露。因剧烈疼痛和大量失血常导致创伤性休克。

【护理评估】

（一）健康史

了解受伤的经过，评估病人有无暂时性意识障碍，有无其他部位损伤等，同时应了解现场急救情况。

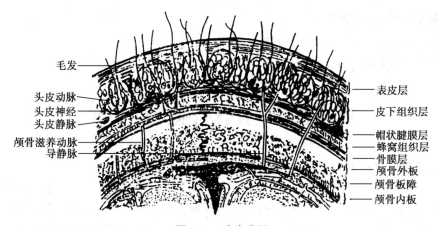

图 11-1　头皮分层

（二）身体状况

1. 头皮血肿　①皮下血肿：位于皮肤层和帽状腱膜之间，因皮肤借纤维隔紧密连接，血肿不易扩散，范围较局限，张力高，边缘隆起，中央凹陷，压痛明显，呈凹陷性骨折。②帽状腱膜下血肿：位于帽状腱膜和骨膜之间，常因斜向暴力使头皮发生剧烈滑动，撕裂该层间的血管所致。该处组织松弛，出血易扩散，可蔓延至全头部，波动感明显，失血量多。③骨膜下血肿：位于骨膜和颅骨外板之间，常由颅骨骨折引起，因骨膜在骨缝处紧密连接，血肿以骨缝为界，局限于某一颅骨范围内，张力较高。

2. 头皮裂伤　伤口大小、深度不一，创缘多不规则，可有组织缺损，出血量大，不易自行停止，严重者可伴有休克。

3. 头皮撕脱伤　头皮缺失，颅骨外露，剧烈疼痛及大量出血可导致休克。

（三）辅助检查

单纯头皮损伤的诊断一般不难，要注意检查有无颅骨骨折和颅脑损伤及休克等发生，必要时做 X 线、CT、MRI 等检查。

（四）心理社会状况

由于头皮损伤出血多，常引起病人紧张，焦虑。因此，了解病人情绪变化及对疾病的认知程度。

（五）处理原则

1. 头皮血肿　小血肿无需特殊处理，1～2 周可自行吸收，伤后给予冷敷以减少出血和疼痛，24 小时后改用热敷以促进血液吸收，忌用力揉搓；血肿较大时在无菌操作下穿刺抽血后加压包扎。在处理头皮血肿同时，应警惕合并颅骨损伤及脑损伤的可能。

2. 头皮裂伤　现场急救可加压包扎止血，及早进行清创缝合，因头皮血供丰富，清创缝合时间可放宽至 24 小时。注射破伤风抗毒素，应用抗生素预防感染。

3. 头皮撕脱伤　用无菌敷料覆盖创面，加压包扎止血，同时注射破伤风抗毒素、抗生素及止痛药。完全撕脱的头皮不做任何处理，用无菌敷料包裹，干燥冷藏随病人一起送至医院；不完全撕脱者争取在伤后 6～8 小时内清创后行头皮再植，无法再植者，做全厚或中厚皮片植皮，术后加压包扎。及时止血和补充血容量，防治休克。

【常见护理诊断 / 问题】

1. 焦虑 / 恐惧　与头皮损伤及出血有关。

2. 有感染的危险　与头皮损伤有关。

第二节　颅骨骨折病人的护理

【病因及病理生理】

颅骨骨折是指颅骨受暴力作用致颅骨结构改变，常合并脑损伤。按骨折部位分为颅盖骨折和颅底骨折；按骨折与外界是否相通分为开放性骨折和闭合性骨折；按骨折形态分为线形骨折和凹陷性骨折。当颅骨遭受外力时，是否造成骨折，主要取决于外力的大小、作用方向、致伤物与颅骨接触面积的大小及颅骨的解剖特点等。颅腔近似球体，有一定的弹性，外力作用于头部的瞬间，颅骨产生弯曲变形，超过其弹性限度，即发生骨折。

【护理评估】

（一）健康史

了解受伤过程，如暴力的性质、大小、方向和着力点及身体状况等，当时有无意识障碍、口鼻流血流液等情况，了解有无其他合并伤及其他疾病。

（二）身体状况

1. 颅盖骨折　①线形骨折：局部压痛、肿胀，可伴有头皮下血肿、头皮裂伤和骨膜下血肿等。确诊主要依靠 X 线和 CT 检查，应警惕合并脑损伤和颅内血肿。②凹陷性骨折：局部可扪及颅骨凹陷，若骨折位于脑重要功能区，可出现偏瘫、失语、癫痫等神经系统定位病症。

2. 颅底骨折　常为线形骨折，多因间接暴力作用于颅底所致。依骨折部位分为颅前窝、颅中窝和颅后窝骨折。颅底部的硬脑膜与颅骨贴附紧密，故颅底骨折时易撕裂硬脑膜，产生脑脊液外漏而成为开放性骨折。颅前窝、颅中窝和颅后窝骨折，其临床表现各异（表 11-1）。

表 11-1　颅底骨折的临床表现

骨折部位	脑脊液漏	瘀斑部位	可能累及神经
颅前窝	鼻漏	眶周、球结膜下（"熊猫眼"征）	I - II
颅中窝	鼻漏或耳漏	乳突区	VII - VIII
颅后窝	无	乳突部、咽喉壁	IV - VII

（三）辅助检查

X 线可帮助了解骨折片陷入的深度和有无合并脑损伤，但对颅底骨折的诊断意义不大。CT 可确定有无骨折，并有助于脑损伤的诊断。

（四）心理社会状况

病人常因头部损伤而表现焦虑等心理反应，对伤后的恢复缺乏信心，了解病人的心理反应，同时了解病人的家属对疾病的认知和对病人的关心及支持程度。

（五）处理原则

1. 颅盖骨折　①单纯线形骨折：无需特殊处理，卧床休息，对症治疗，如止痛、镇静，注意有无继发性脑损伤的发生。②凹陷性骨折:凹陷不深,范围不大者可等待观察。若凹陷性骨折位于脑重要功能区表面,有脑受压症状或颅内压增高表现者,凹陷直径>5cm或深度>1cm,或开放性粉碎性凹陷骨折,应手术复位或摘除碎骨片。

2.颅底骨折　本身无需特殊治疗,重点在于观察有无脑损伤和处理脑脊液漏、脑神经合并伤等。脑脊液漏多在1～2周内自行愈合,超过4周应手术修补硬脑膜。应使用TAT及抗生素预防感染,防止逆行颅内感染。

【常见护理诊断/问题】

1.知识缺乏:缺乏脑脊液外漏的护理知识。

2.焦虑/恐惧　与颅脑损伤和担心治疗效果有关

3.潜在并发症:颅内压增高、颅内出血、感染等。

【护理措施】

1.病情观察　密切观察病人意识、瞳孔、生命体征、颅内压增高症状和肢体活动等情况,及时发现和处理并发症。

2.协助病人做好辅助检查,明确诊断。

3.脑脊液外漏的护理　①取头高位:床头抬高15～30°,维持到脑脊液漏停止后5～7天。其目的是借助重力的作用,使脑组织移向颅底,贴附于硬脑膜漏孔处,使漏口粘连封闭。②保持外耳道、鼻腔、口腔清洁,及时用盐水、乙醇棉签清除外耳道、鼻前庭的血迹、污垢,防止脑脊液引流受阻而逆流,并于鼻孔前或外耳道口松松地放置干棉球,随湿随换,24小时计算棉球数,估计脑脊液外漏量,并做好记录。③严禁从鼻腔吸痰和放置胃管,禁止耳鼻滴药、冲洗和堵塞,禁忌腰椎穿刺。④避免用力咳嗽、打喷嚏、擤鼻涕及用力排便,以免导致气颅或脑脊液逆流。⑤观察有无颅内感染的迹象,如体温、脑膜刺激征等。⑥按医嘱应用抗生素和破伤风抗毒素(TAT)。

4.心理护理　指导病人正确面对损伤,调整心态,配合治疗。

5.健康教育　告知颅骨缺损病人如何保护头颅,嘱咐其可在第1次手术切口愈合后3～6个月做颅骨成形术。

第三节　颅脑损伤病人的护理

脑损伤是指脑膜、脑组织、脑血管及脑神经的损伤。

【病因及病理生理】

根据伤后脑组织是否与外界相通分为开放性脑损伤和闭合性脑损伤。开放性脑损伤多为锐器或火器伤,常伴头皮破裂、颅骨骨折和脑膜破裂;闭合性脑损伤多为钝器伤或间接暴力所致,脑膜完整。

根据暴力作用于头部的方式分为直接损伤、间接损伤和旋转损伤。直接损伤是外力导致颅骨变形,并使头颅产生加速或减速运动,亦可使头颅产生直线性或旋转性运动,使脑组织受到压迫、牵拉、滑动及负压吸附等多种应力产生的损伤。①加速性损伤:运动的物体撞击静止头部,使头部呈加速运动时产生的脑损伤。②减速性损伤:运动的头部撞击静止物体,使头部运动突然停止时产生的脑损伤(图11-2)。③挤压伤:两个相反方向的暴力同时作用于头部,造成整个颅骨变形,颅内压急剧上升而产生的脑损伤。间接损伤是暴力作用于身体其他部位,然后传导至头部造成的脑损伤。①传递性损伤:双足或臀部着地的坠落,外力通过下肢、脊柱传递至颅底发生的损伤。②挥鞭样损伤:外力作用于躯干,引起躯干急骤运动,头部运动落后于躯干,使头部发生过伸或过屈如挥鞭样运动造成的脑干和脊髓损伤。③创伤性窒息:胸腹部受猛烈挤压时,胸腹腔压力骤升,上腔静脉血逆流,引起脑、头面部毛细血管破裂。旋转损伤是外力作用方向没有通过头部轴心,使

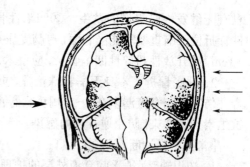

图 11-2 头部作减速运动时的脑损伤机制
粗箭头表示头部运动方向,细箭头表示头部受到外界物体的阻止。

头颅沿其他轴线做旋转运动,颅底蝶骨嵴、大脑镰、小脑幕的锐利边缘等导致脑损伤。通常将受力侧的脑损伤称为冲击伤,其对侧损伤称为对冲伤。

根据损伤病理改变分为原发性脑损伤和继发性脑损伤。原发性脑损伤是指暴力作用头部后立即发生的脑损伤,包括脑震荡和脑挫裂伤;继发性脑损伤是指受伤一段时间后出现的脑受损病变,包括脑水肿和颅内血肿等。

【护理评估】

(一)健康史

详细了解受伤经过,如暴力性质、大小、方向、速度和身体状况,有无意识障碍及程度和持续时间,有无中间清醒期、逆行性遗忘,有无恶心、呕吐、头痛等症状,有无口鼻耳流血和脑脊液外漏,了解急救情况及既往健康状况。

(二)身体状况

1. 脑震荡 为一过性脑功能障碍,无肉眼可见的神经病理改变。表现为伤后立即出现的短暂意识障碍,一般不超过30分钟;同时出现皮肤苍白、出汗、血压下降、生理反射迟钝等;清醒后不能回忆伤前及当时情况,称逆行性遗忘;常伴有头痛、头晕、呕吐、恶心等症状;神经系统检查无阳性体征,脑脊液检查无明显改变,CT检查无阳性发现。

2. 脑挫裂伤 为脑实质性损伤,包括脑挫伤和脑裂伤,两者常并存。表现为:①意识障碍:伤后立即出现,程度与持续时间、损伤程度和范围相关,昏迷时间常超过30分钟,昏迷持续时间越长,伤情越重。②局灶症状和体征:依损伤程度和部位而不同,如在功能区,立即出现相应症状和体征,如失语、偏瘫、锥体束征等。③头痛、呕吐:与颅内压增高、自主神经功能紊乱或蛛网膜下腔出血相关。若蛛网膜下腔出血者还可出现脑膜刺激征,脑脊液检查有红细胞。④颅内压增高与脑疝:因继发性脑水肿和颅内血肿所致,表现为颅内压增高三主征、意识障碍和瞳孔改变等。⑤生命体征紊乱:由颅内压增高、脑疝或脑干损伤所致,表现为呼吸节律紊乱、心率及血压明显波动,中枢性高热等。

原发性脑干损伤是脑挫裂伤中最严重的特殊类型。脑干是呼吸循环中枢所在部位,伤后早期会出现严重的生命体征紊乱。由于网状上行激活系统受损,病人昏迷深而持久。上下行神经传导束都经过脑干,伤后会出现双侧锥体束征阳性,甚至出现去脑强直。第3对至第12对脑神经核团位于脑干,脑干伤后会引起所属脑神经的临床症状和体征。

3. 颅内血肿 按血肿部位分为硬脑膜外血肿、硬脑膜下血肿和脑内血肿三型;按发病

时间分为急性（3日内）、亚急性（3日～3周）和慢性（3周以上）血肿三型。因血肿压迫脑组织，引起占位性病灶症状和体征及颅内压增高等，可导致脑疝危及生命。

（1）急性硬脑膜外血肿：临床症状取决于血肿的大小、出血速度和部位，除颅内压增高征象外，常因血肿挤压脑组织导致天幕裂孔疝。典型病例意识状态改变有"中间清醒期"，即昏迷—清醒—再昏迷；患侧瞳孔进行性散大，对光反射迟钝或消失；对侧肢体瘫痪以及生命体征变化。

（2）硬脑膜下血肿：急性硬脑膜下血肿多见于额颞部，昏迷时间较长，常无"中间清醒期"，颅内压增高症状明显，脑疝出现迅速。慢性硬脑膜下血肿因致伤力小，出血缓慢，临床症状常不典型，通常表现为头痛、呕吐、神经定位体征或精神症状。

（3）脑内血肿：多见于额颞部，脑内血肿的临床症状和体征与硬脑膜下血肿相近，神经系统定位症状和体征表现更为突出。

（三）辅助检查

1．影像学检查　CT检查是首选项目，脑震荡常无异常改变。CT可显示脑挫裂伤的部位、范围，脑水肿程度和有无脑室受压及中线结构移位等，可明确定位颅内血肿，并计算出血量，对开放性脑损伤可了解伤道及碎骨片和异物位置等。

2．脑脊液检查　当脑挫裂伤时，脑脊液常有红细胞。

（四）心理社会状况

了解病人及家属对颅脑损伤及其功能恢复的心理反应，了解家属对病人的关心程度和支持能力。

（五）处理原则

1．脑震荡　一般无需特殊处理，卧床休息1～2周，可适当给予止痛、镇静等药物对症处理，可完全恢复。对于超过半年、遗留所谓"脑震荡综合征"者，需加强心理护理。

2．脑挫裂伤　局限性脑挫裂伤给予止血、脱水、补液及一些对症处理。重度脑挫裂伤病人治疗原则：①保持呼吸道畅通。对严重脑损伤者做气管切开或气管内插管辅助呼吸。②防治脑水肿是治疗脑挫裂伤的关键。用脱水剂、利尿剂、激素、过度换气和吸氧等对抗脑水肿和降低颅内压，并严格限制入水量，必要时应用冬眠低温治疗。③防治高热。对于中枢性高热病人，采用物理或药物降温，如冬眠合剂、全身冰毯机等。④防治癫痫。对于严重脑挫裂伤和伤后癫痫病人，应用抗癫痫药物。⑤清创、减压。对开放性脑损伤应及早进行清创，重度脑挫裂伤出现脑疝迹象时，应做减压术或局部病灶清除术。⑥营养支持和维持水、电解质及酸碱平衡。⑦预防并发症。特别要重视预防和治疗呼吸道感染、消化道出血、泌尿系统感染、颅内感染以及压疮等。⑧促进脑功能恢复。应用神经营养药物和高压氧治疗等。⑨严密观察病情。定期观测呼吸、脉搏、血压、意识、瞳孔、肢体活动，及时发现和处理颅内压增高和脑疝等并发症。

3．颅内血肿　急性颅内血肿，一经确诊应立即手术清除血肿；慢性硬膜下血肿多采用颅骨钻孔引流术。

【常见护理诊断/问题】

1．意识障碍　与脑损伤、颅内压增高有关。

2．清理呼吸道无效　与意识障碍有关。

3．营养失调：低于机体需要量　与呕吐、长期不能进食有关。

4.焦虑/恐惧　与脑损伤和担心治疗效果有关。

5.潜在并发症：颅内压增高、脑疝、癫痫、感染、压疮、废用综合征等。

【护理措施】

（一）现场急救

1.保持呼吸道畅通　颅脑损伤病人常有不同程度的意识障碍，正常咳嗽反射和吞咽功能减弱或丧失，呼吸道分泌物不能有效咳出，脑脊液漏液、呕吐物等可引起误吸；舌根后坠可引起窒息。因此，应将病人侧卧，尽快清除口咽部血块、呕吐物和分泌物；昏迷者置口咽通气管，必要时行气管切开或人工辅助呼吸。

2.妥善处理伤口　开放性颅脑损伤应剪短伤口周围头发，并消毒，伤口局部不冲洗、不用药；外露的脑组织周围用消毒纱布卷架空保护，外加干纱布适当包扎，避免局部受压；尽早应用抗生素和破伤风抗毒素预防感染。

3.防治休克　当有休克征象出现时，应平卧、保暖、补充血容量等，同时协助医生查明有无颅脑以外其他部位损伤。

4.做好护理记录　准确记录受伤经过、急救处理经过及生命体征、意识、瞳孔、肢体活动等情况，为进一步处理提供依据。

（二）病情观察

病情动态观察是鉴别原发性与继发性脑损伤的重要手段。每15～30分钟观察记录1次，稳定后可适当延长。

1.意识状态　可反映大脑皮层和脑干结构的功能状态，意识障碍的程度可反映脑损伤的轻重，出现的时间和有无加重，可作为区别原发性和继发性脑损伤的重要依据。对意识障碍程度的分级有两种：①意识障碍分级法，分为清醒、模糊、浅昏迷、昏迷和深昏迷五级（表11-2）；②格拉斯哥昏迷评分法（表11-3），分别对病人的睁眼、言语、运动三方面的反应进行评分，再累计得分，最高分15分，最低分3分，8分以下为昏迷，分数越低表明意识障碍越严重。

表11-2　意识障碍分级

意识	语言刺激反应	痛刺激反应	生理反应	配合检查
清醒	灵敏	灵敏	正常	能
模糊	迟钝	不灵敏	正常	尚能
浅昏迷	无	迟钝	正常	不能
昏迷	无	无防御	减弱	不能
深昏迷	无	无	无	不能

表11-3　格拉斯哥昏迷评分法

昏迷评分法	A.睁眼反应	计分	B.言语反应	计分	C.运动反应	计分
	自动睁眼	4	回答正确	5	能按指令动作	6
	呼之睁眼	3	回答错误	4	对疼痛能定位	5
	刺痛睁眼	2	语无伦次	3	对疼痛能躲避	4
	不能睁眼	1	有声无语	2	疼痛时肢体屈曲	3
			不能发声	1	疼痛时肢体强直	2
					对疼痛无任何反应	1

2．瞳孔　瞳孔变化可因动眼神经、视神经及脑损伤引起。密切观察瞳孔大小、形态、对光反射、眼裂大小、眼球位置及活动情况，注意两侧对比。正常瞳孔等大、等圆、直径3～4mm、直接和间接对光反射灵敏。伤后一侧瞳孔散大、对侧肢体瘫痪，提示脑受压或脑疝；患侧瞳孔散大、对光反应消失、眼球固定，多为原发性脑干损伤或临终状态；双侧瞳孔缩小，对光反应迟钝，可能为脑桥损伤或蛛网膜下腔出血；双侧瞳孔大小多变，对光反射消失伴眼球分离，提示中脑损伤。有无间接对光反射可鉴定视神经损伤与动眼神经损伤。某些药物、中毒、剧痛可影响瞳孔变化，吗啡、氯丙嗪使瞳孔缩小；阿托品、麻黄碱使瞳孔散大。

3．生命体征　伤后可出现生命体征紊乱，为避免病人躁动影响测量结果的准确性，应先测呼吸，再测脉搏，最后测血压。因组织创伤反应可出现中度发热；若累及脑干，可出现体温不升或中枢性高热；伤后数日后体温升高，常提示有感染存在。注意呼吸、脉率、血压和脉压的变化，及时发现颅内血肿和脑疝。

4．神经系统体征　原发性脑损伤引起的局灶症状，伤后立即出现，不再继续加重。继发性脑损伤的症状，在伤后逐渐出现，多呈进行性加重。

5．其他　剧烈头痛、频繁呕吐，标志颅内压急剧升高，可能是脑疝的先兆，尤其是躁动时血压升高，脉搏无相应增快，可能已有脑疝存在。

6．CT和颅内压监测　①CT监测：可早期发现脑水肿和迟发性颅内血肿。②颅内压监测：用颅内压监护仪连续观察和记录病人颅内压的动态变化。

（三）一般护理

参见颅内压增高病人的护理相关内容。

（四）避免颅内压突然升高

保持呼吸道、大便通畅，控制咳嗽、癫痫发作等，以免诱发脑疝。

（五）对症护理

参见颅内压增高病人的护理相关内容。

（六）并发症护理

1．颅内压增高和脑疝护理　参见颅内压增高病人的护理相关内容。

2．外伤性癫痫护理　伤后应注意有无癫痫症状，一旦发生立即报告医生，并注意防止意外损伤；按医嘱给予抗癫痫药物，如地西泮、苯妥英钠等，癫痫完全控制后，继续服药1～2年，逐渐减量后停药，突然停药可使癫痫再发。

3．应激性溃疡护理　严重颅脑损伤及激素应用可诱发急性胃肠黏膜病变，以预防为主，观察有无呕血、便血，一旦出现立即报告医生，暂禁食、吸氧，按医嘱补充血容量，停用激素，应用西咪替丁等药物。

（七）心理护理

鼓励病人或家属说出心理感受，帮助其接受疾病带来的改变，指导病人学习康复知识与技能。

（八）健康教育

1．心理指导　鼓励和指导病人尽早自理生活，对恢复过程中出现的头痛、头晕、记忆力减退给予适当解释和安慰，鼓励病人树立正确的人生观，克服悲观消极情绪，树立战胜疾病的信心。

2．加强安全意识教育　遵守交通规则，防止意外创伤；外伤性癫痫病人，应按时服药，不可单独外出、登高、游泳等,防止意外伤害。

3.康复训练 脑外伤遗留的语言运动和智力障碍,伤后1~2年内有部分恢复的可能,制订康复计划,进行功能训练,尽可能改善生活自理能力和社会适应能力。

情境训练

角色扮演护士对脑挫裂伤病人的护理。

(丁 肃)

思考与练习

一、单项选择题

1.最严重的头皮损伤是( )
    A.头皮下血肿   B.头皮裂伤
    C.头皮撕脱伤   D.骨膜下血肿
    E.帽状腱膜下血肿

2.病人,男性,28岁,头部受伤后意识不清约20分钟,头痛、恶心、干呕,追问受伤经过不能回忆,查体无异常发现,应诊断为( )
    A.脑震荡   B.脑挫裂伤
    C.颅骨骨折   D.硬脑膜外血肿
    E.颅内脓肿

3.颅底骨折,病人左侧耳道脑脊液流出,应采取的体位是( )
    A.中凹卧位   B.俯卧位
    C.平卧位   D.右侧卧位
    E.左侧卧位

4.病人女性,20岁,颅脑损伤后,意识障碍,有中间清醒期,一侧瞳孔散大,对光反射消失,对侧肢体偏瘫,提示( )
    A.脑挫裂伤   B.脑干损伤
    C.硬脑膜外血肿   D.枕骨大孔疝
    E.颅内血肿

5.病人女性,23岁,头部损伤,3小时入院,查体发现,眼眶青紫,球结膜下瘀斑,鼻腔有血性脑脊液流出,判断( )
    A.颅前窝骨折   B.颅中窝骨折
    C.颅后窝骨折   D.颅盖骨骨折
    E.面部挫伤

6.常用降低颅内压的甘露醇应在多久输完?( )
    A.60分钟   B.15~30分钟   C.30~45分钟
    D.50分钟   E.45~60分钟

7. 病人，女性，头部损伤 3 小时入院，查体发现病人对呼唤有睁眼反应，能躲避刺痛，但回答有误，病人的格拉斯哥评分为（　　　）

    A. 9 分　　　　　　　　　B. 10 分　　　　　　　　　C. 11 分

    D. 12 分　　　　　　　　　E. 13 分

（8～9 题共用备选答案）

    A. 脑震荡　　　　　　　　　　　B. 脑挫裂伤

    C. 硬脑膜外血肿　　　　　　　　D. 颅底骨折

    E. 帽状腱膜下血肿

8. 容易引起颅内感染的是（　　　）

9. 诊断明确，应急诊手术的是（　　　）

（10～11 题共用备选答案）

    A. 脑震荡　　　　　　　　　　　B. 脑挫裂伤

    C. 硬脑膜外血肿　　　　　　　　D. 脑内血肿

    E. 硬脑膜下血肿

10. 颅脑损伤后昏迷有中间清醒期，首先考虑（　　　）

11. 颅脑损伤后昏迷 10 分钟，清醒后有逆行性健忘者（　　　）

二、病例分析题

男性，65 岁，摔伤后 4 小时，右侧额部着地，进行性意识障碍加重 1 小时。肢体无自主活动。体检：右侧瞳孔直径 6mm，对光反射消失，左侧瞳孔直径 3mm，对光反射迟钝，脉搏 120 次 /min，呼吸 20 次 /min，血压 150/70mmHg，体温 37.2℃，意识不清，呼之不应，压眶上神经无反应，左侧巴宾斯基征（+），右侧巴宾斯基征（-）。辅助检查：头 CT 提示右硬脑膜下血肿，右额叶广泛性脑挫裂伤。

请思考：

1. 病人处于何种意识状态？

2. 采取何种紧急措施？

任务十二　颅内、椎管内肿瘤病人的护理

 病例导入

　　王某，男，24岁，右侧肢体乏力3个月，肌力下降1个月，右侧下肢肌力4级，右上肢肌力弱于左上肢。治疗前CT示：右基底节丘脑一圆形混杂密度影，直径35mm，增强后有高密度结节状影，占位效应明显。同侧侧脑室前角受压变形。诊断：左丘脑胶质瘤。

　　请思考：

　　1. 病人目前出现何种问题？为什么？

　　2. 如何评估病人的身体情况？

　　3. 采取何种护理措施？

　　4. 怎样做好病人的健康教育？

第一节　颅内肿瘤病人的护理

　　颅内肿瘤是指颅内占位性新生物，分为原发性和继发性两类，起源于脑组织、脑血管、脑垂体、松果体、脑神经和脑膜等组织的肿瘤称为原发性颅内肿瘤，可发生于任何年龄，以20～50岁多见。成年病人多为神经上皮组织肿瘤，以星形细胞瘤最多见，其次为脑膜瘤和垂体瘤等，发病部位以大脑半球最多，其次为鞍区、脑桥小脑角；儿童颅内肿瘤约占全身肿瘤的7%，发病率仅次于白血病，以后颅窝和中线部位肿瘤为多，如髓母细胞瘤和颅咽管瘤等。继发性颅内肿瘤是指身体其他部位恶性肿瘤转移或侵入颅内的肿瘤。

【病因及病理生理】

病因目前尚不清楚，包括遗传因素、物理和化学因素及生物因素等。

【护理评估】

（一）健康史

详细询问病史，有无脑肿瘤家族史、有无接触化学、物理和生物致癌因素等其他情况。

（二）身体状况

　　1. 颅内压增高　90%的病人可出现颅内压增高症状和体征，常呈慢性、进行性发展，包括头痛、呕吐和视神经乳头水肿，还可出现视力减退、黑矇、复视、头晕、猝倒、意识障碍等，严重者可出现脑疝。

2. 局灶症状和体征　是由于肿瘤刺激、压迫或破坏脑组织或脑神经，使其功能受到损害的结果。不同部位的肿瘤所产生的局灶症状和体征是不相同的，如中央前回肿瘤出现中枢性瘫痪和癫痫发作，额叶前部肿瘤出现精神障碍，额叶后部肿瘤可有颜面、上下肢的全瘫或轻瘫，顶叶肿瘤主要表现为感觉功能障碍，颞叶肿瘤可出现某些幻觉，枕叶肿瘤可出现视力障碍，语言中枢肿瘤可出现运动性失语或感觉性失语，听神经鞘瘤可产生听力和前庭功能障碍，鞍区肿瘤出现垂体功能低下或亢进，松果体区肿瘤出现性早熟，脑干肿瘤出现交叉性瘫痪，小脑肿瘤可引起一系列共济失调性运动障碍等。首发症状和体征常表明脑组织最先受损的部位，有定位诊断意义。

（三）辅助检查

CT 或 MRI 是诊断颅内肿瘤的首选方法，能明确诊断，且能确定肿瘤的位置、大小、肿瘤的周围组织情况。发现垂体腺瘤，还需做内分泌激素的测定。

（四）心理社会状况

评估病人及家属的心理状况，了解病人有无焦虑、悲伤、绝望的心理，有无自杀动机和行为，了解病人及家属对疾病及其手术治疗的认知程度，了解家属对病人的关心程度和支持能力。

（五）处理原则

1. 降低颅内压　缓解症状以争取治疗时间，包括脱水治疗、激素治疗、脑脊液外引流等。降低颅内压的根本方法是切除肿瘤。

2. 手术治疗　最直接、最有效的方法，包括肿瘤切除术、内减压术、外减压术和脑脊液分流等。

3. 放疗　适用于位于重要功能区或深部等不宜手术的肿瘤，全身情况差不宜手术者及对放疗较敏感的肿瘤，包括内照射和外照射两种。

4. 化疗　逐渐成为重要的综合治疗手段之一。应选择容易通过血脑屏障、无中枢神经毒性的药物，注意防止颅内增高、肿瘤坏死出血和骨髓抑制等副作用的发生。

5. 其他治疗　如免疫治疗、中医治疗和基因药物治疗等。

 知识链接

γ刀聚焦治疗的原理

γ刀治疗是利用 γ 射线几何学聚焦原理，在精确的三维立体定向仪的辅助下，将规划好的大剂量射线在短时间内经准直器集中投射到颅内预选的靶目标上，一次性、致死性地摧毁靶点内的组织或病变，给局部组织或病变造成永久性、不可恢复的损伤、死亡而达到治疗疾病的目的。经准直器各小孔通过的极细的 γ 射线束不会对颅内血管、脑神经和细胞造成损伤，其治疗照射范围与正常组织界限非常明显，边缘如刀割一样，人们形象地称之为"伽马刀"。

【常见护理诊断 / 问题】

1. 自理缺陷　与肿瘤压迫及开颅手术有关。

2. 营养失调：低于机体需要量　与呕吐、食欲下降、放疗、化疗有关。

3. 焦虑/恐惧/预感性悲哀　与肿瘤诊断和担心疗效有关。

4. 潜在并发症：颅内压增高、脑疝、癫痫、感染等。

【护理措施】

（一）一般护理

1. 体位　以头高足低位为佳，有利于静脉回流，减轻脑水肿。

2. 营养支持　采取均衡饮食，保证足够的蛋白质和维生素的摄入，无法进食者采用鼻饲或胃肠外营养，维持病人水、电解质和酸碱平衡。

3. 保持呼吸道畅通　及时清理口鼻腔呕吐物和分泌物，必要时行气管切开。定时协助病人翻身、拍背，必要时雾化吸入，防止肺部感染。

4. 癫痫发作的护理　当癫痫发作时，易造成损伤，应限制病人活动范围，保护病人安全，及时应用抗癫痫药物。

5. 加强生活护理　生活上给予照顾，保持安静、舒适的环境，保证足够的休息和睡眠；当下床活动时，注意安全，防止意外伤害发生；加强皮肤护理，防止压疮发生；语言、听力、视力障碍的病人应注意与病人交流，了解病人的意图，满足病人的生理需要。

6. 心理护理　给予心理支持，使病人和家属能面对现实，耐心倾听病人诉说，减轻病人的心理压力；告知病人可能采用的治疗计划及如何配合，帮助家属学会照顾病人的方法。

（二）术前护理

除了术前常规准备外，强调：①消除引起颅内压增高的因素，及时施行降低颅内压的措施；②剃去头发并消毒，做好皮肤准备；③术前应用阿托品，以减少呼吸道分泌和抑制迷走神经。

（三）术后护理

1. 一般护理

（1）体位：全身麻醉未醒病人，取侧卧位；意识清醒，血压平稳取头高足低位；幕上开颅术后卧向健侧，幕下开颅术后早期取无枕侧卧或侧俯卧位；体积较大的肿瘤切除术后24小时内术区应保持高位。

（2）病情观察：观察生命体征、意识状态、瞳孔、肢体活动状况，尤其注意颅内压增高症状的评估。

（3）营养及输液：一般颅脑手术后，次日即可进流质饮食，第2～3日给半流饮食，以后逐渐过渡至普通饮食。较大的颅脑手术或全身麻醉术后伴恶心呕吐、消化道功能紊乱者，应禁食1～2日。颅后窝手术或听神经瘤手术后应禁食禁饮，采用鼻饲供给营养，待吞咽功能恢复后逐渐练习进食。昏迷病人经鼻饲供给营养，必要时应用全胃肠外营养。颅脑手术后均有脑水肿反应，应适当控制输液量，每日以1 500～2 000ml为宜，定期监测电解质、血气分析，记录24小时出入水量，维持水、电解质和酸碱平衡。

（4）保持呼吸道畅通：吸氧，定时协助病人翻身、拍背，必要时给予雾化吸入。

（5）疼痛护理：应了解头痛的原因、性质和程度。切口疼痛多发生于24小时内，一般止痛剂可奏效；颅内压增高性头痛，多发生在术后2～4日脑水肿高峰期，应给予脱水剂和激素等降低颅内压。

（6）引流管的护理：观察引流管是否牢固和有效，观察引流液量和颜色及性状，不可随意放低或抬高引流瓶，第3～4日血性脑脊液转清后，拔除引流管。

（7）遵医嘱给予抗癫痫药物和抗生素。

（8）加强生活护理：注意口腔卫生，帮助病人排便、排尿，训练定时排便功能，保持会阴部清洁。注意与病人沟通，了解并满足其生活需要，帮助家属学会对病人的照顾方法和技巧。

2．并发症的预防和护理　①颅内出血：是颅脑手术后最危险的并发症，多发生在术后1～2日，常表现为意识障碍和颅内压增高或脑疝征象，及时报告医生并做好再次手术准备。②感染：切口感染，常发生于术后3～5日，表现为伤口疼痛、红肿、压痛及皮下积液。肺部感染常发生于术后一周左右，防治措施包括严格无菌操作，加强营养和基础护理及使用抗生素等。③中枢性高热：下丘脑脑干部位病变可引起中枢性高热，多出现于术后12～48小时内，体温高达40℃以上，一般物理降温效果较差，需采用冬眠低温疗法。④其他：包括尿崩症、胃出血、顽固性呃逆、癫痫发作等，应注意观察，及时发现和处理。

3．做好化疗、放疗的护理　参见肿瘤病人的护理。

4．健康教育　向病人指出放疗和化疗可能出现的副作用，让病人做好心理准备，鼓励病人尽快适应社会和自身形象的改变。指导病人功能锻炼，包括肢体训练、语言训练及记忆力恢复训练。教会病人和家属对病人的护理方法，尽可能提高生活质量。

第二节　椎管内肿瘤病人的护理

椎管内肿瘤又称脊髓肿瘤，指发生于脊髓本身和椎管内与脊髓邻近组织的原发性或转移性肿瘤，可发生于任何年龄，以20～50岁多见，男多于女。胸段最多见，其次为颈段和腰段。

【病因及病理生理】

根据肿瘤与脊髓、脊膜的关系分为硬脊膜外肿瘤、硬脊膜下肿瘤和髓内肿瘤三大类。以硬脊膜下肿瘤多见，约占65%～70%，主要病理类型是神经鞘瘤和脊膜瘤。硬脊膜外肿瘤约占25%，主要病理类型是神经鞘瘤、脊膜瘤、血管瘤、脂肪瘤和转移瘤等。髓内肿瘤少见，占5%～10%，病理类型有室管膜瘤、星形细胞瘤及胶质母细胞瘤等。

【护理评估】

（一）健康史

详细询问病史、家族史，有无接触化学、物理和生物致癌因素等病史。

（二）身体状况

肿瘤进行性压迫而损害脊髓和神经根，临床分为三期。①刺激期：瘤体较小，主要表现为神经根痛，疼痛部位固定且沿神经根分布区域扩散，咳嗽、用力、屏气、大便时加剧，部分病人可出现夜间痛和平卧痛，为椎管内肿瘤特征性表现之一。②脊髓部分受压期：瘤体增大直接压迫脊髓，出现传导束受压症状，表现为受压平面以下肢体运动和感觉障碍，典型体征是脊髓半切综合征。③脊髓瘫痪期：脊髓功能因肿瘤长期压迫而完全丧失，表现为受压平面以下的运动、感觉和括约肌功能完全丧失，并可出现皮肤营养不良征象。

（三）辅助检查

脑脊液检查蛋白含量增高，细胞数正常，称为蛋白细胞分离现象，是重要诊断依据。MRI是最有价值的检查方法。

（四）心理社会状况

评估病人及家属的心理状况，了解病人有无焦虑、悲伤、绝望的心理，了解家属对病人的关心程度和支持能力。

（五）处理原则

手术切除肿瘤是目前唯一有效的治疗手段。良性肿瘤切除后预后良好，恶性者切除肿瘤并作充分减压，辅以放疗，能使病情得到一定程度的缓解。

【常见护理诊断/问题】

1. 有受伤危险　与感觉功能减退及运动功能障碍有关。

2. 潜在并发症：肺部感染、脊髓血肿、脊髓水肿、废用综合征等。

【护理措施】

1. 一般护理　①卧硬板床，保持床单干燥、整洁、柔软，定时翻身，防止压疮发生。翻身时要呈直线，防止脊髓损伤。②术后取俯卧位或侧卧位，必须使头部和脊柱的轴线保持一致，防止脊柱屈曲或扭转。

2. 病情观察　观察生命体征、意识状态、瞳孔、肢体活动状况，及时发现术后脊髓血肿和水肿征象等。

3. 呼吸道护理　及时清除呼吸道分泌物并保持通畅，防止肺部感染的发生。

4. 防止腹胀　术后常出现迟缓性胃肠麻痹，腹胀严重者可用肛管排气。

5. 防止大小便失禁或便秘和尿潴留　出现时应及时处理。

6. 防止意外伤害　因神经麻痹、瘫痪，病人对冷、热、疼痛感觉减退或消失及运动功能障碍等，应防止烫伤和冻伤及坠床等意外伤害。

7. 心理护理　给予心理支持，减轻病人的心理压力。告知病人可能采用的治疗计划及如何配合，帮助家属学会对病人的照顾方法。

8. 尽早功能锻炼，防止废用综合征的发生。

 情境训练

角色扮演护士对颅内肿瘤病人术后的护理。

（丁　肃）

思考与练习

一、单项选择题

1. 癫痫发作常见于（　　）

　　A. 额叶、顶叶、颞叶肿瘤　　　　　　　B. 枕叶、额叶、颞叶肿瘤

　　C. 额叶、顶叶、小脑肿瘤　　　　　　　D. 额叶、鞍区、顶叶肿瘤

　　E. 额叶、颞叶、松果体区肿瘤

2. 下列哪一项**不是**大脑半球肿瘤的主要临床表现（　　）

　　A. 精神症状　　　　　　　　　　　　　B. 癫痫发作

　　　C. 感觉障碍　　　　　　　　　　　　D. 失语

　　　E. 内分泌功能紊乱

3. 精神症状常见于（　　）

　　　A. 顶叶肿瘤　　　　　　　　　　　　B. 枕叶肿瘤

　　　C. 额叶肿瘤　　　　　　　　　　　　D. 颞叶肿瘤

　　　E. 小脑肿瘤

4. 颅内肿瘤导致病人死亡的直接原因常为（　　）

　　　A. 肿瘤出血　　　　　　　　　　　　B. 脑疝

　　　C. 肿瘤囊性变　　　　　　　　　　　D. 癫痫发作

　　　E. 精神症状

5. 脑肿瘤中病人最容易出现精神症状的是肿瘤位于（　　）

　　　A. 顶叶　　　　　　　　B. 枕叶　　　　　　　　　C. 额叶

　　　D. 颞叶　　　　　　　　E. 岛叶

6. 诊断颅内占位病变无痛、安全、准确的方法是（　　）

　　　A. 头颅 CT　　　　　　　　　　　　B. 头颅 X 线平片

　　　C. 脑电图　　　　　　　　　　　　　D. 脑血管造影

　　　E. 气脑造影

7. 关于颅内肿瘤，**不正确**的是（　　）

　　　A. 大脑半球发生脑肿瘤的机会最多

　　　B. 临床表现主要包括颅内压增高及局灶性症状及体征

　　　C. 最早出现的局灶性症状及体征有定位意义

　　　D. 神经胶质瘤是颅内最常见的恶性肿瘤

　　　E. 脑膜瘤为仅次于胶质瘤的颅内恶性肿瘤

二、病例分析题

　　张女士，28 岁，已婚，不育，出现头晕、月经紊乱 1 年余，在当地医院行黄体酮调经及中药治疗不见好转，现停经 6 月余，并出现头痛、视力下降，以及间断性泌乳而来就诊，头部 CT 提示鞍区密度影增强。初步诊断：颅内肿瘤。拟进行手术治疗，病人担心手术风险。

　　请思考：

　　1. 病人现存的护理诊断有哪些？

　　2. 在病人手术之前，护士为病人采取哪些护理措施？

任务十三　甲状腺外科病人的护理

病例导入 ·····

　　王女士，29岁，5日前在体检时发现其双侧甲状腺呈对称性、弥漫性肿大，腺体表面光滑，质地软，随吞咽上下移动，心率80次/min，血压110/75mmHg。张女士今日前来医院就诊，如果你是外科门诊护士，负责张女士的接诊，

　　请思考：

　　1. 病人目前出现何种问题？为什么？

　　2. 如何评估病人的身体情况？

　　3. 采取何种护理措施？

　　4. 怎样做好病人的健康教育？

第一节　单纯性甲状腺肿病人的护理

　　单纯性甲状腺肿是指由多种原因引起的非炎症性或非肿瘤性甲状腺肿大，一般不伴有甲状腺功能异常的临床表现。

　　【病因及病理生理】

　　（一）病因

　　1. 碘缺乏　是引起单纯性甲状腺肿的主要因素。碘是甲状腺激素（TH）的重要原料之一，高原、山区土壤中的碘盐被冲洗流失，以致饮水和食物中含碘量不足，因此，我国多山的各省居民患此病的较多，故又称"地方性甲状腺肿"。由于碘的摄入不足，使TH合成不足。

　　2. TH合成或分泌障碍　散发性（地方性/原发性）甲状腺肿原因复杂，主要有：①摄碘过多，导致甲状腺中碘的有机化障碍；②致甲状腺肿食物或药物，食物如萝卜、卷心菜等，某些药物如硫脲类、硫氰酸盐等；③先天性TH合成障碍。

　　3. TH需要量增加　在青春发育期、妊娠、哺乳期，机体对TH需要量增加，可出现相对性缺碘而致生理性甲状腺肿。

　　（二）发病机制

　　尚未明确。一般认为，由于上述一种或多种因素阻碍TH合成，导致促甲状腺激素（TSH）分泌增加，从而引起甲状腺代偿性增生肥大。

162

【护理评估】

（一）健康史

了解发病的过程及治疗经过；有无家族史、有无高原山区长期居住史；有无致甲状腺肿药物长期使用史；是否处于青春期、妊娠期、哺乳期，是否有既往史及有无手术史等。

（二）身体状况

甲状腺功能和基础代谢率除了结节性甲状腺肿可继发甲状腺功能亢进外，大多数正常。早期甲状腺呈对称弥漫性肿大，表面光滑、无压痛，随吞咽上下移动。甲状腺显著肿大时可引起压迫症状，如压迫气管出现呼吸困难，压迫食管引起吞咽困难，压迫喉返神经引起声音嘶哑。病程较长、体积巨大的甲状腺肿可延伸形成胸骨后甲状腺肿，引起上腔静脉回流受阻，出现面部青紫、肿胀及颈胸部表浅静脉扩张。

（三）辅助检查

1. 甲状腺功能检查　血清 T_4 正常或偏低，T_3、TSH 正常或偏高。

2. 甲状腺摄 ^{131}I 率及 T_3 抑制试验　摄 ^{131}I 率增高但无高峰前移，可被 T_3 所抑制。当甲状腺结节有自主功能时，可不被 T_3 抑制。

3. 甲状腺扫描　可见弥漫性甲状腺肿，常呈均匀分布。

（四）心理社会状况

评估病人对其身体外形变化的感受及认知，病人是否了解甲状腺疾病相关知识，是否接受手术治疗，能否掌握康复知识；了解家庭经济承受能力。

（五）处理原则

1. 生理性甲状腺肿，宜多食含碘丰富的食物，如海带、紫菜。

2. 对 20 岁以下的弥漫性单纯甲状腺肿病人可给予小量甲状腺素，以抑制腺垂体 TSH 分泌，缓解甲状腺的增生和肿大。常用剂量 30～60mg，每日 2 次，3～6 个月为一个疗程。

3. 手术治疗指征　有以下情况时，应及时施行甲状腺大部切除术：因气管、食管或喉返神经受压引起临床症状者；胸骨后甲状腺肿；巨大甲状腺肿影响生活和工作者；结节性甲状腺肿继发功能亢进者；结节性甲状腺肿疑有恶变者。

【常见护理诊断/问题】

1. 身体形象紊乱　与甲状腺肿大致颈部增粗有关。

2. 知识缺乏：缺乏对疾病知识和饮食方法、药物使用方法及康复知识的了解。

3. 潜在并发症：呼吸困难、声音嘶哑、吞咽困难等。

【护理措施】

（一）非手术治疗病人的护理

1. 病情观察　观察病人甲状腺肿大的程度、质地，有无结节及压痛，颈部增粗的进展情况。结节在短期内迅速增大应警惕癌变。

2. 用药护理　观察药物疗效和不良反应，如出现心动过速、呼吸急促、食欲亢进、怕热多汗、腹泻等甲状腺功能亢进症表现，应及时汇报医生处理。

3. 心理护理　了解病人对身体外形变化的心理反应，多与病人接触交流，鼓励其表达感受。向病人说明身体变化是疾病发生发展过程的表现，使其明确治疗效果及疾病转归，帮助病人树立信心。

（二）手术治疗病人的护理

见本任务第二节甲状腺功能亢进病人的护理。

（三）健康教育

1. 饮食指导　指导病人多进食含碘丰富的食物如海带、紫菜等海产类食品，并食用碘盐，避免大量摄入阻碍 TH 合成的食物如卷心菜、菠菜、萝卜等。

2. 用药指导　应坚持长期服药，以免停药后复发，学会观察药物疗效及不良反应。避免服用硫氰酸盐、保泰松、碳酸锂等阻碍 TH 合成的药物。

3. 预防　除食用含碘盐外，在妊娠、哺乳、青春发育期应增加碘的摄入，预防本病的发生。

第二节　甲状腺功能亢进病人的护理

病例导入

王女士，35 岁，因"甲状腺功能亢进"入院，2 日前在颈丛神经麻醉下行双侧甲状腺大部切除术，今日上午巡视病房时，王女士向你反映从早上起开始出现面肌和手足持续性痉挛的现象。

请思考：

1. 病人目前出现何种问题？为什么？

2. 如何评估病人的身体情况？

3. 采取何种护理措施？

4. 怎样做好病人的健康教育？

甲状腺功能亢进简称甲亢，是由于各种原因导致甲状腺素分泌过多而引起的以全身代谢亢进为主要特征的疾病总称。

【病因及病理生理】

原发性甲亢的病因迄今尚未完全明确。近年研究证实原发性甲亢是一种自身免疫性疾病，其病人血中有两类刺激甲状腺的自身抗体：一类抗体能刺激甲状腺功能活动，作用与促甲状腺素（TSH）相似，但作用时间较 TSH 持久的物质，称为"长效甲状腺激素"；另一类为"甲状腺刺激免疫球蛋白"。两类物质均属 G 类免疫球蛋白，来源于淋巴细胞，都能抑制 TSH，且与 TSH 受体结合，而增强甲状腺细胞功能，使 T_3 和 T_4 大量分泌。继发性甲亢和高功能腺瘤的病因尚未完全清楚。病人血中的长效甲状腺刺激激素等的浓度也不高，可能与结节本身自主性分泌紊乱有关。

按其发病的原因可分为：①原发性甲亢，指在甲状腺肿大的同时，出现功能亢进症状。最常见，好发年龄在 20～40 岁。腺体肿大呈弥漫性，两侧对称，常伴有眼球突出，故又称"突眼性甲状腺肿"。②继发性甲亢，指在结节性甲状腺肿基础上发生甲亢，病人先有结节性甲状腺肿多年，以后逐渐出现功能亢进症状。较少见，好发年龄在 40 岁以上。腺体呈结节状肿大，两侧多不对称，无眼球突出，容易发生心肌损害。③高功能腺瘤，即腺体内有单个的自主性高功能结节，结节周围的甲状腺组织呈萎缩改变。临床少见，病人无眼球突出。

【护理评估】

（一）健康史

了解发病的过程及治疗经过；是否有家族史；了解既往史，如有无其他自身免疫性疾病；有无手术史等。了解麻醉方式，手术方法；术中出血量、补液量和性质，放置引流管情况；麻醉及手术经过是否顺利。了解术后恢复情况：生命体征、切口及引流等情况；是否出现并发症。

（二）身体状况

1. 甲状腺肿大　一般无局部压迫症状。因腺体内血管扩张、血流加速，故触诊有震颤感，听诊可闻及杂音，尤其在甲状腺上动脉进入上极处。

2. 交感神经功能亢进　病人常表现为多语、急躁、易激动、失眠、怕热、多汗，皮肤常较温暖、双手常有细速颤动等交感神经功能亢进的症状。

3. 突眼征　典型病例常有双侧眼球突出、眼裂增宽，严重者，上下眼睑难以闭合，甚至不能盖住角膜；凝视时瞬目减少，眼向下看时上眼睑不随眼球下闭，两眼内聚能力差等。

4. 心血管功能改变　病人出现心悸、胸部不适；脉快有力，脉率常在 100 次 /min 以上，休息和睡眠时仍快；收缩压升高、舒张压降低，脉压增大。脉率增快及脉压增大常是判断病情程度和治疗效果的重要标志。合并甲状腺功能亢进性心脏病时，出现心律失常、心脏增大和心力衰竭。

5. 基础代谢率增高　病人食欲亢进但消瘦，体重减轻，易疲乏，工作效率降低。有些病人出现停经、阳痿等内分泌功能紊乱或肠蠕动亢进、腹泻等症状。极个别病人伴有局限性胫前黏液性水肿，常与严重突眼同时或先后发生。

（三）辅助检查

1. 基础代谢率　测定可根据脉压和脉率计算，或用基础代谢率测定器测定。前者较简便，后者较可靠。常用计算公式：基础代谢率（%）＝（脉率 + 脉压）－111。测定基础代谢率应在清晨空腹、完全安静时进行。正常值为 ±10%，轻度甲亢为 +20%～+30%，中度甲亢为 +30%～+60%，重度甲亢为 +60% 以上。

2. 甲状腺摄 ^{131}I 率测定　正常甲状腺 24 小时内摄取的 ^{131}I 量，为人体总量的 30%。若 2 小时内甲状腺摄取 ^{131}I 量超过人体总量的 25%，或 24 小时内超过 50%，且吸 ^{131}I 高峰提前出现，均可诊断为甲亢。

3. 血清中 T_3 和 T_4 含量测定　甲亢时血清 T_3 可高于正常 4 倍左右，而 T_4 仅为正常 2.5 倍，故 T_3 测定对甲亢的诊断具有较高的敏感性。

（四）心理 - 社会状况

病人的情绪是否稳定；病人是否了解甲状腺疾病相关知识，是否适应医院环境，是否接受手术治疗，能否掌握康复知识；了解家庭经济承受能力。

（五）处理原则

甲状腺大部切除术是治疗中度以上甲亢的最常用而有效的方法。手术适应证：①继发性甲亢或高功能腺瘤；②中度以上的原发性甲亢；③腺体较大，伴有压迫症状，或胸骨后甲状腺肿等类型的甲亢；④抗甲状腺药物或 ^{131}I 治疗后复发者或坚持长期用药有困难者。另外，甲亢影响妊娠（流产、早产等），而妊娠又加重甲亢，故妊娠早、中期的甲亢病人凡具有上述指征者，应考虑手术治疗。

手术禁忌证：①青少年病人；②症状较轻者；③年老体弱或有严重器质性疾病无法耐受手术治疗者。

【常见护理诊断/问题】

1. 焦虑 与交感神经功能亢进、环境改变、担心手术及预后有关。

2. 清理呼吸道无效 与咽喉部及气管受刺激分泌物增多以及切口疼痛有关。

3. 疼痛 与肿块压迫、甲状腺囊性肿块出血及手术创伤有关。

4. 营养失调：低于机体需要量 与基础代谢率增高有关。

5. 潜在并发症：呼吸困难和窒息、甲状腺危象、喉返神经损伤、喉上神经损伤和手足抽搐等。

【护理措施】

（一）术前护理

1. 完善术前检查 完善手术前常规检查和必要的化验检查。对于甲亢或甲状腺巨大肿块病人，还应包括：①颈部透视或摄片，了解气管受压或移位情况；②心脏的检查，了解有无扩大、杂音或心律不齐等情况；③喉镜检查，确定声带功能；④基础代谢率的测定；⑤神经肌肉应激性的检查，了解是否增高，测定血钙、血磷含量，了解甲状旁腺功能状态。

2. 一般护理 ①饮食护理：病人可进高热量、高蛋白质、富含维生素的食物。病人需足够液体摄入以补充出汗等丢失的水分。禁止饮用对中枢神经有兴奋作用的浓茶、咖啡等刺激性饮料。②体位训练：术前教会病人头低肩高体位。每日练习用软枕垫高肩部数次，以适应术中颈过伸的体位。

3. 用药护理 药物降低基础代谢率是术前准备的重要环节。①单用碘剂：开始即可服用，2～3周后甲亢症状得到基本控制，即可手术。甲亢症状控制标准为病人情绪稳定，睡眠好转，体重增加，脉率稳定在90次/min以下，脉压恢复正常，基础代谢率+20%以下。常用的碘剂是复方碘化钾溶液，每日3次，口服。第1日每次3滴，第2日每次4滴，以后逐日每次增加1滴至每次16滴止，然后维持此剂量。②硫脲类药物后用碘剂：甲亢症状基本控制后停药，再单独服用碘剂1～2周，再行手术。③碘剂加硫脲类药物后再单用碘剂：少数病人服碘剂2周后症状改善不明显，可同服硫脲类药物，待甲亢症状基本控制后停服硫脲类药物，再继续单独服用碘剂1～2周后手术。服药期间严密观察药物的反应与效果。

碘剂作用是抑制蛋白水解酶，减少甲状腺球蛋白的分解，从而抑制甲状腺素的释放，预防术后甲状腺危象的发生。碘剂还能减少甲状腺的血流量，减少腺体充血，使腺体缩小变硬，有利于手术。对于常规应用碘剂或合并应用硫脲类药物不能耐受或无反应的病人，可遵医嘱应用普萘洛尔或与碘剂联合应用。普萘洛尔在体内的有效半衰期不到8小时，故最末1次服用须在术前1～2小时，术后继续口服4～7日。此外，术前不可用阿托品，以免引起心动过速。

4. 眼睛护理 对于原发性甲亢突眼病人注意保护眼睛，睡前用抗生素眼膏敷眼，可戴黑眼罩或用油纱布遮盖，以避免角膜过度暴露后干燥受损而发生溃疡。

5. 术前准备 教会病人正确深呼吸、有效咳嗽及咳痰的方法。术前12小时禁食，6小时禁水。术日晨准备麻醉床，床旁备引流装置、无菌手套、拆线包及气管切开包等急救物品。

6. 心理护理 了解病人的心理状态，有针对性地与病人沟通，消除病人的顾虑和恐惧心理，避免情绪激动；尽力限制访客，避免过多外来刺激；保证病人休息和睡眠充分；病人应减少活动,适当卧床。对于精神过度紧张或失眠者,适当应用镇静剂或安眠药物。心率过快者,遵医嘱给予普萘洛尔 10mg,每日 3 次口服。

(二)术后护理

1.一般护理　①饮食与营养:病人全身麻醉清醒后,即可饮用少量温水或凉水,观察有无呛咳、误吸等现象。若无不适,逐渐给予微温流质饮食,注意过热可使手术部位血管扩张,加重切口渗血。以后逐步过渡到普食。病人只要吞咽时无疼痛不适的感觉,应鼓励病人少量多餐。②体位和活动:病人全身麻醉清醒后,血压平稳取半坐卧位。在床上变换体位,起身活动、咳嗽时可用手固定颈部,保持头颈部于舒适位置,以减少震动而引起疼痛。

2.病情观察　①监测生命体征:若病人出现脉率过快、体温升高,应警惕甲状腺危象的发生。②观察切口渗血情况,更换污染敷料,并记录出血量。③观察并记录引流液量、颜色和性状。一般术后常规放置橡皮引流管引流 24~48 小时。④观察病人发声,与手术前对比有无音调降低或声音嘶哑。⑤观察病人进食流质饮食后,有无呛咳或误吸。⑥观察病人有无面部、唇部或手足部的针刺样麻木感或强直感。一旦出现手足抽搐,应限制病人食用肉类、乳品和蛋类等食品。

3.疼痛护理　病人切口疼痛,可遵医嘱及时应用止痛药,保证病人充足休息和睡眠。

4.保持呼吸道通畅　指导病人深呼吸,协助病人有效咳嗽。必要时行超声雾化吸入,帮助其及时排出痰液,预防肺部并发症。

5.用药护理　甲亢病人术后遵医嘱继续服用复方碘化钾溶液,每日 3 次,每次 10 滴,共 1 周左右;或由每日 3 次,每次 16 滴开始,逐日每次减少 1 滴,至病情平稳。年轻病人术后常口服甲状腺素,每日 30~60mg,连服 6~12 个月,预防复发。

6.并发症的观察与护理

(1)术后呼吸困难和窒息:术后最危急的并发症,常发生于术后 48 小时内。①切口内出血压迫气管:常因术中止血不完善,或因血管结扎线滑脱而致。②喉头水肿:常因手术创伤或气管插管而致。③气管塌陷:由于气管壁长期受肿大的甲状腺压迫而软化,若切除大部分甲状腺体后,软化的气管壁因失去支撑而发生塌陷。表现为进行性呼吸困难、烦躁、发绀,甚至窒息;颈部肿胀,切口渗出鲜血等。④双侧喉返神经损伤:失声、呼吸困难,甚至窒息。

甲状腺大部切除术后常规是在病人床旁备无菌气管切开包和手套,若出现上述情况,应立即行床旁抢救,及时剪开缝线,敞开切口,迅速除去血肿。若呼吸困难仍无改善,应立即行气管切开。情况好转后,再送手术室进一步检查、止血及其他处理。

(2)喉返神经损伤:大多数是由于术中不慎造成喉返神经切断、缝扎、挫夹或牵拉而致损伤;少数由于血肿或瘢痕组织压迫或牵拉而致。损伤程度与损伤的性质(暂时性或永久性)和范围(单侧或双侧)密切相关。单侧喉返神经损伤,大多引起声音嘶哑,经健侧声带向患侧过度内收而代偿;双侧喉返神经损伤导致双侧声带麻痹,引起失声、呼吸困难,甚至窒息,应立即行气管切开。因术中切断、缝扎、挫夹、牵拉等直接损伤喉返神经者,术中即刻出现症状,但因血肿压迫、瘢痕组织牵拉而致者,常于术后数日出现症状。切断、缝扎引起永久性损伤,挫夹、牵拉、血肿压迫而致者多为暂时性,经理疗等处理后,一般在 3~6 个月内可逐渐恢复。

(3)喉上神经损伤:多发生于术中结扎、切断甲状腺上动、静脉而致。喉上神经分内(感觉)、外(运动)两支。如外支损伤可使环甲肌瘫痪，引起声带松弛、音调降低；如内支损伤可使喉部黏膜感觉丧失，病人进食特别是饮水时，容易发生误咽、呛咳。一般经理疗后可自行恢复。

(4) 甲状腺旁腺损伤：术中甲状旁腺被误切、挫伤或其血液供应受累而引起甲状旁腺功能低下。随着血钙浓度下降，神经肌肉的应激性显著提高，引起手足抽搐，多于术后 1～3 天出现。多数病人只有面部、唇部或手足部的针刺样麻木感或强直感，经过 2～3 周后，未受损伤的甲状旁腺增生、代偿，症状即可消失。严重者可出现面肌和手足伴有疼痛的持续性痉挛，每天发作多次，每次持续 10～20 分钟或更长，甚至可发生喉和膈肌痉挛，引起窒息死亡。因此在甲状腺切除时，应注意保留腺体背面部分的完整。

处理方法：限制肉类、乳品和蛋类等食品的摄入。若抽搐发作，应立即遵医嘱静脉注射 10% 葡萄糖酸钙或氯化钙 10～20ml。轻者可口服葡萄糖酸钙或乳酸钙 4g 每日 3 次；症状重或长期不恢复者，可加服维生素 D_3，每日 5 万～10 万 U，以促进钙在肠道内的吸收。

(5) 甲状腺危象：是甲亢的严重并发症。原因可能与术前准备不充分、甲亢症状未得到控制及手术应激有关。病人主要表现为术后 12～36 小时内体温升高(>39.0℃)、脉快而弱(>120 次/min)、大汗、烦躁不安、谵妄，甚至昏迷，常伴有呕吐、腹泻。甲状腺危象是因甲状腺素过量释放引起的暴发性肾上腺素能兴奋现象，如处理不及时或不当可迅速发展为昏迷、虚脱、休克甚至死亡，死亡率约 20%～30%。处理方法：①碘剂，口服复方碘化钾溶液 3～5ml，紧急时将 10% 碘化钠 5～10ml 加入 10% 葡萄糖 500ml 中静脉滴注，以降低血液中甲状腺素水平。②氢化可的松，每日 200～400mg，分次静脉滴注，以拮抗过量的甲状腺素反应。③肾上腺素能阻滞剂，可选用利血平 1～2mg 肌内注射或胍乙啶 10～20mg 口服，还可用普萘洛尔 5mg 加入 5%～10% 葡萄糖溶液 100ml 中静脉滴注，以降低周围组织对肾上腺素的反应。④镇静剂，常用苯巴比妥钠 100mg 或冬眠合剂Ⅱ号半量，6～8 小时肌内注射 1 次。⑤降温，采用退热、冬眠药物或物理降温等综合措施，维持病人体温在 37.0℃ 左右。⑥静脉给予大量葡萄糖溶液，以补充能量。⑦吸氧，以改善组织乏氧。⑧心力衰竭者，可应用洋地黄制剂。

(三) 健康教育

1. 康复与自我护理　指导教会病人术后功能锻炼的方法，促进功能恢复，并向病人讲解术后并发症的相关知识；指导病人正确面对疾病，自我控制情绪，保持心情愉快；合理安排休息与饮食，维持机体代谢需求；鼓励病人尽可能生活自理，促进康复。

2. 用药指导　讲解甲亢术后继续服药的重要性并督促执行。

3. 指导复诊　病人出院后应定期至门诊复查，以了解甲状腺的功能。若出现心悸、手足震颤、抽搐等情况时及时就诊。

第三节　甲状腺肿瘤病人的护理

【病因及病理生理】

1. 甲状腺腺瘤　最常见的甲状腺良性肿瘤，按形态学可分为滤泡状和乳头状囊性腺瘤两种，腺瘤具有完整的包膜。临床上以滤泡状腺瘤常见。本病多见于 40 岁以下妇女。

2．甲状腺癌　最常见的甲状腺恶性肿瘤，约占全身恶性肿瘤的1%，女性发病率高于男性。除髓样癌外，绝大多数甲状腺癌源于滤泡上皮细胞。按肿瘤的病理类型可分为：

（1）乳头状癌：大约占成人甲状腺癌的60%和儿童甲状腺癌的全部。常见于30～45岁妇女，恶性程度较低，较早出现颈部淋巴结转移，但预后较好。

（2）泡状腺癌：大约占甲状腺癌的20%，常见于中年人，肿瘤为中度恶性，且有侵犯血管倾向，因此预后不如乳头状癌。

（3）未分化癌：大约占甲状腺癌的15%，常见于老年人。肿瘤发展迅速，高度恶性，约50%肿瘤早期发生颈部淋巴结转移。此外，常经血运转移至肺、骨等处，预后很差。

（4）髓样癌：大约占甲状腺癌的7%，常有家族史。来源于滤泡旁降钙素分泌细胞，中度恶性，预后不如乳头状癌，但较未分化癌好。不同病理类型的甲状腺癌，其生物学特性、症状、体征、诊断、治疗及预后各有不同。

【护理评估】

（一）健康史

了解发病过程及治疗经过，了解颈部结节的性质、大小、活动度，是否有压迫症状，是否有既往史及有无手术史。

（二）身体状况

1．甲状腺腺瘤　颈部出现圆形或椭圆形结节，多为单发。结节质地稍硬，表面光滑，边界清楚，无压痛，随吞咽上下移动。多数病人无任何症状。腺瘤生长缓慢。若乳头状囊性腺瘤因囊壁血管破裂而致囊内出血时，肿瘤可在短期内迅速增大，且局部出现胀痛。

2．甲状腺癌　腺体内肿块质硬而固定、表面不平是各种病理类型甲状腺癌的共同表现。发病初期多无明显症状，甲状腺内仅有单个、固定、质硬、表面不光滑的肿块；肿块逐渐增大，吞咽时上下移动度降低；晚期常因压迫喉返神经、气管或食管而引起声音嘶哑、呼吸困难或吞咽困难；肿瘤压迫颈部交感神经节引起霍纳综合征及侵犯颈丛出现耳、枕、肩等处的疼痛和局部淋巴结及远处器官转移等表现。未分化癌较早出现颈部淋巴结转移。髓样癌组织可产生激素样活性物质，如5-羟色胺和降钙素，病人可出现腹泻、心悸、脸面潮红和血钙降低等症状，还伴有其他内分泌腺体的增生。

（三）辅助检查

1．放射性^{131}I或^{99m}Tc扫描　甲状腺腺瘤多呈温结节，如有囊内出血时则为冷结节或凉结节，一般边缘较清晰。甲状腺癌呈冷结节，一般边缘较模糊。

2．细胞学检查　结节用细针穿刺、抽吸、涂片，进行病理学检查。

3．影像学检查　①B超检查：能发现甲状腺肿块；若有囊内出血，提示囊性变。能确定甲状腺大小，测定结节的位置、大小、数目及与邻近组织的关系。若结节呈质性并不规则反射，则恶性可能较大。②X线检查：颈部正侧位片，以了解有无气管移位、狭窄、肿块钙化及上纵隔增宽等。若甲状腺部位有细小的絮状钙化影，恶性可能较大。胸部及骨骼摄片以了解有无肺及骨转移。

4．血清降钙素测定　放射免疫法测定血清降钙素对诊断髓样癌有帮助。

（四）心理社会状况

了解病人对身体外形改变的认知，病人是否了解甲状腺肿瘤的相关知识和康复知识，是否接受手术，了解病人对甲状腺肿瘤的心理反应，了解社会家庭支持因素。

（五）处理原则

1. 甲状腺腺瘤 由于 20% 甲状腺腺瘤能引起甲亢和 10% 病例有恶变的可能，故应早期行包括腺瘤的患侧甲状腺大部或部分（腺瘤小）切除术。切除标本必须立即行冷冻切片检查，以判定有无恶变。

2. 甲状腺癌 手术治疗是除未分化癌以外各型甲状腺癌的基本治疗方法，并辅以核素、甲状腺激素和外放射等治疗。手术治疗包括甲状腺本身的手术，以及颈部淋巴结清扫。

 知识链接

甲状腺癌的手术治疗

甲状腺癌的手术治疗包括甲状腺本身的手术，以及颈淋巴结的清扫。分化型甲状腺癌甲状腺的切除范围目前虽有分歧，但最小范围为腺叶切除已达成共识。近来不少学者也接受甲状腺全切或近全切的观点。诊断明确的甲状腺癌，有以下任何一条指征者建议行甲状腺全切或近全切：①颈部有放射史；②已有远处转移；③双侧癌结节；④甲状腺外侵犯；⑤肿块直径大于 4cm；⑥不良病理类型，包括高细胞型、柱状细胞型、弥漫硬化型、岛状细胞或分化程度低的变型；⑦双侧颈部多发淋巴结转移。仅对满足以下所有条件者建议行腺叶切除：①无颈部放射史；②无远处转移；③无甲状腺外侵犯；④无其他不良病理类型；⑤肿块直径小于 1cm。因良性病变行腺叶切除术后病理证实为分化型甲状腺癌者若切缘阴性、对侧正常、肿块直径小于 1cm，可观察；否则，须再手术。手术是治疗髓样癌最有效的手段，多主张甲状腺全切或近全切。

【常见护理诊断/问题】

1. 焦虑 与环境改变、担心肿瘤的性质、手术及预后有关。

2. 清理呼吸道无效 与手术刺激、分泌物增多及切口疼痛有关。

3. 疼痛 与肿块压迫和手术创伤有关。

4. 潜在并发症：窒息、呼吸困难、神经损伤及手足抽搐等。

【护理措施】

（一）术前护理

1. 一般护理 术前指导并督促病人练习颈过伸位的体位。

2. 术前准备 保证病人术前晚充分休息和睡眠，术前晚给镇静安眠类药物，保证病人身心处于最佳状态。若病人行颈部淋巴结清扫术，剃除其耳后毛发，并清洗干净。

3. 心理护理 针对病人及其家属对所患甲状腺肿瘤性质的了解程度，有针对性地讲解有关知识，说明手术的必要性、手术方法、术后恢复过程及预后情况。

（二）术后护理

1. 一般护理 ①饮食：病情平稳后，可少量饮水。若病人无不适感，鼓励其进食或经吸管吸入流质饮食，逐步过渡为半流质饮食及软食。②体位：病人血压平稳后，给予半卧位，鼓励床上活动。保证病人充足的休息和睡眠，适当应用镇静止痛药物。

2. 病情观察 ①监测病人的生命体征，尤其是呼吸、脉搏变化；②了解病人的发声和吞咽情况,判断有无声音嘶哑或音调降低、误吸及饮水呛咳等症状;③保持创面敷料清洁无渗出,及时更换潮湿敷料,并估计渗血量;④妥善固定颈部引流管,保持通畅。观察并记录引流液的量、颜色及性状。若有异常,及时通知医生。

3.备气管切开包 对于甲状腺手术,尤其颈淋巴结清扫术的病人,床旁必须备气管切开包。甲状腺肿块较大、长期压迫气管的病人,术后可能因气管软化而出现窒息症状,故术后严密观察病人的呼吸情况,一旦出现窒息,立即配合医生进行床旁抢救;若出现颈部血肿并压迫气管,立即配合医生床旁抢救,拆除切口缝线,清除血肿。

4.心理护理 根据病人术后病理结果,指导病人调整心态,配合后续治疗。

5.健康教育 ①指导病人头颈部制动一段时间后,开始逐步练习活动,促进颈部的功能恢复。颈淋巴结清扫术者,斜方肌不同程度受损,切口愈合后开始进行肩关节和颈部的功能锻炼,持续至出院后3个月。②指导病人出院后定期复诊,教会病人自行检查颈部的方法。若出现颈部肿块或淋巴结肿大等,及时就诊。

 情境训练

角色扮演护士对甲状腺癌病人术后的护理。

（丁　肃）

思考与练习

一、单项选择题

1.甲状腺手术后最危重的并发症是(　　　)

    A.误吸   B.手足抽搐

    C.声音嘶哑   D.呼吸困难和窒息

    E.声调下降

2.女性,35岁,甲状腺手术后声音嘶哑,是因为损伤了什么神经引起的?(　　　)

    A.喉上神经   B.喉返神经

    C.甲状旁腺误切   D.气管误切

    E.甲状腺切除过多

3.甲状腺手术术前服用碘剂的作用是(　　　)

    A.抑制甲状腺合成   B.对抗甲状腺素的作用

    C.促进甲状腺素合成   D.抑制甲状腺素释放

    E.减少促甲状腺激素分泌

4.张女士,45岁,在甲状腺次全切除术后4小时,突然感到呼吸困难,颈部肿胀,口唇发绀,紧急处理的首要步骤是(　　　)

    A.吸氧   B.气管切开

    C.注射呼吸兴奋剂   D.请麻醉医生插管

    E.立即拆开颈部缝线,去除血块

5. 甲状腺次全切除术后,颈部肿胀,呼吸困难,首先应考虑到(　　)

　　A. 痰液阻塞　　　　　　　　　　B. 伤口内出血

　　C. 神经损伤　　　　　　　　　　D. 甲状腺危象

　　E. 气管软化

6. 诊断甲亢,下列哪项最有意义(　　)

　　A. 甲状腺肿大程度　　　　　　　B. 眼球突出

　　C. 心率增快　　　　　　　　　　D. 基础代谢率增高

　　E. 血清 T_3、T_4 值增高

二、病例分析题

李女士,45 岁,甲亢手术后 15 小时,出现寒战、高热、脉快而弱、大汗、烦躁不安、谵妄等症状,并伴有呕吐和水样泻,测得生命体征:T 39.5℃,P 127 次/min,BP 141/90mmHg,R 19 次/min。

请思考:

1. 该病人出现了哪种手术后并发症?

2. 发生该并发症最可能的原因是什么?应对该病人采取哪些护理措施?

第四部分　胸外科护理

护考导航

1. 识记：胸部疾病病人的护理措施；胸部疾病的症状、体征和治疗原则。
2. 理解：胸部疾病的病因和病理生理。
3. 运用：能运用所学知识对胸部疾病患者进行健康教育。

任务十四　乳房疾病病人的护理

第一节　急性乳腺炎病人的护理

病例导入

　　病人，女，26 岁，右乳房肿痛伴发热 1 天。病人于 3 周前顺产一女婴，1 天前突感右侧乳房肿痛，伴发热、食欲缺乏。体格检查：体温 39℃，脉搏 88 次 /min，呼吸 18 次 /min，血压 120/80mmHg，急性病容，右乳较左乳明显增大，表面发红，触之乳房发硬，边界不清，有明显压痛，心、肺、腹检查无异常。

　　请思考：

　　1. 如何评估病人当前的身体状况？

　　2. 病人需要手术，手术前后的护理措施有哪些？

　　3. 怎样做好病人的健康教育工作？

　　急性乳腺炎是乳房的急性化脓性炎症，常发生在产后 3～4 周的哺乳期妇女，尤以初产妇多见。

【病因及病理生理】

（一）病因

　　1. **乳汁淤积**　淤积的乳汁是入侵细菌生长繁殖的培养基。积乳的常见原因：①乳头发育不良、乳管不通畅，影响排乳；②授乳经验不足，未能充分排出乳汁，导致淤积。

　　2. **细菌入侵**　细菌主要是经破损或皲裂的乳头侵入乳房，也可直接经乳头开口侵入导致感染。金黄色葡萄球菌或链球菌是主要致病菌。

（二）病理生理

乳腺炎初期，乳房内出现一个或多个炎性病灶，数日后可形脓肿。浅部脓肿可自行向外破溃；深部脓肿可扩散至乳房与胸肌间的疏松结缔组织中，形成乳房后脓肿。感染严重者可并发脓毒症。

【护理评估】

（一）健康史

了解病人是否为初产妇、有无乳腺炎病史、既往乳房发育情况。

（二）身体状况

1. 症状 ①局部症状：初期为乳房疼痛，乳房浅部脓肿局部表面皮肤可有红肿、发热，数日后如未及时切开引流，脓肿可自行破溃；部位较深的脓肿表面皮肤红肿不明显，肿块触之边界不清，但有深压痛。②全身中毒症状：严重病人可有寒战、高热、脉率加快等全身中毒症状。

2. 体征 ①局部改变：患乳可触及痛性肿块，局部波动试验阳性提示乳房浅部脓肿形成。②淋巴结肿大：同侧腋窝淋巴结肿大、压痛。

（三）辅助检查

1. 血常规检查 白细胞计数及中性粒细胞比例升高。

2. 超声检查 可明确肿胀的部位、大小、深浅，有利于切开引流的定位。

3. 脓肿穿刺 深部脓肿不能确诊时可进行穿刺，抽出脓液表示脓肿已形成，脓液可做细菌培养及药物敏感试验。

（四）心理 - 社会状况

观察病人情绪变化，病人可能担忧乳腺炎影响婴儿的喂养与发育，或担心乳腺炎对乳房的功能及形态的影响而焦虑。注意家庭其他成员对病人生活和情绪的影响。

（五）治疗原则及主要措施

1. 非手术治疗 适用于尚未形成脓肿的病人。①患乳停止哺乳，排空乳汁；②抗生素控制感染；③炎症早期热敷，促进炎症消散。

2. 手术治疗 适用于已形成脓肿的病人，发现脓肿应及时切开引流。①放射状切口引流：乳房部脓肿做放射状切口引流，可避免乳管损伤。②弧形切口：乳晕部脓肿行乳晕边缘弧形切口引流，乳房深部脓肿或乳房后脓肿行乳房下缘弧形切口引流。

3. 终止乳汁分泌 严重感染者、脓肿引流术后乳瘘者应终止乳汁分泌。常用方法：①口服己烯雌酚：1～2mg，每日3次，共2～3日；②肌内注射苯甲酸雌二醇2mg，每日1次，至乳汁分泌停止；③中药炒麦芽，每日60mg水煎，分2次服用，共2～3日。

【常见护理诊断/问题】

1. 体温过高 与细菌或细菌毒素入血有关。

2. 急性疼痛 与乳汁淤积、炎症肿胀有关。

3. 焦虑 与担心婴儿喂养及乳房形态改变有关。

4. 知识缺乏：缺乏哺乳知识和预防乳腺炎的知识。

【护理措施】

（一）非手术治疗的护理

1. 产妇生活护理 保持室内清洁，注意空气流通，关注个人卫生，让病人充分休息。观察病人产后恢复情况。

2．缓解疼痛　①疏通积乳：疏通积乳能明显缓解患乳胀痛感，有利于改善患乳的血液循环，减轻炎症；应指导病人患乳暂停哺乳，协助病人使用吸乳器排空乳汁。②托起患乳：用宽松胸罩托起患乳，可减轻疼痛与肿胀。③炎症早期热敷，避免患乳被碰撞。

3．控制感染和高热　①遵照医嘱应用抗生素；②高热时行物理或药物降温。

4．健侧乳房　当允许哺乳时，注意保持乳头清洁，以避免婴儿患胃肠炎。

（二）脓肿引流术后护理

脓肿切开后，注意观察脓肿的量、色泽及气味变化，纱布浸湿及时更换。

（三）心理护理

宣传哺乳卫生及乳腺炎预防知识，指导正确哺乳及婴幼儿喂养的方法，消除担忧，鼓励病人克服疼痛、生活不便、睡眠不利等因素，尽可能满足病人生活上的要求。

（四）健康教育

1．正确哺乳　宣传婴儿喂养知识，指导产妇养成良好的喂养习惯，做到定时哺乳。

2．排空乳汁　每次哺乳时尽量让婴儿吸净乳汁，如有淤积可用吸乳器或采取按摩方法帮助乳汁排出。

3．注意卫生　哺乳前后清洗乳头，勿让婴儿含乳头睡觉，注意婴儿口腔卫生。

4．积极预防　预防急性乳腺炎应从妊娠期开始经常用温水、肥皂洗净两侧乳头；如乳头内陷，可经常挤、捏、提拉乳头，使内陷得到矫正；乳头皲裂应积极治疗。

第二节　乳腺增生病人的护理

乳腺增生是乳腺组织的良性增生，也称为慢性囊性乳腺病，常见于中年妇女。

【病因及病理生理】

乳腺增生与内分泌失调有关。当黄体酮分泌减少，雌激素量增多时，乳腺实质可能过度增生和复旧不全，部分乳腺组织中女性激素受体异常，可使乳房各部分的增生程度不一。增生可发生于腺管周围，出现大小不等的囊肿，或腺管囊性扩张，腺管内乳头增生等。

【护理评估】

（一）健康史

询问病人既往乳房发育情况，乳房胀痛与月经周期是否有关，有无乳头异常溢液等病史。

（二）身体状况

①症状：乳房周期性胀痛。疼痛与月经周期相随，经前疼痛加重，经期后减轻或消失。②体征：一侧或双侧乳腺弥漫性增厚，可局限于乳腺的一部分，也可分散于整个乳腺，肿块呈圆形结节或片状，大小不一，质地韧而不硬，增厚区与周围组织界限不清。本病病程较长，发展缓慢。

（三）辅助检查

乳腺钼靶 X 线摄片、B 超或活组织病理检查等有助于本病的诊断与鉴别。

（四）心理 - 社会状况

了解病人的心理状态，以及病人及家属对疾病的认知程度。

（五）治疗原则及主要措施

1．非手术治疗　主要是观察和对症治疗。逍遥散、小金丹等中草药可缓解症状。乳腺增生有无恶性变的可能尚有争议，应每隔2～3个月到医院复查。

2．手术治疗　对疑有恶变可能者，应取病变后组织进行病理检查，证实有不典型上皮增生者，应采取手术治疗。

【常见护理诊断／问题】

1．慢性疼痛　与内分泌失调导致乳腺实质过度增生有关。

2．知识缺乏：缺乏乳房自检知识。

【护理措施】

（一）减轻疼痛

戴乳罩，托起乳房，可减轻疼痛；告知乳房周期性痛的原因，消除病人的担忧情绪；指导病人遵医嘱服药。

（二）健康教育

病人学会自我乳房检查方法（详见本任务第四节乳腺癌病人的护理），随时注意乳房变化，发现肿块有异常变化，应尽早去医院诊治。

第三节　乳房良性肿瘤病人的护理

 病例导入

　　李女士，23岁，洗澡时发现左侧乳房有一拇指盖大小的无痛性肿块。体检：左侧乳房可扪及一直径约为2cm的肿块，表面光滑，易于推动，质地坚韧。

　　请思考：

　　1．如何对李女士进行护理评估？

　　2．怎样对李女士进行健康教育，避免此病的复发？

女性乳房良性肿瘤中以纤维腺瘤最多见，其次为乳管内乳头状瘤。乳房纤维腺瘤是女性常见的乳房肿瘤，好发年龄为20～25岁，乳管内乳头状瘤多见于40～50岁的经产妇。

【病因及病理生理】

1．乳房纤维腺瘤　发病的原因是小叶内纤维细胞对雌激素的敏感性异常增高，可能与纤维细胞所含雌激素受体量和质异常有关。雌激素是本病发生的刺激因子，所以纤维腺瘤发生于卵巢功能期。

2．乳管内乳头状瘤　75%病例发生在大乳管近乳头的壶腹部，瘤体细小，带蒂而有绒毛，且有较多壁薄的血管，故易出血。发生于中小乳管的乳头状瘤常位于乳房周围区域。

【护理评估】

（一）健康史

询问病人既往乳房发育情况，发现肿块时间，肿块增长情况，有无乳房胀痛等病史。

（二）身体状况

1. 乳房纤维腺瘤 ①症状：病人常无自觉症状，多为偶然发现乳房无痛性肿块，增长缓慢。②体征：多数病人可在乳房右上象限触及单发圆形或卵圆形肿块，少数为多发；肿块表面光滑、质地较硬，与周围组织无粘连，易于推动。

2. 乳管内乳头状瘤 ①症状：主要是乳头溢液，溢液多为血性，也可为暗棕色或黄色。②体征：小的肿瘤难以触及；较大的可在乳晕区扪及圆形、质软、可推动的小肿块；推压肿块时乳头可有血性溢液。

（三）辅助检查

1. 乳房纤维腺瘤 乳腺钼靶X线摄片、活组织病理检查等有助于本病的诊断与鉴别。

2 乳管内乳头状瘤 ①乳管内镜检查：可插入溢液乳管，直接观察乳腺导管内情况。②乳腺导管造影：可明确乳管内肿瘤的大小和部位。

（四）心理-社会状况

了解病人的心理状况，以及对疾病的认知情况。

（五）治疗原则及主要措施

乳房纤维腺瘤有恶性变可能，应尽早手术切除。手术应将肿瘤连同包膜整块切除，肿块必须常规病理检查。乳管内乳头状瘤恶变率为6%～8% 明确诊断者应妥善手术治疗。

【常见护理诊断/问题】

1. 疼痛 与手术有关。

2. 焦虑 与乳房肿块或乳头溢液及相关知识缺乏有关。

【护理措施】

手术病人多不需要住院，术后保持切口敷料干燥、清洁。

第四节 乳腺癌病人的护理

 病例导入

张女士，45岁，因"右侧乳房肿块待查"入院，入院后经一系列检查初步诊断为"右乳腺癌"，待手术治疗。今日查房时，发现张女士情绪极度低落。

请思考：

1. 此时应采取怎样的措施？

2. 病人术后应采取哪些措施？

乳腺癌是女性最常见的恶性肿瘤，发病率逐年上升，好发于更年期和绝经期前后的女性，男性有偶发病例。

【病因及病理生理】

（一）病因

乳腺癌病因尚不完全清楚。较易发生乳腺癌的高危女性群体：①未生育、晚生育或未哺乳者；②月经初潮早于12岁，绝经晚于52岁者；③一侧乳房曾患乳腺癌者；④脂肪的超量摄入与乳腺癌有明显关系,尤其是绝经后肥胖的女性;⑤家族有乳腺癌倾向者,如一级亲属中有乳腺癌病史者,其发病率比普通女性高2～3倍。

（二）病理生理

1. 病理分型　乳腺癌多数起源于乳腺管上皮,少数发生于腺泡,国内目前采用以下几种分型:①非浸润性癌,系指癌细胞生长局限于末梢乳管或腺泡的基底膜内,无间质浸润的癌,又称原位癌,属早期乳腺癌,预后较好,包括导管内癌和小叶原位癌及乳头湿疹样乳腺癌(不伴发浸润生长者);②早期浸润性癌,是指癌细胞穿破基底膜开始向间质浸润的癌,仍属于早期癌,预后较好,包括早期浸润性导管癌和早期浸润性小叶癌;③浸润性特殊癌,此型分化一般较高,预后尚好,包括乳头状癌、髓样癌(伴大量淋巴细胞浸润)、黏液腺癌、腺样囊性癌、鳞状细胞癌等;④浸润性非特殊癌,此型乳腺癌约占80%,分化低,预后较差,包括浸润性小叶癌、浸润性导管癌、髓样癌(无大量淋巴细胞浸润)、单纯癌、腺癌等;⑤其他罕见癌,如炎性乳癌。

2. 转移途径　①局部浸润:癌细胞沿导管或筋膜间隙蔓延,继而侵及乳房悬韧带和皮肤。②淋巴转移:最常见,常经胸外侧淋巴管转移至同侧腋下、锁骨下淋巴结;位于乳房内侧和中央区的乳腺癌常首先转移到胸骨旁淋巴结。③血液转移:晚期可转移至肺、骨、肝,出现相应症状。

【护理评估】

（一）健康史

询问月经婚育史、家族史、既往乳腺疾病史、长期应用雌激素病史、生活环境及生活史。

（二）身体状况

1. 症状　无痛性单发乳房肿块是最常见的症状;少数病人出现乳头溢液,液体以血性分泌物多见。

2. 体征　①乳房肿块:多位于乳房外上象限,肿块表面不光滑,质硬且与周围组织分界不清楚,活动度差。②乳房外形改变:癌肿较大时局部凸起;若癌肿侵及乳房悬韧带,表面皮肤凹陷,呈"酒窝征";癌肿表面皮肤因皮内和皮下淋巴管被癌细胞阻塞,皮肤出现"橘皮样"改变;乳头深部癌肿侵及乳管可使乳头内陷;晚期癌肿处皮肤破溃呈菜花状,有恶臭,易出血。炎性乳癌的特征为乳房明显增大,类似急性炎症改变,但无明显肿块;乳头湿疹样乳腺癌在乳头和乳晕区呈现湿疹样改变,病变继续发展,可扪及肿块。③淋巴结肿大:乳腺癌淋巴结转移最初多见于同侧腋窝,早期为散在、质硬、无痛、活动的结节,后期相互粘连、融合。

（三）辅助检查

1. 钼靶X线摄片　可显示乳房软组织结构,是早期发现乳腺癌的最有效方法。乳腺癌肿块呈密度增高阴影,边缘呈毛刺状、蟹状改变,肿块内或旁出现微小钙化灶,局部皮肤增厚。

2. B超　可区别囊性或实性病灶,结合彩色超声多普勒检查观察肿块血流供应情况,可提高判断的敏感性。B超可显示肿瘤边缘不光滑,凹凸不平,无明显包膜,周围组织或皮肤呈蟹足样浸润等。

3. 活组织病理学检查　疑为乳腺癌者,可将肿块连同周围少许正常组织整块切除,做快速病理学检查,同时做好进一步手术的准备。

4. 细胞学检查　采用肿块穿刺针吸细胞学检查,多数病例可获得较肯定诊断,但有一定局限性。

（四）心理 - 社会状况

了解病人对乳腺癌的治疗，特别是对手术的认知程度和情绪变化；了解病人的工作、家庭经济状况和角色关系形态等。

（五）治疗原则

乳腺癌治疗以手术为主，辅以化学药物、内分泌、放射、生物等疗法。

1. 手术治疗　手术是治疗病灶局限于局部及区域淋巴结病人的首选方法。乳腺癌改良根治术是常用的术式。手术的切除范围包括患侧全部乳腺组织，覆盖肿瘤表面的皮肤，腋窝和锁骨下脂肪及淋巴组织。其还可采取乳腺癌根治术、全乳房切除术、保留乳房的乳腺癌切除术等。

2. 化学药物治疗　乳腺癌是实体癌中应用化疗最有效的肿瘤之一。术后化疗可提高生存率，一般认为术后早期联合化疗效果优于单药化疗。最常见的药物有环磷酰胺、氟尿嘧啶、多柔比星、表柔比星、紫杉醇等；可采用 CMF 等方案（CMF 方案主要就是用在切除性乳腺癌患者手术之后所做的一系列的辅助治疗，只能是辅助治疗，并且一切都是在患者经过手术之后进行的），一般用 2～3 个疗程。

3. 内分泌治疗　雌激素受体、黄体酮受体检测阳性的病人应用雌激素拮抗剂他莫昔芬可降低乳腺癌术后复发及转移，用量为每日 20mg，一般服用 5 年，最少服用 3 年。

4. 放射疗法　通常作为Ⅱ期以上的病例手术后的辅助治疗，以减少局部复发。

5. 生物治疗　曲妥珠单抗注射液是通过转基因技术制备，对人类表皮生长因子受体过度表达的乳腺癌病人有一定的效果。

【常见护理诊断 / 问题】

1. 有组织完整性受损的危险　与留置引流管、患侧上肢淋巴引流不畅、头静脉被结扎和腋静脉栓塞或感染有关。

2. 自我形象紊乱　与乳腺癌切除术造成乳房缺如和术后瘢痕形成有关。

3. 焦虑与担心　与手术造成身体外观改变和预后有关。

4. 知识缺乏：缺乏有关乳腺术后患肢功能锻炼的知识。

5. 潜在并发症：气胸、皮下积液，皮瓣坏死和上肢水肿等。

【护理措施】

（一）术前护理

1. 妊娠与哺乳　妊娠期及哺乳期病人，因激素作用活跃可加速乳腺癌生长，应立即终止妊娠或停止哺乳。

2. 控制感染　晚期乳腺癌皮肤破溃病人术前注意保持病灶局部清洁，应用抗生素控制感染。

3. 皮肤准备　做好备皮，对切除范围大、考虑植皮的病人，需做好供皮区的准备。

4. 心理护理　癌症的威胁、乳房的缺失，都将对病人的个人形象、自信心、工作、生活、家庭、婚姻、人际交往等带来负能量，对其身心都将是一场磨难。所以医护人员应尽可能给予病人更多的理解与关心，鼓励病人说出顾虑与担心，有针对性地进行心理护理，解除病人和家属对切除乳房后的忧虑，告知病人术后能逐步恢复工作与生活，切除的乳房可以重建以增强病人生活的信心。

（二）术后护理

1. **体位**　术后麻醉清醒、生命体征平稳后取半卧位，以利于呼吸和引流。

2. **病情观察**　注意观察血压、心率变化，防止休克发生。胸骨旁淋巴结清除的病人，观察呼吸变化，发现病人有胸闷、呼吸困难等情况，考虑气胸的可能，应及时报告医生并配合处理。

3. **伤口护理**　①妥善包扎：术后伤口包扎用弹力绷带或胸带，使皮瓣紧贴胸壁，防止皮下积液积气，压迫过紧可引起皮瓣术侧上肢的血运障碍；松弛则易出现皮瓣下积液，致使皮瓣或植皮片与胸壁分离不利愈合，因此要妥善包扎，松紧以能容纳一手指、呼吸无压迫感为宜。②观察皮瓣情况：更换敷料时注意观察皮瓣是否红润、是否紧贴胸壁，皮瓣下有无积液积气，发现异常应报告医生及时处理。③观察术侧上肢远端血液循环：若出现皮肤青紫、皮温降低、脉搏不能扪及，提示腋部血管受压，应及时调整胸带或绷带的松紧度。④保护伤口：创面愈合后，可轻柔清洗局部，以柔软毛巾轻轻吸干皮肤上的水分，用护肤软膏轻轻涂于皮肤表面，促进血液循环，防止干燥脱屑。

4. **引流管护理**　①妥善固定：皮瓣下引流管妥善固定于床旁，若需起床可固定于上衣；告知病人及家属勿牵拉引流管，以免脱落。②通畅引流：保持持续性负压吸引，防止引流管受压扭曲。③观察记录引流情况：术后1～2日引流血性液体每日约50～200ml，引流液颜色逐渐变淡、量减少，应注意观察记录引流情况，发现异常应及时报告医生。④适时拔管：术后4～5日，引流液量少于每日10～15ml，无感染征象，无皮下积液，皮瓣生长良好，可考虑拔管。

5. **术侧上肢功能锻炼**

（1）目的：松解和预防肩关节粘连、增强肌肉力量、最大限度地恢复肩关节活动范围。

（2）锻炼时间及内容

1）术后24小时内：鼓励病人做手指和腕部的屈曲伸展运动。

2）术后1～3日：进行上肢肌肉等长收缩训练，可用健侧上肢或他人协助患侧上肢进行屈肘、伸臂等锻炼，逐渐扩大到肩关节小范围前屈（小于30°）、后伸（小于15°）活动。

3）术后4～7日：鼓励病人用术侧上肢进行自我照顾，如刷牙、洗脸等。

4）术后1～2周：术后1周皮瓣基本愈合后可开始活动肩关节，以肩部为中心，前后摆臂；术后10日左右，皮瓣与胸壁黏附已较牢固，可循序渐进地进行上臂各关节的活动锻炼，如手指爬墙、梳头、转绳运动或滑绳运动等。

（3）锻炼次数：每日3～4次、每次20～30分钟为宜，循序渐进地增加锻炼范围。

（4）注意事项：术侧肩关节术后7日内不举、10日内不外展；不得以术侧上肢支撑身体，需他人扶持时不要扶持术侧，以防皮瓣移位影响愈合。

6. **并发症防治与护理**

（1）皮下积液：乳腺癌术后皮下积液较为常见，发生率在10%～20%，除手术因素外，术后要特别注意保持引流通畅，包扎胸带松紧度适宜，避免过早外展术侧上肢。发现积液要及时引流。

（2）皮瓣坏死：乳腺癌切除术后皮瓣坏死率约10%～30%。皮瓣缝合张力大是坏死的主要原因。术后注意观察胸部勿加压包扎过紧，及时处理皮瓣下积液。

（3）上肢水肿：主要原因是患侧腋窝淋巴结清除、腋部感染或积液等导致上肢淋巴回流不畅或静脉回流障碍。①避免损伤：禁止在术侧上肢静脉穿刺、测量血压，及时处理皮瓣下积液。②保护术侧上肢：平卧时将术侧上肢垫枕抬高10°～15°，肘关节轻度屈曲，半卧位时屈肘90°置于胸腹部。③促进肿胀消退：可采用按摩术侧上肢、进行握拳及屈伸肘运动促进淋巴回流，肿胀严重者可借助弹力绷带或戴弹力袖促回流，也可采取腋区及上肢热敷等措施。

7. 乳房外观矫正与护理　选择与健侧乳房大小相似的义乳，固定在内在上。当癌症复发率很小时，可实施乳房重建术。重建的方法有义乳植入术、背阔肌肌皮瓣转位术、横位腹直肌肌皮瓣转位术等。

8. 综合治疗与护理　①放射治疗病人的护理：放射治疗病人皮肤可能发生鳞屑、脱皮、干裂、瘙痒、红斑等，局部护理要求照射野保持清洁干燥，局部忌用肥皂擦洗和粗毛巾搓擦，穿着柔软的内衣，不要戴胸罩，忌摩擦、搔抓。②化学药物治疗病人的护理：化学药物治疗时常发生恶心、呕吐、食欲减低，以及脱发，白细胞、血小板降低等，对这些药物的副作用应进行对症治疗及采取预防措施。

（三）健康教育

1. 乳房自我检查　普及妇女乳房自查技能，有助于及早发现乳房的病变。①自查对象：乳腺癌术后的病人，20岁以上妇女、高危女性群体。②自查时间：停经前的妇女最好选在月经周期的第7～10日或月经结束后2～3日进行检查为宜，每个月自我检查乳房1次；绝经期妇女每月固定1日检查。③自查方法（图14-1）：洗澡时站立位对着镜子观察更易于发现肿块；平时检查可取直立或仰卧两种姿势，将示指中指、环指并拢，用指腹在对侧乳房上触压，从乳房外上象限开始，顺时针环形移动，依次检查，最后查乳头乳晕处。

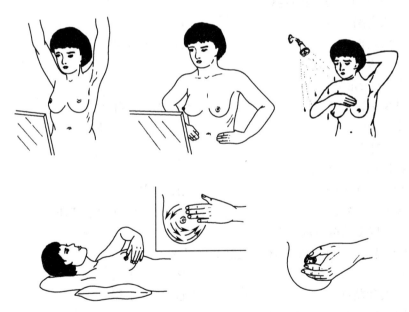

图14-1　乳房自我检查法

2. 钼靶X线摄片　乳腺癌术后病人（或40岁以上女性），应每年定期行钼靶X线摄片。

3. 鼓励坚持放疗或化疗　乳腺癌自发病开始即是一种全身性疾病，癌细胞易全身扩散，手术虽是重要治疗手段，但是否进行全身治疗以有效控制远处转移是影响远期疗效的关键。因此要鼓励病人坚持放疗或化疗,并定期返院检查肝肾功能和白细胞计数,发现异常及时就医。

4.康复训练　坚持术侧上肢的康复训练。

5.自我防护　嘱出院后做好自我防护,术侧上肢不宜搬动、提拉重物,避免测血压、静脉穿刺,避免感染;加强营养,增强机体抵抗力。

6.避孕术　术后5年内避免妊娠,以防乳腺癌复发。

7.心理指导　鼓励病人正视现实,乐观开朗地面对生活,通过参加"抗癌明星俱乐部"或"红粉丝带"组织的活动,与乳腺癌术后病人互相鼓励、沟通,提升生活质量,增强康复的信心。

 情景训练

角色扮演护士对急性乳腺炎病人进行健康教育。

（苗雨丹）

思考与练习

一、单项选择题

1.急性乳腺炎的主要病因是（　　　）

    A.乳头内陷   B.乳汁淤积

    C.乳头破损   D.首次哺乳

    E.乳管堵塞

2.早期乳癌最常见的表现（　　　）

    A.乳头抬高   B.无痛性肿块

    C.皮肤凹陷   D.乳头血性溢液

    E.橘皮样改变

3.急性乳腺炎多发生于（　　　）

    A.初产妇哺乳期   B.初产妇妊娠期

    C.经产妇的妊娠初期   D.妊娠妇女的临产期

    E.有乳房囊性增生病病人

4.下列**不是**急性乳腺炎的临床表现的是（　　　）

    A.局部皮肤有红肿   B.乳房胀痛

    C.病人有发热   D.乳汁淤积

    E.肿块边界不清,出现波动

5.对急性乳腺炎深部脓肿的诊断,可根据（　　　）

    A.局部波动感   B.全身症状的轻重

    C.乳房胀痛程度   D.B超或穿刺结果

    E.白细胞增高程度

6.乳腺癌最好发于乳房的（　　）

    A.内上象限　　　　　　　　　　B.内下象限

    C.外上象限　　　　　　　　　　D.外下象限

    E.乳晕区

7.急性乳腺炎早期治疗护理**错误**的是（　　）

    A.切开引流　　　　　　　　　　B.应用抗炎药物

    C.积极排除乳汁　　　　　　　　D.局部热敷

    E.局部理疗

8.符合乳腺囊性增生症特点的是（　　）

    A.乳房红、肿、热、痛

    B.肿块呈结节状或片状,随月经周期而变化

    C.乳房片状肿块

    D.乳房无痛性肿块

    E.乳房持续性疼痛

9.乳房纤维腺瘤的主要临床表现是（　　）

    A.乳房胀痛　　　　　　　　　　B.乳头溢液

    C.乳房肿块　　　　　　　　　　D.乳头凹陷

    E.双侧乳房不对称

10.下列与乳房纤维腺瘤的发生有关的是（　　）

    A.雌激素水平过高　　　　　　　B.雌激素水平过低

    C.黄体素分泌过多　　　　　　　D.黄体素分泌过少

    E.雄激素水平过高

二、病例分析题

陈女士,47岁,已婚,右乳腺癌行乳腺病根治术后第3日。

请思考:

1.此后怎样指导病人进行右上肢功能锻炼?

2.指导功能锻炼的过程中应注意哪些事项?

任务十五　胸部损伤病人的护理

 病例导入

　　病人，男，25 岁，30 分钟前因左上胸部被机动车撞伤，致胸闷、胸痛、心慌，急诊入院。体格检查：体温 37℃，脉搏 110 次/min，呼吸 28 次/min，血压 100/60mmHg。病人神志清楚，痛苦面容，呼吸急促伴口唇发绀，气管偏右，左侧胸腔饱满，呼吸运动较右侧弱，左侧胸壁有皮肤挫伤淤血，第 5、6 肋骨压痛明显，有骨擦感，颈胸部可扪及皮下气肿，左侧胸壁叩诊呈鼓音，听诊呼吸音弱。头部、腹部、四肢无异常。

　　请思考：

　　1. 应首先通知哪科医生会诊？

　　2. 应如何配合医生进行紧急处理？

　　3. 如何对病人实施急救护理？

　　4. 怎样做好病人的健康教育工作？

　　胸部损伤在平时、战时均可发生。胸部暴露面积较大，而且胸腔内包括许多重要脏器，一旦遭受外力极易造成损伤，严重者导致心肺受损将危及生命。

　　胸部损伤按胸壁结构的完整性与否，可分为闭合性损伤和开放性损伤两大类。

　　闭合性损伤可局限于胸壁，也可同时兼有内脏损伤，多是由于暴力挤压、冲撞或钝器打击胸部的钝性伤引起。损伤轻者只有胸壁软组织挫伤或单纯肋骨骨折；重者伤及胸腔内脏器而且常伴有多发肋骨骨折和/或胸骨骨折。

　　开放性损伤伴有壁层胸膜破损者为穿透伤，无壁层胸膜破损者为非穿透伤。其中投射物有入口、出口者为贯通伤；有入口无出口者为非贯通伤。开放性损伤平时以各种锐气伤为主，战时以火器伤居多，刺破胸壁多伴有胸腔内组织、脏器损伤，其中进行性出血是病人死亡的主要原因。闭合性或开放性损伤均可发生膈肌损伤，并造成胸腔和腹腔器官同时损伤。

一、肋骨骨折病人的护理

　　肋骨骨折是指肋骨的完整性和连续性中断，是最常见的胸部损伤，可分为单根和多根肋骨骨折，同一根肋骨可出现一处或多处骨折。第 1～3 肋骨粗短，且有锁骨、肩胛骨保护，不易发生骨折。第 4～7 肋骨长而薄，最易折断。第 8～10 肋前端肋软骨形成肋弓与胸骨相连，第 11～12 肋前端游离，弹性都很大，均不易骨折。

　　【病因及病理生理】

　　直接暴力作用于胸部，使受伤部位的肋骨向内弯曲折断；胸部挤压的间接暴力，使肋骨向外过度弯曲折断（图 15-1）。部分肋骨骨折见于恶性肿瘤发生骨转移的病人或严重骨质疏松者，病人可因咳嗽、打喷嚏或病灶肋骨处轻度受力而发生骨折。

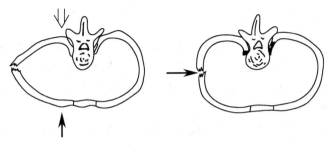

图 15-1 挤压伤肋骨骨折发生机制

骨折时尖锐的肋骨断端向内移位，可刺破胸膜、肋间血管或胸腔内组织与器官。当相邻多根多处肋骨骨折时，将使局部胸壁失去完整肋骨支撑而软化，出现反常呼吸运动，即吸气时软化区胸壁内陷，呼气时外突，这种胸廓成为连枷胸。若软化区范围较大，可引起呼吸时两侧胸膜腔压力不平衡，出现纵隔左右扑动，影响换气和静脉血回流，导致体内缺氧和二氧化碳潴留，严重时发生呼吸和循环功能衰竭（图 15-2）。

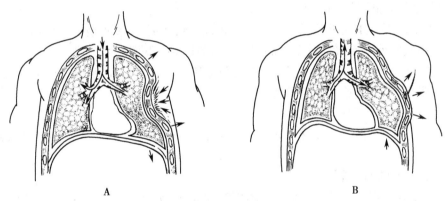

图 15-2 胸壁软化区的反常呼吸运动
A. 吸气；B. 呼气。

【分类】

根据骨折断端是否与外界相通，分为开放性肋骨骨折和闭合性肋骨骨折。根据损伤程度，肋骨骨折可分为单根单处肋骨骨折、单根多处肋骨骨折、多根单处肋骨骨折和多根多处肋骨骨折。

【护理评估】

（一）健康史

了解病人受伤经过与时间、受伤部位、伤后病情，有无昏迷、恶心、呕吐等。

（二）身体状况

1. 症状 伤处胸壁肿胀、疼痛，当深呼吸、咳嗽或体位改变时疼痛加剧。骨折断端向内移位可刺破胸膜、肋间血管和肺组织，出现气胸、血胸、皮下气肿或咯血。由于肋骨骨折损伤程度不同，可有不同程度的呼吸困难、发绀或休克。

2. 体征 受伤胸壁肿胀，可有畸形。局部压痛，间接挤压胸痛加重，有时可触及骨折断端产生骨摩擦音。当发生多根多处肋骨骨折时，伤处可有反常呼吸运动，部分病人出现皮下气肿。

（三）心理 - 社会状况

病人由于担心损伤给生命带来威胁、留下后遗症等问题，容易产生焦虑与恐惧。护士应评估病人有无焦虑和恐惧，程度如何，了解病人和家属对本次损伤相关知识的了解程度、心理承受能力、对预后的认知，以及对治疗所需费用的承受能力。

（四）辅助检查

血常规检查可有血红蛋白和血细胞比容下降。胸部 X 线可显示肋骨骨折线、断端错位及血、气胸等，肋骨骨折在 X 线不易显像，但 CT 容易观察到。肋骨三维重建 CT 可以更好地显示肋骨、肋软骨骨折情况。

（五）治疗原则

1. 闭合性肋骨骨折

（1）重点是控制反常呼吸运动，保持呼吸道通畅。软化的胸壁应予以固定胸壁固定的方法有：①包扎固定法，适用于小围胸壁软化。②牵引固定法，用于范围比较大的胸壁软化。用无菌巾钳夹住中央处游离段的肋骨，另一端通过滑轮重力牵引，使浮动胸壁复位。③内固定法，用于骨折错位较大的患者。

（2）镇痛：一般肋骨骨折可采用口服和肌内注射镇痛剂，多根肋骨骨折则需要持久有效的镇痛，包括硬膜外镇痛、静脉镇痛、肋间神经阻滞镇痛和胸膜腔内镇痛。

（3）建立人工气道：对咳嗽无力、不能有效排痰或呼吸衰竭者，应行气管插管或气管切开，以利于吸痰、给氧和施行呼吸机辅助呼吸。

（4）预防感染：合理应用抗生素。

2. 开放性肋骨骨折 除上述处理外，还需彻底清创胸壁伤口。若胸壁腔已穿破，行胸腔闭式引流。

【常见护理诊断 / 问题】

1. 气体交换障碍 与肋骨骨折引起的疼痛、胸廓活动受限、反常呼吸运动有关。

2. 急性疼痛 与胸部组织损伤有关。

3. 潜在并发症：肺部和胸腔感染。

【护理措施】

（一）维持有效气体交换

①保持呼吸道通畅：及时清理口腔、呼吸道内的呕吐物、分泌物、血液及痰液等。协助和鼓励病人有效咳嗽、排痰，痰液黏稠不易咳出者，应用祛痰药物、超声雾化吸入，以稀释痰液利于排出；对不能有效排痰者予以吸痰、气管插管、气管切开或辅助呼吸。②吸氧：呼吸困难及发绀者，及时给予吸氧。③体位：病情稳定者可取半卧位，以使膈肌下降，有利于呼吸。④胸带固定胸廓的病人，注意调整胸带的松紧。范围大的软化胸壁采用体外牵引固定时，定时观察并保持有效牵引。

（二）缓解疼痛

①妥善固定胸部；②遵医嘱给予镇痛药物；③当病人咳嗽、咳痰时，协助或指导病人及家属用双手按压患侧胸壁，以减轻伤口震动产生的疼痛。

（三）病情观察

密切观察脉搏、呼吸、血压及神志的变化，观察胸部活动情况，及时发现有无呼吸困难或反常呼吸，发现异常及时通知医生并协助处理。

（四）防治感染

①监测体温变化，若体温超过 38.5℃，及时通知医生并配合处理；②及时更换创面敷料，保持敷料清洁、干燥和引流通畅；③对开放性损伤者，遵医嘱肌注破伤风及合理使用抗生素。

（五）心理护理

胸部损伤的病人易产生紧张、焦虑和恐惧，心肺损伤严重时常表现出极度窘迫感，此时要尽量使病人保持镇静，积极配合治疗。①使病人尽快熟悉和适应环境，尽可能地满足其合理需求，建立基本的信任；②安慰和鼓励病人，有计划地告知病人的病情，增强病人的信心；③耐心倾听病人的主诉，认真解答提出的问题，对不良的心理加以疏导；④家庭和社会支持，家属的配合与监督，能更好地促进病人的配合，从而达到最佳治疗效果，充分利用社会支持资源，为病人提供帮助。

（六）健康教育

①向病人说明深呼吸、有效咳嗽的意义，鼓励病人在胸痛的情况下积极配合治疗；②需要做胸腔穿刺、胸腔闭式引流者，操作前向病人或家属说明治疗的目的，以取得配合；③告知病人肋骨骨折愈合后，损伤恢复期间胸部仍有轻微疼痛，活动不适时疼痛可能会加重，但不影响患侧肩关节锻炼及活动；④肋骨骨折后 3 个月应复查胸部 X 线，了解骨折愈合情况。

二、气胸与血胸病人的护理

胸膜腔内积气称为气胸。根据胸膜腔内压力情况，可分为闭合性气胸、开放性气胸和张力性气胸。

胸膜腔内积血成为血胸。根据胸膜腔内积血的量，可分为小量血胸（成人≤0.5L）、中量血胸（0.5～1.0L）和大量血胸（>1.0L）。按有无活动性出血可分为非进行性血胸、进行性血胸。

血胸常与气胸同时存在，称为血气胸。

【病因及病理生理】

（一）气胸

气胸的形成多由于肺组织、气管、支气管、食管破裂，空气进入胸膜腔，或因胸壁伤口穿破胸膜，外界空气进入胸膜腔所致。

1. 闭合性气胸　胸膜腔内压力低于大气压。胸膜腔积气量决定伤侧肺萎陷的程度。气胸形成后，随着胸膜腔内积气增加，肺裂口缩小，直至吸气时也不开放，气胸趋于稳定。

2. 开放性气胸　胸膜腔内压几乎等于大气压。气体经体表伤口进入胸膜腔，当体表伤口大于气管口径时，空气进入量多，胸膜腔内压几乎等于大气压，伤侧肺完全萎陷，纵隔向健侧移位，表现为吸气时纵隔移向健侧，呼气时纵隔又移回患侧，导致其位置随呼吸而左右摆动称为纵隔扑动（图 15-3）。纵隔扑动影响换气和静脉血液回流，引起呼吸和循环功能障碍。

3. 张力性气胸　胸膜腔内压高于大气压。由于气管、支气管或肺损伤裂口与胸膜腔相

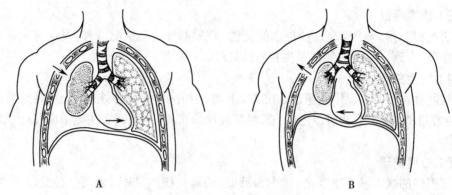

图 15-3　开放性气胸的纵隔扑动
A. 吸气；B. 呼气。

通，且形成活瓣，吸气时气体从裂口进入胸膜腔，呼气时裂口活瓣关闭，气体只能入不能出，进入胸膜腔的气体不断增多，超过大气压，患侧肺严重萎陷，纵隔显著向健侧移位，造成呼吸、循环的严重障碍。高压气体经支气管、气管周围疏松结缔组织或壁胸膜裂口处，进入纵隔及面、颈、胸部形成皮下气肿。

（二）血胸

胸膜腔内积血多来自心脏、胸内大血管及其分支、胸壁、肺组织、膈肌和心包血管出血。其中以肺裂伤出血最多见，由于肺循环压力低，出血量少且缓慢，多自行停止。肋间血管或胸廓动、静脉出血量较多、较快，不易自行停止，常需开胸手术止血。心脏与大血管损伤，出血量多而急，可因失血性休克短期内死亡。

血胸发生后不仅由于血容量减少而影响循环功能，而且随着胸膜腔内血液积聚和压力增高，患侧肺受压萎陷，纵隔向健侧移位，使健侧肺膨胀受限，导致呼吸功能降低。大量持续出血所致的胸膜腔积血称为进行性血胸。因肺、膈肌和心脏运动的去纤维蛋白作用，胸膜腔内积血多不凝固，当出血快且量多时，去纤维蛋白作用不完全，积血可凝固，称为凝固性血胸。凝血块机化后形成纤维板，限制肺与胸廓活动，损害呼吸功能。血液是良好的培养基，细菌经伤口或肺破裂口侵入后，会在积血中迅速增长繁殖，形成感染性血胸，最终导致脓血胸。少数病人，因活动致肋骨骨折断端刺破肋间血管或血管破裂处血凝块脱落，发生延迟出现的胸膜腔积血，称为迟发性血胸。

【护理评估】

（一）健康史

了解病人受伤经过与时间、受伤部位、伤后病情，有无昏迷、恶心、呕吐等。

（二）身体状况

1. 气胸

（1）症状：①闭合性气胸，胸膜腔少量积气，肺萎陷30%以下者，一般无明显症状，可有胸闷、胸痛，大量积气常有明显的呼吸困难。②开放性气胸，明显的呼吸困难、发绀，甚至休克。③张力性气胸，严重或极度呼吸困难、发绀、烦躁、意识障碍、大汗淋漓、昏迷、休克等。

（2）体征：①闭合性气胸，可有患侧胸部饱满，气管向健侧移位，叩诊呈鼓音，听诊呼吸音减弱或消失。②开放性气胸，胸壁可见伤口，颈静脉怒张，呼吸时可闻及气体进出胸腔伤口发出"嘶 - 嘶"样声音，气管向健侧移位，叩诊呈鼓音，听诊呼吸音减弱或消失。③张力性气胸，患侧胸部饱满，颈静脉怒张，常触及皮下气肿，气管向健侧明显移位，叩诊呈鼓音，听诊呼吸音消失。

2．血胸

（1）症状：与出血量、出血速度和个人体质有关。小量血胸，可无明显症状；中量血胸和大量血胸，尤其是急性失血时，可出现面色苍白、脉搏增快、血压下降、四肢湿冷等低血容量性休克症状。

（2）体征：伤侧胸部叩诊呈浊音，肋间隙饱满，气管向健侧移位，呼吸音减弱或消失等。

（三）心理 - 社会状况

参见本节肋骨骨折病人的护理。

（四）辅助检查

1．实验室检查　血常规检查显示血红蛋白、红细胞、血细胞比容下降。继发感染者，白细胞和中性粒细胞比例增高。

2．影像学检查　①胸部 X 线检查：闭合性气胸，显示不同程度的肺萎陷和胸膜腔积气；当发生开放性气胸时，显示肺萎陷和胸膜腔大量积气，纵隔内器官向健侧移位；当张力性气胸时显示胸膜腔严重积气和肺完全萎陷，纵隔内器官向健侧移位；小量血胸时仅显示肋膈角消失；大量血胸时显示大片密度增高阴影；血气胸时显示气液平面。②B 超检查：可明确胸腔积液的位置和量。

3．胸腔穿刺　既能明确有无气胸、血胸的存在，又能抽出气体或液体降低胸膜腔内压力，缓解症状；血胸时可抽出血性液体。

（五）治疗原则

以抢救生命为首要原则，通过胸腔穿刺或胸腔闭式引流排出胸膜腔内的积气，合理有效应用抗生素防治感染。

1．胸腔闭式引流　胸腔闭式引流（图 15-4），胸腔内插入引流管，管的下方置于引流瓶的水中，利用水的作用，维持引流单一方向，避免逆流，以排出气体或液体，重建胸膜腔负压，使肺复张。

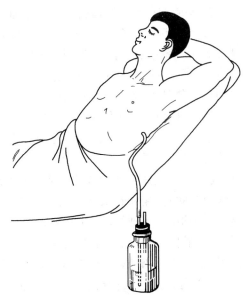

（1）目的：①引流胸腔内积血、积液和积气；②恢复和保持胸膜腔内负压，保持纵隔正常位置；③促进肺复张，防止感染。

（2）适应证：①中、大量气胸，开放性气胸，张力性气胸；②胸腔穿刺术治疗下肺无法复张者；③需使用机械通气或人工通气的气胸或血胸者；④剖胸手术。

图 15-4　胸腔闭式引流

（3）置管或置管位置：①根据胸部体征、胸部 X 线、B 超检查等明确胸膜腔内气体、液体的部位；②置管位置选择，气体大部分积聚在胸腔上部，液体大部分位于下部。因此气胸引流一般选在锁骨中线第 2 肋间隙；血胸引流选在腋中线与腋后线第 6 或第 7 肋间隙。

（4）引流管的选择：排液的引流管选用质地较硬、管径为 1.5～2cm 的硅胶和橡胶管，不易折叠或堵塞，以利于通畅引流；排气的引流管选用质地软、管径为 1cm 的塑胶管，既能达到引流的目的，又可减少局部刺激，减轻疼痛。

（5）胸腔引流的种类及装置：常见的胸腔闭式引流装置有两种（图 15-5），目前临床上广泛使用的是各种一次性胸腔引流装置。①单瓶水封闭式引流：集液瓶内装无菌生理盐水，上有两个空洞的紧密橡皮塞，两根中空的管由橡皮塞上插入，短管为空气通路，长管插至水面下 3～4cm，另一端与病人的胸腔引流管相连。②双瓶水封闭式引流：分为集液瓶和水封瓶，集液瓶介于病人和水封瓶之间，其橡皮塞上插两根短管，一根短管与病人的胸腔引流管相连，另一根用一短橡皮管连接到水封瓶的长管上。

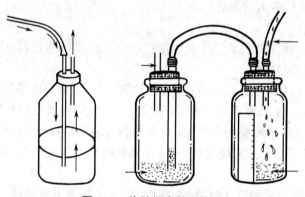

图 15-5　胸腔闭式引流装置

2. 不同类型气胸和血胸的处理原则

（1）气胸：①闭合性气胸。少量气胸者，积气一般在 1～2 周内可自行吸收，无需特殊处理。大量气胸应行胸腔穿刺，抽净积气，必要时行胸腔闭式引流术。②开放性气胸。急救要点为立即封闭伤口，将开放性气胸变为闭合性气胸。使用无菌敷料、棉垫等，紧急时利用身边任何物品如围巾、衣服等在病人深呼气末紧密盖住伤口，加压包扎固定。在转运过程中如病人呼吸困难加重或有张力性气胸表现，需在病人呼气时短暂打开敷料，放出高压气体。送达医院后，采取吸氧、补充血容量、清创、缝合胸壁伤口、胸腔闭式引流、应用抗生素预防感染等治疗措施。对疑有胸腔内器官损伤或进行性出血者，需行开胸探查术。③张力性气胸，是可迅速致死的危急重症，抢救要争分夺秒，立即行胸膜腔排气减压。在患侧锁骨中线第 2 肋间，用粗针头穿刺胸膜腔排气减压，外接单向活瓣装置，紧急情况下可在针柄外接橡胶手指套、气球等，将其顶端剪 1cm 开口，可起到活瓣作用（图 15-6）。送达医院后予以吸氧、胸腔闭式引流、应用抗生素等。若胸腔引流管内持续不断逸出大量气体，呼吸困难未改善，提示广泛的肺裂伤或支气管断裂，需行开胸探查术。

（2）血胸：①非进行性血胸。小量积血可自行吸收，中、大量血胸，应行胸腔穿刺或胸腔闭式引流。②进行性血胸。及时补充血容量，防治低血容量性休克；立即开胸探查、止血。③凝固性血胸。为预防感染和血块机化，于出血停止后数日内经手术清除积血和血凝块。已机化的血块，待病情稳定后行血块和胸膜表面纤维组织剥除术。④感染性血胸。应及时改善胸腔引流，排尽感染性积血、积脓；若效果不佳或肺复张不良，应尽早手术清除感染性积血，剥离脓性纤维膜。

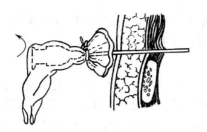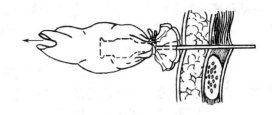

图 15-6　针头橡胶指套排气法

【常见护理诊断/问题】

1. 气体交换障碍　与胸部损伤、疼痛、胸廓活动受限、肺萎陷有关。

2. 外周组织灌注无效　与失血引起的血容量不足有关。

3. 急性疼痛　与胸部组织损伤有关。

4. 潜在并发症：感染。

【护理措施】

（一）非手术治疗护理/术前护理

1. 现场急救　对开放性气胸者，应紧急封闭伤口，以免气体继续进入胸膜腔；对张力性气胸者，应立即协助医生行胸膜腔穿刺排气或胸腔闭式引流；对胸部有较大异物者，不宜立即取出，以免出血不止。

2. 维持有效气体交换　参见本节肋骨骨折病人的护理。

3. 补充血容量　迅速建立静脉通路，按医嘱补充血容量，合理安排输注晶体液和胶体液，并根据血压和心肺功能等控制补液速度。

4. 病情观察　监测生命体征，尤其注意呼吸型态、频率及呼吸音的变化；观察病人神志、瞳孔、尿量等变化；遵医嘱行血常规和生化检查；观察胸腔引流液的量、颜色和性质。如有以下征象提示有进行性血胸的可能：①持续脉搏增快，血压降低，或补充血容量后血压仍不稳定；②胸腔闭式引流量每小时超过 200ml 或 4ml/（kg·h），持续三小时；③血红蛋白、红细胞计数和血细胞比容进行性降低，引流液的血红蛋白量和红细胞计数与周围血相接近，且迅速凝固；④胸腔穿刺因血液凝固抽不出血，胸部 X 线检查示胸膜腔阴影持续增长。进行性血胸在补液、输血的同时，做好手术准备。

5. 缓解疼痛　①当病人咳嗽、咳痰时，协助和指导病人及家属用双手按压患侧胸壁，以减轻伤口震动产生的疼痛；②遵医嘱应用镇痛药物。

6. 防治感染　参见本节肋骨骨折病人的护理。

7. 术前护理　手术病人，做好血型鉴定、交叉配血、药物过敏试验及术区备皮等。

8. 心理护理　参见本节肋骨骨折病人的护理。

（二）术后护理

1. 病情观察　①病人术后返回病房妥善安置，固定各种管路并保持通畅。②密切观察病人生命体征的变化，给予心电监测，并详细记录。③观察病人神志、瞳孔、尿量的变化。④遵医嘱行血常规和生化检查。⑤观察胸腔引流液的量、颜色和性质。

2. 呼吸道管理　①协助病人咳嗽排痰：卧床期间，定时协助病人翻身、坐起、叩背、咳嗽，指导鼓励病人做深呼吸运动，促进肺扩张。②痰液黏稠者，应用祛痰药物、超声雾化吸入,以稀释痰液利于排出。③咳痰无力者给予吸痰,必要时气管插管或切开。④气管插管或切开的护理:做好气道的湿化、吸痰,保持管道通畅,维持有效的气体交换。

3. 胸腔闭式引流的护理

(1)保持胸腔闭式引流系统的封闭:①引流管周围用油纱布严密包裹,随时检查整个引流装置是否密闭。若引流管从胸腔滑脱,应紧急压住引流管周围的敷料或捏闭伤口处皮肤,消毒后用油纱布暂时封闭伤口,并协助医生进一步处理;若引流管连接处脱落或引流瓶破碎,应紧急双重夹闭胸腔引流管,消毒并更换引流装置。②保持引流瓶直立,水封瓶长管没入水中 3~4cm。③更换引流瓶、搬动病人或外出检查时,需双重夹闭引流管,但漏气明显的病人不可夹闭引流管。

(2)严格无菌操作,防止逆行感染:①保持引流装置无菌,定时更换胸腔闭式引流瓶,并严格遵守无菌技术操作原则。②保持引流瓶管口敷料清洁、干燥,一旦渗湿或污染,及时更换。③引流瓶应低于胸壁引流口平面 60~100cm,防止逆行感染。

(3)保持引流管通畅:通畅时有气体或液体排出,或长管中的水柱随呼吸上下波动。①最常用的体位是半卧位。术后病人血压平稳,应抬高床头 30°~60°,以利于引流。②定时挤压引流管,防止引流管阻塞、受压、扭曲、打折、脱出。③鼓励病人咳嗽、深呼吸和变换体位,以利胸腔内气体和液体的排出,促进肺复张。

(4)观察和记录引流情况:①观察引流液的量、性质、颜色,并准确记录,如每小时引流量超过 200ml 或 4ml/(kg•h),引流液为鲜红或暗红色,连续 3 小时,应及时通知医生。②密切观察水封瓶长管内水柱波动情况,一般水柱上下波动范围是 4~6cm。水柱波动过大,超过 10cmH$_2$O,提示肺不张或胸膜腔内残腔大;深呼吸或咳嗽时水封瓶内出现气泡,提示胸膜腔内有积气;水柱静止不动,提示引流管不通畅或肺已复张。

(5)妥善固定:将引流瓶置于安全处,并妥善安置,以免意外踢倒。

(6)适时拔管:①拔管指征,置管引流 48~72 小时后,临床观察引流瓶中无气体溢出且颜色变浅、24 小时引流液量小于 50ml、脓液小于 10ml、胸部 X 线显示肺膨胀良好无漏气,病人无呼吸困难或气促时,即可终止引流,考虑拔管。②拔管方法:协助医生拔管,嘱病人深吸气,然后屏住呼吸,迅速拔管,并立即用凡士林纱布和厚敷料封闭胸壁伤口,包扎固定。③拔管后观察:拔管后 24 小时内,应注意观察病人是否有胸闷、呼吸困难、切口漏气、渗血、渗液和皮下气肿等,发现异常及时通知医生。

4. 并发症的观察与护理

(1)切口感染:保持切口敷料清洁、干燥,渗湿或污染时及时更换。同时观察切口有无红、肿、热、痛等炎症表现,如有异常,及时通知医生处理。

(2)肺部和胸腔感染:监测体温变化及痰液性质,如病人出现畏寒、高热或咳脓痰等感染征象,及时通知医生并配合处理。

5. 心理护理 术后给予病人和家属心理上的支持,解释有效咳嗽、深呼吸及留置各种引流管的意义,鼓励其积极配合治疗。

(三)健康教育

1. 有效咳嗽、咳痰 向病人说明深呼吸、有效咳嗽、咳痰的意义并给予指导,鼓励病人在胸痛的情况下积极配合治疗。

2. 活动指导 气胸痊愈的病人一个月内,不宜参加剧烈的活动,如打球、跑步、抬举重物,并告知病人恢复期间胸部仍有轻微不适或疼痛,但不影响患侧肩关节功能锻炼,锻炼应早进行并告知病人循序渐进。

3.出院指导　胸部损伤严重者定期来院复诊,发现异常及时治疗。

 情景训练

角色扮演护士对病人实施急救。

(苗雨丹)

思考与练习

单项选择题

1.肋骨骨折多发生在(　　)
    A.1～3肋　　　　　　　　　B.4～7肋　　　　　　　　　C.8～10肋
    D.11肋　　　　　　　　　　E.12肋

2.下列各型骨折可引起反常呼吸的是(　　)
    A.单根肋骨单处骨折　　　　　　　　B.多根肋骨多处骨折
    C.单根肋骨多处骨折　　　　　　　　D.多根肋骨单处骨折
    E.相邻多根肋骨多处骨折

3.开放性气胸急救的首要措施是(　　)
    A.吸氧　　　　　　　　　　　　　B.应用抗生素
    C.立即清创　　　　　　　　　　　D.镇静止痛
    E.封闭胸壁伤口

4.反常呼吸运动的急救处理应首选(　　)
    A.止痛　　　　　　　　　　　　　B.保持呼吸道通畅
    C.局部置垫加压包扎　　　　　　　D.输血、输液、抗休克
    E.吸氧

5.张力性气胸的急救首要措施是(　　)
    A.加压吸氧　　　　　　　　　　　B.胸膜腔穿刺排气减压
    C.立即手术探查　　　　　　　　　D.应用抗生素
    E.快速输液抗休克

6.张力性气胸最突出的表现是(　　)
    A.纵隔扑动　　　　　　　　　　　B.反常呼吸
    C.伤侧胸膜腔高压呼吸极度困难　　D.缺氧
    E.疼痛

7.张力性气胸穿刺排气的部位是(　　)
    A.伤侧锁骨中线第4肋间　　　　　B.伤侧锁骨中线第2肋间
    C.伤侧腋中线2～3肋间　　　　　　D.伤侧腋前线2～3肋间

E. 伤侧腋后线3～4肋间

8. 纵隔摆动的急救措施是（　　）

    A. 胸腔闭式引流　　　　　　　　B. 封闭伤口固定胸壁

    C. 胶布固定　　　　　　　　　　D. 清创缝合

    E. 穿刺排气

9. 对诊断血胸最有价值的是（　　）

    A. 气管移向健侧　　　　　　　　B. 伤侧肺呼吸音消失

    C. 胸穿抽出血液　　　　　　　　D. 胸痛、呼吸短促

    E. 脉搏快弱、血压降低

10. 应用胸膜腔闭式引流时对病人应取的卧位是（　　）

    A. 半卧位　　　　　　　　　　　B. 侧卧位

    C. 平卧位　　　　　　　　　　　D. 头低足高位

    E. 低坡卧位

任务十六　食管癌病人的护理

 病例导入

　　李先生，50 岁，进食时胸骨后疼痛并有哽噎感 2 个月。病人 2 个月来吃饭时自觉咽下食物通过缓慢，伴刺痛、停滞感。既往体健，平时多食腌菜和剩饭。体格检查：脉搏 80 次 /min，呼吸 18 次 /min，体温 36.5℃，血压 110/60mmHg，发育正常，营养中等，全身浅表淋巴结无肿大，心肺肝肾检查无异常。食管 X 射线钡餐检查显示，食管中段有约 2cm 的黏膜皱襞增粗，钡剂尚能通过。

　　请思考：

　　1. 病人目前出现何种问题？为什么？

　　2. 如何评估病人的当前的身体状况？

　　3. 如何对病人实施护理？

　　4. 怎样做好病人的健康教育工作？

　　食管癌是发生在食管黏膜上皮的恶性肿瘤。我国是食管癌高发地区，其死亡率占消化道恶性肿瘤的第二位，仅次于胃癌，发病年龄多在 40 岁以上，男性多于女性。

【病因及病理生理】

（一）病因

　　食管癌的病因至今尚未完全明确，下列因素被认为是重要的致癌因素：

　　1. 慢性刺激　　长期饮烈性酒、吸烟，食物过热、过硬，进食过快等易致食管上皮损伤，增加了对致癌物的敏感性。

　　2. 化学因素　　亚硝胺是公认的致癌物，在高发区的粮食和饮水中，其含量显著增高，且与当地食管癌和食管上皮重度增生的患病率成正相关。

　　3. 生物因素　　长期进食发霉、变质的含有真菌的食物，有些真菌自身有致癌作用，有些真菌促进亚硝胺及前体的形成。

　　4. 缺乏某些营养元素　　饮食缺乏动物蛋白、新鲜蔬菜和水果，造成维生素 A、维生素 B_2、维生素 C 等缺乏；饮水、食物和土壤中的微量元素如钼、锰、铁、锌、钠、氯、碘等含量低。

　　5. 遗传因素　　食管癌的发病常表现为家族聚集性，河南林县食管癌有阳性家族史者占 60%。食管癌高发家族中，染色体数目及结构异常者显著增多。

　　6. 食管自身疾病　　食管慢性炎症、食管白斑、食管瘢痕狭窄、食管憩室、贲门失弛缓症等均有癌变的危险。

（二）病理生理

临床上将食管分为颈、胸、腹三段。①颈段：自食管入口（环状软骨水平）至胸廓入口处（胸骨上切迹下缘）。②胸段：又分为上、中、下三段。胸上段自胸廓入口至气管分叉平面；胸中段自气管分叉平面至胃食管交界处全长的上 1/2；胸下段自气管分叉平面至胃食管交界处全长的下 1/2。胸中段与胸下段食管的交界处接近肺下静脉平面处。③腹段：自食管裂孔至贲门。通常将食管腹段包括在胸下段内。

胸中段食管癌较多见，下段次之，上段较少。鳞癌在食管癌中最常见，其次是腺癌。

食管癌起源于食管黏膜上皮，癌肿逐渐增大侵及肌层，并沿食管向上下、全周及管腔内外方向发展，出现不同程度的食管阻塞。晚期癌肿穿透食管壁、侵入纵隔或心包。食管癌主要经淋巴转移，血行转移发生较晚。

【护理评估】

（一）健康史

了解病人的家族史、饮食习惯，有无吸烟、饮酒及食管疾病等。

（二）身体状况

1．症状

（1）早期：常无明显症状，在进粗硬食物时有不同程度的不适感，包括哽噎感、胸骨后出现烧灼样、针刺样或牵拉摩擦样疼痛。食物通过缓慢，并有停滞感或异物感。上述症状时轻时重，哽噎、停滞感常通过饮水而缓解，进展缓慢。

（2）中晚期：典型症状是进行性吞咽困难，首先是难咽下干硬食物，继而半流质、流质饮食，最后水和唾液也难以咽下。严重梗阻者食管内分泌物及食物可反流入气管，易引起呛咳及肺内感染。持续胸背部疼痛多表示癌肿已侵犯食管外组织。如侵犯喉返神经，可发生声音嘶哑；侵入气管，形成食管气管瘘；肺与胸膜转移，出现胸腔积液；侵入大血管可出现呕血。

2．体征　逐渐消瘦、贫血、乏力及营养不良。中晚期病人可触及锁骨上淋巴结肿大、肝肿块、腹水、胸腔积液等远处转移体征。

（三）心理 - 社会状况

了解病人对自己所患疾病的知晓程度，有哪些不良的心理反应，如紧张、焦虑、恐惧、悲伤等；了解病人家属对病人的关心程度、支持力度及家庭经济能力等。

（四）辅助检查

1．纤维食管镜和超声内镜　纤维食管镜检查可直接观察到肿块的部位、形态，容易发现起源于食管黏膜的早期病灶，并可钳取活组织作病理学检查。超声内镜可用于判断食管的浸润层次、向外扩展程度以及有无纵隔、淋巴结及腹腔内脏器转移等。

2．食管吞钡造影　一般采用吞稀钡 X 线双重对比造影。早期食管癌可显示：局部黏膜皱襞增粗、中断，小的龛影，小的充盈缺损，局限性管壁僵硬。中晚期食管癌出现明显的管腔狭窄、充盈缺损、管壁僵硬，严重狭窄者近端食管扩张等。

3．放射性核素检查　利用某些亲肿瘤的核素，如 ^{32}P、^{131}I、^{67}Ga 等检查，对早期食管癌病变的发现有帮助。

4．气管镜检查　肿瘤在隆嵴以上应行气管镜检查。

5．CT　了解食管癌向管腔外扩展情况和有无腹腔内器官或淋巴结转移，对决定手术有参考价值。

（五）治疗原则

1. **手术治疗**　早、中期食管癌首选手术疗法。①食管黏膜切除术：适用于原位癌、重度不典型增生。手术在食管镜下完成。一般每次切除食管黏膜不应超过局部食管周径的1/2，否则易发生狭窄。②食管癌根治切除术：切除癌肿和上下5～8cm范围内的食管及所属区域的淋巴结，然后将胃体提升至胸腔或颈部与食管近端吻合（图16-1），或用一段结肠或空肠与食管吻合（图16-2）。常采取的手术路径：①左侧开胸切口，是最常用的手术路径，适用于中、下段食管癌。②右胸、上腹、左颈三切口，适用于中、上段食管癌切除，便于清扫食管上三角区淋巴结。③非开胸食管癌切除术，又称为食管内翻剥脱术。该方法不需要开

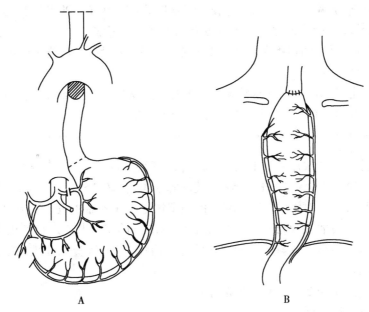

图 16-1　食管癌切除后胃代食管术

A. 上、中段食管癌的切除食管范围；B. 胃代食管。

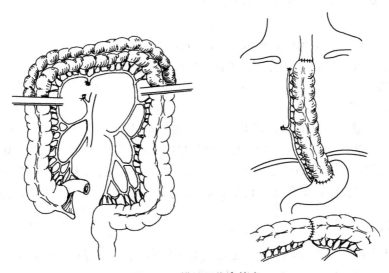

图 16-2　横结肠代食管术

胸，创伤小，但不能进行胸腔淋巴结清扫，仅适用于早期癌，心、肺功能差不宜开胸手术者。④其他手术，对于晚期食管癌病人，为解决进食，可做姑息性减状手术，如胃或空肠造瘘术、食管腔内置管术、食管分流术等，以达到改善营养、延长生命的目的。

 知识拓展

非开胸食管癌切除术

①食管内翻剥脱术：主要适用于下咽及颈段食管癌。②经裂孔食管癌切除术：可用于胸内各段食管癌，肿瘤无明显外侵。③颈胸骨部分劈开切开术：用于主动脉弓下缘以上的上胸段食管癌。这几种术式在切除肿瘤及食管后，采用胃或结肠经食管床上提至颈部与食管或咽部吻合。这类手术具有创伤小、对心肺功能影响小等优点，但不能行纵隔淋巴结清扫。

近年来，电视胸腔镜下或纵隔镜辅助下食管癌切除已用于临床，两者均为非开胸手术，已初步显示其优点，但需要更多的病例和验证。

2. 放射治疗　单纯放疗多用于颈段、胸上段食管癌，也可用于有手术禁忌证、尚能耐受放疗者。与手术治疗综合应用，术前放疗，使癌肿缩小，间隔 2～3 周再手术，可增加手术切除率，提高远期生存率；对术中切除不完全的残留癌组织在术后 3～6 周开始术后放疗。

3. 化学治疗　食管癌化疗分为姑息性化疗、新辅助化疗（术前）、辅助化疗（术后）。采用化疗与手术治疗相结合或与放疗相结合的综合治疗，有时可提高疗效，或缓解食管癌病人症状，延长存活期。

4. 其他　中医中药及免疫治疗等亦有一定疗效。

【常见护理诊断/问题】

1. 营养失调：低于机体需要量　与进食减少和机体代谢增加有关。

2. 清理呼吸道无效　与手术、麻醉有关。

3. 疼痛　与手术有关。

4. 焦虑与恐惧　与对癌症和手术的恐惧，担心预后有关。

5. 潜在并发症：出血、肺不张、肺感染、吻合口瘘、乳糜胸等。

【护理措施】

（一）术前护理

1. 改善营养状况　病人因吞咽困难而出现摄入不足，营养不良，水、电解质失衡，机体对手术的耐受降低，故应积极改善病人的营养状况，保证营养的摄入。指导病人进食高热量、高蛋白、高维生素的流质或半流质饮食，如鸡汤、鱼汤、米汤、菜汁、牛奶、鸡蛋羹等，避免刺激性饮食。对仅能进流食营养状况较差者，可遵医嘱补充液体、电解质或提供肠内、肠外营养。

2. 术前准备

（1）呼吸道准备：对吸烟者，术前 2 周应劝其严格戒烟；指导病人进行腹式深呼吸和有效咳嗽训练；必要时使用抗生素控制呼吸道感染。

（2）胃肠道准备：①保持口腔卫生。口腔内细菌可随食物或唾液进入食管，在梗阻或狭窄部位造成局部感染，影响术后吻合口的愈合。告知病人饭前刷牙、饭后漱口，积极治疗口腔、咽部疾病。②术前 3 天改流质饮食，术前 1 天禁食；拟行结肠代食管手术者，术前 3 天进少渣饮食，并口服抗生素，如甲硝唑、庆大霉素等，术前晚行清洁灌肠或全肠道灌洗后禁食水。③对进食后有滞留或反流者，经胃管冲洗食管及胃，减少术中污染，防止吻合口瘘。④术日晨常规留置胃管，行胃肠减压，通过梗阻部位困难时，不能强行置入，以免戳穿食管，可将胃管置于梗阻食管上方，待手术中调整。

3．心理护理。

（二）术后护理

1．病情观察　术后 2～3 小时内，严密监测病人的心率、血压、呼吸、血氧饱和度的变化，稳定后改为 30 分钟至 1 小时测量一次，如有异常及时通知医生。

2．呼吸道护理。

3．胃肠道护理

（1）术后胃肠减压的护理：①术后 3～4 天内持续胃肠减压，妥善固定胃管，防止脱出。②严密观察引流液的量、颜色、性状、气味并准确记录。若引流出大量鲜血或血性液，病人出现烦躁、血压下降、脉搏增快、尿量减少等，应考虑吻合口出血，需立即通知医生并配合处理。③经常挤压胃管，防止堵塞。若胃管不通畅，可用少量生理盐水冲洗并及时回抽。④胃管脱出后应立即通知医生，密切观察病情，不应盲目插入，以免戳穿吻合口部位，造成吻合口瘘。

（2）结肠代食管术后护理：①保持结肠袢内的减压管通畅。②注意观察腹部体征，发现异常及时通知医生。③若从减压管内吸出大量血性液或呕吐大量咖啡色液，并伴有全身中毒症状，应考虑代食管的结肠袢坏死，须立即通知医生并配合抢救。④结肠代食管后，因结肠逆蠕动，病人常嗅到大便气味，需向病人解释原因，指导其注意口腔卫生，一般半年后会逐步缓解。

4．胸腔闭式引流护理　参见气胸与血胸病人的护理。

5．饮食护理　①术后早期吻合口处于充血水肿期，需禁饮禁食 3～4 天，禁食期间持续胃肠减压，同时经静脉补充营养。②术后第 4～5 天待肛门排气、胃肠减压引流量减少、引流液颜色正常后，停止胃肠减压。③停止胃肠减压 24 小时后（第 5～6 天），病人无呼吸困难、胸内剧痛、患侧呼吸音减弱或高热等吻合口瘘的症状，可开始进食。先试饮少量水，无特殊不适进全清流质饮食，以水为主，每次不超过 100ml，每 2 小时一次，每天 6 次。④逐渐加入半流质饮食，以清淡、易消化的食物为主，如蛋花汤、烂面条、米粥等。⑤术后 2 周改为软食。⑥术后 3 周如无特殊不适可进普食，但仍应注意少食多餐。术后饮食应根据病人情况，不必强求一致，饮食原则是循序渐进，由稀到干，少食多餐，避免进食生、冷、硬、刺激性食物。

6．减轻疼痛。

7．并发症的观察与护理

（1）出血、肺不张、肺感染：参见任务十五。

（2）吻合口瘘：是食管癌术后极为严重的并发症，多发生于术后 5～10 天，死亡率高达 50%。

原因：①食管无浆膜覆盖，且肌纤维呈纵形走向，容易发生撕裂；②食管血液供应呈节段性，易造成吻合口缺血；③吻合口张力太大；④感染、营养不良、贫血、低蛋白血症等。

表现：①剧烈胸痛、高热、脉速；②呼吸急促、全身乏力、食欲减退，积脓多者有胸闷、咳嗽、咳痰等症状，严重者可出现发绀和休克；③胸腔引流液有食物残渣。

护理措施：①嘱病人立即禁饮食；②协助医生行胸腔闭式引流并常规护理；③遵医嘱予抗感染治疗，同时提供静脉营养支持；④严密观察生命体征，出现休克，应积极抗休克治疗；⑤需再次手术的，应积极配合医生完善术前准备。

（3）乳糜胸：多因手术伤及胸导管或其小的分支，多发生于术后2～10天，少数病人可在2～3周出现。早期因禁食为淡黄色或浅血性，进食后呈乳白色，量较多。乳糜液成分95%以上是水，并含有大量脂肪、蛋白质、胆固醇、酶、抗体和电解质，如不及时治疗，短时间内可造成全身过度消耗、衰竭而死亡，故应积极预防和及时处理。

护理措施：①加强观察。注意病人有无胸闷、气促、心悸，甚至血压下降。②协助处理。若诊断成立，应迅速处理，留置胸腔闭式引流，及时引流胸腔内乳糜液，并使肺膨胀。可持续负压吸引，以防胸膜粘连。③嘱病人禁饮食，并给予肠外营养支持。④保守治疗无效者，手术结扎胸导管。

8. 心理护理　食管癌术后，病人常因为疼痛、短期内不能正常进食和担心预后产生焦虑与恐惧，护士应及时倾听病人的主诉，协助并鼓励病人配合治疗和护理，争取家属给予病人心理和经济上的绝对支持。

（三）健康教育

1. 饮食指导　解释术前术后禁食的目的，取得病人的配合。术后指导病人遵循饮食原则，逐渐恢复正常饮食。避免进食刺激性食物与碳酸饮料，避免进食过快、过量。质硬的药片碾碎后服用，避免进食花生、豆类等，以免导致吻合口瘘。嘱病人餐后2小时内勿平卧，以防食物反流，反流症状严重者，睡眠时最好取半卧位，并服用减少胃酸分泌的药物。

2. 活动指导　指导病人术后早期活动，逐渐增加活动量。术后早期不宜下蹲大小便，以免引起直立性低血压或发生意外。

3. 加强自我观察　告知病人术后进干、硬食物时可能会出现轻微哽噎症状，与吻合口扩张程度有关，若术后3～4周再次出现吞咽困难，而且进半流食仍有咽下困难可能为吻合口狭窄，应来院复诊。

4. 定期复查，坚持后续治疗。

 情景训练

角色扮演护士对食管癌病人进行健康教育。

（苗雨丹）

思考与练习

一、单项选择题

1. 食管癌的早期症状是（　　）

　　A. 进行性吞咽困难　　　　　　　　　　B. 进食后呕吐

C. 进食时有哽噎感　　　　　　　　　D. 体重减轻

E. 进食后呛咳

2. 进展期食管癌的典型症状是（　　）

A. 咽下食物哽噎感　　　　　　　　　B. 进食时胸骨刺痛

C. 食管内异物感　　　　　　　　　　D. 声音嘶哑

E. 进行性吞咽困难

3. 普查食管癌简便而有效的方法是（　　）

A. 食管拉网脱落细胞学检查　　　　　B. 纤维食管镜检查

C. CT 检查　　　　　　　　　　　　　D. 食管钡餐 X 线检查

E. B 型超声检查

4. 食管癌手术后护理**错误**的是（　　）

A. 麻醉清醒病情平稳后取半卧位　　　B. 术后 1～2 天内应吸氧

C. 应重点观察胸膜腔引流量及性质　　D. 胃肠蠕动恢复后即可进食

E. 鼓励咳嗽咳痰

5. 男性，62 岁，进行性吞咽困难 6 个月。消瘦，贫血，左侧锁骨上窝有 2cm 直径的肿大淋巴结，质硬，不能推动，应首先考虑为（　　）

A. 早期胃癌　　　　　　　　　　　　B. 进展期胃癌

C. 早期食管癌　　　　　　　　　　　D. 晚期食管癌

E. 中期食管癌

6. 中段食管癌病人，55 岁，进行性吞咽困难 6 个月，完全不能进食半个月。消瘦、脱水、贫血，左侧锁骨上窝有 2cm 直径的肿大淋巴结，质硬，不能推动，治疗应首选（　　）

A. 输血、输液、胃造口术　　　　　　B. 手术切除

C. 放射治疗　　　　　　　　　　　　D. 化学治疗

E. 免疫治疗

（7～9 题共用题干）

女性，46 岁，进食时胸骨后刺痛并有哽噎感 2 月余。X 线钡餐检查显示：中段食管约 3cm 长的黏膜皱襞增粗和断裂。

7. 病人首先应考虑为（　　）

A. 早期食管癌　　　　　　　　　　　B. 中期食管癌

C. 晚期食管癌　　　　　　　　　　　D. 食管平滑肌瘤

E. 食管炎

8. 进一步确定诊断的理想检查方法是（　　）

A. 纤维食管镜检查　　　　　　　　　B. 食管脱落细胞学检查

C. B 超检查　　　　　　　　　　　　D. CT 检查

E. 磁共振检查

9. 对该病人首选的治疗方法是（　　）

A. 根治性食管癌切除术　　　　　　　B. 姑息性切除手术

C. 胃造口术　　　　　　　　　　　　D. 食管腔内置管术

E. 食管胃转流吻合术

二、病例分析题

刘先生，65 岁，2 个月前出现进食哽噎感，症状时轻时重，近日来喝稀饭也感吞咽困难，纤维食管镜检查示"距门齿 25～30cm 处可见管腔狭窄，黏膜中断"，病理报告为"高分化鳞癌"，入院诊断为"中段食管癌"，拟行手术治疗。

请思考：

1. 手术前应协助病人做好哪些准备？

2. 术后应如何指导病人的饮食？

任务十七 肺癌病人的护理

病例导入

病人，男，60岁，咳嗽、咳血痰1个月余。于1个月前无明显诱因出现低热、咳嗽、咳痰，痰中带血，伴右侧胸壁疼痛。既往体健，有长期抽烟饮酒史。体格检查：体温36.7℃，脉搏75次/min，呼吸18次/min，血压140/80mmHg，神志清楚，发育正常，营养中等。全身浅表淋巴结未触及肿大。心肺检查无异常，肝脾肾未触及肿大。胸部X射线检查：右肺纹理增粗，右上叶中央有一直径约2cm阴影。

请思考：

1. 该病人最主要的护理诊断/问题是什么？

2. 应采取哪些护理措施？

肺癌多数起源于支气管黏膜上皮，也称支气管肺癌。近50年来，全世界肺癌的发病率明显增高，在工业发达国家和我国大城市中，肺癌的发病率已居男性恶性肿瘤的首位。发病年龄多在40岁以上，以男性多见，男女之比约为3:1～5:1，近年来女性肺癌的发病率也明显增加。

【病因及病理生理】

（一）病因

肺癌的病因至今尚未完全明确，一般认为发病与下列因素有关：

1. 吸烟　是肺癌的重要危险因素。烟草中含有苯并芘等多种致癌物质。吸烟量越多、开始吸烟的年龄越早、吸烟年限越长，则患肺癌的危险性越高。

2. 化学物质　已确认的化学致癌因素包括石棉、无机砷化合物、二氯甲醚、铬及某些化合物、镍、氡及氡子体、芥子体、氯乙烯、煤烟、焦油和石油中的多环芳烃等。

3. 空气污染　包括室内污染和室外污染。室内污染包括燃料如煤、天然气等燃烧和烹调过程中产生的致癌物；室外污染包括汽车废气、工业废气、公路沥青等都有致癌物质存在，其中主要是苯并芘。

4. 人体内在因素　如免疫状态、代谢活动、遗传因素、肺癌慢性感染等，也可能与肺癌的发病有关。

5. 其他　长期、大剂量电离辐射可引起肺癌。癌基因或肿瘤抑制基因与肺癌的发病有密切关系。

（二）病理生理

肺癌起源于支气管黏膜上皮，癌肿可向支气管腔内外邻近的肺组织生长，并可通过淋巴、血行或经支气管转移扩散。肺癌的分布：右肺多于左肺，上叶多于下叶。

【分类】

1. 根据癌肿发生的部位，可分为中心型肺癌和周围型肺癌。起源于主支气管、肺叶支气管的肺癌，位置靠近肺门者称为中心型肺癌；起源于肺段支气管以下的肺癌，位置在肺的周围部分者称为周围型肺癌。

2. 根据细胞分化程度和形态特征，临床常见的肺癌可分为非小细胞肺癌和小细胞肺癌。非小细胞癌主要包括鳞状细胞癌（鳞癌）、腺癌、大细胞癌。

（1）鳞状细胞癌：在肺癌中最常见，约占50%，多见于老年男性，与吸烟密切相关。大多起源于较大的支气管，常为中心型肺癌。鳞癌生长速度较缓慢，恶性程度较低，病程较长。通常先经淋巴转移，血行转移发生较晚。

（2）腺癌：约占25%，多见于女性。其多数起源于较小的支气管上皮，多为周围型肺癌。腺癌一般分化程度较高，生长较慢，但有时在早期即发生血行转移，淋巴转移发生较晚。

（3）大细胞癌：较为少见，约半数起源于大支气管，多为中心型肺癌。生长速度较快，分化程度低，恶性程度较高。常在发生脑转移后发现，预后很差。

（4）小细胞肺癌：约占20%，与吸烟关系密切，多见于男性。一般起源于较大支气管，多为中心型肺癌。生长速度快，恶性程度高，侵袭力强，较早出现淋巴和血行的广泛转移。在各型肺癌中预后较差。

此外，部分肺癌病例常同时存在不同类型的癌肿组织，如腺癌和鳞癌混合，非小细胞癌与小细胞癌并存等。

【护理评估】

（一）健康史

了解病人的年龄，有无吸烟史，吸烟年限、数量；环境中是否有职业性危险因素；病人是否患有慢性支气管炎或其他呼吸系统慢性疾病；家族中有无肺部疾病、肺癌病人等。

（二）身体状况

1. 症状 肺癌的症状与癌肿的部位、大小、是否压迫和侵犯邻近器官及有无转移等情况密切有关。

（1）咳嗽：最常见，表现为刺激性干咳或少量黏液痰，抗炎治疗无效。当癌肿继续增大引起支气管狭窄时，咳嗽加重，呈高调金属音。若继发肺部感染，可有脓性痰，痰量增多。

（2）血痰：以中心型肺癌多见，通常为痰中带血丝或少量咯血，大量咯血很少见。

（3）胸闷和发热：当较大的支气管不同程度阻塞时，可出现胸闷、哮鸣、气促和发热等症状。

（4）胸痛：由于肿瘤侵犯胸膜、胸壁、肋骨及其他组织引起，可以出现在肿瘤发展的任何阶段，多为胸部不规则隐痛或钝痛。癌肿侵犯胸膜时可出现尖锐胸痛，侵及肋骨可出现固定压痛。

（5）晚期：除了食欲减退、体重减轻、倦怠等全身症状外，可出现癌肿压迫、侵犯邻近器官、组织或发生远处转移的症状。①压迫或侵犯喉返神经：声带麻痹、声音嘶哑。②压迫上腔静脉：面部、颈部、上肢和上胸部静脉曲张，皮下组织水肿。③侵犯胸膜：胸膜腔积液，常为血性；大量积液可引起气促。④侵犯胸膜或胸壁：有时可引起持续性剧烈胸痛。⑤侵入纵隔：压迫食管，引起吞咽困难。⑥上叶顶部肺癌：可以侵入纵隔和压迫位于胸廓上口的器官或组织。如肿瘤压迫颈部交感神经，可引起患侧眼睑下垂，瞳孔缩小，眼球内陷，面部无汗等症状，称为霍纳综合征。⑦肺癌可以转移至淋巴结、脑、肝脏、骨骼和其他器官。锁骨上淋巴结是肺癌转移的常见部位，淋巴结固定而坚硬，多无痛感；脑转移时出现头痛、呕吐、眩晕、视觉障碍及人格改变等；肝转移时出现肝区疼痛、黄疸、腹水、肝功能异常等；转移至骨骼可以引起骨痛、病理性骨折及可能出现脊髓压迫症状。

（6）肿瘤的肺外表现：少数病人由于癌肿产生内分泌物质，出现肺部以外非转移性症状，如杵状指（趾）、骨关节痛、骨膜增生等骨关节综合征、重症肌无力、男性乳腺增大、多发性肌肉神经痛等，称为副肿瘤综合征。这些症状在切除癌肿后可能消失。

2. 体征　早期一般无明显体征，可闻及局限性哮鸣音，多在吸气阶段出现；晚期侵犯邻近器官或发生远处转移时，可出现声音嘶哑、吞咽困难、上腔静脉综合征、霍纳综合征等。

（三）心理 - 社会状况

病人要经受由于疾病导致的日常生活的突变，要面对最终失去生命而产生的预感性悲哀，容易产生焦虑和恐惧，护士应评估病人有无焦虑和恐惧，程度如何，了解病人对疾病的知晓程度，评估病人的社会支持系统以及对治疗所需费用的承受能力。

（四）辅助检查

1. 痰细胞学检查　是肺癌普查和诊断的一种简便有效的方法。肺癌脱落的癌细胞可随痰液咳出，痰细胞学检查找到癌细胞，可以明确诊断。中心型肺癌，特别是伴有血痰者，痰中易发现癌细胞。

2. 影像学检查

（1）X 线检查：是发现肺癌的重要方法。早期中心型肺癌 X 线可无异常征象，当癌肿阻塞支气管后出现肺不张、肺炎征象。周围型肺癌表现为肺野周围孤立性或椭圆形块状阴影，轮廓不规则，边缘模糊毛糙。X 线上可辨认直径大于 0.5cm 的周围型肺癌。

（2）CT 与 MRI 检查：可发现 X 线检查隐藏区（如肺尖、膈上、脊柱旁、心脏后、纵隔等处）的早期病变，还能显示肿瘤有无侵犯邻近器官，能发现直径大于 0.3cm 的病灶，对转移癌的发现率较高。MRI 在明确肿瘤与大血管之间的关系方面明显优于 CT。

（3）正电子发射型计算机断层显像检查：在肿瘤的早期发现、分期及监测治疗效果方面是非常有用的诊断方法，对于鉴别肺内肿块的良恶性、纵隔淋巴结有无转移有帮助。

（4）骨扫描：采用 ^{99m}Tc 标记的二磷酸盐进行骨代谢显像是肺癌骨转移筛查的重要手段。

3. 纤维支气管镜检查　诊断中心型肺癌阳性率较高，可直接观察到肿瘤大小、部位及范围，并可钳取病变组织做病理学检查，钳取肿瘤表面细胞或吸取支气管内分泌物进行细胞学检查。

4. 其他检查　经胸壁穿刺活组织检查、转移病灶活组织检查、胸腔积液检查、放射性核素扫描等。

（五）治疗原则

一般采用个体化的综合治疗。非小细胞癌以手术治疗为主，辅以化学治疗、放射治疗、中医中药和免疫治疗等；小细胞癌以化学治疗和放射治疗为主。

1. 手术治疗　目的是彻底切除肺部原发病灶和局部及纵隔淋巴结，尽可能保留健康的肺组织。手术的方式取决于病变的部位和大小，以及病人的肺功能和一般状况。常见的手术方式有肺叶切除术、楔形切除术、肺段切除术和全肺切除术。①肺叶切除术是基本的手术方式。若癌肿位于一个肺叶内，但已侵及局部主支气管或中间支气管，为保留正常的邻近肺叶，避免行一侧全肺切除术，可切除病变的肺叶及一段受累的支气管，再吻合支气管上下端，称为支气管袖状肺叶切除术；若相伴的肺动脉局部受侵，也可行部分切除，端端吻合，称为支气管袖状肺叶切除术。②楔形切除术和肺段切除术，适用于外周型和非常早期的肺癌病人，或病变较早且合并心肺功能障碍不能耐受的肺叶切除者。③全肺切除术指一侧肺组织的全切术。当肿瘤广泛转移到整个肺脏，且累及大血管或主支气管时才选择全肺切除，适用于中心型肺癌且能耐受全肺切除的病人。

2. 放射治疗　是肺癌局部治疗手段之一。放射治疗用于术后残余病灶的处理，早期肺癌病人不能耐受手术者、晚期或肿瘤复发病人采用姑息性放疗以减轻症状。小细胞癌对放射治疗敏感性较高，鳞癌次之，腺癌最差。

3. 化学治疗　可单独用于晚期肺癌病人以缓解症状，或与手术、放射治疗综合应用，以防止癌肿转移复发，提高治愈率。小细胞癌对化学治疗特别敏感，鳞癌次之，腺癌最差。

4. 中医中药治疗　用于改善病人的症状、减轻病人放射治疗和化学治疗的副作用，提高机体抵抗力，增强疗效。

5. 免疫治疗　①特异性免疫疗法：用经过处理的自体肿瘤细胞或加用佐剂后，皮下接种进行治疗。②非特异性免疫疗法，用卡介苗、短小棒状杆菌、转移因子、干扰素、胸腺素等生物制品，或左旋咪唑等药物以激发和增强人体免疫功能。

【常见护理诊断／问题】

1. 气体交换障碍　与肺组织病变、肿瘤阻塞支气管、手术、麻醉、肺膨胀不全、呼吸道分泌物潴留等有关。

2. 营养失调：低于机体需要量　与肿瘤引起的机体代谢增加、手术创伤等有关。

3. 疼痛　与手术、癌症晚期有关。

4. 焦虑　与恐惧和久咳不愈、咯血及担心手术和预后有关。

5. 潜在并发症：出血、肺不张、肺感染、急性肺水肿、心律失常。

【护理措施】

（一）术前护理

1. 改善呼吸功能，预防术后感染

（1）戒烟：术前应戒烟2周以上，让病人了解吸烟会刺激肺、气管及支气管，使呼吸道分泌物增加，并损害支气管纤毛上皮，妨碍纤毛的清洁功能，影响痰液排出，增加术后呼吸系统并发症。

（2）保持呼吸道通畅：①支气管分泌物较多，病情允许时，可行体位引流；②痰液黏稠不易咳出者，予超声雾化吸入，必要时支气管镜吸痰；③肺部感染者，遵医嘱应用抗生素、支气管扩张剂及祛痰剂等。

（3）控制感染：注意口腔卫生，因为细菌易通过口腔进入下呼吸道引起感染，如有龋齿等口腔疾病或上呼吸道感染者应先治疗。

（4）腹式呼吸与有效咳嗽训练：①腹式呼吸是以膈肌运动为主的呼吸。用鼻吸气，吸气时腹部向外膨起，屏气1～2秒，以使肺泡张开，呼气时让气体从口中慢慢呼出。在训练时，护士将双手放在病人腹部肋弓之下，病人吸气时将双手顶起，呼气时双手轻轻施加压力，使膈肌尽量上升。以后嘱病人自己练习，并逐渐除去手的辅助作用。术前应坚持训练每天

2～3 次，每次 5～15 分钟。②在咳嗽训练时，病人尽可能坐直，进行深而慢的腹式呼吸，咳嗽时口型呈半开状态，吸气后屏气 3～5 秒后用力从肺部深处咳嗽，不要从口腔或咽喉部咳嗽。对胸痛的病人，可先轻轻地进行肺深处咳嗽，将痰引至大气管时，再用力咳出。

2．改善营养状况　由于肿瘤对机体的消耗较大，有些病人术前营养状况较差，如贫血和低蛋白血症等，往往影响病人对手术的耐受力、切口的愈合和术后的恢复。应为病人提供良好的进食环境，注意口腔清洁以增进食欲；指导病人进食高热量、高蛋白、高维生素饮食；遵医嘱给予肠内或肠外营养，如脂肪乳、氨基酸、白蛋白、血浆或全血等。

3．心理护理指导　使病人正确认识疾病，即使切除部分或一侧肺脏，仍有足够的肺组织维持呼吸，对病人的正常生活不会造成太大影响；给病人提问的机会，并认真耐心地解答，以减轻其焦虑或恐惧程度；向病人及家属说明手术方案，介绍各种治疗护理的意义、方法、配合方法和注意事项，让病人有充足的心理准备；动员家属给病人以心理和经济方面的全力支持。

（二）术后护理

1．采取合适体位

（1）一般体位：病人未清醒前取平卧位，头偏向一侧，以免呕吐物、分泌物吸入而窒息或造成吸入性肺炎。麻醉清醒、血压平稳后改为半坐卧位，以利于呼吸和引流。

（2）特殊情况下病人体位：①楔形切除术或肺段切除术者，尽量选择健侧卧位，以促进患侧肺组织扩张。②一侧肺叶切除术者，如呼吸功能尚可，可取健侧卧位，以利于患侧肺组织扩张；如呼吸功能差，避免健侧肺受压而限制肺的通气功能。③全肺切除者，避免过度侧卧，可取 1/4 侧卧位，预防纵隔移位和压迫健侧肺而致呼吸和循环障碍。④血痰和支气管瘘者，取患侧卧位。

2．病情观察　术后 2～3 小时内，每 15 分钟测量生命体征一次，稳定后改为 30 分钟至 1 小时测量一次。定时观察呼吸并呼唤病人，防止因麻醉副作用引起的呼吸暂停。注意观察有无呼吸窘迫，如有异常及时通知医生。严密观察肢端温度，甲床、口唇及皮肤颜色，周围静脉充盈情况等，注意有无血容量不足和心功能不全的发生。

3．呼吸道护理

（1）吸氧：肺切除术后病人会有不同程度的缺氧，常规给予鼻塞或面罩吸氧，注意监测血氧饱和度和血气分析结果。

（2）观察：密切观察呼吸的频率、幅度及节律，有无气促、发绀、血氧饱和度低等，听诊肺部呼吸音，有无痰鸣音，如有异常及时通知医生，全肺切除者检查气管位置是否居中。

（3）深呼吸和咳嗽：病人清醒后鼓励并协助其进行深呼吸和有效咳嗽，每 1～2 小时 1 次。咳嗽前给病人叩背，顺序由下向上，由外向内轻叩，振荡频率约 100 次 /min。病人咳嗽时，协助固定伤口，以减轻震动引起的疼痛，方法如下：①护士站在病人健侧，双手紧托伤口部位以固定胸部伤口，固定胸部时，手掌张开，手指并拢；②护士站在病人患侧，一手放在术侧肩膀上并向下压，另一手置于伤口下协助支托胸部。当病人咳嗽时，护士的头在病人身后，可保护自己避免被咳出的分泌物溅到（图 17-1）。也可按压刺激胸骨上窝处的颈部气管以诱发病人的咳嗽反射。

（4）稀释痰液：呼吸道分泌物黏稠者，可用糜蛋白酶、地塞米松、氨茶碱、抗菌药物等行超声雾化，以达到稀释痰液、解痉、抗感染的目的。

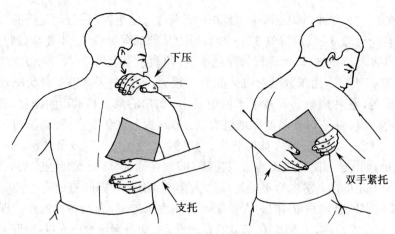

图 17-1　协助排痰固定病人的正确姿势

（5）吸痰：对于咳痰无力、呼吸道分泌物滞留者予以吸痰。全肺切除术，因其支气管残端缝合处在隆凸下方，行深部吸痰时容易刺破，故操作时吸痰管进入长度以不超过气管的 1/2 为宜。必要时行纤维支气管镜吸痰。

4. 全肺切除术后胸腔闭式引流的护理　一侧全肺切除术后，由于两侧胸膜腔内压力不平衡，纵隔易向手术侧移位，因此全肺切除术后病人的胸腔引流管一般呈钳闭状态，以保证术后患侧胸腔有一定的渗液，减轻和纠正纵隔移位。随时观察病人的气管是否居中，如出现呼吸困难、烦躁不安、出冷汗等情况，要立即通知医生。若气管明显向健侧移位，应立即听诊肺呼吸音，在排除肺不张后，可酌情放出适量的气体或引流液，维持气管、纵隔位置居中，但放气放液时速度宜慢，抬高引流管，每次放液不超过 100ml，开放时禁止咳嗽，避免快速多量放液引起纵隔突然移位，导致心律失常，甚至心搏骤停。余见气胸与血胸病人的护理。

5. 维持液体平衡和补充营养　①严格控制输液的量和速度：防止前负荷过重导致肺水肿。全肺切除术后应控制钠盐摄入量，24 小时补液量不超过 2 000ml，速度以 20～30 滴 /min 为宜，严格记录出、入液量，维持液体平衡。②补充营养：全身麻醉清醒后 6 小时内禁食水，以防恶心、呕吐，肠蠕动恢复后，可开始进食清淡流质、半流质饮食，若病人进食后无任何不适可改为普食。饮食宜为高蛋白、高热量、高维生素、易消化，以保证营养，提高机体抵抗力，促进伤口愈合。

6. 减轻疼痛　①遵医嘱应用镇痛药，并注意观察是否出现呼吸抑制及镇痛效果，根据需要适当调整；②胸带约束，减轻咳嗽时切口的张力，减轻疼痛；③咳嗽时协助固定胸廓。

7. 活动与休息　①早期活动：可预防肺不张、改善呼吸循环功能。术后第 1 日，生命体征平稳后，协助病人从床上坐起，坐在床边、双腿下垂或床旁站立。术后第 2 日起，可协助病人在床旁活动或在室内行走，以后可根据病人情况逐渐增加活动量，以病人能耐受为宜，如出现心动过速、气急、出汗等症状应停止活动。②手臂和肩关节运动：目的预防术侧胸壁肌肉粘连、肩关节僵硬及失用性萎缩。病人清醒后，可协助其进行术侧肩关节及手臂的抬举运动，术后第 1 日开始作肩、臂的主动运动，如术侧手臂上举、爬墙及肩关节旋前旋后运动，使肩关节活动范围逐渐恢复至术前水平，防止术侧肩关节下垂，全肺切除术后者，鼓励取直立的功能位。以恢复正常的姿势，防止脊柱侧弯畸形。

8．并发症的观察与护理

（1）出血：密切观察病人的生命体征，定时检查伤口敷料及引流管周围的渗血情况，观察胸腔引流液的量、颜色和性质。如每小时引流量大于200ml［或4ml/（kg•h）］，连续3小时，呈鲜红色、有血凝块，病人出现烦躁不安、血压下降、脉搏增快、尿量少等血容量不足的表现时，应考虑有活动性出血。须立即通知医生，加快输血补液速度，遵医嘱给予止血药，保持胸腔引流管的通畅，确保胸腔内积血能及时排出，注意保暖。必要时做好开胸探查止血的准备。

（2）肺部并发症：常见有肺不张、肺感染、急性肺水肿、呼吸衰竭等，表现为发热、气促、呼吸困难、泡沫样血痰、呼吸道分泌物增多且黏稠、发绀、脉速等。预防的主要措施是早期协助病人深呼吸、有效咳嗽排痰及活动，补液时严格控制输液的量和速度。

（3）心律失常：多发生于术后4日内，与缺氧、出血，水、电解质、酸碱平衡失调有关，常见的有心动过速、心房颤动、室性或室上性期前收缩等。术前合并糖尿病、心血管疾病者，术后心律失常发生率高，尤其是全肺切除术后的病人约有20%可出现心律失常。①术后应严密心电监测，如有异常，立即通知医生；②遵医嘱应用抗心律失常药，密切观察心率、心律，严格掌握药物剂量、浓度、给药方法、速度，观察药物疗效及副作用；③控制静脉输液量和速度。

（4）支气管胸膜瘘：肺切除术后严重的并发症之一，多发生于术后1～2周。表现为胸腔引流管大量气体引出、持续高热、患侧胸痛、刺激性咳嗽、痰中带血或咳血痰、呼吸困难、呼吸音减弱等症状。可用亚甲蓝注入胸膜腔，病人咳出带有亚甲蓝的痰液即可确诊。一旦发生，立即通知医生；让病人患侧卧位，以防漏液流向健侧；遵医嘱应用抗生素；继续行胸腔闭式引流。

9．心理护理　术后给予病人心理上的支持，解释术后恢复过程，讲解有效咳嗽排痰和早期活动的重要性，放置各种引流管的目的，鼓励其积极配合治疗和护理。

（三）健康教育

①告知病人出院后数星期内，仍需进行腹式呼吸及有效咳嗽，逐渐增加活动量，以不出现心悸、气短、乏力为宜，半年不得从事重体力活动。②告知病人预防呼吸道感染的重要性。保持良好的口腔卫生，如有口腔疾病应及时治疗；避免出入公共场所或与上呼吸道感染者接触；避免与烟雾、化学刺激物接触，鼓励戒烟。一旦发生呼吸道感染，应及早就医。③保持良好的营养状况，保证充分的休息与活动。④当术后需要化疗或放疗时，应使病人了解治疗的意义，并按时接受治疗。⑤若出现伤口疼痛、剧烈咳嗽及咯血等症状时，应及时回院复查。

 情景训练

角色扮演护士对肺癌病人进行心理护理。

（苗雨丹）

思考与练习

单项选择题

1. 诊断肺癌最重要的方法是（ ）

    A. 胸部 X 线检查   B. 纤维支气管镜检查

    C. 放射性核素扫描   D. 淋巴结活组织检查

    E. 肺活组织检查

2. 病人，男性，55 岁，有 30 年吸烟史，近数月来出现刺激性呛咳、咳白色黏痰，偶尔痰有血丝，胸痛。胸部 X 线检查显示右上肺叶有球状阴影，怀疑肺癌，为进一步确诊估计要的检查是（ ）

    A. 血液白细胞计数   B. 肺功能检查

    C. 结核菌素试验   D. 胸部 CT 检查

    E. 痰细胞学检查

3. 与肺癌发病关系最密切的因素是（ ）

    A. 遗传因素   B. 慢性肺部疾病   C. 免疫力低下

    D. 职业性致病因素   E. 长期吸烟

4. 临床上最常见的肺癌是（ ）

    A. 鳞癌   B. 小细胞未分化癌

    C. 腺癌   D. 大细胞未分化癌

    E. 肺转移癌

5. 支气管肺癌常见的呼吸系统早期症状是（ ）

    A. 声音嘶哑   B. 胸痛   C. 气促

    D. 刺激性呛咳   E. 发热

6. 病人男，65 岁。平素身体健康，吸烟史 20 年，平均 20 支 /d 以上，突然咯血 30ml 后无其他不适，护理体检未发现异常，为排除肺癌住院，明确诊断的简单有效的方法是（ ）

    A. 血沉   B. 血甲胎蛋白测定

    C. 痰脱落细胞检查   D. 颈淋巴结活检

    E. 纤维支气管镜检查

7. 病人男，52 岁。诊断为肺癌，行放射治疗。以下关于照射部位皮肤的护理，正确的是（ ）

    A. 只能用清水洗   B. 可以用刺激性小的化学用品

    C. 可以热敷   D. 可以接受阳光浴

    E. 有损伤时可以涂红汞

8. 病人男，62 岁。肺癌接受化疗，护士静脉推注柔红霉素 20mg 和生理盐水 20ml，不慎将药液漏至血管外。以下处理措施**错误**的是（ ）

    A. 停止注射，拔出针头   B. 局部冷敷

    C. 普鲁卡因局部封闭   D. 局部热敷

    E. 氢化可的松油膏外敷

护考导航

1. 识记：腹部疾病的临床表现。
2. 理解：腹部疾病入院评估的要点，制订护理计划，实施护理。
3. 应用：能运用所学知识对腹部疾病病人进行健康教育。

任务十八　急腹症病人的护理

病例导入

赵女士，45岁，自述5小时前，左上腹突发刀割样剧痛，伴恶心、呕吐2次。体检：体温36.8℃，脉搏116次/min，血压85/50mmHg，全腹明显压痛、反跳痛，以上腹部最为明显，腹肌紧张呈"木板样"，肝浊音界缩小，肠鸣音消失。既往有胃病史5年。急诊入院。

请思考：

1. 赵女士存在哪些常见护理诊断/问题？
2. 应对赵女士采取哪些治疗和护理措施？

急腹症是一类以急性腹痛为主要表现，需要早期诊断和及时处理的腹部疾病。其特点为发病急、病情重、变化多、进展快，有较高的死亡率，应予以足够重视。

【病因及病理生理】

（一）病因

部分外科疾病和妇产科疾病常成为急腹症的主要病因，但也有少数是由内科疾病、误服腐蚀性药物或异物等诱发。常见的有：

1. 感染性疾病　①外科疾病，如急性胆囊炎、胆管炎、胰腺炎、阑尾炎，消化道或胆囊穿孔等；②妇产科疾病，如急性盆腔炎；③内科疾病，如急性胃肠炎。

2. 出血性疾病　①外科疾病，如外伤引起的肝脾破裂、腹腔内动脉瘤破裂、肝癌破裂等；②妇产科疾病，如异位妊娠。

3. 空腔脏器梗阻　常见于外科疾病，如肠梗阻、结石或蛔虫引起的胆道梗阻、输尿管结石等。

4. 空腔脏器破裂　常见于外科疾病，如胃十二指肠溃疡穿孔、肠破裂等。

5. 缺血性疾病　①外科疾病，如肠扭转、肠系膜动脉栓塞、肠系膜静脉血栓形成等；②妇产科疾病，如卵巢囊肿扭转等。

（二）病理生理

当腹内脏器的急性感染、破裂、穿孔、梗阻、出血、扭转等原因引起急腹症时，除产生与原发疾病相关的病理生理变化外，还涉及腹痛所致的病理生理变化，这些来自腹部的病理性和生理性因素刺激交感、副交感和腹膜壁层的躯体神经传至大脑感觉中枢，产生腹痛感觉。由于急腹症的病因、部位和缓急程度的不同，腹痛的表现各不相同。

1. 内脏痛

（1）疼痛定位不精确：①内脏的痛觉多数由双侧传入神经同时进入并经多个节段所传导；②痛觉传入神经进入脊髓的节段大致相近，其腹痛的感觉部位亦相似；③不能借助视觉定位。

（2）疼痛感觉特殊：腹腔内脏对来自外界的机械刺激，如切、割、灼等反应迟钝，但对压力和张力性刺激，如过度牵拉、突然膨胀、痉挛和内脏缺血所致的疼痛则极为敏感。

（3）常伴有消化道症状：当内脏的张力性冲动经迷走神经传导至迷走神经背核时，可兴奋位于邻近的呕吐中枢，出现反射性的恶心、呕吐。

2. 牵涉痛　指在急腹症发生内脏痛的同时，体表的某一部位也出现疼痛感觉。

3. 躯体痛　特点为感觉敏锐，定位准确。系壁腹膜受到腹腔内炎性或化学性渗出物刺激后产生的体表相应部位持续性锐痛。

【护理评估】

（一）健康史

1. 既往史　了解病人以往疾病史及手术史有助于急腹症的诊断，如有腹部手术史的腹痛病人，应考虑粘连性肠梗阻；有胃十二指肠溃疡病史的病人突发剧烈腹痛，首先应考虑溃疡穿孔。

2. 月经史　有生育能力的妇女，准确的月经史、末次月经开始和终止日期对腹痛的诊断有重要意义，如宫外孕破裂多有停经史。

3. 腹痛的病因与诱因　有无腹部外伤史、与饮食的关系，有无情绪激动、剧烈活动、劳累过度等。

（二）身体状况

1. 症状

（1）腹痛：是最突出而重要的症状。

1）腹痛的诱因：①饮食。进食油腻饮食后出现的腹痛，可能为胆石症或急性胆囊炎；急性胰腺炎则多与暴饮暴食有关；胃十二指肠溃疡穿孔多发生于饮食后。②活动。饱餐者剧烈活动后出现的急性腹痛应首先考虑肠扭转。③外伤。外伤后突然出现的腹痛，应考虑腹腔内脏器损伤。④变换体位。胆囊结石病人的腹痛常发生于夜间睡眠变换体位后。

2）腹痛的部位：①腹痛开始或最显著的部位通常是病变部位，如胃、十二指肠、胆道、胰腺的病变，腹痛大多位于中上腹。②腹痛始于一点迅速波及全腹者多为实质脏器破裂或空腔脏器穿孔，如胃、十二指肠穿孔，腹痛始于上腹部，而后可波及全腹。③转移性腹痛，主要见于急性阑尾炎，腹痛始于上腹，再至脐周，数小时后转移并固定于右下腹。④牵涉痛，胆囊炎、胆石症除表现为右上腹或剑突下疼痛外，伴有右肩或右肩胛下角处牵涉痛；急性胰腺炎者在上腹痛的同时可伴左肩或腰背部束带状疼痛；肾或输尿管结石除腰部疼痛外，可放射至下腹、腹股沟或会阴部。

3）腹痛发生的缓急：腹痛起始缓慢并逐渐加重多为炎性病变。突然发生的腹痛且迅速加重，多见于腹内脏器扭转或绞窄、空腔脏器穿孔或梗阻、实质性脏器破裂等，如急性肠扭转、绞窄性肠梗阻等。

4）腹痛的性质：常可反映腹内脏器病变的类型或性质。①阵发性绞痛：往往提示空腔脏器发生梗阻或痉挛，如机械性肠梗阻或泌尿系结石等。②持续性钝痛或胀痛：多见于腹内脏器缺血或炎性病变，如急性胰腺炎、麻痹性肠梗阻等。③持续性疼痛伴阵发性加剧：多表示炎症和梗阻并存，如绞窄性肠梗阻早期和胆石症合并胆道感染。④持续性锐痛：为壁腹膜受到炎性或化学性刺激所致。

5）腹痛的程度：①轻度腹痛，一般炎性病变引起的腹痛较轻。②重度腹痛，空腔脏器痉挛、梗阻、扭转、嵌顿、绞窄缺血、化学刺激等所致的腹痛较重，如胃、十二指肠穿孔，消化液对腹膜的化学性刺激使腹痛剧烈，呈刀割样，病人常拒按腹部，不敢翻身及深吸气；胆道疾患所致胆绞痛及肾、输尿管结石所致肾绞痛常使病人辗转不安。

（2）伴随症状

1）恶心、呕吐：发生于腹痛开始后。常见原因：①腹膜或肠系膜受到强烈的刺激或牵拉；②空腔脏器内容物通过受阻、内压增高、管腔膨胀；③严重感染和毒素吸收作用于中枢神经系统。不同疾病，呕吐出现的时间和呕吐物的颜色、性质不同。高位肠梗阻呕吐出现早且频繁；低位小肠或结肠梗阻呕吐出现晚或不发生呕吐；血色或咖啡色呕吐物为上消化道出血；呕吐物含胆汁示梗阻部位在十二指肠以下；粪臭样呕吐物常提示低位肠梗阻；消化性溃疡穿孔常无呕吐。

2）排便排气改变：腹痛后停止排便排气常为机械性肠梗阻；小儿腹痛伴果酱样便多为肠套叠；脐周疼痛伴腹泻和腥臭味血便常提示急性坏死性肠炎。

（3）其他：发热多因继发感染所致，严重感染者可出现寒战高热，如急性重症胆管炎；阻塞性黄疸见于肝、胆、胰疾病；贫血或休克者可能有腹腔内脏破裂出血；尿频、尿急、血尿和排尿困难者应考虑泌尿系疾病。

2．体征　各种原因引起的急腹症，除产生与原发疾病相关的全身反应外，最主要的是引起相应的腹部体征：

（1）视诊：观察腹壁是否对称，腹式呼吸是否存在。急性腹膜炎时腹式呼吸运动减弱或消失；腹部出现肠型或异常蠕动波常是肠梗阻体征；全腹胀多提示低位肠梗阻；不对称性腹胀多为肠扭转或闭袢性肠梗阻，舟状腹常是胃十二指肠溃疡穿孔的体征。

（2）触诊：应注意有无包块和腹膜刺激征，其部位、范围和程度，如小儿右下腹部腊肠样肿块常为肠套叠，压痛最显著处往往是病变所在部位；溃疡穿孔的压痛以上腹部为主；阑尾炎压痛多在右下腹。肌紧张、反跳痛是壁腹膜受炎症刺激后的表现：轻度肌紧张和反跳痛见于炎症早期或腹腔内少量出血，如坏疽性胆囊炎、阑尾炎；消化道穿孔时因腹膜受到强烈化学性刺激而表现为高度肌紧张，呈"板状腹"，但随着腹腔渗液的稀释，肌紧张程度将有所减轻。

（3）叩诊：肝浊音界缩小或消失常提示消化道穿孔；出现移动性浊音表示腹腔内有大量

渗液或积血;鼓音表示肠管胀气。

（4）听诊:注意有无肠鸣音及其频率和音调,以判断胃肠蠕动情况。肠鸣音亢进伴气过水声或高调金属音多为机械性肠梗阻,肠鸣音减弱或消失提示肠麻痹。

3.直肠指检 应注意直肠温度、是否触及肿块、有无触痛、指套是否沾有血迹。如阑尾炎时直肠右侧壁可有触痛;指套沾有血迹或黏液应考虑肠绞窄或肠套叠。

（三）辅助检查

1.实验室检查 血红蛋白和红细胞计数降低常提示腹腔内出血;白细胞及中性粒细胞计数升高提示腹腔内感染;尿液中有红细胞常提示泌尿系损伤或结石;尿胆红素阳性表示存在阻塞性黄疸;粪便隐血试验阳性多为消化道出血;血、尿淀粉酶升高多为急性胰腺炎。

2.影像学检查 ①X线检查:膈下游离气体是消化道穿孔或破裂的证据;机械性肠梗阻时可见多个气液平面;麻痹性肠梗阻时可见肠管普遍扩张;肠扭转和肠套叠时钡剂或空气灌肠X线检查可见典型的"鸟嘴征"和"杯口征"。②B超检查:是诊断实质性脏器损伤、破裂和占位性病变的首选方法,亦有助于了解腹腔内积液、积血的部位和量;胆囊或泌尿系结石时可见回声。③CT、MRI:主要用于实质性脏器病变,如对急性出血性坏死性胰腺炎的诊断极有价值。

3.诊断性腹腔穿刺 若抽出不凝固血性液体,多提示腹腔内脏器出血;若是混浊液体或脓液,多为腹腔内感染或消化道穿孔;若系胆汁性液体,常是胆囊穿孔;若疑为急性胰腺炎,可将穿刺液作淀粉酶测定。

（四）心理-社会状况

急腹症发病急、进展快、病情重,常需紧急手术,病人和家属常有恐惧不安的心理反应,评估其产生恐惧不安的原因,评估病人及家属对疾病知识的了解程度,评估病人家属及单位对手术治疗的经济承受能力。

（五）处理原则

1.急腹症的鉴别 外科急腹症的特点:①一般先有腹痛,后出现发热等伴随症状;②腹痛或压痛部位较固定、程度重;③常出现腹膜刺激征甚至休克;④可发现腹部肿块或其他外科特征性体征及辅助检查表现。

（1）胃十二指肠溃疡急性穿孔:①有溃疡病史;②突然发生的上腹部刀割样剧烈疼痛,很快扩散到全腹;③有明显的腹膜刺激征,肝浊音界缩小或消失;④立位X线检查膈下可见游离气体。

（2）急性胆囊炎:①起病常在进食油腻食物后;②右上腹部剧烈绞痛,向右肩背部放射;③右上腹有压痛、肌紧张,墨菲征阳性;④B超检查显示胆囊增大、壁厚,可见结石影。

（3）急性胆管炎:典型的症状为查科三联征,即腹痛、寒战高热、黄疸;感染加重引起急性梗阻性化脓性胆管炎时,除查科三联征外,还可有休克和精神症状,即 Reynolds 五联征。B超见胆管扩张及结石影。

（4）急性胰腺炎:①多有胆道疾病史或于暴饮暴食后发病;②腹痛位于上腹偏左,持续而剧烈,可向左肩部或腰部放射;③呕吐后腹痛不缓解;④腹胀,表现为麻痹性肠梗阻;⑤血尿淀粉酶升高。

（5）急性阑尾炎:典型表现为转移性右下腹痛和右下腹固定压痛点。

（6）急性肠梗阻:①腹痛。突然发生剧烈的腹部绞痛,呈阵发性发作。腹痛加剧呈持续性可能发生肠绞窄或肠穿孔。②呕吐：腹痛时常立即发生恶心呕吐，呕吐后腹痛减轻。③腹胀：低位梗阻腹胀明显。④停止排便排气。⑤听诊：机械性肠梗阻时肠鸣音活跃，有高调肠鸣音及气过水声；麻痹性肠梗阻时肠鸣音减弱或消失。⑥X线检查见多个气液平面等。

（7）腹腔脏器损伤：①有腹部外伤史；②腹痛开始于受伤部位；③实质脏器破裂以内出血表现为主，空腔脏器破裂以腹膜炎表现为主；④胃肠破裂者腹部立位X线检查膈下可见游离气体，实质脏器破裂腹腔穿刺可抽出不凝血。

2. 治疗原则　急腹症发病急、进展快、病情危重，应采取及时、准确和有效的治疗措施。

（1）非手术治疗：①严密观察生命体征和腹部体征；②禁食水，胃肠减压，静脉补液；③给予解痉和抗感染药物治疗；④观察辅助检查的动态变化，及时判断病情是否恶化；⑤当出现休克时，给予及时的抗休克治疗，同时做好紧急手术的准备。

（2）手术治疗：①对诊断明确，如腹部外伤、溃疡穿孔致弥漫性腹膜炎、化脓性或坏疽性胆囊炎、急性梗阻性化脓性胆管炎、急性阑尾炎、完全性肠梗阻、异位妊娠破裂等需立即手术治疗。②对诊断不明，但腹痛和腹膜炎体征加剧，且全身中毒症状严重者，应在非手术治疗的同时，积极完善术前准备，及早手术治疗。

【常见护理诊断/问题】

1. 急性疼痛　与腹腔器官的炎症、穿孔、痉挛、梗阻、绞窄、损伤、出血及手术等有关。

2. 有体液不足的危险　与腹腔渗液、肠腔积液、出血、呕吐、禁食、胃肠减压等有关。

3. 潜在并发症：休克、腹腔脓肿等。

【护理措施】

（一）术前护理

1. 严密观察病情变化　①生命体征：若病人呼吸急促，血氧分压<60mmHg，提示有发生ARDS的倾向；若脉搏增快、面色苍白、皮肤湿冷，为休克征象；若血压及血红蛋白值进行性下降，提示有腹腔内出血；若体温逐渐升高，白细胞计数及中性粒细胞比例增多，为感染征象。②腹部症状体征：病人腹痛加剧，表示病情加重；局限性疼痛转变为全腹痛，并出现肌紧张、反跳痛，提示炎症扩散。③动态观察实验室检查结果：如三大常规、血电解质、动脉血气分析、肝肾功能等检查；注意X线、B超等检查结果。

2. "四禁"　严格执行"四禁"，即禁食、禁用止痛剂、禁服泻药、禁止灌肠。急腹症病人在没有明确诊断之前禁用止痛剂，以免掩盖病情；禁饮食、禁服泻药、禁止灌肠，以免增加消化道负担、导致炎症扩散，加重病情。

3. 减轻或有效缓解疼痛　①观察：密切观察病人腹痛的部位、性质、程度和伴随症状有无变化，及其与生命体征的关系。②体位：无休克者取半卧位，有助于减轻腹壁张力，减轻疼痛。③禁食和胃肠减压：是治疗急腹症的重要措施之一。禁食并通过胃肠减压抽吸出胃内残存物，减少胃肠内的积气、积液，减少消化液和胃内容物自穿孔部位漏入腹膜腔，从而减轻腹胀和腹痛。

4. 维持体液平衡　①消除病因：有效控制体液的进一步丢失。②补充血容量：迅速建立静脉通路，根据医嘱正确、及时和合理安排晶体和胶体液的输注种类和顺序。若有大量消化液丢失，先输注平衡盐溶液；有腹腔内出血或休克者，应快速输液并输血，以补充血容量。③对神志不清或伴休克者，应留置导尿管，并根据尿量调整输液量和速度。④准确记录出入水量。

5. 心理护理　病人缺乏思想准备,担心不能得到及时有效的诊断、治疗或预后不良,常表现为恐惧、躁动和焦虑。护理人员要主动、积极迎诊和关心病人,向病人解释引起腹痛的可能原因,在病人做各项检查和治疗前耐心解释,使病人了解其意义并积极配合,以稳定其情绪,并创造良好氛围,减少环境改变所致的恐惧感。

(二)术后护理

1. 病情观察　①观察生命体征;②观察切口敷料、引流;③观察腹部症状和体征。

2. 腹腔引流管的护理　①妥善固定:及时接通并妥善固定腹腔引流管,防止病人变换体位时压迫引流管或牵拉而脱出。②保持通畅:避免引流管受压、扭曲,对负压引流者及时调整负压,维持有效引流。③观察记录:观察引流物的颜色、性质和量,以了解病情发展的趋势。④保持无菌:每周更换2~3次,应严格无菌操作,引流管远端接引流袋时,先消毒引流管口后再连接,以免引起逆行感染。⑤适时拔管:当引流量减少、颜色澄清、病人体温及血白细胞计数恢复正常,可考虑拔管。

3. 营养支持　术后禁食期间通过静脉补充水、电解质和必需的营养物质。胃肠功能恢复、出现肛门排气、无腹痛腹胀不适,可进流质饮食,逐步过渡到正常饮食。

4. 并发症的观察及护理

(1)出血:观察切口敷料有无血性液渗出、引流管是否有鲜红色血性液流出,监测生命体征。如引流管引出血性液每小时大于100ml,持续3~4小时不止,且有脉搏细数、血压下降、出冷汗等休克的表现时,应及时通知医生、给予止血药物、抗休克等治疗,必要时手术止血。

(2)腹腔内残余脓肿和瘘:①体位,腹腔或盆腔疾病病人取半坐卧位,以使腹腔内炎性液、血液或漏出物积聚并局限于盆腔,可减少毒素吸收并有利于积液或脓液的引流。②有效引流,当腹腔内置引流管时,须保持引流通畅,并观察引流物的量、色和质。③控制感染,遵医嘱合理、正确地使用抗菌药物。④加强观察,若引流物为肠内容物或浑浊脓性液体,病人腹痛加剧,出现腹膜刺激征,同时伴发热、白细胞计数及中性粒细胞比例上升,多为腹腔内感染或瘘,应及时报告医生。

5. 心理护理　加强护患沟通,消除病人孤寂感;提供因人而异的病情解释和健康教育,对担忧术后并发症或因较大手术影响生活质量的病人,应加强心理护理和指导。此外,护士要主动与病人家属或病人单位沟通,争取家属和社会力量的支持。

(三)健康教育

①形成良好的饮食和卫生习惯。②保持清洁和易消化的均衡膳食。③积极控制诱发急腹症的各类诱因,如有溃疡病者,应按医嘱定时服药;胆道疾病和慢性胰腺炎者需适当控制油腻饮食;反复发生粘连性肠梗阻者当避免暴饮暴食及饱食后剧烈运动。④急腹症行手术治疗者,术后应早期开始活动,以预防粘连性肠梗阻。

 情景训练

扮演护士,应对急腹症病人应采取哪些护理措施。

(王群娱)

思考与练习

单项选择题

1. 炎症性病变所致的急腹症一般**不会**出现（　　）
   - A. 持续性腹痛
   - B. 体温升高、白细胞计数升高
   - C. 恶心、呕吐
   - D. 固定压痛点
   - E. 肠鸣音亢进

2. 男，48岁，突发持续剧烈腹痛，给予非手术治疗护理。在观察病情时，最应注意的局部体征是（　　）
   - A. 肠鸣音的变化
   - B. 腹壁静脉曲张
   - C. 腹式呼吸运动的大小
   - D. 腹膜刺激征
   - E. 移动浊音

3. 内脏性疼痛的特点叙述中**不正确**的是（　　）
   - A. 由内脏神经感觉纤维传入引起
   - B. 对刺、割、灼等刺激不敏感
   - C. 对较强的张力及缺血、炎症等刺激不敏感
   - D. 缓慢、持续，常伴有焦虑、恐惧、不安等情绪或精神反应
   - E. 痛感弥散，定位不准确

4. 男，25岁。转移性右下腹痛伴右下腹麦氏点固定压痛。此压痛属于（　　）
   - A. 内脏性疼痛
   - B. 躯体性疼痛
   - C. 牵涉性疼痛
   - D. 弥散性疼痛
   - E. 迟钝性疼痛

5. 可以施行灌肠的急腹症是（　　）
   - A. 结肠套叠早期
   - B. 绞窄性肠梗阻
   - C. 肠穿孔
   - D. 肝癌破裂出血
   - E. 急性化脓性阑尾炎

6. 空腔脏器梗阻所致急腹症的表现应**除外**（　　）
   - A. 早期多为阵发性绞痛
   - B. 早期即出现腹膜刺激征
   - C. 肠梗阻时多有肠鸣音变化
   - D. 腹痛一般较重
   - E. 输尿管结石疼痛常辗转不安

7. 实质性脏器破裂所致急腹症的表现**除外**（　　）
   - A. 腹痛多呈持续性
   - B. 肠鸣音亢进
   - C. 休克表现较突出
   - D. 腹胀、移动性浊音
   - E. 腹腔穿刺出不凝固血液

8. 男，46岁，无原因出现上腹剧烈疼痛，伴恶心呕吐，腹肌紧张，出冷汗，休克。此时处理**不当**的是（　　）
   - A. 禁食、禁饮
   - B. 先应用镇痛剂缓解疼痛
   - C. 禁用泻药或灌肠
   - D. 胃肠减压
   - E. 观察腹痛及腹部体征变化

9. 男,37 岁,有溃疡病史。中午饱餐后诱发急性穿孔,其临床表现下列**错误**的是(　　)

　　A. 腹痛剧烈,可呈刀割样　　　　　B. 腹膜刺激征明显

　　C. 改变体位可减轻疼痛　　　　　　D. 腹式呼吸减弱或消失

　　E. 肠鸣音减弱或消失

10. 下列哪项是急腹症最突出的临床表现(　　)

　　A. 腹痛　　　　　　　　　　　　　B. 发热

　　C. 恶心、呕吐、腹泻　　　　　　　D. 腹胀

　　E. 白细胞增高

任务十九　化脓性腹膜炎病人的护理

 病例导入

　　李先生，43岁，有多年胃溃疡病史，今日突然出现上腹部疼痛并在短时间内扩散至全腹，伴有腹胀、恶心、发热。门诊拟"胃溃疡穿孔"急收入院。

　　请思考：

　　1. 李先生当前的护理诊断有哪些？

　　2. 术前应对李先生采取哪些护理措施？

第一节　急性化脓性腹膜炎病人的护理

　　急性化脓性腹膜炎是指由化脓性细菌包括需氧菌和厌氧菌或者两者混合引起的腹膜的急性炎症。急性化脓性腹膜炎累及整个腹膜腔称为急性弥漫性腹膜炎，若仅局限于病灶局部称为局限性腹膜炎，并可形成脓肿。根据发病机制分为原发性腹膜炎和继发性腹膜炎。腹膜腔内无原发病灶，细菌经血行、泌尿道、女性生殖道等途径散播至腹膜腔，引起腹膜炎，称为原发性腹膜炎。原发性腹膜炎占2%，病原菌多为溶血性链球菌、肺炎双球菌或大肠埃希氏菌，多见于儿童，病人常伴有营养不良或抵抗力低下。临床所称急性腹膜炎多指继发性的化脓性腹膜炎，是急性化脓性腹膜炎中最常见的一种，占98%，也是一种常见的外科急腹症。

　　【病因及病理生理】

　　（一）病因

　　1. 继发性腹膜炎　腹膜炎以继发性腹膜炎常见，其中继发性化脓性腹膜炎最为常见。主要致病菌是胃肠道内的常驻菌群，其中以大肠埃希氏菌最多见，其次为厌氧拟杆菌、链球菌、变形杆菌等；大多为混合性感染，故毒性较强。引起继发性腹膜炎常见的原因有：

　　（1）腹内脏器穿孔或破裂：腹腔内脏器穿孔、损伤引起的腹壁或内脏破裂，是急性继发性化脓性腹膜炎最常见的原因（图19-1）。其中，急性阑尾炎坏疽穿孔最常见，胃十二指肠溃疡急性穿孔次之。胃肠内容物流入腹腔，先引起化学性刺激，产生化学性腹膜炎，继发感染后导致化脓性腹膜炎。急性胆囊炎，胆囊壁的坏死穿孔常造成极为严重的胆汁性腹膜炎。术后胃肠道、胆管、胰腺吻合口渗漏及外伤造成的肠管、膀胱破裂等，均可很快形成腹膜炎。

　　（2）腹内脏器缺血及炎症扩散：见于绞窄性疝、绞窄性肠梗阻，以及急性阑尾炎、急性胰腺炎时含有细菌的渗出液在腹腔内扩散引起腹膜炎。

（3）其他：如在腹部手术时污染腹腔，胃肠道吻合口渗漏，腹前、后壁的严重感染等也均可引起腹膜炎。

2. **原发性腹膜炎** 又称自发性腹膜炎，腹腔内无原发性病灶，较少见。致病菌多为溶血性链球菌、肺炎双球菌或大肠埃希氏菌。细菌进入腹膜腔的途径常有：①血行播散，致病菌从呼吸道或泌尿系统的感染灶血行播散至腹膜，婴儿和儿童的原发性腹膜炎大多属此类。②上行性感染，来自女性生殖道的致病菌通过输卵管直接向上扩散至腹膜腔，如淋病性腹膜炎。③直接扩散，如泌尿系统感染时，细菌还可通过腹膜层直接扩散至腹膜腔。④透壁性感染，正常情况下，细菌不能通过肠壁，但在某些情况下，如营养不良、肝硬化并发腹水、肾病或猩红热等机体抵抗力降低时，肠腔内细菌有可能通过肠壁直接进入腹膜腔，引起腹膜炎。原发性腹膜炎感染范围很大，与脓液的性质及细菌种类有关。

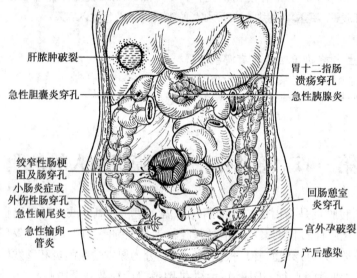

图 19-1 急性腹膜炎的常见病因

（二）病理生理

腹膜具有润滑、吸收、渗出、防御及修复等生理作用。病理情况下，腹膜因受到细菌或胃肠道内容物的刺激，迅速发生充血、水肿等反应，并失去原有光泽；继之产生大量浆液性渗出液以稀释腹膜腔内的毒素。渗出液中的大量吞噬细胞、中性粒细胞，以及坏死组织、细菌和凝固的纤维蛋白，使渗出液变混浊成为脓液，脓液多呈黄绿色，有粪臭味。病变严重者，腹膜严重充血水肿并渗出大量液体，引起水、电解质紊乱、血浆蛋白降低、贫血；腹内脏器浸泡在大量脓液中，形成麻痹性肠梗阻，肠腔内大量积液，使血容量明显减少；细菌入血、毒素吸收，易致感染性休克；肠管扩张，使膈肌上移而影响心肺功能，可加重休克，甚至导致死亡。病变轻者，大网膜包裹、填塞病灶，使炎症局限，形成局限性腹膜炎或脓肿。腹膜炎治愈后，腹腔内多有不同程度的纤维性粘连，部分肠管的粘连、成角可导致粘连性肠梗阻。

【护理评估】

（一）健康史

了解病人的年龄、性别、职业等一般资料。了解既往病史，尤其注意有无胃十二指肠溃疡病史及慢性阑尾炎、胆囊炎发作史，有无其他腹腔内脏器官疾病和手术史、有无腹部外伤史。对于儿童应注意近期有无呼吸道、泌尿道感染病史、营养不良或其他导致抵抗力下降的情况。

（二）身体状况

1. 症状

（1）腹痛：是最主要的症状，为持续性、剧烈腹痛，常难以忍受。深呼吸、咳嗽、转动身体时疼痛加剧。腹痛范围多自原发病变部位开始，随炎症扩散而波及全腹，但仍有原发病灶处最显著。

（2）恶心、呕吐：最初为腹膜受到刺激引起的反射性恶心、呕吐，多较轻微，呕吐物为胃内容物；发生麻痹性肠梗阻时可出现持续性呕吐，呕出黄绿色胆汁，甚至粪样内容物。

（3）体温、脉搏的变化：骤然发病的病例，体温由正常逐渐升高；原有炎性病变者，体温已升高，继发腹膜炎后更趋增高，但年老体弱者体温可不升。一般脉搏加速多与体温成正比，若脉搏快而体温反下降，提示病情恶化。

（4）感染中毒症状：随着病情进展，病人可相继出现寒战、高热、脉速、呼吸急促、面色苍白、口唇发绀、肢端发凉、血压下降、神志恍惚或不清等全身感染性中毒的表现。

2. 体征　腹胀明显，腹式呼吸运动减弱或消失。腹部压痛、反跳痛、腹肌紧张，是腹膜炎的标志性体征，称为腹膜刺激征。以原发病灶处最明显，腹肌紧张的程度与病人体形、年龄、病因有关。胃肠、胆囊穿孔时腹肌可呈"木板样"强直；胃肠穿孔时肠内气体移至膈下，可使肝浊音界缩小或消失；腹腔内积液较多时移动性浊音呈阳性；因肠麻痹导致鸣音减弱或消失。直肠指检，若直肠前窝饱满且触痛，提示盆腔感染或脓肿形成。

当发生局限性腹膜炎时，病人临床表现相对较轻，腹膜刺激征局限于病灶部位。

（三）辅助检查

1. 实验室检查

（1）血常规检查：白细胞计数及中性粒细胞比例增高，可出现中毒性颗粒。病情危重或机体反应能力下降者，白细胞计数可不升高，仅中性粒细胞比例增高。

（2）腹腔穿刺或腹腔灌洗：根据抽出液性状、气味、浑浊度，做细菌培养、涂片，以及淀粉酶测定等帮助判断病因。

2. 影像学检查

（1）X线检查：立体平片见小肠普遍胀气并有多个小液平，呈肠麻痹征象；胃肠穿孔时多有膈下游离气体。

（2）B超检查：显示腹腔内有不等量液体。

（3）CT检查：对腹腔内实质性脏器的病变有诊断价值。

（四）心理 - 社会状况

了解病人的心理反应，有无焦虑、恐惧等表现。评估病人对本病的认知程度和心理承受能力，评估其对医院环境的适应情况和治疗的合作情况。了解家属及亲友的态度、经济承受能力等。

（五）处理原则

积极处理原发病灶，消除引起腹膜炎的病因，清理或引流腹腔，促使脓性渗液局限，控制及消除炎症。

1. 非手术治疗　对病情较轻或病程较长已超过24小时，且腹部体征已减轻或炎症已有局限性趋势以及原发性腹膜炎者可行非手术治疗。主要措施为禁食、胃肠减压、静脉输液，纠正水、电解质紊乱，合理应用抗生素，补充热量和营养支持，以及镇静、止痛、吸氧等对症处理。非手术治疗也可作为手术前的准备工作。

2. 手术治疗 多数继发性腹膜炎病人需手术治疗，手术类型视病情而定。手术包括腹膜腔探查、确定病因，处理原发病灶，彻底清理腹腔，充分引流等。术后给予禁食，胃肠减压、静脉补液、抗生素应用和营养支持治疗，保持腹腔引流管通畅，密切观察病情变化，积极防止并发症。

【常见护理诊断/问题】

1. 急性疼痛 与腹膜受炎症刺激有关。

2. 体温过高 与腹膜炎毒素吸收有关。

3. 体液不足 与大量腹腔渗出、高热体液丢失过多有关。

4. 焦虑 与病情严重、躯体不适、担心术后康复及预后等有关。

5. 潜在并发症：腹腔脓肿、切口感染。

【护理措施】

（一）非手术治疗病人的护理

1. 病情观察 定时测量生命体征，必要时监测尿量、中心静脉压、血清电解质以及血气分析等指标，记录液体出入量。加强巡视，多询问病人主诉，观察病人腹部症状和体征的变化，注意治疗前后对比，动态观察。

2. 体位 取半卧位，促使腹腔内渗出液流向盆腔，有利于局限炎症和引流，以减轻中毒症状；同时可促使腹内脏器下移，减轻因明显腹胀挤压膈肌而对呼吸和循环的影响，且半卧位时腹肌松弛，有助于减轻腹肌紧张引起的腹胀等不适。休克病人取平卧位，或头、躯干和下肢各抬高约20°。尽量减少搬动，以减轻疼痛。

3. 禁食、胃肠减压 胃肠穿孔病人必须禁食，并留置胃管持续胃肠减压。胃肠减压的目的：抽出胃肠内容物和气体；减少消化道内容物继续流入腹腔；减少胃肠内积气；改善胃肠壁的血运；有利于炎症的局限和吸收；促进胃肠功能修复。禁食期间，做好口腔护理，每日两次。留置胃管期间应妥善固定胃管，注意观察引流物的量、颜色、性状。

4. 营养支持 迅速建立静脉输液通道，遵医嘱补液，纠正水、电解质及酸碱平衡失调，保持病人每小时尿量达30ml以上，维持液体出入量平衡，必要时输血或血浆，维持有效的循环血量。由于炎症、应激状态下分解代谢增强，营养素补充不足易致营养不良，影响病人的抵抗力和愈合能力。当长时间禁食时，可考虑经肠外途径补给人体所需的营养素。

5. 控制感染 遵医嘱合理应用抗生素。继发性腹膜炎大多为混合感染，在选择抗生素时，应考虑致病菌的种类。目前认为，第三代头孢菌素足以杀死大肠埃希氏菌且无耐药性，并且认为单一广谱抗生素治疗大肠埃希氏菌的效果可能更好。严格地说，根据细菌培养出的菌种及药物敏感试验结果选用抗生素是比较合理的。

6. 对症护理 高热病人，给予物理降温。已确诊的病人，可用哌替啶类止痛剂，减轻病人痛苦与恐惧。诊断不明或病情观察期间，暂不用止痛药物，以免掩盖病情。

7. 心理护理 做好病人及其家属的沟通和解释，稳定病人情绪，减轻焦虑；介绍有关腹膜炎的疾病知识，制订合理的健康教育计划，提高其认识并配合治疗和护理；帮助其面对和接受疾病带来的变化，尽快适应病人角色，增加战胜疾病的信心和勇气。

（二）术后护理

1．病情观察　术后密切监测生命体征的变化，定时监测生命体征，经常巡视、倾听病人主诉，观察腹部体征的变化，了解有无膈下或盆腔脓肿的表现，若发现异常，及时通知医生，配合治疗处理。对于危重病人，尤其注意其循环、呼吸、肾功能的监测和维护。

2．体位　病人回病室后，给予平卧位。全身麻醉未清醒者头偏向一侧，注意观察有无呕吐，保持呼吸道通畅。全身麻醉清醒或硬膜外麻醉病人平卧 6 小时，血压、脉搏平稳后改为半卧位，并鼓励病人翻身、床上活动，预防肠粘连。

3．饮食护理　禁食、胃肠减压，术后继续胃肠减压、禁食，肠蠕动恢复后，拔除胃管，逐步恢复经口饮食。禁食期间做好口腔护理，每日 2 次。

4．维持体液平衡　根据医嘱合理补充体液、电解质和维生素，必要时输新鲜血、血浆，维持水、电解质、酸碱平衡。

5．控制感染　继续应用有效抗生素，进一步控制腹腔内感染。

6．切口护理　观察切口敷料是否干燥，有渗血、渗液时及时更换敷料；观察切口愈合情况，及早发现切口感染的征象。

7．引流管护理　正确连接各引流装置，有多根腹腔引流管时，贴上标签标明各管位置，以免混淆。

（1）妥善固定：妥善固定腹腔引流管，防止脱出或受压。

（2）观察记录引流状况：观察记录引流液的量、颜色、性状。

（3）保持引流通畅：对负压引流者及时调整负压，维持有效引流，经常挤捏引流管以防血块或脓痂堵塞，保持腹腔引流通畅，预防腹腔内残余感染。

（4）适时拔管：当引流量减少、引流液颜色澄清、病人体温及白细胞计数恢复正常，可考虑拔管。

（三）健康教育

1．疾病知识指导　提供疾病护理、治疗知识，向病人说明非手术期间禁食、胃肠减压、半卧位的重要性。

2．饮食指导　解释腹部手术后肠功能恢复的规律，讲解术后饮食从流质开始逐步过渡到半流—软食—普食的知识，鼓励其循序渐进、少量多餐，进食富含蛋白质、热量和维生素的食物，促进机体恢复和切口愈合。

3．运动指导　解释术后早期活动的重要性，鼓励病人卧床期间进行床上翻身活动，视病情和病人体力可坐于床边和早期下床走动，促进肠功能恢复，防止术后肠粘连，促进术后康复。

4．随访指导　术后定期门诊随访，若出现腹胀、腹痛、恶心、呕吐或原有消化系统症状加重时，应立即就诊。

第二节　腹腔脓肿病人的护理

脓液在腹腔内积聚，由肠袢、内脏、肠壁、网膜或肠系膜等粘连包裹，与游离腹腔隔开，形成腹腔脓肿。一般继发于急性腹膜炎或腹腔内手术，原发性感染少见。腹腔脓肿可为一个或数个，以膈下脓肿、盆腔脓肿多见。

【病因及病理生理】

1. 膈下脓肿　脓液积聚于膈肌以下、横结肠及其系膜以上的间隙内，统称为膈下脓肿，可发生在一个或两个以上的间隙内。病人平卧时，左膈下间隙处于较低位，腹腔内的溶液易积聚于此；细菌亦可经门静脉和淋巴系统到达膈下。小的膈下脓肿经非手术治疗可被吸收，较大脓肿可因长期感染，自身组织耗竭，死亡率甚高。膈下感染还可引起反应性胸腔积液、胸膜炎，脓肿穿破胸腔时可发生脓胸；穿透消化道管壁可引起反复出血或内瘘，也可扩散并发脓毒症。

2. 盆腔脓肿　多见于急性腹膜炎治疗过程中，或阑尾穿孔、结直肠手术后。盆腔处于腹腔最低位置，腹腔内炎性渗出及脓液易积聚于此形成盆腔脓肿。因为盆腔腹膜面积较小，吸收能力有限，所以盆腔脓肿时全身中毒症状常较轻。腹部手术后或腹膜炎等病人取半卧位，便于引流，以利于局限感染、减轻中毒症状。

【护理评估】

（一）健康史

同本任务第一节急性化脓肿腹膜炎病人的护理。

（二）身体状况

1. 膈下脓肿

（1）局部表现：可有肋缘下或剑突下持续性钝痛，深呼吸时疼痛加重，可有颈肩部牵涉痛。脓肿刺激膈肌可引起呃逆，感染波及胸膜、肺时，出现胸腔积液、气促、咳嗽、胸痛等表现。

（2）全身表现：病人发热，为弛张热，脓肿形成后为持续高热或中等发热，39℃左右，脉率快，舌苔厚腻，逐渐出现乏力、消瘦、厌食。

2. 盆腔脓肿

（1）病人体温下降后又升高，脉速，而腹部体检常无阳性发现。

（2）典型的直肠或膀胱刺激症状，如里急后重、排便次数增多而量少、黏液便，或尿频、排尿困难等。

（3）直肠指检有触痛，有时有波动感。

（三）辅助检查

1. 实验室检查　血常规检查示白细胞计数和中性粒细胞比例增加。

2. X线检查　可见患侧膈肌升高，肋膈角模糊，或胸腔积液。

3. B超、CT　对膈下脓肿的诊断价值较大，可明确盆腔脓肿的位置及大小。

（四）心理 - 社会状况

了解病人患病后的心理反应，如有无焦虑等表现；询问其对本病的认知程度和心理承受力，对医院环境的适应情况，家属及亲友的态度、经济承受力等。

（五）处理原则

1. 膈下脓肿　小的膈下脓肿经非手术治疗可被吸收。近年来，多采用超声指引经皮穿刺插管引流术，可同时抽尽脓液、冲洗脓腔，并注入有效的抗生素进行治疗。其适用于与体壁贴近的、局限的单房脓肿。该引流术创伤小，可在局部麻醉下施行，一般不污染游离腹腔，引流效果较好。经此法治疗，约有80%的膈下脓肿可以治愈。必要时根据脓肿位置行手术切开引流术。同时要加强支持治疗，包括补液、输血、营养支持和抗生素的应用。

　　2．盆腔脓肿　当盆腔脓肿较小或尚未形成时，采用非手术治疗。应用抗生素，辅以热水坐浴、温热盐水灌肠及物理加热等疗法。部分病例经过上述治疗，脓液可自行完全吸收。脓肿较大者须手术切开引流，可经肛门在直肠前壁波动处穿刺，抽出脓液后，切开脓腔，排出脓液，然后放软橡皮管引流3～4日。已婚女病人可经阴道后穹隆穿刺后切开引流。

【常见护理诊断/问题】

　　1．疼痛　与腹膜受炎症刺激有关。

　　2．体温过高　与腹膜炎毒素吸收有关。

　　3．焦虑　与病情严重、躯体不适、担心预后等有关。

【护理措施】

　　1．病情观察　定时测量生命体征，动态观察全身及局部症状体征的变化，为治疗提供依据。观察局部伤口敷料情况，记录引流液的性状及变化，同时注意病人症状、体征的好转。

　　2．用药护理　遵医嘱给予抗生素，实施各项支持治疗措施，如营养支持、输液、输血等。

　　3．物理治疗　指导病人进行促进炎症消散的各种物理治疗，以给予坐浴、保留灌肠等非手术治疗措施。

 情景模拟

　　作为一名护士如何对化脓性腹膜炎的病人进行护理。

（王群娣）

思考与练习

单项选择题

1．胃肠减压护理，**不正确**的是（　　）

　　A．病人应禁食　　　　　　　　B．保持减压管通畅

　　C．注意口腔护理　　　　　　　D．记录吸出液的量及性状

　　E．胃管堵塞禁止冲洗

2．利于腹膜炎渗液流至盆腔，减少毒素吸收的护理措施是（　　）

　　A．禁食、禁饮、输液　　　　　B．胃肠减压

　　C．应用抗生素　　　　　　　　D．安置半卧位

　　E．保持腹腔引流通畅

3．下列哪种疾病可引起继发性腹膜炎（　　）

　　A．上呼吸道感染　　　　　　　B．胃十二指肠溃疡穿孔

　　C．单纯性蛔虫肠梗阻　　　　　D．腹壁损伤

　　E．慢性肾炎病人

4．急性腹膜炎病人行腹腔穿刺检查，以下哪种说法是**错误**的（　　）

　　A．胃十二指肠穿孔时穿刺液呈黄色混浊状、无臭味

B. 急性阑尾炎穿孔时穿刺液呈草绿色

C. 绞窄性肠梗阻抽出液为血性，臭味重

D. 如是血性渗出液，且胰淀粉酶含量高，提示出血坏死性胰腺炎可能

E. 若抽出不凝固血液，说明腹内实质性脏器破裂

5. 原发性腹膜炎的病因是（　　　）

   A. 腹腔内脏器穿孔　　　　　　　　　　B. 腹腔内脏器破裂

   C. 腹腔内脏器炎症扩散　　　　　　　　D. 病原菌经血行感染

   E. 腹腔手术时细菌污染

6. 原发性腹膜炎与继发性腹膜炎的主要区别是（　　　）

   A. 腹腔内有无原发病灶　　　　　　　　B. 病原菌的种类

   C. 腹肌紧张的程度　　　　　　　　　　D. 腹痛的性质不同

   E. 有无内脏损伤

7. 腹膜炎最危重的病情是（　　　）

   A. 高热、脉快　　　　　　　　　　　　B. 严重脱水

   C. 代谢性酸中毒　　　　　　　　　　　D. 感染性休克

   E. 多系统器官功能衰竭

8. 腹膜炎的标志性体征是（　　　）

   A. 板状腹　　　　　　　　　　　　　　B. 腹膜刺激症状

   C. 感染中毒症状　　　　　　　　　　　D. 肝浊音界缩小或消失

   E. 肠鸣音减弱或消失

9. 急性腹膜炎病人若无休克，应采取的体位是（　　　）

   A. 半卧位　　　　　　　　　　　　　　B. 平卧位

   C. 侧卧位　　　　　　　　　　　　　　D. 头高脚低位

   E. 坐位

任务二十　腹部损伤病人的护理

 病例导入

　　王先生，40岁，1小时前左上腹部被汽车撞伤，伤后左上腹部剧痛，由他人急送入院，现王先生有口渴、头晕、心慌等不适。

　　请思考：

　　1. 应协助医生对王先生采取哪些检查措施？检查时应注意哪些问题？

　　2. 当前应积极对王先生采取哪些护理措施？

　　腹部损伤在外科急症中常见，占非战时各种损伤的 0.4%～1.8%，战争场合可高达 50% 左右。腹部损伤常伴有内脏损伤、腹腔实质性脏器或大血管损伤，可因大出血而死亡；空腔脏器受损破裂，常并发严重的腹腔感染而威胁生命。降低腹部损伤病人死亡率的关键是早期、正确的诊断和及时、有效的处理。

【分类】

腹部损伤可分为开放性和闭合性两类。

1. 开放性损伤　腹膜穿破者为穿透伤（多伴内脏损伤）；无腹膜破损者为非穿透伤（偶伴内脏损伤）；其中投射物有入口和出口者为贯通伤，有入口无出口者为非贯通伤。

2. 闭合性损伤　体表无伤口，损伤可能仅局限于腹壁，也可同时伴有内脏损伤。

【病因及病理生理】

（一）实质脏器损伤

1. 脾破裂　脾脏血运丰富，组织结构脆弱，易受钝性打击、剧烈震荡、挤压和术中牵拉而发生破裂，病理性脾脏更易发生损伤。脾破裂约占所有腹部脏器损伤的 40%，是最常见的腹部损伤。脾损伤可分为中央破裂、被膜下破裂和真性破裂三型。前两型脾膜完整，出血限于脾实质内或包膜下，出血量较小，不做影像学检查易被漏诊，部分病例可继发包膜破裂，出现大出血，使得诊治措手不及。临床上绝大多数脾损伤为真性脾破裂，伤口穿过脾包膜达脾实质，导致不易自行停止的腹腔内出血。

2. 肝破裂　肝脏是腹腔内最大的实质性器官，血供丰富，质地柔软而脆弱，在外界致伤因素的作用下，易发生损伤。肝破裂占腹部脏器损伤的第二位。当肝外伤时，不但损伤肝内血管导致出血，还常同时损伤肝内胆管，引起胆汁性腹膜炎。肝内血肿和包膜性血肿，可继发性向包膜外或肝内穿破，出现活动性大出血，也可向肝内胆管穿破，引起胆道出血。肝内血肿可继发细菌感染形成肝脓肿。

3. 胰腺损伤　胰腺位于上腹部膜后脊柱前，损伤常系上腹部强力挤压暴力直接作用于脊柱所致,损伤常位于胰的颈、体部,占腹腔脏器损伤的 1%~2%。因位置深,早期不易发现。胰腺损伤后常并发胰液漏或胰瘘。因胰液侵蚀性强,进入腹腔后,可出现弥漫性腹膜炎,又影响消化功能,故胰腺损伤的死亡率较高,部分病例渗液被局限在网膜囊内,形成胰腺假性囊肿。

（二）空腔脏器损伤

1. **胃十二指肠损伤**　腹部闭合性损伤时胃很少受累,上腹或下胸部的穿透伤则常导致胃损伤,多伴其他脏器损伤。十二指肠大部分位于腹膜后,损伤的发病率很低,但因与胰、胆总管、胃、肝等重要脏器的结构相毗邻,局部解剖关系复杂,十二指肠损伤的诊断和处理存在不少困难,故死亡率和并发症的发生率都相当高。而腹腔内的十二指肠损伤破裂时,胰液、胆汁流入腹腔则引起严重的腹膜炎。

2. **小肠损伤**　成人小肠全长约 5~6m,占据中下腹大部分空间,发生损伤的机会较多。当发生闭合性损伤时,钝性致伤因素常导致小肠破裂、小肠系膜血肿,且小肠多部位穿孔在临床上较为多见。在小肠破裂后,大量肠内容物进入腹腔,引起急性弥漫性化脓性腹膜炎,一部分病人的小肠裂口不大,或穿破后被食物渣、纤维蛋白素甚至突出的黏膜所堵塞,可能无弥漫性腹膜炎的表现。

3. **结肠及直肠损伤**　结肠、直肠损伤的发生率极低,但由于其内容物含有大量细菌,而液体成分少,受伤后早期腹膜炎较轻,后期会出现严重的细菌性腹膜炎,处理不及时常可危及生命。医源性致伤因素占有一定的比例。

【护理评估】

（一）健康史

1. **一般情况**　病人的年龄、性别、婚姻、职业及饮食情况;女性病人有无不规则阴道流血。

2. **受伤史**　详细了解受伤的时间、地点、部位、姿势、伤情,致伤源的性质及暴力的方向和强度,受伤至就诊之间的病情变化及就诊前的急救措施及其效果;腹部损伤后是否发生腹痛及腹痛的特点、部位、持续时间、伴随症状、有无放射痛和进行性加重。病人神志不清或昏迷时,可询问现场目击者及护送人员。

3. **既往史**　病人有无结核病、糖尿病、高血压等病史;有无酗酒、吸烟和吸毒史;有无腹部手术史及药物过敏史等。

（二）身体状况

1. **实质脏器损伤**

（1）症状:①休克,实质性器官或大血管的损伤,临床表现以腹腔内出血症状为主,可表现为面色苍白、脉搏细速、脉压变小、尿量减少、神情淡漠等,可危及生命。②腹痛,多呈持续性,一般不严重,腹膜刺激征并不剧烈。但若肝、脾受损导致胆管、胰管断裂,胆汁或胰液漏入腹腔可出现剧烈的腹痛和明显的腹膜刺激征。肩部放射痛常提示肝（右）或脾（左）损伤,在头低位数分钟后尤为明显。③其他表现。恶心、呕吐为腹部损伤常见的早期表现之一,肝破裂者,血液可通过胆管进入十二指肠而出现黑便或呕吐。

（2）体征:实质器官如肝脾损伤,如无胆汁外溢,腹膜刺激症状较轻。随着病情发展,腹腔感染形成和加剧,逐渐出现发热、腹胀,腹部移动浊音阳性,肠鸣音减弱或消失。

2. **空腔脏器损伤**

（1）症状:①腹痛,空腔脏器损伤的主要症状,为持续性剧痛,伤后立即发生,一般以受伤处最明显，通常胃液、胆汁、胰液的刺激最强，肠液次之，血液最轻。②胃肠道症状，恶心、呕吐为腹部损伤常见的早期表现，发生麻痹性肠梗阻时可吐出棕褐色液体，甚至粪水样内容物，消化道损伤可伴有呕血或便血。③感染中毒症状，病人可出现高热、脉速、呼吸浅快、大汗等，随着病情进展，可出现面色苍白或发绀、呼吸急促、四肢发凉、脉搏微弱、体温骤升或下降、血压降低或神志不清等休克征象。

（2）体征：有典型腹膜刺激征，其程度因空腔脏器内容物的不同而异。胃液、胆汁或胰液对腹膜的刺激最强，肠液次之，血液最轻。空腔脏器破裂后病人可有气腹征，腹腔内游离气体常致肝浊音界缩小或消失；可因肠麻痹而出现腹胀，肠鸣音减弱或消失；直肠损伤时直肠指检可发现直肠内出血，有时还可扪及直肠破裂口。

（三）辅助检查

1. 实验室检查　当腹腔内实质性脏器破裂出血时，血红细胞、血红蛋白、血细胞比容等数值下降，白细胞计数略有升高；当空腔脏器破裂时，白细胞计数和中性粒细胞比例明显上升；当胰腺、胃肠道或十二指肠损伤时，血、尿淀粉酶多见升高；当泌尿系统损伤时，尿常规检查多发现血尿。

2. 影像学检查

（1）B超检查：主要用于诊断实质性脏器的损伤，能提示脏器损伤的部位和程度。若发现腹腔内积液和积气，则有助于空腔脏器破裂或穿孔的诊断。

（2）X线检查：腹腔游离气体是胃肠道（主要是胃、十二指肠和结肠，少见于小肠）破裂的主要证据，立位腹部平片表现为膈下新月形阴影。腹膜后积气（可有典型的花斑状阴影）提示腹膜后十二指肠或结直肠穿孔。

（3）CT检查：能清晰地显示肝、脾、肾等脏器的被膜是否完整、大小及形态结构是否正常，比B超更准确，但CT检查对肠管损伤的诊断价值不大。

（4）其他影像学检查：①选择性血管造影适用于经上述方法未能证实，但仍怀疑肝、脾、胰、肾、十二指肠等脏器损伤者；②MRI对血管损伤和某些特殊部位的血肿，如十二指肠壁间血肿的诊断很有帮助；③磁共振胰胆管造影适用于胆道损伤的诊断。

（四）心理 - 社会情况

评估病人及家属对突发的腹部损伤以及伤口、出血、内脏脱出这些视觉刺激的心理承受能力和对预后的担心程度；评估经济承受能力和对本次损伤相关知识的了解程度。

（五）处理原则

1. 脾破裂　对被膜下脾破裂和中央型脾破裂病例，可在严密观察下行非手术治疗，包括绝对卧床、止血、镇痛、预防继发感染等，并做好随时手术的准备。真性脾破裂，原则上应在抗休克的同时行手术治疗，方法包括脾切除术、脾部分切除术或脾修补术。对于轻度的单纯性脾破裂，若出血量不大，出血速度慢，可在严密观察下，行非手术治疗，治疗过程中若发生病情恶化，应即刻施行手术。

2. 肝破裂　根据病人的全身情况、肝损伤的程度、有无腹腔内其他脏器的合并伤以及有无休克等情况决定治疗方法。术前和术中应做好抗休克治疗，预防多脏器功能衰竭。如有继续活动性出血，应尽早剖腹手术。

3. 胰腺损伤　高度怀疑或诊断为胰腺损伤者，应立即手术治疗。各类胰腺手术之后，腹内均应留置引流物，因为胰瘘是胰外伤术后的常见并发症，故不仅要做到引流通畅，且不能过早拔除引流。

4．胃十二指肠损伤　疑胃、十二指肠破裂时应行剖腹探查，根据探查结果做出相应处理，并应附加减压手术，如置胃管、胃造口、空肠造口等，在十二指肠周围放置有效的引流物，术后禁食并给予完全胃肠道外营养，应用抗生素等治疗。

5．小肠损伤　明确诊断，立即手术治疗，方法有肠修补术和相应肠段切除小肠端端吻合术。术后予抗感染等对症治疗。

6．结肠及直肠损伤　手术是结直肠损伤的唯一治疗手段。以前多采取分期手术，近年来随着急救措施、感染控制等条件的进步，施行一期修补或切除吻合的病例有增多趋势。对腹膜返折以下的直肠破裂，应对直肠周围间隙进行充分引流，以防感染扩散，并行乙状结肠造口术，使粪便改道直至直肠伤口愈合。

【常见护理诊断／问题】

1．体液不足　与损伤致腹腔内出血、渗出及呕吐致体液丢失过多有关。

2．急性疼痛　与腹部损伤、消化液刺激腹膜及手术有关。

3．有感染的危险　与脾切除术后免疫力降低、腹膜炎等有关。

4．焦虑　与意外创伤的刺激、出血、内脏脱出、担心术后康复及预后等有关。

5．潜在并发症：损伤器官再出血、腹腔脓肿、休克。

【护理措施】

（一）急救护理

腹部损伤可合并多发性损伤，在急救时应分清轻重缓急。首先处理危及生命的情况。根据病人的具体情况，可行以下措施：①心肺复苏，注意保持呼吸道通畅；②合并有张力性气胸，配合医生行胸腔穿刺排气；③止血，经静脉采血行血型及交叉配血实验；④迅速建立2条以上有效的静脉输液通路，根据医嘱及时输液，必要时输血；⑤密切观察病情变化；⑥对有开放性腹部损伤者，妥善处理伤口，如伴腹内脏器或组织自腹壁伤口突出，可用消毒碗覆盖保护，切勿在毫无准备的情况下强行回纳。

（二）非手术治疗病人的护理

1．严密观察病情　每15～30分钟监测脉搏、呼吸、血压1次。观察腹部体征的变化，尤其注意腹膜刺激征的程度和范围、肝浊音界范围、移动性浊音的变化等。有下列情况之一者，考虑有腹内脏器损伤：①受伤后短时间内即出现明显的失血性休克表现者；②腹部持续性剧痛且进行性加重伴恶心、呕吐者；③腹部压痛、反跳痛、肌紧张明显且有加重的趋势者；④肝浊音界缩小或消失，有气腹表现者；⑤腹部出现移动性浊音者；⑥有便血、呕血或尿血者；⑦直肠指检盆腔触痛明显、波动感阳性，或指套染血者。注意事项：①尽量减少搬动，以免加重伤情；②诊断不明者不予注射止痛剂，以免掩盖伤情；③怀疑结肠破裂者严禁灌肠。

2．一般护理　①病人绝对卧床休息，给予吸氧，床上使用便盆；若病情稳定，可取半卧位；②病人禁食，防止加重腹腔污染。怀疑空腔脏器破裂或腹胀明显者应进行胃肠减压。禁食期间全量补液，必要时输血，积极补充血容量，防止水、电解质及酸碱平衡失调。待肠蠕动功能恢复后，可开始进流质饮食。

3．用药护理　遵医嘱应用广谱抗生素防治腹腔感染，注射破伤风抗毒素。必要时，进行肠外营养支持。

4．术前准备　除常规准备外，还应包括交叉配血试验，有实质性脏器损伤时，配血量要充足；留置胃管；补充血容量。血容量严重不足的病人，在严密监测中心静脉压的前提下，可在 15 分钟内输入液体 1 000～2 000ml。

5. 心理护理　主动关心病人，提供人性化服务。向病人解释腹部损伤后可能出现的并发症、相关的治疗和护理知识，缓解其焦虑和恐惧，稳定情绪，积极配合各项治疗和护理。

（三）手术治疗病人的护理

根据手术种类做好术后病人的护理，包括监测生命体征、观察病情变化、禁食、胃肠减压、口腔护理。遵医嘱静脉补液、应用抗生素和进行营养支持，保持腹腔引流的通畅，积极防治并发症。

（四）健康教育

1. 社区宣传　加强宣传劳动保护、安全生产、户外活动安全、安全行车、交通法规的知识，避免意外损伤的发生。

2. 急救知识普及　普及各种急救知识，在发生意外事故时，能进行简单的急救或自救。

3. 及时就诊　一旦发生腹部损伤，无论轻重，都应经专业医务人员检查，以免延误诊治。

4. 出院指导　出院后要适当休息，加强锻炼，增加营养，促进康复。若有腹痛、腹胀、肛门停止排气排便等不适，应及时到医院就医。

 情景模拟

作为一名外科护士，该如何对腹部损伤的病人进行护理。

（王群媖）

思考与练习

单项选择题

1. 区别空腔脏器破裂与实质脏器破裂的最重要的依据是（　　）
   A. 外伤史　　　　　　　　　　　　　B. 腹痛程度
   C. 腹膜刺激征轻重　　　　　　　　　D. 有无移动性浊音
   E. 腹腔穿刺液性状

2. 持续胃肠减压时间较长时应加强的护理项目有（　　）
   A. 口腔卫生　　　　　　　　　　　　B. 预防压疮发生
   C. 要服药时，由管注入　　　　　　　D. 记录吸出液的量和质
   E. 及时更换收集瓶

3. 对腹部闭合性损伤与内出血合并休克的病人应（　　）
   A. 全力抢救休克　　　　　　　　　　B. 立即手术
   C. 休克改善后再行手术　　　　　　　D. 抢救休克同时手术
   E. 手术止血后治疗休克

4. 有利于腹膜炎渗液至盆腔，减少毒素吸收的措施是（　　）
   A. 禁食、禁饮、输液　　　　　　　　B. 胃肠减压

C. 应用抗生素　　　　　　　　　D. 安置半卧位

E. 保持腹腔引流通畅

5. 腹腔内实质性脏器损伤最可能的依据是（　　　）

A. 腹式呼吸消失　　　　　　　　B. 腹肌紧张

C. 肝浊音界缩小　　　　　　　　D. 移动性浊音阳性

E. 腹腔抽到不凝固血液

6. 关于胃肠减压的目的，**错误**的是（　　　）

A. 改善肠壁的血液循环　　　　　B. 促进胃肠吻合口愈合

C. 维持正常体液平衡　　　　　　D. 促进胃肠功能恢复

E. 减轻胃肠道内压力

7. 腹腔手术后停止胃肠减压的主要依据是（　　　）

A. 术后2~3天　　　　　　　　　B. 肛门排气后

C. 无胃液抽出　　　　　　　　　D. 无腹胀、呕吐

E. 肠鸣音恢复

8. 赵女士，急性腹膜炎，确诊的可靠体征是（　　　）

A. 腹胀　　　　　　　　　　　　B. 腹膜刺激征

C. 肝浊音界消失　　　　　　　　D. 肠鸣音减弱

E. 移动性浊音

9. 男性，30岁。5天前被汽车撞伤左上腹，当时腹痛伴局部压痛。今日上厕所时突然昏倒，面色苍白，脉细速，可能是（　　　）

A. 肝破裂　　　　　　　　　　　B. 肠穿孔

C. 胆囊穿孔　　　　　　　　　　D. 肾破裂

E. 脾破裂

10. 以下**不属于**切口病形成的原因是（　　　）

A. 切口严重感染　　　　　　　　B. 术后切口裂开

C. 腹壁肌肉萎缩　　　　　　　　D. 术后腹壁组织缺损

E. 腹内压增高

任务二十一 腹外疝病人的护理

 病例导入

　　急诊有一位哭闹不止的患儿就诊，1岁左右，家长代述患儿哭闹时右侧腹股沟区经常出现鸡蛋大小包块，坠入阴囊，安静或平躺时，该包块消失。此次突出后，包块不能消失。

请思考：

1. 该患儿当前的主要护理问题是什么？

2. 当前对患儿应采取哪些护理措施？

第一节　概　　述

　　体内某个脏器或组织离开其正常解剖部位，通过先天或后天形成的薄弱点、缺损或孔隙进入另一部位，称为疝。疝多发生于腹部，以腹外疝多见。腹外疝是由腹腔内的脏器或组织连同壁腹膜，经腹壁薄弱点或孔隙，向体表突出所形成，

　　腹外疝常见的有腹股沟疝、股疝、脐疝、切口疝等。

【病因及病理生理】

　　腹壁强度降低和腹内压力增高是腹外疝发病的两个主要原因。

　　1. 腹壁强度降低　引起腹壁强度降低的最常见的因素有某些组织穿过腹壁的部位，如精索或子宫圆韧带穿过腹股沟管、股动静脉穿过股管等处；腹白线因发育不全也可成为腹壁的薄弱点；手术切口愈合不良、外伤、感染、腹壁神经损伤、年老、久病、肥胖所致肌萎缩等。

　　2. 腹内压力增高　腹内压力增高既可引起腹壁解剖结构的病理性变化，又可使腹腔内器官经腹壁薄弱区域或缺损处突出而形成疝。引起腹内压力增高的常见原因有慢性咳嗽、慢性便秘、排尿困难（如前列腺增生症、膀胱结石）、腹水、妊娠、搬运重物、婴儿经常啼哭等。正常人因腹壁强度正常，虽时有腹内压增高的情况，但不致发生疝。

【病理解剖】

　　典型的腹外疝由疝囊、疝内容物和疝外被盖组成。疝囊是壁腹膜憩室样突出部，由囊颈、囊体组成，其中囊颈是疝囊比较狭窄的部分，是疝环所在的位置。疝环是疝突向体表的门户，又称疝门，是腹壁薄弱区或缺损所在。临床上各类疝通常以疝门部位作为命名依据，如腹股沟疝、股疝、脐疝、切口疝等。疝内容物是进入疝囊的腹内脏器或组织，以小肠最为

多见,大网膜次之。盲肠、阑尾、乙状结肠、横结肠、膀胱等作为疝内容物进入疝囊较少见。疝外被盖指疝囊以外的各层组织。

【临床类型】

腹外疝有易复性、难复性、嵌顿性、绞窄性等临床类型。

1. 易复性疝　最常见,疝内容物很容易回纳入腹腔,称为易复性疝。腹外疝在病人站立、行走、咳嗽等所致腹内压增高时突出,于平卧、休息或用手将疝内容物向腹腔推送时可回纳入腹腔。

2. 难复性疝　疝内容物不能或不能完全回纳入腹腔内者,称难复性疝。常见原因是疝内容物反复突出,致疝囊颈受摩擦而损伤,并产生粘连,导致内容物不能回纳,内容物多数是大网膜。

3. 嵌顿性疝　疝环较小而腹内压突然增高时,疝内容物可强行扩张疝囊颈而进入疝囊,随后因囊颈的弹性回缩而将内容物卡住,使其不能回纳,称为嵌顿性疝。疝发生嵌顿后,如其内容物为肠管,肠壁及其系膜可在疝环处受压,静脉回流受阻,导致肠壁淤血和水肿,疝囊内肠壁及其系膜逐渐增厚,颜色由正常的淡红色逐渐转为深红色,囊内可有淡黄色渗液积聚,使肠管受压加重,更难以回纳,此时肠系膜内动脉的搏动可扪及。嵌顿若能及时解除,病变肠管可恢复正常。

4. 绞窄性疝　肠管嵌顿如不及时解除,肠壁及其系膜受压情况不断加重可使动脉血流减少,最后导致完全阻断,即为绞窄性疝。此时肠系膜动脉搏动消失,肠壁逐渐失去其光泽、弹性和蠕动能力,最终变黑坏死,疝囊内渗液变为淡红色或暗红色;如继发感染,疝囊内的渗液则为脓性。当感染严重时,它可引起疝外被盖组织的蜂窝织炎。积脓的疝囊可自行穿破或误被切开引流而发生粪瘘(肠瘘)。

第二节　腹股沟疝病人的护理

腹股沟疝男性多见,男女发病率之比约为15∶1,右侧比左侧多见。腹股沟疝可分为斜疝和直疝两种。疝囊经过腹壁下动脉外侧的腹股沟管深环(内环)突出,向内、向下、向前斜行经过腹股沟管,再穿出腹股沟管浅环(皮下环),并可进入阴囊,称为腹股沟斜疝。疝囊经腹壁下动脉内侧的直疝三角区直接由后向前突出,不经过内环,也不进入阴囊,为腹股沟直疝。以腹股沟斜疝最多见,约占全部腹外疝的75%～90%,占腹股沟疝的85%～95%,多见于儿童及成年人;腹股沟直疝多见于老年人。

【病因及病理生理】

(一)腹股沟斜疝

1. 先天性解剖异常　婴儿出生后,若鞘突不闭锁或闭锁不完全,与腹腔相通,当小儿啼哭、排便等腹内压力增加时,可使未闭合的鞘突扩大,肠管、大网膜等即可进入鞘突形成疝,鞘突就成为先天性斜疝的疝囊。

2. 后天性腹壁薄弱或缺损　任何腹外疝,都存在腹横筋膜不同程度的薄弱或缺损,此外,腹股沟区解剖缺损、腹横肌和腹内斜肌发育不全对发病也起重要作用。当腹内压增加时,内环处的腹膜自腹壁薄弱处向外突出形成疝囊,腹腔脏器组织随之进入疝囊(图21-1、图21-2)。

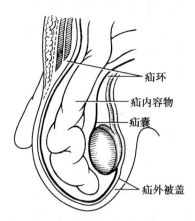

图21-1　先天性腹股沟斜疝

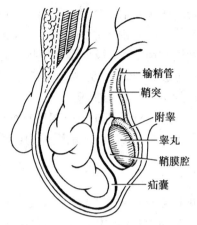

图21-2　后天性腹股沟斜疝

（二）腹股沟直疝

直疝三角的外侧边是腹壁下动脉，内侧边为腹直肌外侧缘，底边为腹股沟韧带，此处腹壁缺乏完整的腹肌覆盖，且腹横筋膜较周围部分薄，故易发生疝。

【护理评估】

（一）健康史

了解病人的年龄、性别、职业及是否长期负重或重体力劳动；了解病人有无慢性咳嗽、便秘、排尿困难、腹水等病史；了解其营养发育及平时身体素质情况。

（二）身体状况

1. 腹股沟斜疝　主要的临床表现是腹股沟区有一突出的肿块。有的病人开始时肿块较小，仅通过深环进入腹股沟管，疝环处仅有轻度坠胀感。

（1）易复性斜疝：除腹股沟区有肿块和偶有胀痛外，并无其他症状。肿块常在站立、行走、咳嗽或劳动时出现，多呈带蒂柄的梨形，可降至阴囊或大阴唇。用手按肿块同时嘱病人咳嗽，可有冲击感。若病人平卧休息或用手将肿块向腹腔推送肿块可向腹腔内回纳而消失。疝内容物若为肠祥，肿块触之柔软、光滑，叩之呈鼓音。

（2）难复性斜疝：除胀痛稍重外，主要特点是疝块不能完全回纳。滑动性斜疝除了疝块不能完全回纳外，尚有消化不良和便秘等症状。滑动性疝多见于右侧，左、右发病率约为1:6。

（3）嵌顿性斜疝：多发生在强体力劳动或用力排便等腹内压骤增时。表现为疝块突然增大，并伴有明显疼痛，平卧或用手推送不能使疝块回纳。肿块紧张发硬，且有明显触痛。嵌顿内容物如为大网膜，局部疼痛常较轻微；如为肠祥，不仅局部疼痛明显，还可伴有腹部绞痛、恶心、呕吐、停止排便排气、腹胀等机械性肠梗阻的表现。疝一旦嵌顿，自行回纳的机会较少，多数病人症状逐步加重，如不及时处理，终将发展为绞窄性疝。当肠管壁疝嵌顿时，由于局部肿块不明显，又不一定会有肠梗阻的表现，容易被忽略。

（4）绞窄性斜疝：临床症状多较严重，但在肠祥坏死穿孔时，疼痛可因疝块压力骤降而暂时缓解，故疼痛减轻而肿块仍存在者，不可认为是病情好转。绞窄时间较长者，由于疝内容物发生感染，侵及周围组织，引起疝外被盖组织的急性炎症，严重者可发生脓毒症。

2. 腹股沟直疝　腹股沟直疝常见于年老体弱者，其临床特点有别于腹股沟斜疝。直疝主要表现在病人站立时,在腹股沟内侧端、耻骨结节外上方出现一半球形肿块,并不伴有疼痛或其他症状。由于直疝囊颈宽大,疝内容物又直接由后向前顶出,故平卧后疝块多能自行回纳腹腔而消失,极少发生嵌顿。直疝不会进入阴囊,疝内容物常为小肠或大网膜。膀胱有时可进入疝囊,成为滑动性直疝,成为疝囊的一部分。

(三)心理-社会状况

评估病人有无因疝块长期反复突出影响工作和生活而感到焦虑不安,对手术治疗有无思想顾虑;了解家庭经济承受能力;评估病人及家属对预防腹内压升高等相关知识的掌握程度。

(四)处理原则

腹股沟疝早期手术效果好、复发率低;若历时过久,疝块逐渐增大后,加重腹壁的损坏而影响劳动力,会使术后复发率增高;斜疝又常可发生嵌顿或绞窄而威胁病人的生命。因此,除少数特殊情况外,腹股沟疝一般均应尽早施行手术治疗。

1. 非手术治疗

(1)棉线束带法或绷带压深环法:适用于1岁以下婴幼儿。因为婴幼儿腹肌可随躯体生长逐渐强壮,疝有自行消失的可能。可采用棉线束带或绷带压住腹股沟管深环,防止疝块突出。

(2)医用疝带的使用:此方法适用于年老体弱或伴有其他严重疾病而禁忌手术者。白天可在回纳疝内容物后,将医用疝带一端的软压垫顶住疝环,阻止疝块突出。但长期使用疝带可使疝囊颈经常受摩擦而增厚,增加疝嵌顿的发病率,并可促使疝囊与疝内容物粘连,增加难复性疝的发病率。

(3)嵌顿性疝的处理:嵌顿性疝在一些情况下可先试行手法复位。①嵌顿时间在3~4小时内,局部压痛不明显,也无腹部压痛或腹肌紧张等腹膜刺激征者;②年老体弱或伴有其他较严重疾病而估计肠祥尚未绞窄坏死者。复位方法是将病人取头低足高卧位,注射吗啡或哌替啶以止痛、镇静并松弛腹肌,后用手持续缓慢地将疝块推向腹腔,同时用左手轻轻按摩浅环和深环以协助疝内容物回纳。复位手法应轻柔,切忌粗暴。

2. 手术治疗　疝手术方法可归纳为以下3种:

(1)传统的疝修补术:其基本原则是高位结扎疝囊、加强或修补腹股沟管管壁。

1)疝囊高位结扎术:显露疝囊颈,予以高位结扎或是贯穿缝合,然后切去疝囊。单纯性疝囊高位结扎适用于婴幼儿或儿童,以及绞窄性斜疝因肠坏死而局部严重感染者。

2)加强或修补腹股沟管管壁:成年腹股沟疝病人都存在程度不同的腹股沟管前壁或后壁的薄弱或缺损,只有在疝囊高位结扎后,加强或修补薄弱的腹股沟管前壁或后壁,才能彻底治疗。

(2)无张力疝修补术:传统的疝修补术存在缝合张力大、局部有牵拉感、疼痛及修补的组织愈合差、易复发等缺点。现代疝手术强调在无张力情况下,利用人工高分子修补材料进行缝合修补,具有创伤小、术后疼痛轻、康复快、复发率低等优点。无张力疝修补术不打乱腹股沟区的正常解剖层次,只是在腹股沟管的后壁或腹膜前间隙放置补片。加强了薄弱的腹横筋膜和腹股沟管后壁,纠正了腹股沟区解剖异常和最大限度地恢复腹股沟区正常解剖和生理功能。常用的方法有平片无张力疝修补术、疝环充填式无张力疝修补术。但是嵌顿性疝行急诊手术时以及腹股沟管未发育完全的儿童不提倡使用人工补片技术。

（3）经腹腔镜疝修补术：其基本原理是从腹腔内部用网片加强腹壁缺损或用钉（缝线）使内环缩小。经腹腔镜疝修补术可同时检查双侧腹股沟疝和股疝，有助于发现亚临床的对侧疝并同时予以修补。但对技术设备要求高，需全身麻醉，手术费用高，目前临床应用较少。

 知识拓展

腹腔镜在腹外疝手术中的应用

在以"降低复发率、减少手术并发症"为主要目标的疝修补手术中，腔镜技术有着美好的发展前景，但它不可能取代开放疝修补手术。在现阶段腔镜疝修补手术技术仍未完全成熟，还在不断地改进和完善。第一，适宜人群的选择：要严格地选择腹腔镜疝手术的适宜人群。对于腹股沟疝，年龄较高、直疝、自身组织薄弱的病人，应尽可能选择开放式腹膜前修补术或腹腔镜疝修补术；双侧疝和复发疝可优先考虑腹腔镜疝修补手术。第二，手术者的技术要求和培训：腹腔镜疝修补术后复发率、并发症发生率都与外科医生对腔镜疝修补手术掌握的熟练程度有显著关系。腔镜疝修补手术的学习曲线在60～100例，达到专家级别要有250例的腹腔镜疝修补经验，因此，外科医生腔镜疝修补技术的培训尤为重要。

嵌顿性疝和绞窄性疝的手术处理：嵌顿性疝除上述可先行尝试手法复位的情况外，原则上需紧急手术治疗，以防疝内容物坏死并解除伴发的肠梗阻。绞窄性疝的内容物已坏死，更需紧急手术。在手术处理嵌顿或绞窄性疝时，关键在于准确判断肠管活力。若嵌顿的肠袢较多，应警惕有无逆行性嵌顿，术中必须把腹腔内有关肠袢牵出检查，以防隐匿于腹腔内坏死的中间肠袢被遗漏。

【常见护理诊断/问题】

1. 焦虑 与疝块突出影响日常生活有关。

2. 急性疼痛 与疝块嵌顿或绞窄、手术创伤有关。

3. 知识缺乏：缺乏腹外疝成因、预防腹内压升高及术后康复知识。

4. 潜在并发症：术后阴囊水肿、切口感染。

【护理措施】

（一）非手术治疗护理/术前护理

1. 卧床休息 疝块较大者减少活动，多卧床休息；建议病人在离床活动时使用疝带压住疝环口，避免腹腔内容物脱出而造成疝嵌顿。

2. 消除引起腹内压升高的因素 有慢性咳嗽、腹水、便秘、排尿困难、妊娠等可引起腹内压升高的因素而暂不行手术者，积极治疗原发病，控制症状。指导病人注意保暖，预防呼吸道感染，指导病人戒烟；养成良好的排便习惯，多饮水、多吃蔬菜等粗纤维食物，保持排便通畅；妊娠期间在活动时可使用疝带压住疝环口。

3. 嵌顿性/绞窄性疝的护理

（1）病情观察：观察病人疼痛性状及病情变化，若出现明显腹痛，伴疝块突然增大、发硬且触痛明显、不能回纳腹腔，应高度警惕嵌顿疝发生的可能，立即报告医生，并配合处理。

（2）护理：若发生疝的嵌顿、绞窄，引起肠梗阻等情况，应予禁食、胃肠减压，纠正水、电解质及酸碱平衡失调、抗感染，必要时备血，做好急诊手术准备。行手法复位的病人，若疼痛剧烈，可根据医嘱注射吗啡或哌替啶，以止痛、镇静并松弛腹肌，手法复位后24小时内严密观察病人生命体征，尤其是脉搏、血压的变化，注意观察腹部情况，注意有无腹膜炎或肠梗阻的表现。如有这些表现，配合医生做好紧急手术探查的准备。

4. 棉线束带或绷带压深环的护理 1岁以内婴幼儿若疝较小且未发生嵌顿或绞窄，一般暂不行手术治疗。可用棉线束带法或绷带压住深环，以防疝块突出。在使用棉线或绷带时应注意局部皮肤的血运情况，睡觉时可不用。避免长时间的哭闹，防止嵌顿疝的形成。

5. 完善术前准备 除上述护理措施外，非急诊手术术前准备还应注意：①对年老体弱、腹壁肌肉薄弱或复发疝的病人，术前应加强腹壁肌肉锻炼，并练习卧床排便、使用便器等；②术前两周停止吸烟；③服用阿司匹林的病人术前7日停药，需要抗凝治疗的病人术前根据医嘱停药，或选用合适的拮抗药；④术前半小时完成阴囊及会阴部的皮肤准备，注意勿划破皮肤，若发现有毛囊炎等炎症表现，必要时应暂停手术；⑤便秘者，术前晚灌肠，清除肠内积粪，防止术后腹胀及排便困难；⑥病人进手术室前，嘱其排尿，以防术中误伤膀胱。

6. 心理护理 向病人解释造成腹外疝的原因和诱发因素、手术治疗的必要性，了解病人的顾虑所在，尽可能地予以解除，使其安心配合治疗。

（二）术后护理

1. 休息与活动 术后当日取平卧位，膝下垫一软枕，使髋关节微屈，以降低腹股沟区切口张力和减少腹腔内压力，以利于切口愈合和减轻切口疼痛，次日可改为半卧位。术后卧床期间鼓励床上翻身及活动肢体；传统疝修补术后3~5日病人可离床活动，采用无张力疝修补术的病人一般术后次日即可下床活动，年老体弱、复发性疝、绞窄性疝、巨大疝等病人可适当推迟下床活动的时间。

2. 饮食护理 术后6~12小时，若无恶心、呕吐，可进流质，次日可进软食或普食。行肠切除吻合术者术后应禁食，待肠功能恢复后方可进食。

3. 防止腹内压升高 注意保暖，防止受凉引起咳嗽；指导病人在咳嗽时用手掌按压，以保护切口和减轻震动引起的切口疼痛。保持排便通畅，便秘给予通便药物，避免用力排便。因麻醉或手术刺激引起尿潴留者，可肌内注射氨甲酰胆碱或行针灸，促进膀胱平滑肌的收缩，必要时导尿。

4. 预防阴囊水肿 因阴囊比较松弛、位置低，渗血、渗液易积聚于此。为避免阴囊内积血、积液和促进淋巴回流，术后可用丁字带托起阴囊，并密切观察阴囊肿胀情况。

5. 预防切口感染 切口感染是引起疝复发的主要原因之一，一旦发现切口感染征象，应尽早处理。预防切口感染的措施包括：①病情观察，注意体温和脉搏的变化，观察切口有无红、肿、疼痛，阴囊部有无出血、血肿。②切口护理，术后切口一般不需加沙袋压迫，有切口血肿时应予适当加压，保持切口敷料清洁干燥、不被粪尿污染；若敷料脱落或被污染，及时更换。③抗生素使用，绞窄性疝行肠切除、肠吻合术后，易发生切口感染，术后须合理应用抗生素。

（三）健康教育

1. 活动指导 病人出院后应逐渐增加活动量，3个月内应避免重体力劳动或提举重物等。

2. 预防复发　减少和消除引起腹外疝复发的因素,并注意避免增加腹内压的动作,如剧烈咳嗽、用力排便等,防止术后复发。调整饮食习惯,保持排便通畅。

3. 出院指导　定期随访,若疝复发,应及早诊治。

第三节　其他腹外疝病人的护理

其他腹外疝常见的有股疝、脐疝和切口疝。股疝是指腹腔器官或组织通过股环、经股管向卵圆窝突出形成的疝,发病率约占腹外疝的 3%～5%,多见于 40 岁以上妇女。切口疝是反映腹腔内器官或组织自腹壁手术切口突出形成的疝,临床上比较常见,其发生率约为股外疝的第 3 位。脐疝是指腹腔内器官或组织通过脐环突出形成的疝,临床上脐疝有小儿脐疝和成人脐疝之分,以前者多见。

【病因及病理生理】

（一）股疝

女性骨盆较宽大、联合肌腱和腔隙较薄弱,使股管上口宽大松弛而易发病。妊娠是腹内压增高的主要原因。在腹内压增高的情况下,朝向股管上口的腹膜被下坠的腹内脏器推向下方,经股环向股管突出而形成股疝。疝块进一步发展,即由股管下口顶出筛状板而至皮下层,疝内容物常为大网膜或小肠。由于股管几乎是垂直的,疝块在卵圆窝处向前转折形成一个锐角,且股环本身较小,周围多为坚韧的韧带,因此股疝容易嵌顿。在腹外疝中,股疝嵌顿者最多,高达 60%。一旦嵌顿,可迅速发展为绞窄性疝。

（二）切口疝

切口疝是发生于手术切口处的疝,以腹直肌切口高发,尤其是下腹部纵向切口。多种因素可致切口疝的发生。在解剖上,腹部除腹直肌外,其他各层肌肉、筋膜及鞘膜的纤维都是横行的,纵向切口一方面切断其纤维,另一方面还可以损伤神经而降低腹肌强度。手术操作不当是引起切口疝的一个重要原因,尤其是切口感染,将会导致腹壁组织破坏,从而出现切口疝。此外,缝合技术欠缺、麻醉效果不佳、术后并发症、切口愈合不良等亦可导致切口疝的发生。

（三）脐疝

疝囊通过脐环突出的疝称为脐疝,可分为小儿脐疝和成人脐疝,病因不同。小儿脐疝发病多因脐环闭锁不全或脐部瘢痕组织不够坚强,在腹内压增高的情况下如患儿啼哭时即发生。成人脐疝为后天性,少见,发生于经产妇。

【护理评估】

（一）健康史

了解病人的年龄、性别、职业及是否长期负重或重体力劳动;了解病人有无慢性咳嗽、便秘、排尿困难、腹水等病史;了解其营养发育及平时身体素质情况。

（二）身体状况

1. 股疝　疝块往往不大,位于腹股沟韧带下方卵圆窝处,呈半球形突起。疝块有时不能自行消失,因疝囊外有很多脂肪的缘故。易复性股疝症状不明显,尤其是肥胖者易被忽视。部分病人可在久站或咳嗽后出现患处胀痛,并有可复性肿块。股疝嵌顿后,除局部明显的胀痛外,可有急性机械性肠梗阻的表现,严重时可掩盖股疝的局部表现。

2. 切口疝　主要表现为腹部手术切口处逐渐隆起,局部出现渐增大肿块。通常在站立或用力时明显,平卧休息可缩小或消失。疝块较大者,可有腹胀、消化不良、牵拉感等症状。

3. 脐疝　表现为啼哭时疝块突出,安静时消失,极少发生嵌顿。

(三)心理一社会状况

见本任务第二节腹股沟疝病人的护理。

(四)处理原则

1. 股疝　容易嵌顿,一经发现,无论肿块大小、有无症状,均需及早手术。

2. 切口疝　原则上是手术修补,对于较大的切口疝,可采用人工高分子修补材料或自体筋膜组织进行修补。

3. 脐疝　小儿 2 岁前若脐疝无嵌顿发生,选择非手术治疗,常采取绷带压迫法治疗。2岁以上,若脐环直径仍大于 1.5cm 或者 5 岁以上儿童选择手术治疗。成人脐疝为后天性,少见,发生于经产妇,易嵌顿,应选择手术治疗。

【常见护理诊断/问题】

1. 疼痛　与疝块嵌顿或绞窄、手术创伤有关。

2. 知识缺乏:缺乏腹外疝成因、预防腹内压升高及促进术后康复的有关知识。

3. 潜在并发症:切口感染。

【护理措施】

见本任务第二节腹股沟疝病人的护理。

 情景模拟

作为一名外科护士,如何对腹外疝的病人进行护理。

(王群媖)

思考与练习

单项选择题

1. 疝内容物被嵌顿时间较久,发生血液循环障碍而坏死称为(　　)

　　A. 难复性疝　　　　　　　　　　B. 嵌顿性疝

　　C. 绞窄性疝　　　　　　　　　　D. 易复性疝

　　E. 滑动性疝

2. 腹外疝的发病因素中最重要的是(　　)

　　A. 妊娠　　　　　　　　　　　　B. 长期便秘

　　C. 慢性咳嗽　　　　　　　　　　D. 排尿困难

　　E. 腹壁强度降低

3. 腹股沟直疝与斜疝的最主要的鉴别之处是(　　)

　　A. 疝块的形状

B. 发病的年龄

C. 嵌顿的程度

D. 回纳疝块压迫内环,增加腹压疝块是否出现

E. 包块的位置

4. 病人,男,60岁,因腹股沟斜疝疝块嵌顿,行手法复位后,应重点观察的内容是(　　)

A. 生命体征　　　　　　　　　　B. 是否有皮肤破损

C. 是否有腹膜炎或肠梗阻表现　　D. 疝块是否再次脱出

E. 有无全身感染症状

5. 病人,男,66岁,发现右侧腹股沟可复性肿块3年。10小时前,用力排便时突感腹痛难忍,呕吐数次,伴发热、全身不适。查体:右腹股沟及阴囊可扪及肿块,张力高,明显触痛。全腹有压痛、腹肌紧张,白细胞计数明显增高。此类疝属(　　)

A. 腹股沟直疝,嵌顿性疝　　　　B. 腹股沟斜疝,嵌顿性疝

C. 腹股沟直疝,绞窄性疝　　　　D. 腹股沟斜疝,绞窄性疝

E. 股疝,绞窄性疝

6. 病人,男性,68岁,腹股沟斜疝发生嵌顿2小时来院诊治。诉腹部绞痛、腹胀、呕吐。查体:疝块紧张发硬、压痛明显,不能回纳腹腔,腹膜刺激征尚不明显,生命体征稳定。目前最主要的处理是(　　)

A. 手法复位　　　　　　　　　　B. 紧急手术复位

C. 解痉、镇痛　　　　　　　　　D. 静脉输液

E. 继续观察,暂不需处理

7. 多见于儿童及青壮年男性的腹外疝是(　　)

A. 股疝　　　　　　　　　　　　B. 腹股沟直疝

C. 腹股沟斜疝　　　　　　　　　D. 脐疝

E. 切口疝

8. 男,10岁,患腹股沟斜疝10年,应采用的治疗方法是(　　)

A. 疝形成术　　　　　　　　　　B. 疝修补术

C. 疝囊高位结扎术　　　　　　　D. 疝环填补术

E. 佩戴疝带

9. 病人,男性,64岁。右侧腹股沟肿块突出5个月。体格检查:右侧腹股沟可见2cm×3cm的半球形肿块,平卧时肿块消失,压迫内环肿块仍可突出。最可能的诊断是(　　)

A. 右侧腹股沟直疝　　　　　　　B. 右侧股疝

C. 右侧腹股沟斜疝　　　　　　　D. 腹白线疝

E. 脐疝

10. 患儿男,3个月,阴囊可复性肿块,哭闹、咳嗽时增大,安静平卧时消失,诊断为斜疝。其主要治疗方法是(　　)

A. 暂不手术,佩戴医用疝带　　　B. 暂不手术,用棉束带压迫疝环

C. 择期行疝囊高位结扎术　　　　D. 择期行无张力疝修补术

E. 进行手术修补

任务二十二　胃十二指肠疾病病人的护理

第一节　胃十二指肠溃疡病人的护理

 病例导入

齐先生，47岁，自述近1个月来反复呕吐隔夜食，有8年胃十二指肠溃疡病史，反复药物治疗至今。现齐先生前来医院就诊，查体：体形消瘦、皮肤干燥、弹性下降。门诊拟"胃十二指肠溃疡瘢痕性幽门梗阻"收入院。

请思考：

1. 齐先生当前的主要护理问题是什么？
2. 当前应对齐先生采取哪些护理措施？

胃十二指肠溃疡多见于男性青壮年，是发生在胃十二指肠的局限性圆形或椭圆形的全层黏膜缺损。因溃疡的形成与胃酸-蛋白酶的消化作用有关，故又称为消化性溃疡。新型制酸剂和抗幽门螺杆菌药物的应用使得大部分溃疡病病人经内科治疗可以疫愈，外科治疗主要用于急性穿孔、出血、幽门梗阻、药物治疗无效的溃疡病人以及恶变等情况。

急性穿孔是胃、十二指肠溃疡严重的并发症。起病急、病情重、变化快，需要紧急处理，若诊治不当可危及生命。胃十二指肠溃疡出血是上消化道出血中最常见的原因。溃疡大出血是指溃疡侵蚀动脉引起明显出血症状，表现为大量呕血和柏油样便，甚至发生休克前期或很快进入休克状态。幽门管、幽门溃疡或十二指肠球部溃疡反复发作可形成瘢痕狭窄，合并幽门痉挛水肿时，能引起幽门梗阻。

【病因及病理生理】

（一）胃十二指肠溃疡急性穿孔

活动期的胃十二指肠溃疡可以逐渐加深侵蚀胃或十二指肠壁，由黏膜至肌层，穿破浆膜而形成穿孔。十二指肠溃疡穿孔好发于十二指肠球部前壁，而胃溃疡穿孔好发于胃小弯，其余分布在胃窦及其他部位。当急性穿孔时，有强烈刺激性的胃酸，胆汁、胰液等消化液和食物溢入腹腔，引起化学性腹膜炎。其可导致剧烈腹痛和大量胶腔渗出液，约6～8小时后细菌开始繁殖并逐渐转变为化脓性腹膜炎。强烈的化学刺激、细胞外液的丢失及细菌毒素吸收等因素，可导致病人休克。活动期的溃疡深达肌层，若溃疡向深层侵蚀，可引起出血或穿孔，多为单发。

（二）胃十二指肠溃疡大出血

溃疡基底部的血管壁被侵蚀，导致破裂出血。胃溃疡大出血好发于胃小弯，出血源自胃左、右动脉及其分支。十二指肠溃疡大出血好发于球部后壁，出血源自胰十二指肠上动脉或胃十二指肠动脉及其分支。大出血后血容量减少、血压降低、血流缓慢,可在血管破裂处形成凝血块而暂时止血。由于胃肠道蠕动和胃十二指肠内容物与溃疡病灶的接触,暂时停止的出血可能再次出血。

(三)胃十二指肠溃疡瘢痕性幽门梗阻

溃疡引起幽门梗阻的原因有痉挛、炎症水肿及瘢痕三种。前两种梗阻是暂时的、可逆的,在炎症消退、痉挛缓解后梗阻解除。瘢痕性幽门梗阻则是永久性的,必须手术治疗。瘢痕性幽门梗阻是由溃疡愈合过程中瘢痕收缩所致。早期部分梗阻,胃排空受阻,胃蠕动增强而使胃壁肌肉代偿性肥厚,胃轻度扩大。后期,胃代偿功能减退,失去张力,胃高度扩张,蠕动消失。胃内容物滞留,促使胃泌素分泌增加及胃酸分泌亢进而致胃黏膜糜烂、充血、水肿和溃疡。胃内容物滞留,食物不能进入十二指肠,导致病人吸收不良而引起贫血、营养不良等;呕吐引起水电解质丢失,导致脱水、低氯低钾性碱中毒。

【护理评估】

(一)健康史

了解病人的年龄、性别、职业、饮食、生活习惯、性格特征、药物使用情况,特别是有无非甾体抗炎药和皮质类固醇等药物服用史。了解病人既往是否有溃疡病史及胃手术病史。

(二)身体状况

1. 胃十二指肠溃疡急性穿孔

(1)症状:多数突然发生于夜间空腹或饱食后,表现为骤起上腹部刀割样剧痛,迅速扩散至全腹,疼痛难以忍受,常伴面色苍白、出冷汗、脉搏细速、血压下降等表现。当胃内容物沿右结肠旁沟向下流注时,可出现右下腹疼痛,疼痛可向肩部放射。继发细菌感染后,腹痛加重。

(2)体征:病人表情痛苦,仰卧微屈膝、不愿移动,腹式呼吸减弱或消失;全腹有明显的压痛、反跳痛,肌紧张呈"板样"强直,以左上腹部最为明显;即诊肝浊音界缩小或消失,可有移动性浊音;听诊,肠鸣音减弱或消失。随着感染加重,病人可出现发热、脉快,甚至肠麻痹、感染性休克。

2. 胃十二指肠溃疡大出血

(1)症状:①呕血、黑便是上消化道出血的主要症状,具体表现取决于出血量和出血的速度。主要症状为呕血和解柏油样黑便,多数病人仅有黑便而无呕血,迅猛的出血而出现大量呕血和紫黑血便。呕血前常有恶心,便血前后可有心悸、头晕、目眩,甚至晕厥。多数病人曾有典型溃疡病史,近期常有服用阿司匹林等药物的情况。②循环系统改变。若出血缓慢,病人血压、脉搏改变不明显。若短时间内失血量超过800ml,可出现休克症状,表现为焦虑不安、四肢湿冷、脉搏细速、呼吸浅快、血压降低等。

(2)体征:腹部体征不明显。腹部稍胀,上腹部可有轻度深压痛,肠鸣音亢进。腹痛严重者,应注意伴发穿孔。

3. 胃十二指肠溃疡瘢痕性幽门梗阻

(1)症状:①呕吐宿食与腹部胀痛是幽门梗阻的主要表现。早期,病人有上腹部膨胀不适、阵发性胃收缩痛,伴有嗳气、恶心与呕吐。呕吐多在下午或夜间发生,量大,1次可计1 000～2 000ml,呕吐物含大量宿食,有腐败酸臭味,但不含胆汁。呕吐后自觉胃部饱胀改善,故病人常自行诱发呕吐以减轻症状。②水、电解质及酸碱平衡失调及营养不良,病人常有少尿、消瘦、便秘、贫血等慢性消耗表现以及合并有脱水、低钾低氯性碱中毒。

（2）体征：营养不良性消瘦、皮肤干燥、弹性消失、上腹部隆起可见胃型和端动波，上腹部可闻及振水声。

（三）辅助检查

1. 胃十二指肠溃疡急性穿孔　①实验室检查：血常规检查可发现白细胞计数及中性粒细胞比例增加。②影像学检查：腹部 X 线检查 80% 见膈下游离气体，是协助明确诊断的重要检查。③诊断性腹腔穿刺可抽出草绿色混浊液体或含食物残渣。

2. 胃十二指肠溃疡大出血　①实验室检查：血常规检查可出现红细胞计数、血红蛋白值、血细胞比值进行性下降。②胃镜：急诊胃镜可以明确出血部位和原因出血 24 小时内，胃镜检查阳性率可达 80%。

3. 胃十二指肠溃疡瘢痕性幽门梗阻　①盐水负荷试验：空腹情况下置胃管，注入 0.9% 氯化钠溶液 700ml，30 分钟后经胃管回吸，若回吸液体超过 350ml，提示幽门梗阻。②纤维胃镜检查：可确定梗阻及梗阻原因。③X 线钡餐检查：如 6 小时胃内尚有 1/4 钡剂存留者，提示胃潴留，24 小时仍有钡剂存留者可诊断瘢痕性幽门梗阻。

（四）心理-社会状况

了解病人对疾病的认知程度，对手术有何顾虑，有何思想负担；亲属对病人的关心程度、支持力度，家庭对手术的经济承受能力。

（五）处理原则

1. 胃十二指肠溃疡急性穿孔

（1）非手术治疗：病情轻者，多采取非手术治疗。主要措施为禁食、持续胃肠减压，输液以维持水、电解质平衡并给予营养支持，全身应用抗生素控制感染，经静脉给予 H_2 受体阻断剂或质子拮抗剂等制酸药物。若治疗 6~8 小时后病情仍继续加重，应立即行手术治疗。

（2）手术治疗：是胃十二指肠溃疡急性穿孔的主要治疗方法，根据病人情况结合手术条件选择手术方式。方法包括单纯穿孔缝合，胃大部切除术（图 22-1）穿孔缝合术加高选择性迷走神经切断或选择性迷走神经切断术加胃窦切除术。胃大部切除术的方式包括毕 I 式（Billroth I 式）（图 22-2）、毕 II 式（Billroth II 式）（图 22-3）。

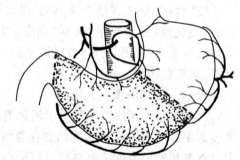

图 22-1　胃大部切除范围

2. 胃十二指肠溃疡大出血　考虑紧急手术止血的指征包括：①迅猛出血，短期内发生休克；② 60 岁以上的老年病人伴有动脉硬化症，难以自行止血，对再出血耐受性差，应及早手术；③近期出现过类似大出血或合并穿孔或幽门梗阻；④药物治疗过程中，发生大出血；⑤纤维胃镜检查发现动脉波动性出血，或溃疡底部血管显露再出血危险很大。急诊手术应争取在出血 48 小时内进行，反复止血无效，拖延时间可增加危险性。

手术方法：①包括溃疡在内的胃大部切除术；②贯穿缝扎术；③在贯穿缝扎处理溃疡出血后，可行迷走神经干切断加胃窦切除或幽门成形术。

3. 胃十二指肠溃疡瘢痕性幽门梗阻　瘢痕性幽门梗阻是手术治疗绝对适应证。术前需要充分准备，主要措施为禁食、胃肠减压，以温生理盐水洗胃，直至洗出液澄清；纠正贫

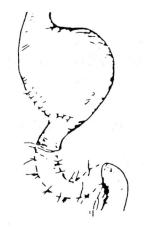

图 22-2　毕 I 式胃大部切除术

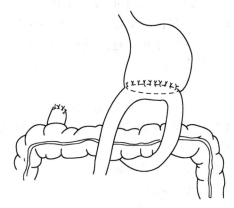

图 22-3　毕 II 式胃大部切除术

血与低蛋白血症,改善营养状况;维持水、电解质平衡,纠正脱水、低钾低氯性碱中毒。手术方式以胃大部切除为主,也可行迷走神经干切断术加胃窦部切除术。对于老年人、全身状况差或合并其他严重内科疾病者可行胃空肠吻合加迷走神经切断术。

【常见护理诊断 / 问题】

1．焦虑　与疾病知识缺乏、环境改变及担心手术有关。

2．急性疼痛　与胃十二指肠黏膜受侵蚀或胃肠内容物对腹膜的刺激及手术创伤有关。

3．营养失调:低于机体需要量　与摄入不足及消耗增加有关。

4．有体液不足的危险　与溃疡大出血,禁食,穿孔后大量腹腔渗出液,幽门梗阻病人呕吐而致水、电解质丢失等有关。

5．潜在并发症:出血、感染、吻合口破裂或瘘、术后梗阻、倾倒综合征等。

【护理目标】

1．病人焦虑减轻或缓解。

2．病人疼痛减轻或缓解。

3．病人营养状况得到改善。

4．病人水、电解质维持平衡,未发生酸碱平衡失调。

5．病人并发症得到有效预防,或得到及时发现和处理。

【护理措施】

(一) 术前护理

1．饮食护理　根据病人情况,指导病人饮食应少量多餐,给予高蛋白、高热量、富含维生素、易消化、无刺激的食物。

2．用药护理　督促病人按时应用减少胃酸分泌、解痉及抗酸的药物,并观察药物疗效。

3．急性穿孔病人的护理　病人立即禁食水、胃肠波压、减少胃肠内容物继续流入腹腔;监测生命体征、腹痛、腹膜刺激征及肠鸣音等变化。若病人有休克症状,应平卧。根据医嘱及时补充液体和应用抗生素,维持水、电解质平衡和抗感染治疗;做好急症手术前的准备工作。

4．溃疡大出血病人的护理　严密观察呕血、便血情况,并判断记录出血量;监测生命体征变化,观察有无口渴、四肢发冷、尿少等循环血量不足的表现;病人应取平卧位,禁食水;若病人过度紧张,应给予镇静剂;遵医嘱,及时输血、补液、应用止血药物,以纠正贫血和休克；同时，做好急症手术前的准备工作。

5. 幽门梗阻病人的护理 完全性梗阻病人禁食水，不完全性梗阻者，给予无渣半流质，以减少胃内容物潴留。遵医嘱输血补液，改善营养状况，纠正低氯、低钾性碱中毒。做好术前准备，术前 3 日，每晚用 300～500ml 温生理盐水洗胃，以减轻胃壁水肿和炎症，以利于术后吻合口愈合。

6. 对拟行迷走神经切除术病人的护理 术前测定病人的胃酸，包括夜间 12 小时分泌量、最大分泌量及胰岛素试验分泌量，以供选择手术方法参考。

7. 心理护理 对于急性穿孔和大出血的病人，及时安慰病人，缓解紧张、恐惧情绪，解释相关的疾病和手术的知识。

（二）术后护理

1. 病情观察 术后每 30 分钟测量 1 次血压、脉搏、呼吸，直至血压平稳，如病情较重或有休克者，仍需每 1～2 小时测量 1 次，病情平稳后可延长测量间隔时间。同时观察病人神志、体温、尿量、切口渗血、渗液和引流液情况等。

2. 术后体位 一般先取平卧位。待病人血压平稳后给予低半卧位，以保持腹肌松弛，减轻腹部切口张力，减轻疼痛，也有利于呼吸和循环。

3. 引流管护理 胃十二指肠溃疡术后病人常留置有胃管、腹腔引流管、导尿管等。护理时需注意：①妥善固定并准确标记各引流管，避免脱出，一旦脱出后不可自行插回。②保持引流通畅，防止受压、扭曲、折叠等，可经常挤捏各引流管以防堵塞；若堵塞，可在医生指导下用注射器抽取生理盐水试冲洗引流管。③观察并记录引流液的性质、色、量等。留置胃管可起到胃肠减压的作用，以减轻胃肠道张力，促进吻合口愈合。护理时还应注意部分病人胃管须接负压吸引装置，维持适当的负压，避免负压过大损伤胃黏膜；术后 24 小时内可由胃管引流出少量血液或咖啡样液体，若有较多鲜血，应及时联系医生并配合处理；术后胃肠减压量减少，肠蠕动恢复，肛门排气后，可拔除胃管。

4. 禁食、输液护理 禁食期间应静脉补充液体。记录 24 小时出入水量，及时了解病人各项检查结果，为合理输液提供依据，避免水、电解质平衡失调；必要时给予血浆、全血或营养支持，改善病人营养状况或贫血，以利于吻合口及切口愈合。禁食者注意口腔护理，保持口腔洁净、湿润。

5. 鼓励早期活动 除年老体弱或病较重者，鼓励并协助病人术后第 1 日坐起轻微活动，第 2 日协助病人于床边活动，第 3 日可在病室内活动。病人活动量根据个体差异而定，早期活动可促进肠蠕动恢复，预防术后肠粘连和下肢深静脉血栓形成等并发症的发生。

6. 饮食护理 拔胃管后当日可饮少量水或米汤；如无不适，第 2 日进半量流质饮食，每次 50～80ml；第 3 日进全量流质，每次 100～150ml；进食后无不适，第 4 日可进半流质饮食。食物宜温、软、易于消化，少量多餐。开始时每日 5～6 餐，逐渐减少进餐次数并增加每次进餐量，逐步恢复正常饮食。

7. 并发症的观察和处理

（1）胃大部分切除术后并发症

1）术后胃出血：胃大部分切除术后，可有少许暗红色或咖啡色胃液自胃管抽出，一般 24 小时内不超过 300ml，且逐渐减少、变淡至自行停止。若术后短期内从胃管不断引流出新鲜血液，24 小时后仍未停止，甚至出现呕血和黑便，则系术后出血。发生在术后 24 小时以内的出血，多属术中止血不确切；术后 4～6 日发生的出血，常为吻合口黏膜坏死脱落所致；术后 10～20 日发生的出血，与吻合口缝线处感染或黏膜下脓肿腐蚀血管有关。术后严密观察病人的生命体征，包括血压、脉搏、心率、呼吸、神志和体温的变化。加强对胃肠减压引流液量和色的观察，若术后短期内从胃管引流出大量鲜红色血液，持续不止，需及时报告医生处理。遵医嘱应用止血药物和输新鲜血等，或用冰生理盐水洗胃。若经非手术治疗不能有效止血或出血量＞500ml/h 时，积极完善术前准备。

2）十二指肠残端破裂：是毕Ⅱ式胃大部切除术后近期严重并发症。原因多为十二指肠残端处理不当或者因空肠输入襻梗阻致十二指肠内张力过高所致。其多发生在术后 24～48 小时，临床表现为突发性上腹部剧痛、发热和腹膜刺激征；白细胞计数增加；腹腔穿刺可抽得胆汁样液体。如发生十二指肠残端破裂，须立刻准备进行手术治疗；术后持续负压吸引，积极纠正水、电解质紊乱和酸碱失衡，经静脉或空肠造瘘管提供营养支持，全身应用广谱抗生素，用氧化锌软膏保护引流管周围皮肤。

3）吻合口破裂或吻合口瘘：是胃大部切除术后的早期严重并发症之一，与缝合不当、吻合口张力过大、组织供血不足有关，以贫血、低蛋白血症和组织水肿者易发生或多发生在术后 1 周内，临床表现为高热、脉速等全身中毒症状，腹膜炎以及腹腔引流管引流出含肠内容物的浑浊液体，如发生较晚，多形成局部脓肿或外瘘。处理包括：①出现弥漫性腹膜炎的吻合口破裂的病人须立即手术，做好急诊手术准备；②形成局部脓肿、外瘘或无弥漫性腹膜炎的病人，进行局部引流，注意及时清洁瘘口周围皮肤并保持干燥，局部涂以氧化锌软膏、皮肤保护粉或皮肤保护膜加以保护，以免皮肤破损继发感染；③同时禁食、胃肠减压；④合理应用抗生素和给予肠外营养支持，纠正水、电解质紊乱和维持酸碱平衡。经上述处理后多数病人吻合口瘘可在 4～6 周自愈；若经久不愈，须再次手术。

4）胃排空障碍：常发生在术后 4～10 日，表现为上腹饱胀、钝痛和呕吐，呕吐含胆汁胃内容物。消化道 X 线造影检查可见残胃扩张、无张力、蠕动波少而弱，且通过胃肠吻合口不畅。处理措施包括禁食、胃肠减压，肠外营养支持，纠正低蛋白，维持水、电解质和酸碱平衡，应用胃动力促进剂，也可用 3% 温盐水洗胃，一般均能经非手术治疗治愈。

5）术后梗阻：根据梗阻部位可分为输入襻梗阻、输出襻梗阻和吻合口梗阻，前两者见于毕Ⅱ式胃大部切除术后。

输入襻梗阻：可分为急、慢性两类。①急性完全性输入襻梗阻临床表现为突起腹部剧烈疼痛、频繁呕吐，量少，多不含胆汁，呕吐后症状不缓解，且上腹有压痛性肿块。病情进展快，不久即出现烦躁、脉速、血压下降等休克表现。系输出襻系膜悬吊过紧压迫输入襻，或输入襻过长穿入输出襻与横结肠系膜的间隙孔形成内疝所致，属闭襻性肠梗阻，易发生肠绞窄，应紧急手术治疗。②慢性不完全性输入襻梗阻病人临床表现为进食后出现上腹胀痛或绞痛，随即突然喷射性呕吐出大量不含食物的胆汁，呕吐后症状缓解。多由于输入襻过长扭曲或输入襻过短在吻合口处形成锐角，使输入襻内胆汁、胰液和十二指肠液排空不畅而滞留。由于消化液潴留在输入襻内，进食后消化液分泌明显增加，输入襻内压力增高，刺激肠管发生强烈的收缩，引起喷射样呕吐，也称"输入襻综合征"。处理措施包括禁食、胃肠减压、营养支持等，如症状在数周或数月内不能缓解，亦需手术治疗。

输出襻梗阻：表现为上腹饱胀，呕吐食物和胆汁。其系胃大部切除术后胃肠吻合口下方输出襻因粘连、大网膜水肿、炎性肿块压迫所致的梗阻。若非手术治疗无效，应手术解除梗阻。

吻合口梗阻：表现为进食后出现上腹饱胀感和溢出性呕吐；呕吐物含或不含胆汁。一般系吻合口过小或吻合口的胃肠壁内翻过多所致，也可为术后吻合口炎症水肿所致的暂时性梗阻。X线钡餐检查可见造影剂完全停留在胃内。非手术治疗措施同胃排空障碍的处理措施。若经非手术治疗仍无改善，可手术解除梗阻。

6）倾倒综合征：系由于胃大部切除术后，失去对胃排空的控制，导致胃排空过快所产生的一系列综合征。根据进食后症状出现的时间可分为早期与晚期两种。

早期倾倒综合征：多发生在进食后半小时内，病人以循环系统症状和胃肠道症状为主要表现。循环系统症状包括心悸、心动过速、出汗、全身无力、面色苍白和头晕等；胃肠道症状有腹部饱胀不适或绞痛、恶心呕吐和腹泻等。多因餐后大量高渗性食物快速进入十二指肠或空肠，致肠道内分泌细胞大量分泌肠源性血管活性物质，如5-羟色胺、缓激肽样多肽、血管活性肽、神经紧张素和血管活性肠肽等，加上渗透压作用使细胞外液大量移入肠腔，从而引起一系列血管舒缩功能的紊乱和胃肠道症状。主要护理措施包括指导病人通过饮食加以调整，即少食多餐，避免过甜、过咸、过浓的流质饮食；宜进低碳水化合物、高蛋白饮食；用餐时限制饮水喝汤；进餐后平卧20分钟。多数病人经调整饮食后，症状可减轻或消失，术后半年到1年内能逐渐自愈。极少数症状严重而持久的病人需手术治疗。

晚期倾倒综合征：临床表现为餐后2～4小时病人出现心慌、出冷汗、面色苍白、手颤、无力甚至虚脱等表现。其主要因进食后，胃排空过快，含糖食物迅速进入空肠后被过快吸收使血糖急速升高，刺激胰岛素大量释放，而当血糖下降后，胰岛素并未相应减少，继之发生反应性低血糖，故晚期倾倒综合征又被称为低血糖综合征。出现症状时稍进饮食，尤其是糖类，即可缓解。饮食中减少碳水化合物含量，增加蛋白质比例，少量多餐可防止其发生。

（2）迷走神经切断术后并发症

1）胃小弯坏死穿孔：系高选择性胃迷走神经切断术后的严重并发症，主要表现为突发上腹部剧烈疼痛和急性弥漫性腹膜炎症状。由于手术因素或术中切断了胃小弯侧的血液供应，以致局部易缺血坏死甚至形成溃疡。一旦发生，护士须即刻完善各项术前准备，并做好病人的解释和安慰工作，使其能配合急诊修补手术。

2）腹泻：是迷走神经切断术后的常见并发症，发生率在5%～40%。与迷走神经切断术后肠转运时间缩短、肠吸收减少、胆汁酸分泌增加以及刺激肠蠕动的体液因子释放等有关。指导病人遵医嘱口服抑制肠蠕动的药物洛哌丁胺，若无效，可改用考来烯胺治疗；对频繁腹泻者应做好饮食指导和肛门周围皮肤护理。

3）吞咽困难：多见于迷走神经干切断术后，有些病人在术后早期下咽固体食物时有胸骨后疼痛。X线吞钡示食管下段狭窄、贲门痉挛。往往与手术所致食管下段局部水肿、痉挛或神经损伤所致食管弛缓障碍有关。护士应告知病人该症状一般于术后1～2个月能自行缓解，不必过度焦虑和恐惧；对少数确实无法缓解者可考虑行食管扩张治疗，以缓解症状。

（三）健康教育

1．告知病人有关胃十二指肠溃疡的知识，使之能更好地配合手术等治疗和护理。

2．强调保持乐观的重要性，指导病人自我调节情绪。注意劳逸结合，避免过劳。戒烟、戒酒。

3．教导药物的服用时间、方式、剂量，说明药物副作用。避免服用对胃黏膜有损害性的药物，如阿司匹林、吲哚美辛、皮质类固醇等。饮食宜少量多餐，进高蛋白、低脂饮食，补充铁剂与足量维生素,少食盐腌和烟熏食品,避免过冷、过烫、过辣及油煎、炸食物。

4. 定期门诊随访,若有不适及时就诊。

【护理评价】

通过治疗与护理,病人是否:①疼痛减轻或缓解;②并发症得到有效预防或已发生的并发症得到及时发现和处理。

第二节　胃癌病人的护理

胃癌是最常见的恶性肿瘤之一,在我国消化道恶性肿瘤中居第二位,好发年龄在 50 岁以上,男女发病率之比约为 2∶1。

【病因及病理生理】

（一）病因

胃癌的病因尚未完全清楚,目前认为与下列因素有关:

1. 地域环境及饮食生活因素　胃癌发病有明显的地域差别,中国、日本、俄罗斯、南非、智利和北欧等国家和地区发病率较高,而北美、西欧、印度的发病率则较低。我国西北与东部沿海地区胃癌的发病率比南方地区明显为高。长期食用腌制、熏、烤食品者胃癌的发病率高,可能与上述食品中亚硝酸盐、真菌毒素、多环芳烃化合物等致癌物或前致癌物的含量高有关。食物中缺乏新鲜蔬菜、水果也与发病有一定关系,吸烟增加胃癌的发生率。

2. 幽门螺杆菌感染　幽门螺杆菌(HP)感染是引发胃癌的主要因素之一。我国胃癌高发区成人 HP 感染率在 60% 以上,较低发区成人 HP 感染率明显高。

3. 癌前病变　癌前病变是指容易发生癌变的胃黏膜病理组织学改变,并未达到恶性病变,是从良性上皮组织转变成癌过程中的交界性病理变化,如胃黏膜上皮的异型增生。

4. 遗传和基因　遗传与分子生物学研究显示,有血缘关系的胃癌病人的亲属其胃癌发病率比对照组高 4 倍。近期资料显示胃癌与癌基因、抑癌基因及转移相关基因等改变有关。

（二）病理生理

1. 大体分型

（1）早期胃癌:是指癌组织仅限于黏膜和黏膜下层。早期胃癌根据病灶形态分三型:Ⅰ型隆起型,癌灶突出于胃腔。Ⅱ型浅表型,癌灶较平坦,没有明显的隆起与凹陷。Ⅱ型还有三个亚型:Ⅱa 浅表隆起型、Ⅱb 浅表平坦型和Ⅱc 浅表凹陷型。Ⅲ型凹陷型,较深的溃疡。早期胃癌多发生于胃的中下部,贲门部较少见。

（2）进展期胃癌:癌组织超过黏膜下层侵入胃壁肌层,为中期胃癌;病灶达浆膜下层或超过浆膜向外浸润至邻近脏器或有转移,为晚期胃癌。中晚期胃癌统称为进展期胃癌。若全胃受累胃腔缩窄、胃壁僵硬如革囊状称为皮革胃,此型恶性程度最高,转移较早,预后最差。

2. 组织学分型　世界卫生组织 1979 年提出的分类法,将胃癌组织学分为常见的普通型和少见的特殊型。普通型包括乳头状腺癌、管状腺癌、未分化腺癌、黏液腺癌和印戒细胞癌。特殊型主要有腺鳞癌、鳞状细胞癌、类癌、未分化癌等。

3. 胃癌的扩散与转移　①直接浸润;②淋巴转移是胃癌的主要转移途径;③血行转移常发生于晚期胃癌,常见转移的器官有肝、肺、胰、骨骼等处,以肝转移最常见;④腹腔种植。

【护理评估】

（一）健康史

了解病人的年龄、性别、职业及饮食习惯等；了解病人发病过程、治疗及用药等情况。了解病人既往是否有溃疡病史及胃手术病史等。

（二）身体状况

1. 症状　早期胃癌多无明显症状，少数病人有类似溃疡病的上消化道症状，无特异性，故早期胃癌诊断率低。进展期胃癌最常见的临床症状是疼痛和体重减轻，病人常有明显的上消化道症状，如上腹部不适、进食后饱胀，因病情发展而上腹部疼痛加重，食欲减退、乏力、消瘦，部分病人伴恶心、呕吐。晚期胃癌病人常出现贫血、消瘦、营养不良甚至恶病质等表现。此外，因肿瘤的部位不同而有特殊表现。贲门胃底癌可有胸骨后疼痛和进行性吞咽困难；幽门附近的胃癌有幽门梗阻表现；肿瘤破坏血管后可有呕血、黑便等上消化道出血症状。

2. 体征　多有上腹部压痛，部分病人可触及上腹部肿块。癌肿转移可出现相应症状，如转移到骨骼时，可有骨骼疼痛；如胰腺转移出现持续性上腹痛并放射至背部；远处淋巴结转移常见于左锁骨上淋巴结。

（三）辅助检查

1. 纤维胃镜检查　是诊断早期胃癌的有效方法。可直接观察病变的部位和范围，并可直接取病变组织作病理学检查。采用带超声探头的电子胃镜，有助于了解肿瘤浸润深度以及周围脏器和淋巴结有无转移。

2. X线钡餐检查　X线气钡双重造影可发现较小而表浅的病变。肿块型胃癌表现为突向腔内的充盈缺损；溃疡型胃癌主要显示胃壁内龛影，黏膜集中、中断、紊乱和局部蠕动波不能通过；浸润型胃癌可见胃壁僵硬、蠕动波消失。

3. 腹部超声　主要用于观察胃的邻近脏器受浸润及淋巴结转移的情况。

4. 螺旋CT　有助于胃癌的诊断和术前临床分期。

5. 实验室检查　粪便隐血试验常呈持续阳性。胃液游离酸测定多显示酸缺乏或减少。

（四）心理 - 社会状况

病人面对胃癌对生命的威胁，不确定的疾病预后、各种复杂而痛苦的治疗等问题所产生的心理反应，如焦虑程度，能否很好地应对；家庭经济与社会支持情况；病人对疾病及拟采取的治疗方式及术后康复锻炼知识的了解和掌握程度；亲属尤其是配偶对本病及其治疗、疾病预后的认知程度及心理承受能力。

（五）处理原则

早期胃癌无特异性症状，病人就诊率低。为提高早期胃癌诊断率，对于有胃癌家族史或既往有胃病史的人群定期检查。对于下列人群应做胃的相关检查；40岁以上有上消化道症状而无胆道疾病者，原因不明的消化道慢性失血者；短期内体重明显减轻，食欲减退者。治疗方法是以手术治疗为主的综合治疗。

1. 手术治疗　胃癌手术治疗可分为根治性手术和姑息性手术两类。

2. 其他治疗　①全身治疗：包括化疗、生物免疫治疗、中医中药治疗等。②局部治疗：包括放疗、腹腔灌注疗法、动脉介入治疗等。化疗用于根治性手术的术前、术中和术后，可延长生存期。晚期胃癌症应用适量化疗，可缓解癌肿的发展速度，改善症状，有一定的近期效果。可采用全身化疗、腹腔灌注化疗、动脉介入治疗等。

【常见护理诊断 / 问题】

1. 焦虑　与环境改变,担心手术及胃癌预后有关。

2. 疼痛　与癌症及手术创伤有关。

3. 营养失调:低于机体需要量　与摄入不足及消耗增加有关。

4. 潜在并发症:出血、感染、吻合口破裂或瘘、术后梗阻、倾倒综合征等。

【护理措施】

（一）术前护理

1. 缓解焦虑与恐惧　病人对癌症及预后有很大顾虑,常有消极悲观情绪,鼓励病人表达自身感受,根据病人个体情况提供信息,向病人解释胃癌手术治疗的必要性,帮助病人消除不良心理,增强对治疗的信心。此外,还应鼓励家属和朋友给予病人关心和支持,使其能积极配合治疗和护理。

2. 改善营养状况胃癌病人,伴有梗阻和出血者,术前常由于食欲减退、摄入不足、消耗增加,以及恶心、呕吐等导致营养状况欠佳,根据病人的饮食和生活习惯,制订合理食谱。给予高蛋白、高热量、高维生素、低脂肪、易消化和少渣的食物;对不能进食者,应遵医嘱予以静脉输液,补充足够的热量,必要时输血浆或全血,以改善病人的营养状况,提高其对手术的耐受性。

3. 胃肠道准备对有幽门梗阻的病人,在禁食的基础上,术前 3 日起每晚用温生理盐水洗胃,以减轻胃黏膜的水肿。术前 3 日给病人口服肠道不吸收的抗菌药物,必要时清洁肠道。

（二）术后护理

1. 观察病情　密切观察生命体征、神志、尿量、切口渗血、渗液和引流液情况等。

2. 体位　全身麻醉清醒前取去枕平卧位,头偏向一侧。麻醉清醒后若血压稳定取低半卧位,有利于呼吸和循环,减少切口缝合处张力,减轻疼痛与不适。

3. 禁食、胃肠减压　术后早期禁食、胃肠减压,以减少胃内积气、积液,有利于吻合口的愈合。

4. 营养支持

（1）肠外营养支持:因胃肠减压期间引流出大量含有各种电解质,如钾、钠、氯、碳酸盐等的胃肠液,加之病人禁食,易造成水、电解质和酸碱失衡和营养缺乏。因此,术后需及时输液补充病人所需的水、电解质和营养素,必要时输血清白蛋白或全血,以改善病人的营养状况,促进切口愈合。详细记录 24 小时出入液量,为合理输液提供依据。

（2）早期肠内营养支持:对术中放置空肠喂养管的胃癌根治术病人,术后早期经喂养管输注肠内营养液,对改善病人的全身营养状况、维护肠道屏障结构和功能、促进肠功能早期恢复、增强机体的免疫功能、促进伤口和肠吻合口的愈合等都有益处。根据病人的个体状况,合理制订营养支持方案。护理时注意:①妥善固定喂养管,防止滑脱、移动、扭曲和受压;保持喂养管的通畅,防止营养液沉积堵塞导管,每次输注营养液前后用生理盐水或温开水 20~30ml 冲管,输注营养液的过程中每 4 小时冲管 1 次。②控制输入营养液的温度、浓度和速度:营养液温度以接近体温为宜,温度偏低会刺激肠道引起肠痉挛,导致腹痛、腹泻;温度过高则可灼伤肠道黏膜,甚至可引起溃疡或出血;营养液浓度过高易诱发倾倒综合征。③观察有无恶心、呕吐、腹痛、腹胀、腹泻和水电解质紊乱等并发症的发生。

（3）饮食护理:肠蠕动恢复后可拔除胃管,逐渐恢复饮食。注意少食产气食物,忌生、冷、硬和刺激性食物。少量多餐,开始时每日 5~6 餐,以后逐渐减少进餐次数并增加每次进餐量,逐步恢复正常饮食。全胃切除术后,肠管代胃容量较小,开始全流质饮食时宜少量、清淡;每次饮食后需观察病人有无腹部不适。

5. 疼痛护理　根据病人疼痛情况,适当应用止痛药物。

6. 并发症的观察和护理　胃手术后主要并发症有出血、胃排空障碍、吻合口破裂或瘘、十二指肠残端破裂和术后梗阻。

（三）健康教育

1. 胃癌的预防　积极治疗 HP 感染和胃癌的癌前疾病,如慢性萎缩性胃炎、胃息肉及胃溃疡;少食腌制、熏、烤食品,戒烟、酒。高危人群定期检查,如大便潜血试验、X 线钡餐检查、内镜检查等。

2. 适当活动　参加一定的活动或锻炼,注意劳逸结合,避免过度劳累。

3. 定期复查　胃癌病人须定期门诊随访,检查肝功能、血常规等,注意预防感染。术后 3 年内每 3～6 个月复查 1 次,3～5 年每半年复查 1 次,5 年后每年 1 次。内镜检查每年 1 次。若有腹部不适、胀满、肝区肿胀、锁骨上淋巴结肿大等表现时,应随时复查。

 情景模拟

作为一名外科护士,如何对胃十二指肠疾病病人进行护理。

（王群媖）

思考与练习

一、单项选择题

1. 消化溃疡最常见的并发症是（　　）

　　A. 穿孔　　　　　　　　　B. 出血　　　　　　　　　C. 幽门梗阻

　　D. 癌变　　　　　　　　　E. 感染

2. 消化溃疡合并穿孔常见于（　　）

　　A. 胃溃疡　　　　　　　　B. 十二指肠溃疡　　　　　C. 急性糜烂性胃炎

　　D. 急性腐蚀性胃炎　　　　E. 慢性萎缩性胃炎

3. 消化道出血临床最常见的病因是（　　）

　　A. 胃癌　　　　　　　　　B. 急性糜烂性胃炎　　　　C. 消化性溃疡

　　D. 胃粘脱垂　　　　　　　E. 佐林格 - 埃利森综合征

4. 当出现消化道出血伴休克时,首要的治疗措施是（　　）

　　A. 禁食　　　　　　　　　B. 积极补充血容量　　　　C. 胃镜止血

　　D. 介入治疗　　　　　　　E. 气囊管压迫止血

5. 给予消化道急性穿孔的患者禁食,胃肠减压的主要目的是（　　）

　　A. 减轻腹胀　　　　　　　　　　　B. 避免消化液和食物残渣继续流入腹腔

　　C. 减轻呕吐　　　　　　　　　　　D. 减轻腹痛

　　E. 有利于穿孔闭合

6. 病人，女性，30 岁胃溃疡穿孔行"毕 I 式胃大部切除术"术后 4 天，诉腹部胀痛，恶心，停止排气排便。查体：全腹膨隆，未见肠型，全腹压痛，以中上腹最为显著，轻度肌紧张，肠鸣音消失。T 37.8℃，P 90 次 /min，BP 112/78mmHg。血常规：白细胞 12×10^9/L，中性粒细胞比例 0.86；腹部 X 线平见肠腔积气及小液气平面，以下护理措施**错误**的是（　　　）

  A. 禁食、胃肠减压   B. 可适当用 654-2 止痛

  C. 协助病人取低半卧位   D. 及时准确记录出入水量

  E. 应用抗菌药预防感染

7. 病人，男性，30 岁，有消化性溃疡病史。突发上腹部剧痛 5 小时，伴大汗淋漓，烦躁不安，服用制酸剂不能缓解，考虑有溃疡病穿孔的可能。下列选项中最有助于判断穿孔的体征是（　　　）

  A. 腹肌紧张   B. 肠鸣音消失

  C. 腹部移动性浊音阳性   D. 腹式呼吸减弱

  E. 腹部叩诊鼓音

（8～11 题共用题干）

病人，男性，38 岁。有溃疡史 8 年，因突发腹痛 3 小时来急诊。

8. 采集病史时应特别注意询问（　　　）

  A. 近期饮酒情况   B. 近期胃镜检查情况

  C. 胃溃疡病史   D. 腹痛部位、性质和伴随症状

  E. 近期食欲与睡眠情况

9. 体检重点应是（　　　）

  A. 肠鸣音   B. 腹部形态   C. 肝浊音界位置

  D. 直肠指检   E. 腹水征

10. 对确诊有价值的辅助检查是（　　　）

  A. 腹部 CT   B. 腹腔灌洗   C. 淀粉酶测定

  D. X 线   E. 腹部 MRI

11. 在没有明确诊断前，应采取的护理措施是（　　　）

  A. 流质饮食   B. 适当镇痛   C. 腹部热敷

  D. 胃肠减压   E. 适当解痉

二、病例分析题

男，46 岁，既往有溃疡病史，近期有胃痛，午餐后突发右上腹剧烈疼痛，并迅速蔓延至全腹，发病后呕吐两次，为胃内容物，体检：T 38℃，P 108 次 /min，R 30 次 /min，BP 80/60mmHg，急性面容，平卧屈膝被动体位，心肺正常，腹平，腹式呼吸消失，腹肌紧张，有明显压痛及反跳痛，移动性浊音（+），肝浊音界缩小，X 线检查膈下可见游离气体。

请回答：

1. 最可能的诊断是什么？

2. 治疗原则是什么？

3. 如何护理？

任务二十三　急性阑尾炎病人的护理

 病例导入

17岁女中学生，4小时前出现脐周疼痛，疼痛发展到右下腹，伴发热，恶心，呕吐1次。查体：T 38.7℃，右下腹麦氏点压痛明显，肌紧张，有明显压痛及反跳痛。初步诊断为急性阑尾炎，准备行手术治疗。

请思考：

1. 术前应对病人采取哪些护理措施？

2. 术后应注意观察哪些并发症？

急性阑尾炎是外科常见病，是最多见的急腹症之一，多发生于青壮年，男性发病率高于女性。

【病因及病理生理】

1. 阑尾管腔阻塞　是急性阑尾炎最常见的病因。引起阻塞的最常见原因是淋巴滤泡的明显增生，约占60%，多见于年轻人；其次是粪石阻塞，约占35%。较少见的是由异物、炎性狭窄、食物残渣、蛔虫、肿瘤等引起。另外，阑尾管腔细小，开口狭窄，系膜短，使阑尾卷曲使阑尾容易阻塞的解剖基础。阑尾管腔阻塞后阑尾黏膜仍继续分泌黏液，导致腔内压力进一步上升，血运发生障碍，使阑尾炎症加剧。

2. 细菌入侵　由于阑尾管腔阻塞，细菌繁殖，分泌内毒素和外毒素，黏膜上皮受损并形成溃疡，细菌穿透溃疡进入肌层。阑尾壁间质压力升高，动脉血流受阻，导致阑尾缺血，最终造成梗死和坏疽。致病菌多为肠道内的革兰氏阴性杆菌和厌氧菌。

【病因及病理生理】

1. 急性单纯性阑尾炎　为轻型阑尾炎或病变早期。病变多只限于黏膜和黏膜下层，阑尾外观轻度肿胀，浆膜充血并失去正常光泽，表面稍有纤维素性渗出物。临床症状和体征均较轻。

2. 急性化脓性阑尾炎　由单纯性阑尾炎发展而来。阑尾肿胀明显，浆膜高度充血，表面覆以纤维素性（脓性）渗出物。阑尾周围的腹腔内有稀薄脓液，形成局限性腹膜炎，临床症状和体征较重。

3. 坏疽性及穿孔性阑尾炎　阑尾壁坏死或部分坏死，呈暗紫色或黑色。阑尾腔内积脓，压力升高，阑尾壁血液循环障碍。若在阑尾根部和尖端穿孔，如未被包裹，感染继续扩散，可引起急性弥漫性腹膜炎。

4. 阑尾周围脓肿　如果急性阑尾炎化脓、坏疽或穿孔的过程进展较慢，大网膜可移至右下腹部,将阑尾包裹、粘连,形成炎性肿块或阑尾周围脓肿。

急性阑尾炎的转归有炎症消退、炎症局限化、炎症扩散。

【护理评估】

(一)健康史

了解病人既往病史,尤其注意有无急性阑尾炎发作史;了解有无急性阑尾炎鉴别的其他脏器病变如胃十二指肠溃疡穿孔、右侧输尿管结石、胆结石、急性胰腺炎及妇产科疾病等;了解病人发病前是否有剧烈活动、不洁饮食等诱因。

(二)身体状况

1. 症状

(1)腹痛:腹痛常始于上腹,逐渐移向脐部,数小时(6~8小时)后转移并局限右下腹。约70%~80%的病人具有这种典型的转移性右下腹痛的特点。部分病例发病开始即出现右下腹痛。腹痛的性质和程度因阑尾炎的不同类型而有差异:单纯性阑尾炎表现为轻度隐痛;化脓性阑尾炎呈阵发性胀痛和剧痛;坏疽性阑尾炎则表现为持续性剧烈腹痛;穿孔性阑尾炎因阑尾腔内压力骤减,腹痛可暂时减轻,但出现腹膜炎后,腹痛又会持续加剧。不同位置的阑尾炎,因炎症累及的部位不同,其腹痛部位也略有区别。

(2)胃肠道症状:发病早期可有厌食、恶心、呕吐,但程度较轻。有的病人可发生腹泻。病情发展致弥漫性腹膜炎时可引起麻痹性肠梗阻。

(3)全身表现:病变早期病人常乏力,炎症重时出现中毒症状,表现为心率加快,发热,达38℃左右。阑尾穿孔时体温可高达39℃。若发生门静脉炎可出现寒战、高热和轻度黄疸。

2. 体征

(1)右下腹固定压痛:是急性阑尾炎最常见的重要体征。压痛点常位于脐与右髂前上棘连线中外1/3交界处,即麦氏点,也可随阑尾位置的变异而有改变,但压痛点始终在一个固定位置上。

(2)腹膜刺激征:包括压痛、反跳痛、腹肌紧张,是壁腹膜受炎症刺激出现的防御性反应,提示阑尾炎症加重,出现渗出、化脓、坏疽或穿孔等病理改变。

(3)右下腹包块:如体检发现右下腹饱满,扪及一压痛性包块,边界不清,固定,应考虑有阑尾周围脓肿。

(4)其他:结肠充气实验、腰大肌试验、闭孔内肌试验及肛门直肠指检等可作为辅助诊断依据。①结肠充气实验:病人仰卧位,用右手压迫左下腹,再用左手挤压近侧结肠,结肠内气体可传至盲肠和阑尾,引起右下腹疼痛者为阳性。②腰大肌试验:病人左侧卧位,使右大腿后伸,引起右下腹疼痛者为阳性。说明阑尾位置靠后,位于腰大肌前方。③闭孔内肌试验:病人仰卧位,使右髋和右大腿屈曲,然后被动向内旋转,引起右下腹疼痛者为阳性,提示阑尾靠近闭孔内肌。④直肠指检:当盆腔阑尾炎发生时,直肠右前方可有压痛。当阑尾穿孔时直肠前壁压痛广泛。当形成阑尾周围脓肿时,可触及痛性肿块。

3. 几种特殊类型阑尾炎

(1)小儿急性阑尾炎:小儿阑尾壁薄,管腔小,一旦梗阻,易发生血运障碍,引起坏疽和穿孔;大网膜发育不全,不能起到保护作用,穿孔后炎症不容易局限,容易形成弥漫性腹膜炎。临床特点:①病情发展快且较重,表现为全腹疼痛,早期即出现高热、呕吐等症状;②右下腹体征不明显,不典型,但有局部明显压痛和肌紧张;③极易穿孔继发腹膜炎。

（2）老年人急性阑尾炎：老年人痛觉迟钝，大网膜萎缩，又由于老年人阑尾动脉硬化，易导致阑尾缺血坏死。临床特点：①腹痛不强烈，体征不典型，体温和血白细胞升高不明显；②临床表现轻而病理改变重，容易延误诊断和治疗；③老年人常伴有心血管疾病等各种器质性疾病，病情复杂。

（3）妊娠期急性阑尾炎临床特点：①在妊娠过程中，子宫逐渐增大，盲肠和阑尾的位置也随着向上、向外、向后移位，阑尾炎的压缩部位也随着上移；②妊娠后期子宫增大，阻碍大网膜趋近发炎的阑尾，所以阑尾穿孔后感染不易局限，常引起弥漫性腹膜炎；③炎症发展易致流产或早产，威胁胎儿和孕妇的安全。

（4）慢性阑尾炎：多由急性阑尾炎迁延形成。主要病理改变有阑尾壁不同程度的纤维化和慢性炎症细胞浸润。①既往有急性阑尾炎发作史；②经常有右下腹局限性固定压痛；③X线钡灌肠检查，阑尾不充盈或充盈不全。

（三）辅助检查

1. 实验室检查　大多数急性阑尾炎病人血常规检查有白细胞计数和中性粒细胞比例的增高。白细胞计数可高达$(10\sim20)\times10^9$/L，可发生核左移现象。尿检查一般无阳性发现，可作为与输尿管结石的鉴别依据。

2. 影像学检查　腹部X线平片可见盲肠扩张和液气平面。B超有时可发现肿大的阑尾或脓肿。CT扫描可获得与B超相似的效果，可靠性更高，尤其有助于阑尾周围脓肿的诊断。但这些特殊的检查只在诊断不明确时才选用。

（四）心理 - 社会状况

本病发病急，腹痛明显，需急诊手术治疗，病人常感突然而焦虑不安。应了解病人的心理状态、病人和家属对疾病及治疗的认知和心理承受能力，了解其家庭的经济承受能力。

（五）处理原则

1. 手术治疗　绝大多数急性阑尾炎一经确诊，应早期施行阑尾切除术。如阑尾穿孔已被包裹，阑尾周围脓肿形成，病情较稳定者，应用抗生素治疗或联合中药治疗，促进脓肿吸收消退，也可在超声引导下穿刺抽脓或置管引流。如脓肿扩大，无局限趋势，定位后行手术切开引流。

 知识拓展

史上最牛医生
——自己给自己做阑尾切除手术

列昂尼德·罗格佐夫，苏联新拉扎列夫南极科考站驻站医生。1961年4月29日，他感到右下腹剧痛，同时伴有乏力、恶心和发热症状，他诊断自己急性阑尾炎发作。恶劣的天气导致他无法获得医疗援助，列昂尼德·罗格佐夫做出一个大胆的决定：自己给自己做手术！1961年4月30日，列昂尼德·罗格佐夫在队友协助下自己对自己实施了前所未有的一次阑尾切除手术。队友们用一面镜子，列昂尼德·罗格佐夫可以从12cm的腹部切口看到体内而进行手术。手术进行了105分钟，最终，他成功了，并自己缝合了伤口！几天后，顺利拆线。那年，列昂尼德·罗格佐夫才27岁，名扬世界。

2. 非手术治疗　部分急性单纯性阑尾炎，可经非手术治疗而获痊愈。措施包括禁食、补液、大剂量抗生素治疗，中药以清热、解毒、化瘀为主。若病情有发展趋势，应改为手术治疗。

【常见护理诊断/问题】

1. 疼痛　与阑尾炎症刺激、手术创伤等有关。

2. 体温过高　与感染有关。

3. 潜在并发症：术后出血、切口感染、粘连性肠梗阻、腹腔脓肿、门静脉炎等。

【护理措施】

（一）术前护理

1. 病情观察　加强巡视，观察病人精神状态，定时测量体温、脉搏、血压和呼吸；观察病人的腹部症状和体征，尤其注意腹痛的变化。病人体温一般低于38℃，高热则提示阑尾穿孔；若病人腹痛加剧，出现腹膜刺激征，应及时通知医生。

2. 对症处理　疾病观察期间，病人禁食；按医嘱静脉输液、保持水电解质平衡，应用抗生素控制感染；为减轻疼痛，病人可取半卧位，使腹肌松弛，减轻腹部张力，缓解疼痛；禁服泻药及灌肠，以免肠蠕动加快，增高肠内压力，导致阑尾穿孔或炎症扩散；诊断未明确之前禁用镇静止痛剂如吗啡等，以免掩盖病情。

3. 术前准备　做好血、尿、便常规，出凝血时间及肝、肾、心、肺功能等检查；清洁皮肤，遵医嘱行手术区备皮；做好药物过敏试验并记录；嘱病人术前禁食12小时，禁水4小时；按手术要求准备麻醉床、氧气及监护仪等用物。

4. 心理护理　在与病人和家属建立良好沟通的基础上，做好解释安慰工作，稳定病人的情绪，减轻其焦虑；向病人和家属介绍有关急性阑尾炎的知识，讲解手术的必要性和重要性，提高他们的认识，消除不必要的紧张和担忧，使之积极配合治疗和护理。

（二）术后护理

1. 一般护理

（1）体位与活动：病人回病房后，应根据不同的麻醉方式，选择适当的卧位休息。6小时后，血压、脉搏平稳者，改为半卧位，有利于呼吸和引流。鼓励病人术后在床上翻身、活动肢体，术后24小时可起床活动，促进肠蠕动恢复，防止肠粘连，同时可增进血液循环，加速伤口愈合。老年病人术后注意保暖，经常拍背帮助咳嗽，预防坠积性肺炎。

（2）饮食护理：病人手术当天禁食，经静脉补液。待肠蠕动恢复后，逐步恢复经口饮食。正常情况下，若进食后无不适，第3~4天可进易消化的普食。少数病情重的坏疽、穿孔性阑尾炎，术后饮食恢复较缓慢。

（3）病情观察：密切监测生命体征及病情变化，遵医嘱定时测量体温、脉搏、血压及呼吸，并准确记录；加强巡视，倾听病人的主诉，观察病人腹部体征的变化，尤其注意观察有无粘连性肠梗阻、腹腔感染或脓肿等术后并发症的表现，及时发现异常，通知医生并积极配合治疗。

2. 切口和引流管的护理　保持切口敷料清洁、干燥，及时更换渗血、渗液污染的敷料；观察切口愈合情况，及时发现出血及切口感染的征象。对于腹腔引流的病人，应妥善固定引流管，防止扭曲、受压，保持通畅；经常从近端至远端方向挤压引流管，防止因血块或脓液而造成引流管的堵塞；观察并记录引流液的量、颜色、性状等。当引流液量逐渐减少、颜色逐渐变淡至浆液性，病人体温及血象正常，可考虑拔管。

3. 用药护理 遵医嘱术后应用有效抗生素,控制感染,防止并发症发生。

4. 并发症的预防和护理

(1) 切口感染:是阑尾术后最常见的并发症。其多见于化脓或穿孔性急性阑尾炎,表现为术后 2～3 天体温升高,切口胀痛或反跳痛,局部红肿、压痛等,可先行试穿抽出脓汁,或于波动处拆除缝线,排除脓液,放置引流,定期换药。手术中加强切口保护、彻底止血,消灭死腔等措施可预防切口感染。

(2) 粘连性肠梗阻:较常见的并发症。病情重者须手术治疗。术后病人早期离床活动可适当预防此并发症。

5. 心理护理 术后给予病人和家属心理上的支持,解释术后恢复过程、术后疼痛的原因及各种治疗的意义,以及积极配合治疗和护理对康复的意义。

(三)健康教育

1. 知识宣教 对于非手术治疗的病人,应向其解释禁食的目的和重要性,教会病人自我观察腹部症状和体征的方法。

2. 饮食与活动指导 对于手术治疗的病人,指导病人术后饮食的种类及量,鼓励病人循序渐进,避免暴饮暴食;向病人介绍术后早期离床活动的意义,鼓励病人尽早下床活动,促进肠蠕动恢复,防止术后肠粘连。

3. 出院指导 若出现腹痛、腹胀等不适,应及时就诊。

 情景模拟

阑尾炎急性发作期,护士的心理应对和护理操作。

（齐 婧）

思考与练习

一、单项选择题

1. 急性阑尾炎时,最有诊断意义的体征是( )
   A. 腹肌紧张　　　　　　　　　B. 腰大肌试验阳性
   C. 结肠充气试验阳性　　　　　D. 闭孔肌试验阳性
   E. 阑尾点固定性压痛

2. 急性阑尾炎腹痛起始于脐周或上腹的机制是( )
   A. 胃肠功能紊乱　　　　　　　B. 内脏神经反射
   C. 躯体神经反射　　　　　　　D. 阑尾位置不固定
   E. 阑尾管壁痉挛

3. 急性阑尾炎典型的症状是( )
   A. 右下腹痛　　　　　　　　　B. 恶心呕吐
   C. 高热,黄疸　　　　　　　　D. 右下腹压痛性包块
   E. 转移性右下腹痛

4. 护理阑尾切除术后病人,第1天应注意观察的并发症是( )

    A. 腹痛   B. 盆腔脓肿

    C. 肠粘连   D. 门静脉炎

    E. 切口感染

5. 对于急性阑尾炎行阑尾切除术病人,术后鼓励病人早期下床活动的目的是( )

    A. 防止术后出血   B. 减轻术后疼痛

    C. 防止肠瘘   D. 防止切口感染

    E. 防肠粘连

6. 麦氏点位于( )

    A. 左髂前上棘与脐连线中外 1/3 交界处

    B. 右髂前上棘与脐连线中外 1/3 交界处

    C. 左髂前上棘与脐连线中内 1/3 交界处

    D. 右髂前上棘与脐连线中内 1/3 交界处

    E. 右髂前上棘与脐连线中外 2/3 交界处

7. 下列**不是**急性阑尾炎术后给予半卧位的主要目的是( )

    A. 有利于呼吸   B. 减轻切口张力

    C. 预防肠粘连   D. 有利于腹腔引流

    E. 腹腔渗液积聚于盆腔

8. 阑尾炎症时可引起( )

    A. 小肠脓肿   B. 结肠脓肿

    C. 胰腺脓肿   D. 门静脉炎和肝脓肿

    E. 脾脓肿

二、病例分析题

李先生,30 岁,因转移性右下腹疼痛 1 天入院。体温 37.3℃,脉搏 90 次 /min,呼吸 20 次 /min,血压 120/76mmHg。心肺无异,右下腹压痛、反跳痛,轻度肌紧张。血常规 WBC $15×10^9$/L, Hb 125g/L。

请思考:

(1) 评估该病人时应收集哪些资料?

(2) 应对病人实施哪些护理措施?

任务二十四　肠梗阻病人的护理

 病例导入

　　杨先生，30 岁，因胃溃疡穿孔行"毕 I 式胃大部切除术"，术后 4 天，病人出现腹部胀痛，恶心，肛门停止排气、排便。查体：全腹膨隆，未见肠型，全腹压痛，以中上腹最为显著，轻度肌紧张，肠鸣音消失。T 37.8℃，P 90 次 /min，BP 112/78mmHg，血常规：白细胞 $12 \times 10^9/L$，中心粒细胞比例为 0.86。

　　请思考：

　　1. 术前应对病人采取哪些护理措施？

　　2. 术后应注意观察哪些并发症？

　　肠内容物不能正常运行、顺利通过肠道，称为肠梗阻，是外科常见的急腹症。

【病因及病理生理】

（一）根据肠梗阻发生的基本原因分类

　　1. 机械性肠梗阻　　是最常见的类型，由于各种原因导致的肠腔缩窄和肠内容物通过障碍所致。主要原因有：①肠腔内堵塞，如寄生虫、粪石、异物、结石等；②肠管外受压，如粘连带压迫、肠管扭转、嵌顿疝或受肿瘤压迫等；③肠壁病变，如肿瘤、炎症性狭窄、先天性肠道闭锁等。

　　2. 动力性肠梗阻　　是由于神经反射或毒素刺激引起肠壁肌肉功能紊乱，使肠蠕动丧失或肠管痉挛，以致肠内容物无法正常通行，但肠管本身无器质性肠腔狭窄。可分为麻痹性肠梗阻和痉挛性肠梗阻两种类型。麻痹性肠梗阻较常见，见于急性弥漫性腹膜炎、腹部大手术、腹膜后血肿或感染等。痉挛性肠梗阻较少，可见于肠道功能紊乱、慢性铅中毒或尿毒症。

　　3. 血运性肠梗阻　　由于肠系膜血管栓塞或血栓形成，是肠管血运障碍，继而发生肠麻痹，使肠内容物不能运行。随着人口老龄化，动脉硬化等疾病增多，此类肠梗阻亦比较常见。

（二）根据肠壁有无血运障碍分类

　　1. 单纯性肠梗阻　　只有肠内容物通过受阻，而无肠管血运障碍。

　　2. 绞窄性肠梗阻　　指梗阻伴有肠壁血运障碍，可因肠系膜血管受压、血栓形成或栓塞等引起。

（三）其他分类

　　按梗阻的部位，肠梗阻可分为高位（如空肠上段）和低位（如回肠末段和结肠）两种。按梗阻的程度，可分为完全性和不完全性肠梗阻。按发展过程的快慢，分为急性和慢性肠梗阻。

【病因及病理生理】

各种类型肠梗阻的病理变化不全一致。

（一）肠管局部的变化

1. 肠蠕动增强　单纯性机械性肠梗阻一旦发生，梗阻以上肠蠕动增强，以克服肠内容物通过障碍。

2. 肠腔积气、积液、扩张　液体主要来自胃肠道分泌液，气体大部分是咽下的空气，部分由血液弥散至肠腔内和肠道内容物经细菌分解或发酵产生。梗阻以上肠腔因气体和液体的积聚而扩张、膨胀。梗阻部位愈低，时间愈长，肠膨胀愈明显。梗阻以下肠管瘪陷、空虚或仅存积少量粪便。

3. 肠壁充血水肿、血运障碍　肠管膨胀，肠壁变薄，肠腔压力升高到一定程度时可使肠壁血运障碍。最初为静脉回流受阻，肠壁的毛细血管及小静脉淤血，肠壁充血、水肿、增厚，呈暗红色。由于组织缺氧，毛细血管通透性增加，肠壁上有出血点，并有血性渗出液渗入肠腔和腹腔；继而出现动脉血运受阻，血栓形成，肠壁失去活力，肠管呈紫黑色，腹腔内出现带有粪臭的渗出物；肠管最终可因缺血坏死而破溃、穿孔。

（二）全身性改变

1. 水、电解质、酸碱平衡失调　正常情况下胃肠道每日约有 8 000ml 的分泌液，分泌液绝大部分被再吸收。当高位肠梗阻时，由于不能进食及频繁呕吐，丢失大量胃肠道液，使水分及电解质大量丢失；当低位肠梗阻时，胃肠道液体不能被吸收而潴留在肠腔内。此外，肠管过度膨胀，影响肠壁静脉回流，使肠壁水肿和血浆向肠壁、肠腔和腹腔渗出。当肠绞窄存在时，会丢失大量血液，从而造成严重的缺水，血容量减少和血液浓缩，以及酸碱平衡失调。十二指肠梗阻，可因丢失大量氯离子和酸性胃液而产生碱中毒。一般小肠梗阻，丧失的体液多为碱性或中性，钠、钾离子的丢失较氯离子为多，以及酸性代谢物增加，可引起严重的代谢性酸中毒。

2. 感染和中毒　梗阻以上的肠腔内细菌大量繁殖，产生多种强烈毒素。由于肠壁血运障碍，通透性改变，细菌和毒素渗入腹腔，可引起严重的腹膜炎和脓毒症。

3. 休克和多器官功能障碍　严重水、电解质紊乱、酸碱平衡失调、细菌感染、中毒等，可引起严重休克。肠腔高度膨胀，腹压增高，膈肌上升，影响肺内气体交换，腹式呼吸减弱，同时阻碍下腔静脉血液回流，而致呼吸、循环功能障碍。

【护理评估】

（一）健康史

询问病史，注意病人的年龄，有无感染、饮食不当、过度劳累等诱因，尤其注意腹部疾病史、手术史、外伤史。

（二）身体状况

1. 症状

（1）腹痛：阵发性腹部绞痛是机械性肠梗阻的特征，由于梗阻部位以上强烈肠蠕动导致，疼痛多在腹中部，也可偏于梗阻所在的部位。持续性伴阵发性加剧的绞痛提示绞窄性肠梗阻或机械性肠梗阻伴感染；麻痹性肠梗阻时表现为持续性胀痛，无绞痛。

（2）呕吐：梗阻早期，呕吐呈反射性，吐出物为食物或胃液。此后，呕吐随梗阻部位高低而有所不同。高位梗阻呕吐早、频繁，呕吐物主要为胃及十二指肠内容物；低位梗阻呕吐迟而少，可吐出粪臭样物；结肠梗阻呕吐迟，以腹胀为主；绞窄性肠梗阻时呕吐物呈咖啡样或血性。

（3）腹胀：高位梗阻，一般无腹胀，可有胃型；低位梗阻及麻痹性梗阻腹胀显著，遍及全腹，可有肠型；绞窄性肠梗阻表现为不均匀腹胀。

（4）停止肛门排便排气：见于急性完全性肠梗阻。但梗阻初期、高位梗阻、不完全性梗阻可有肛门排便排气。血便或果酱样便见于绞窄性肠梗阻、肠套叠、肠系膜血管栓塞等。

2. 体征

（1）全身表现：单纯性肠梗阻早期，病人全身情况多无明显改变；梗阻晚期或绞窄性肠梗阻病人，可有口唇干燥、眼窝内陷、皮肤弹性消失、尿少或无尿等明显缺水征，以及脉搏细速、血压下降、面色苍白、四肢发冷等中毒和休克征象。

（2）腹部情况：机械性肠梗阻时，腹部膨隆，见肠蠕动波、肠型；麻痹性肠梗阻时，呈均匀性腹胀，肠扭转时有不均匀腹胀。单纯性肠梗阻者有轻度压痛；绞窄性肠梗阻有固定压痛和腹膜刺激征，可扪及痛性包块。绞窄性肠梗阻腹内有渗液，移动性浊音阳性；当机械性肠梗阻时肠鸣音亢进，有气过水声或金属音；麻痹性肠梗阻或绞窄性肠梗阻后期腹膜炎时肠鸣音减弱或消失。直肠指检：触及肿块提示肿瘤或肠套叠，指套染血提示肠套叠或绞窄。

3. 几种常见肠梗阻

（1）粘连性肠梗阻：最为常见，其发生率占各类肠梗阻的 20%～40%，因肠管粘连成角或腹腔内粘连带压迫肠管所致，多由于腹部手术炎症、创伤、出血、异物等引起。临床上以腹部手术后所致的粘连性肠梗阻为最多（图 24-1）。

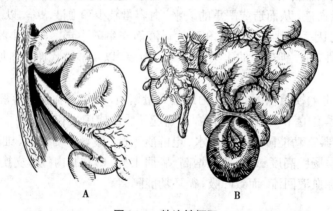

图 24-1　粘连性梗阻
A. 粘连牵扯肠管成角；B. 粘连带压迫肠管。

（2）肠扭转：一段肠袢沿其系膜长轴旋转所形成的闭袢型肠梗阻，称为肠扭转，常见小肠扭转（图 24-2）和乙状结肠扭转。前者多见于青壮年，常有饱食后剧烈活动等诱因；后者多与老年人便秘有关，X 线钡灌肠呈"鸟嘴样"改变。

（3）肠套叠：一段肠管套入其相连的肠腔内，称为肠套叠，是小儿肠梗阻的常见病因，80% 发生于 2 岁以下的儿童，以回盲部回肠套入结肠最为常见，临床以腹部绞痛、腹部腊肠样肿块、果酱样血便三大症状为特征，X 线钡灌肠呈"杯口状"改变。早期空气或钡剂灌肠疗效可达 90% 以上。

（4）蛔虫性肠梗阻：指肠蛔虫聚集成团引起的肠道阻塞。其多见于儿童，农村的发病率较高。其诱因常为发热或驱虫不当,多为单纯性不完全性肠梗阻。表现为脐周阵发性腹痛,伴呕吐,腹胀较轻,腹部柔软,扪及变形,变位的条索状在包块,无明显压痛。腹部 X 线检查可见成团的蛔虫阴影。

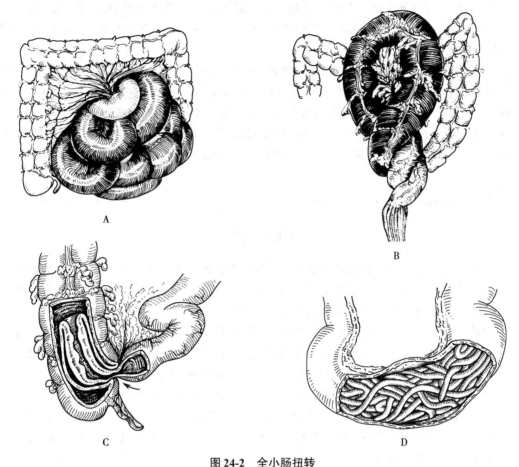

图 24-2　全小肠扭转
A. 全小肠扭转(已坏死);B. 乙状结肠扭转;C. 回盲部肠套叠;D. 蛔虫性肠梗阻。

(三)辅助检查

1. 实验室检查　单纯性肠梗阻后期,白细胞计数增加,血液浓缩后,红细胞计数增高、血细胞比容增高、尿比重增高。绞窄性肠梗阻早期即有白细胞计数增加,水、电解质紊乱及酸碱平衡失调时可伴 K^+、Na^+、Cl^- 及血气分析等改变。

2. 影像学检查　在梗阻 4～6 小时后 X 线立位平片可见到梗阻近段多个气液平面及气胀肠袢,梗阻远段肠内无气体。空肠梗阻时平片示"鱼肋骨刺"征;结肠梗阻平片示结肠袋。麻痹性梗阻时 X 线示小肠、结肠均扩张。腹部平片结肠和直肠内含气体提示不全性肠梗阻或完全性肠梗阻早期。肠梗阻,尤其当有坏疽、穿孔的可能时,一般不做钡灌肠检查,因为钡剂溢入腹腔会加重腹膜炎。结肠梗阻和肠套叠时低压钡灌肠可提高确诊率。

(四)心理-社会状况

了解病人和家属有无因肠梗阻的急性发生而引起的焦虑、对疾病的了解程度、治疗费用的承受能力等。

（五）处理原则

解除梗阻,纠正水、电解质紊乱,酸中毒、感染和休克等合并症。

1. 非手术治疗　包括禁食、胃肠减压,以及纠正水、电解质失衡,应用抗生素防治腹腔内感染,必要时给予输血浆、全血。对起病急伴缺水者应留置尿管观察尿量。禁用强导泻剂,禁用强镇痛剂,防止延误病情。可给予解痉剂、低压灌肠、针灸等非手术治疗措施,并密切观察病情变化。

2. 手术治疗　①去除病因:如松解粘连、解除疝环压迫、扭转复位、切除病变肠管等。排尽梗阻近侧肠道内的积气积液,减少毒物吸收。②肠切除肠吻合术:如肠肿瘤、炎症性狭窄或局部肠袢已坏死,则做肠切除肠吻合手术。③短路手术:如晚期肿瘤已浸润固定,或肠粘连成团与周围组织粘连,可作梗阻近端与远端肠袢的短路吻合术。④肠造口或肠外置术:如病人情况极严重,或局部病变所限,不能耐受和进行复杂手术者,可行此术解除梗阻。

 知识拓展

短肠综合征

短肠综合征是因小肠被广泛切除后,小肠吸收面积不足导致的消化、吸收功能不良的临床综合病征。最常见的原因是小肠扭转、肠系膜血管栓塞或血栓形成等行肠切除所致。主要表现为早期的腹泻和后期的严重营养障碍。由于对短肠综合征代谢变化的充分认识,以及日趋成熟的营养支持和促代偿措施,本病的治疗效果较以往已大为改善。特别是一些特殊物质对小肠功能的代偿具有显著促进作用,如谷氨酰胺、短链脂肪酸、纤维素、生长激素及胰岛素样生长因子等,这几种药物联合应用,可以使短肠综合征病人的代偿过程提早完成。但如果残留小肠太短,仅为 0～30cm,则最终难以代偿。小肠移植术被认为是短肠综合征最彻底的治疗方法,但移植术后严重的排斥反应至今尚难克服,目前还无法广泛用于临床。尽量避免过多切除小肠,是预防本综合征发生的关键。

【常见护理诊断 / 问题】

1. 疼痛　与肠蠕动增强或手术创伤有关。
2. 体液不足　与呕吐、禁食、肠腔及腹腔积液、胃肠减压致体液丢失过多有关。
3. 腹胀　与肠梗阻致肠腔积液、积气有关。
4. 潜在并发症:肠坏死、腹腔感染、感染性休克。

【护理措施】

（一）非手术治疗病人的护理

1. 一般护理　①休息和体位:病人卧床休息,生命特征稳定者给予半卧位,以减轻腹胀对呼吸循环系统的影响,促进舒适。②禁食、胃肠减压:病人应禁食,若梗阻缓解,肠功能恢复,可逐步进流质饮食,忌食产气的甜食和牛奶等。胃肠减压期间,观察记录胃液的性质和量。

2. 病情观察　注意观察病人神志、精神状态、生命体征、呕吐、排气、排便、腹痛、腹胀、腹膜刺激征及肠蠕动情况,观察期间慎用或禁用止痛药,以免掩盖病情。出现下列情况应考虑绞窄性梗阻,及时报告医生:①病情发展迅速,早期出现休克,抗休克治疗后改善不显著。②腹痛发作急骤,起始即为持续性剧烈疼痛,或在阵发性加重之前仍有持续性疼痛;肠鸣音可不亢进;呕吐出现早、剧烈而频繁。③有明显腹膜刺激征,体温上升、脉率增快、白细胞数增高。④腹胀不均匀,腹部局部隆起或触及有压痛的肿块(胀大的肠袢)。⑤呕吐物、胃肠减压抽出液、肛门排出物为血性,或腹腔穿刺抽出血性液体。⑥经积极的非手术治疗而症状体征无明显改善。⑦腹部 X 线见孤立、突出胀大的肠襻,不因时间而改变位置,或有假肿瘤状阴影,或肠间隙增宽,提示有腹腔积液。

3.维持体液平衡　遵医嘱静脉输液,准确记录液体出入量,结合血清电解质和血气分析结果,合理安排输液种类和调节输液量,维持水、电解质、酸碱平衡。

4.呕吐的护理　当病人呕吐时嘱其坐起或头侧向一边,以免误吸引起吸入性肺炎或窒息;及时清除口腔内呕吐物,给予漱口,保持口腔清洁,并观察记录呕吐物的颜色、性状和量。

5.用药护理　遵医嘱应用抗生素,防治感染,减少毒素产生;应注意观察用药效果和副作用;给予解痉剂等药物治疗,解除胃肠道平滑肌痉挛,还可热敷腹部,针灸双侧足三里,缓解腹痛和腹胀。

6.术前准备　除常规术前准备外,酌情备血。

7.心理护理　在与病人和家属建立良好沟通的基础上,做好解释安慰工作,稳定病人的情绪,减轻其焦虑;向病人和家属介绍有关肠梗阻的知识,如需手术治疗,应认真讲解手术的必要性和重要性,提高他们的认识,消除不必要的紧张和担忧,使之积极配合治疗和护理。

(二)手术治疗病人的护理

1.手术前病人的护理　同非手术治疗病人的护理。

2.手术后病人的护理

(1)一般护理:①体位,手术后病人取平卧位,全身麻醉病人头偏向一侧,保持呼吸道通畅。麻醉清醒生命体征平稳后取半卧位。②禁食与胃肠减压,术后病人仍禁食,保持胃肠减压通畅(用生理盐水 5~10ml 冲管每 4 小时 1 次)。观察和记录引流液的颜色、性状及量。③饮食护理,胃管拔除、肠蠕动恢复后逐步进食。先少量饮水,无不适可进食流质、半流质饮食,逐渐改为软食。原则是少量多餐,禁食油腻,逐渐过渡。④活动,鼓励病人早期下床活动,促进肠蠕动恢复,防止粘连性肠梗阻发生。

(2)病情观察:注意观察神志、精神恢复情况,每30~60分钟监测生命体征至平稳,准确记录 24 小时出入量。观察有无腹胀及腹痛,肛门排气、排便和粪便性质等情况;有腹腔引流管者,妥善固定,保持引流通畅,观察并记录腹腔引流液的性状、量,发现异常,及时报告。

(3)输液护理:禁食期间给予静脉补液,合理安排输液顺序,遵医嘱应用抗生素。

(4)并发症的观察与护理:绞窄性肠梗阻术后,若出现腹部胀痛、持续发热、白细胞计数增高、腹壁切口处红肿或腹腔引流管周围流出较多带有粪臭味的液体时,应警惕腹腔内感染、切口感染及肠瘘的可能,应及时报告医生,并协助处理。

(5)心理护理:解释术后恢复过程、安放各种引流管的意义,以及积极配合治疗和护理对康复的意义。

（三）健康教育

1. 饮食指导　注意饮食卫生，预防肠道感染；进食易消化食物，保持排便通畅，忌暴饮暴食及生冷饮食。

2. 预防指导　避免腹部受凉和饭后剧烈运动，防止发生肠扭转。

3. 出院指导　出院后若有腹胀、腹痛等不适，应及时到医院检查。

 情景模拟

肠梗塞病人术后的心理疏导和健康宣教。

（齐　婧）

思考与练习

一、单项选择题

1. 单纯性肠梗阻与绞窄性肠梗阻的主要区别是（　　　）

　　A. 梗阻的病因　　　　　　　　　　B. 梗阻的时间

　　C. 梗阻的严重程度　　　　　　　　D. 肠管壁有无血运障碍

　　E. 有无并发症

2. 肛门停止排便排气提示有（　　　）

　　A. 肠梗阻　　　　　　　　　　　　B. 结肠癌

　　C. 肠麻痹　　　　　　　　　　　　D. 肠粘连

　　E. 肠套叠

3. 当急性肠梗阻病人采取非手术治疗时，正确的措施是（　　　）

　　A. 去枕平卧位　　　　　　　　　　B. 胃肠减压

　　C. 及早进食　　　　　　　　　　　D. 吗啡镇痛

　　E. 高压灌肠

4. 绞窄性肠梗阻的表现**不包括**（　　　）

　　A. 持续性剧烈腹痛　　　　　　　　B. 呕吐带臭味的粪样物

　　C. 腹膜刺激征　　　　　　　　　　D. 触及有固定压痛的包块

　　E. 腹腔穿刺抽出血性液体

5. 肠梗阻病人最重要的非手术治疗措施是（　　　）

　　A. 禁食、胃肠减压　　　　　　　　B. 纠正水电解质失衡

　　C. 加强营养　　　　　　　　　　　D. 腹部按摩

　　E. 阿托品解痉

6. 肠梗阻非手术治疗期间，梗阻解除的标志是（　　　）

　　A. 胃肠减压后腹痛减轻　　　　　　B. 腹壁软、轻度压痛

　　C. 肠鸣音消失　　　　　　　　　　D. 肛门排便排气

　　E. 生命体征平稳

7. 肠梗阻非手术治疗期间梗阻解除的标志是（　　）

    A. 胃肠减压后腹痛减轻 　　　　　　B. 呕吐后腹胀减轻

    C. 轻度压痛无肌紧张 　　　　　　　D. 肛门排便、排气

    E. 肠鸣音亢进转为消失

8. 绞窄性肠梗阻的表现**不包括**（　　）

    A. 持续性剧烈腹痛 　　　　　　　　B. 早期出现休克

    C. 腹膜刺激征 　　　　　　　　　　D. 肠鸣音活跃

    E. 腹膜穿刺抽出血性液

9. 下列哪一种肠梗阻病人需立即做好急诊手术前准备（　　）

    A. 粘连性肠梗阻 　　　　　　　　　B. 肠扭转

    C. 麻痹性肠梗阻 　　　　　　　　　D. 肠套叠

    E. 蛔虫性肠梗阻

10. 需要紧急手术的肠梗阻是（　　）

    A. 单纯性肠梗阻 　　　　　　　　　B. 不全性肠梗阻

    C. 肠扭转 　　　　　　　　　　　　D. 粘连性肠梗阻

    E. 肿瘤引起的肠梗阻

二、病例分析题

黄先生，29 岁，因腹痛 2 天急诊入院，病人 2 天前无明显诱因突然出现全腹疼痛，呈阵发性绞痛，尤以下腹最甚，伴肠鸣音亢进，呕吐多次，最初为胃内容物，现呕吐物有粪臭味。起病以后未进食，肛门未排气排便，小便量少。1 年前曾行"阑尾切除术"。查体：急性病容，神清，T 37.5℃，P 108 次 /min，BP 100/66mmHg。腹部膨隆，偶见肠型和蠕动波，全腹压痛，以右下腹最明显，无反跳痛、肌紧张，肠鸣音亢进，可闻及气过水声。辅助检查：腹部 X 线可见广泛小肠胀气及多个液气平面。

请思考：

（1）此病的主要护理问题是什么？当前应采取哪些护理措施？

（2）对该病人应如何进行健康教育？

任务二十五 结直肠和肛管疾病病人的护理

第一节 结直肠癌病人的护理

 病例导入

古女士,40岁,6个月前开始,无明显诱因下不时出现粪便表面带血及黏液的现象,伴大便次数增多,每日3～4次,时有排便不尽感,但无腹痛。曾于当地医院按"慢性细菌性痢疾"治疗无效。发病以来体重下降3kg。今日来院就诊。

请思考:

1. 古女士还应做哪些检查? 首选检查是什么?

2. 古女士主要的护理诊断有哪些?如考虑手术,怎样进行术前护理?

结肠癌和直肠癌是消化道常见的恶性肿瘤。肠癌好发年龄41～50岁,近年来,我国尤其是大都市,发病率明显上升,且有超过直肠癌的趋势。直肠癌是乙状结肠直肠交界处至齿状线之间的恶性肿瘤,发病率仅次于胃癌,我国发病率以45岁左右为中位数,青年人发病率有上升趋势。

【病因及病理生理】

结直肠癌的病因尚不清楚,可能与下列因素有关:

1. 饮食和运动 摄入过多含动物脂肪和动物蛋白的食物,缺少新鲜蔬菜和纤维素的食品;缺乏适度的体力活动,导致肠蠕动功能下降,肠道菌群改变,肠道中胆酸和胆盐含量增加,以致引起或加重肠黏膜损害。

2. 遗传易感性 遗传性结、直肠肿瘤,如家族性肠息肉病,尤其是绒毛状腺瘤。

3. 癌前病变 有些疾病已被公认为癌前期疾病,如溃疡性结肠炎、克罗恩病、结直肠腺瘤、结肠血吸虫病、肉芽肿等,与结肠癌发病有较密切的关系。

【病理和分期】

（一）根据肿瘤的形态分类

1. 肿块型 肿瘤向肠腔生长,易发生溃疡。恶性程度较低,转移较晚。好发于右侧结肠,尤其是回盲部。

2. 浸润型 肿瘤沿肠壁呈环状浸润,易致肠腔狭窄或梗阻,转移较早。好发生于左侧结肠,特别是乙状结肠。

3. 溃疡型 肿瘤向肠壁深层生长并向四周浸润,早期可有溃疡边缘隆起,中央凹陷,表面糜烂、易出血感染或穿孔，转移较早，恶性程度高，是结肠癌最常见类型。

显微镜下组织学分类较常见的是：①腺癌，占结肠癌的大多数；②黏液癌，预后较腺癌差；③未分化癌，预后最差。

（二）临床病理分期

结肠癌的分期普遍采用 Dukes 法。

A 期：癌肿局限于肠壁，可分为三个分期。A_1：癌肿侵及黏膜或黏膜下层。A_2：癌肿侵及肠壁浅肌层。A_3：癌肿侵及肠壁深肌层。

B 期：癌肿穿透肠壁或侵及肠壁外组织、器官，尚可整块切除，无淋巴结转移。

C 期：癌肿侵及肠壁任何一层，有淋巴结转移。

D 期：有远处转移或腹腔转移，或广泛侵及邻近脏器无法切除。

（三）扩散和转移方式

结肠癌主要转移途径是淋巴转移。首先转移到结肠壁和结肠旁淋巴结，再到肠系膜血管周围和肠系膜血管根部淋巴结；血行转移多见于肝，其次为肺、骨等；结肠癌也可直接浸润邻近器官和腹腔种植。直肠癌的转移主要包括：①直接浸润；②淋巴转移，是直肠癌主要的转移途径；③血行转移。

【护理评估】

（一）健康史

了解病人年龄、性别、饮食习惯；既往是否患过结直肠慢性炎性疾病，结直肠腺瘤及手术治疗史，有无家族性结肠息肉病，家族中有无患大肠癌或其他恶性肿瘤者。

（二）身体状况

1. 结肠癌 早期多无明显症状，随着病程的发展可出现一系列症状：①排便习惯与粪便性状的改变常是最早出现的症状。其多表现为排便次数增多、腹泻、便秘便中带血、脓或黏液。②腹痛也是早期症状之一，常为持续性的定位不清的隐痛，或为腹部不适或腹胀感，出现肠梗阻时则腹痛加重或为阵发性绞痛。③腹部肿块，多为肿瘤本身，也可能为梗阻近侧肠腔内的积粪。肿块大多坚硬，呈结节状。若癌肿穿透肠壁并发感染，肿块固定，且有明显压痛。其中横结肠癌和乙状结肠癌的肿块可有一定活动度。④肠梗阻，一般属结肠癌的晚期症状，多表现为慢性低位不完全性肠梗阻，主要表现是腹胀和便秘，腹部胀痛或阵发性绞痛。若发生完全性梗阻，症状加剧。⑤全身表现：因慢性失血、癌肿溃烂、感染毒素吸收等，病人可出现贫血消瘦、乏力、低热等，晚期可出现恶病质。

由于癌肿病理类型和部位不同，临床表现也各异。一般右侧结肠癌以全身症状、贫血、腹部肿块为主要表现；左侧结肠癌则以肠梗阻腹泻、便秘便血等症状为显著。

2. 直肠癌 早期多无明显症状，易被忽视。随着病程的发展，肿瘤增大，发生溃疡或感染，才出现明显症状。①直肠刺激症状：频繁便意，排便习惯改变；便前肛门有下坠感、里急后重排便不尽感；晚期有下腹痛。②肠腔狭窄症状：癌肿侵犯致肠腔狭窄，大便变形，便条变细。若肠管发生部分梗阻，可表现为腹痛、腹胀，肠鸣音亢进等不完全性肠梗阻症状。③黏液血便：为癌肿破溃感染症状，表现为大便表面带血及黏液，甚至脓血便。血便是直肠癌最常见的症状。④其他症状：癌肿侵犯前列腺、膀胱，可出现尿频、尿痛、血尿。癌肿侵及骶前神经，可发生骶尾部持续性剧烈疼痛。晚期出现肝转移时，可出现腹水、肝大、黄疸、贫血、消瘦、水肿、恶病质等症状。

（三）辅助检查

1. 直肠指检　是诊断直肠癌最重要的方法。凡遇病人有便血、排便习惯改变、大便变形等症状，均应行直肠指检。直肠指检可了解癌肿的部位、距肛缘的距离及癌肿的大小、范围、固定程度、与周围组织的关系等。

2. 实验室检查　①大便潜血试验：结直肠癌早期可有少量出血，故便潜血试验多阳性，可作为大规模普查或特定年龄组高危人群的初筛手段，阳性者再做进一步检查。②血清癌胚抗原（CEA）测定：诊断特异性不高，但对判断病人预后、疗效和复发起一定作用。

3. 影像学检查　① X 线钡剂灌肠或气钡双重对比造影检查：可观察结肠运动和显示结肠内的异常形态，是结肠癌的重要检查方法，对直肠癌的诊断意义不大，用于排除结直肠多发癌和息肉病。② B 超和 CT 检查：可显示腹部肿块、腹腔内肿大淋巴结及有无肝内转移等。了解直肠癌盆腔内扩散情况、有无侵犯膀胱、子宫及盆壁。腹部 CT 可扫描有无肝转移癌。

4. 内镜检查　包括直肠镜、乙状结肠镜和纤维结肠镜检查。内镜检查可在直视下取活组织做病理学检查，是诊断结、直肠癌的最有效、可靠的方法。

5. 其他检查　低位直肠癌伴腹股沟淋巴结肿大时，应行淋巴结活检。癌肿位于直肠前壁的女性病人，应做阴道检查及双合诊检查。男性病人有泌尿系统症状时，应做膀胱镜检查。

（四）心理 - 社会状况

病人和家属是否了解疾病和手术治疗的相关知识；病人及家属对有关结肠、直肠癌的健康教育内容了解和掌握程度等；病人和家属是否接受手术及手术可能导致的并发症；了解病人和家属的焦虑和恐惧程度；家庭对病人手术及进一步治疗的经济承受能力。

（五）处理原则

结肠癌早期症状不明显，易被忽视。为达到早期诊断目的，应重视对高危人群和疑为结肠癌者的监测。凡 40 岁以上有以下任一表现者应列为高危人群：① I 级亲属有结肠癌史者；②有癌症史或肠道腺瘤或息肉病史；③大便隐血试验阳性者；④以下表现具备两项以上者，黏液血便、慢性腹泻、慢性便秘及慢性阑尾炎史等。对此高危人群或疑为结肠癌者，应行进一步的辅助检查。直肠癌根据病史体检、影像学和内镜检查不难确诊，准确率可达 95% 以上。结直肠癌治疗原则是以手术切除为主的综合治疗。

1. 手术治疗

（1）结肠癌根治性手术：术式包括右半结肠切除术、横结肠切除术、左半结肠切除术及乙状结肠切除术（图 25-1）。

（2）直肠癌根治性手术：凡能切除的直肠癌，又无其他手术禁忌证，都应尽早施行直肠癌根治术。手术方式的选择根据癌肿所在部位、大小活动度等因素综合判断。①局部切除术：适用于早期瘤体小，局限于黏膜或黏膜下层、分化程度高的直肠癌。②腹会阴联合直肠癌根治术：主要适用于腹膜返折以下的直肠癌。③经腹腔直肠癌切除术：适用于直肠癌下缘距肛缘 5cm 以上的直肠癌。④经腹直肠癌切除、近端造口、远端封闭手术，适用于身体状况差的病人。

（3）结肠癌并发急性肠梗阻的手术：左半结肠癌发生梗阻是右半结肠的 9 倍。右半结肠癌梗阻较适合做一期切除肠吻合术；若病人全身情况差，可先行切除肿瘤、肠道造瘘或短路手术，待病情稳定后，再行二期手术。分期手术常适用于左半结肠癌致完全性肠梗阻的病人。

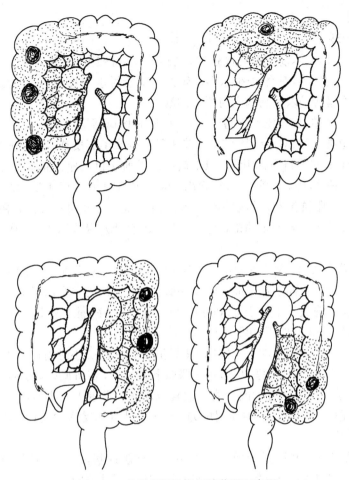

图 25-1　结肠癌根治术切除范围示意图

（4）姑息性手术：晚期直肠癌病人若排便困难或发生肠梗阻，可行乙状结肠双腔造口。

2. 非手术治疗

（1）化学治疗：作为根治性手术的辅助治疗可提高结直肠癌病人的 5 年生存率，给药途径包括区域动脉灌注、门静脉给药、静脉给药、术后腹腔留置管灌注给药等方法。

（2）放射治疗：对于部分不能手术的晚期病人，可于术前行放射治疗，再行根治性切除。术后放射治疗仅适用于晚期病人、手术未达到根治或局部复发的病人。

（3）局部治疗：用于低位直肠癌造成肠管狭窄且不能手术的病人。可采用电灼，液氮冷冻及激光烧灼等方法治疗，以改善症状。

（4）其他治疗：中医药治疗、基因治疗、靶向治疗、免疫治疗等方法。

【常见护理诊断 / 问题】

1. 焦虑　与恐惧癌症、手术及担心造口影响生活、工作等有关。

2. 知识缺乏：缺乏有关手术前准备知识和结肠造口术后自我护理知识。

3. 营养失调：低于机体需要量　与肿瘤慢性消耗、手术创伤、食欲下降有关。

4. 自我形象紊乱　与结肠造口的建立和排便方式改变有关。

5. 潜在并发症：出血、感染、吻合口瘘、造口缺血坏死或狭窄及造口周围皮炎等并发症。

【护理措施】

（一）术前护理

1. 一般护理 病人术前应补充高蛋白、高热量、丰富维生素、易消化的少渣饮食。对于贫血、低蛋白血症的病人，应给予少量多次输血。对于脱水明显的病人，应注意纠正水、电解质及酸碱平衡的紊乱，以提高病人对手术的耐受力。

2. 肠道准备 目的是避免术中污染、术后腹胀和切口感染等。

（1）传统肠道准备法：①控制饮食，术前 3 日进少渣半流质饮食，术前 2 日起进流质饮食。②清洁肠道，术前 3 日番泻叶 6g 泡茶饮用或术前 2 日口服泻剂硫酸镁 15～20g 或蓖麻油 30ml，每日上午服用。术前 2 日每晚用 1%～2% 肥皂水灌肠 1 次，术前 1 日晚清洁灌肠。③药物使用，口服抗生素，抑制肠道细菌，如卡那霉素 1g，每日 2 次，甲硝唑 0.4g，每日 4 次。因控制饮食及服用肠道杀菌剂，使维生素 K 的合成及吸收减少，故病人术前应补充维生素 K。

（2）全肠道灌洗法：病人手术前 12～14 小时开始服用 37℃左右等渗平衡电解质液（由氯化钠、氯化钾、碳酸氢钠配制），造成容量性腹泻，以达到清洁肠道目的。一般 3～4 小时完成灌洗全过程，灌洗液量不少于 6 000ml。可根据情况，在灌洗液中加入抗菌药物。对于年老体弱、心肾等器官功能障碍和肠梗阻者，不宜使用。

（3）口服甘露醇肠道准备法：病人术前 1 日午餐后 0.5～2 小时内口服 5%～10% 的甘露醇 1 500ml 左右。高渗性甘露醇，口服后可吸收肠壁水分，促进肠蠕动，起到有效腹泻而达到清洁肠道的效果。此方法可不改变病人饮食或术前 2 日进少渣半流质饮食。另外，甘露醇在肠道内被细菌酵解，因此术中使用电刀，能产生易引起爆炸的气体，对于年老体弱心、肾功能不全者禁用。

3. 术日晨放置胃管和留置导尿管 若病人有梗阻症状，应早期放置胃管，减轻腹胀。如癌肿已侵及女病人的阴道后壁，病人术前 3 日每晚应行冲洗阴道。

4. 心理护理 护理人员应了解病人的心理状况，根据病人具体情况做好安慰解释工作，真实而技巧性地回答病人的问题，解释治疗过程，给予必要的健康教育，尤其是结肠造口的病人。同时，帮助病人寻求可能的社会支持，以帮助其增强战胜疾病的信心。

（二）术后护理

1. 一般护理 ①体位：病情平稳者取半卧位，以利于呼吸和腹腔引流。②饮食：病人术后禁食水，胃肠减压，由静脉补充水和电解质。2～3 日肛门排气或造口开放后即可拔除胃肠减压．进流质饮食；若无不良反应，进半流质饮食，1 周后改进少渣饮食，2 周左右可进普食。食物应以高热量高蛋白、丰富维生素、低渣为主。

2. 病情观察 每半小时监测血压、脉搏、呼吸 1 次，病情平稳后延长间隔时间；观察腹部及会阴部切口敷料，若渗血较多，应估计量，做好记录，并通知医生给予处理。

3. 引流管的护理 保持腹腔及骶前引流管通畅，妥善固定，避免扭曲、受压、堵塞或脱落；观察记录引流液的颜色、性质、量；及时更换引流管周围渗湿和污染的敷料。骶前引流管一般保持 5～7 日，引流液量减少色变淡，方考虑拔除。

4. 结肠造口的护理 是近端结肠固定于腹壁外面形成的粪便排出通道。

（1）造口观察：一般术后 2～3 日，肠蠕动恢复后开放。观察有无肠黏膜颜色变暗、发紫、发黑等异常，防止造口肠管坏死、感染。

（2）造口开放前护理：应外敷凡士林或生理盐水纱布，及时更换外层渗湿敷料，防止感染，并观察有无肠段回缩、出血、坏死等现象。

（3）造口开放护理：病人应取造口侧卧位，防止造口流出物污染腹部切口。用塑料薄膜隔开造口与腹壁切口，保护腹壁切口。

（4）造口开放初期护理：保持造口周围皮肤清洁、干燥，及时用中性皂液或0.5%氯己定（洗必泰）溶液清洁造口周围皮肤，再涂上氧化锌软膏；观察造口周围皮肤有无红、肿、破溃等现象。每次造口排便，以凡士林纱布覆盖外翻的肠黏膜，外盖厚敷料，起到保护作用。

（5）正确使用人工肛门袋：①选择袋口合适的造口袋；②及时更换造口袋，造口袋内充满三分之一排泄物时，应更换造口袋；③除使用一次性造口袋外，病人可备3～4个造口袋用于更换。

（6）注意饮食：必须注意饮食卫生，防止腹泻；避免进食胀气性、刺激性气味、腐败及易引起便秘的食物。

（7）造口并发症的观察与预防：①造口狭窄。造口处拆线愈合后，每日扩肛1次，指套涂液状石蜡，沿肠腔方向逐渐深入，动作轻柔，避免暴力，以免损伤造口或肠管。②肠梗阻。观察病人有无恶心呕吐、腹痛、腹胀、停止排气排便等症状。③便秘。病人术后1周后，应下床活动，锻炼定时排便习惯。若进食后3～4日未排便或因粪块堵塞发生便秘，可将粗导尿管从造口插入灌肠，一般深度不超过10cm，常用液状石蜡或肥皂水，但注意压力不能过大，以防肠道穿孔。

（8）帮助病人接受造口现实，提高自护能力：①帮助病人及家属逐渐接受造口，并参与造口护理；②鼓励病人逐渐适应造口，恢复正常生活，参加适量的运动和社交活动；③护理过程中保护病人的隐私和自尊；④指导病人自我护理的步骤。

5.并发症的预防和护理

（1）切口感染：①监测体温变化及局部切口情况；②及时应用抗生素；③保持切口周围清洁、干燥，尤其会阴部切口；④会阴部切口可于术后4～7日用1:5 000高锰酸钾温水坐浴，每日两次。

（2）吻合口瘘：①观察有无吻合口瘘的表现；②术后7～10日不能灌肠，以免影响吻合口的愈合；③一旦发生吻合口瘘，应施行盆腔持续滴注、吸引，同时病人禁食，胃肠减压，给予肠外营养支持。

6.心理护理　术后病人的心理问题主要源自结肠造口，应鼓励病人正视现实，保持心情愉悦，理解结肠造口的治疗价值，指导其正确进行结肠造口的自我护理，适应新的生活方式，重塑自我形象，增强生活的信心与勇气，积极配合治疗，促进身心康复。

（三）健康教育

1.知识宣教　帮助病人及家属了解结、直肠癌的癌前期病变，如结直肠息肉、腺瘤、溃疡性结肠炎等；改变高脂肪、高蛋白、低纤维的饮食习惯；预防和治疗血吸虫病。

2.筛查指导　对疑有结直肠癌或有家族史及癌前病变者，应行筛选性及诊断性检查。

3.造口指导　①介绍造口护理方法和护理用品；②指导病人出院后扩张造口，每1～2周1次，持续2～3个月；③若出现造口狭窄，排便困难，及时就诊；④指导病人养成习惯性的排便行为。

4.饮食指导　病人出院后维持均衡的饮食，定时进餐，避免生、冷、硬及辛辣等刺激性食物;避免进食易引起便秘的食物,如芹菜、玉米、核桃及煎的食物;避免进食易引起腹泻的食物,如洋葱、豆类、啤酒等。

5. 活动指导　鼓励病人参加适量活动和一定社交活动,保持心情舒畅。

6. 复查指导　出院后,每3～6个月复查一次,指导病人坚持术后化疗。

第二节　直肠肛管疾病病人的护理

一、肛裂病人的护理

肛裂是齿状线以下肛管皮肤全层裂伤后形成的小溃疡,多见于中青年人,好发于肛管后正中线。

【病因及病理生理】

确切病因尚未清楚,与多种因素有关。长期便秘、粪便干结,排便时机械性创伤是大多数肛裂形成的直接原因。肛管外括约肌浅部在肛管后方形成的肛尾韧带较坚硬,伸缩性差,此区血供也差,排便时肛门后方承受压力较大,故后正中处易受损伤。急性肛裂边缘整齐,底浅,呈红色,有弹性。慢性肛裂因反复发作、感染,底深,边缘不整齐,基底及边缘纤维化,质硬,肉芽呈灰白色。裂口上端的肛门瓣和肛乳头水肿,形成肥大乳头;下端肛门缘皮肤炎性反应、水肿,形成袋状皮垂突出于肛门外,形似外痔,称"前哨痔"(图25-2)。肛裂"前哨痔"、肥大、乳头常同时存在,称"肛裂三联征"。

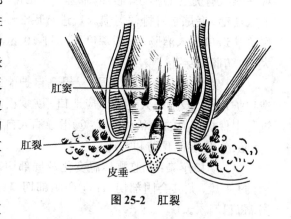

图 25-2　肛裂

【护理评估】

（一）健康史

询问病人是否有长期便秘史,是否有排便时疼痛、便血的病史,询问病人的饮食习惯,是否酗酒、喜食辛辣的食物等。

（二）身体状况

典型临床表现为疼痛、便秘和出血。

1. 疼痛　为主要症状。排便时肛管裂伤或溃疡面被撑开、粪块刺激神经末梢,立刻感肛管烧灼样或刀割样疼痛,称为排便时疼痛;便后数分钟可缓解,称为间歇期;随后因肛门括约肌痉挛再次出现剧痛,可持续半至数小时,称为括约肌挛缩痛;直至括约肌疲劳、松弛,疼痛缓解,以上称为肛裂疼痛周期;当再次排便时又发生疼痛。

2. 便秘　肛裂形成后因惧怕疼痛不愿排便形成便秘,或使原有便秘加重;便秘引起肛裂或使原有肛裂加重,两者形成恶性循环。

3. 出血　排便时肛管裂伤,创面出血,可见粪便表面带有鲜血或滴血,但大量出血少见。

（三）心理 - 社会状况

由于疼痛、便血，给病人带来痛苦和不适，而产生焦虑和恐惧心理。

（四）处理原则

直肠指检或肛门镜检查常引起疼痛，应慎用或在局部麻醉下进行。

1．非手术治疗　①保持大便通畅；②坐浴，便后用温水或 1∶5 000 高锰酸钾溶液坐浴；③扩肛疗法，局部麻醉下，先用示指缓慢、均衡地扩张肛门括约肌，逐渐伸入中指，持续扩张 5 分钟，可解除括约肌痉挛，促进溃疡愈合。

2．手术疗法　适用于非手术治疗无效 / 经久不愈的陈旧性肛裂，治愈率高，但有导致肛门失禁的可能。手术方式：①肛裂切除术；②肛门内括约肌切断术。

【常见护理诊断 / 问题】

1．疼痛　与肛管裂伤及感染有关。

2．便秘　与肛周疼痛惧怕排便有关。

3．潜在并发症：出血、感染。

【护理措施】

（一）非手术治疗病人的护理

1．保持大便通畅　鼓励病人多饮水，多进食新鲜蔬菜、水果、粗纤维食物，养成良好排便习惯，防止便秘。便秘者服用缓泻剂。

2．坐浴　每次排便后应坐浴，清洁溃疡面或创面，减少污染，促进创面愈合；水温 40～46℃，每日 2～3 次，每次 20～30 分钟。

3．疼痛护理　遵医嘱适当应用止痛剂，如肌内注射吗啡、吲哚美辛栓纳肛等。

（二）手术治疗病人的护理

1．肠道准备　术前 3 日少渣饮食，术前 1 日流质饮食，术前日晚灌肠。尽量避免术后 3 日内排便，有利于切口愈合。

2．术后观察　有无出血、血肿、肛瘘、脓肿、痔脱垂和尿潴留等并发症发生，如有及时报告医生，并协助处理。

（三）健康教育

保持大便通畅，鼓励病人有便意时，尽量排便。术后为防止肛门狭窄或大便变细，可于手术后 5～10 日内可行扩肛治疗。肛门括约肌松弛者，手术 3 日后作肛门收缩舒张运动，大便失禁者需二次手术。出院后发现异常应及时就诊检查。

二、直肠肛管周围脓肿病人的护理

直肠肛管周围脓肿是指直肠肛管周围软组织内或其周围间隙发生的急性化脓性感染，并形成脓肿。其多见于青壮年。

【病因及病理生理】

直肠肛管周围脓肿主要由肛腺感染引起，也可由肛周皮肤感染、损伤、内痔、药物注射等引起。肛腺开口于肛窦，肛窦开口向上；在腹泻、便秘时易引起肛窦炎，感染沿肛腺体的管状分支或联合纵肌纤维向上、下、外三处扩散到周围间隙引起感染。由于直肠肛管周围间隙为疏松的脂肪结缔组织，感染极易蔓延、扩散形成不同部位的脓肿（图 25-3）。

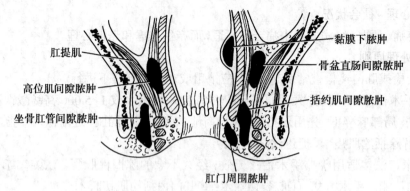

图 25-3　直肠肛管周围脓肿的位置

【护理评估】

（一）健康史

询问病人有无肛门瘙痒、刺痛、分泌物等肛窦炎、肛腺炎的临床表现，了解病人有无肛周软组织感染、损伤、内痔、肛裂、药物注射等病史。

（二）身体状况

不同部位的脓肿，症状和体征各具有不同特点。

1．肛门周围脓肿　最常见，主要症状为肛周持续性跳动性疼痛，排便、咳嗽、受压时加重；行动不便，坐卧不安；全身感染症状不明显。初起时肛周皮肤红肿，发硬，压痛明显，边界不清；脓肿形成后出现波动感，穿刺可抽出脓液。

2．坐骨直肠窝脓肿　较常见，多由肛腺感染经外括约肌向外扩散形成。由于其间隙较大，形成的脓肿亦较大而深，容量可达 60～90ml。发病时患侧肛周持续性胀痛，逐渐加重，继之为持续性跳痛，排便、行走时疼痛加重，可有排尿困难和里急后重，全身感染中毒症状明显。早期局部症状不明显，后期出现患侧肛周红肿，双臀部不对称；局部触诊或肛门指诊患侧有深压痛，局限性隆起；脓肿形成后有波动感，并向下穿出形成肛瘘。

3．骨盆直肠间隙脓肿　较少见，多由肛腺感染或坐骨直肠窝脓肿向上穿破肛提肌引起；也可由直肠炎、直肠溃疡、外伤引起。位置较深，间隙较大，引起全身感染症状较重，早期即有明显全身中毒症状，如发热、寒战等；局部症状不明显，可表现为直肠坠胀感，便意不尽，排便不适，常伴排尿困难。会阴部检查：肛周多无异常，直肠指检在直肠上部可触及隆起肿块，明显压痛，脓肿形成后有波动感，穿刺可抽出脓液。

（三）心理 - 社会状况

肛周疼痛使病人产生焦虑的心理，甚至精神萎靡。

（四）处理原则

1．非手术治疗　①抗感染治疗；②温水坐浴；③局部理疗；④保持大便通畅，减轻排便时疼痛。

2．手术治疗　为主要方法。一旦明确脓肿形成，即应切开引流。

【常见护理诊断 / 问题】

1．急性疼痛　与肛周炎症及手术有关。

2．便秘　与肛周疼痛惧怕排便有关。

3. 潜在并发症：肛门狭窄、肛瘘。

【护理措施】

1. 体位 协助病人采取舒适体位，急性炎症期应卧床休息。

2. 饮食护理 告知病人忌食辛辣食物，多食蔬菜、水果、蜂蜜等。

3. 控制感染 应用抗生素控制感染。

4. 保持大便通畅 少吃辛辣刺激性食物，避免饮酒；多饮水，多食新鲜蔬菜水果类食物；养成定时排便习惯，便后清洗或坐浴。

5. 控制体温 当体温升高时，给予降温处理，嘱病人增加饮水。

6. 肛周护理 肛周疼痛、红肿进行性加重，表明感染未能得到有效控制，应调整抗生素；当有脓液形成时，及时切开引流。切开引流早期分泌物较多，应定时观察敷料有无渗透，一旦渗透应及时更换敷料。放置引流管者应观察引流液性质、量，可予以甲硝唑或中成药定时冲洗脓腔。后期创面表浅可定时坐浴使其自然愈合。排便后应先坐浴再换药。创面愈合应由内向外，避免皮肤早期愈合形成肛瘘。

7. 健康教育 保持大便通畅，防止便秘；当腹泻时，及时应用抗生素控制感染。出现肛门不适、疼痛及时就诊。

三、肛瘘病人的护理

肛瘘是肛管或直肠下部与肛周皮肤相通的肉芽肿性管道，由内口、瘘管、外口三部分组成。其内口常位于齿状线附近，多为一个；外口在肛周皮肤上，可为一个或多个。经久不愈或间歇性反复发作。其多见于青壮年男性。

【病因及病理生理】

肛瘘多为直肠肛管周围脓肿的后遗症。脓肿自行破溃或经切开引流后，原发灶内口未愈脓腔逐渐缩小，脓腔周围肉芽组织和纤维组织增生形成管道；由于外口皮肤生长较快，常致假性愈合。粪便经内口进入，由于瘘管迂曲、引流不畅，导致脓肿反复发作破溃，切开引流，形成多个瘘管和外口，成为复杂性肛瘘。瘘管由反应性致密纤维组织包绕，近管腔处为炎性肉芽组织，后期腔内可上皮化。

肛瘘的分类，按瘘管位置高低分为：①低位肛瘘，瘘管位于外括约肌深部以下；②高位肛瘘，瘘管位于外括约肌深部以上。按瘘管多少分为：①单纯性瘘，仅有一个内口、一个外口和一个瘘管；②复杂性瘘，一个内口、多个外口和瘘管（图25-4）。按肛瘘外口所在位置分为：①外瘘，肛瘘外口在肛门周围皮肤上；②内瘘，肛瘘内口和外口均在直肠肛管内。

【护理评估】

（一）健康史

多与直肠肛管周围脓肿的发病和治疗过程有关，应仔细询问相关的病史，了解有无肛周组织损伤及感染情况。

（二）身体状况

1. 症状 主要症状是反复自外口溢出少量脓性、血性、黏液性分泌物，污染内裤；分泌物刺激肛周皮肤引起潮湿、瘙痒，有时形成湿疹。高位肛瘘可有粪便或气体从外口溢出。当外口阻塞或假性愈合时，瘘管中脓液积存，可伴有明显疼痛或形成脓肿，自行破溃或切开引流后症状缓解。

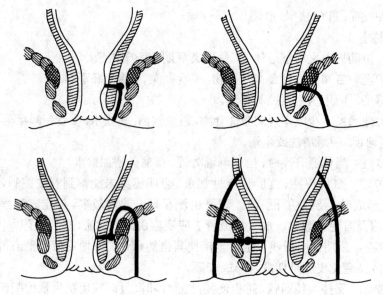

图 25-4　肛瘘的四种解剖类型

2. 体征　肛周皮肤可见单个或多个外口，呈红色乳头状或肉芽组织突起，压之有少量脓液或脓血性分泌物排出。若瘘管位置较浅，可在皮下触及自外口通向肛管的条索状瘘管。当直肠指检时内口处轻压痛，可触及硬结样内口及条索状瘘管。

（三）辅助检查

1. 肛门镜检查　有时可发现内口。自外口注入亚甲蓝溶液，肛门镜下可见蓝色液溢入；观察填入肛管及直肠下段白色纱布条蓝染部位可判断内口位置。

2. X线　经外口注入碘剂造影，可以明确瘘管走向。

（四）心理 - 社会状况

瘘口排出脓液和粪水，臭味增大，加上肛周瘙痒需要搔抓，病人不愿走进人群，担心形象受到破坏。病情反复，使病人灰心失望。

（五）处理原则

肛瘘不能自愈，只有手术切开或切除，术中尽可能减少肛门括约肌损伤，以防肛门失禁。手术方式：①肛瘘切开术；②肛瘘切除术；③挂线疗法（图 25-5）。

【常见护理诊断 / 问题 】

1. 疼痛　与感染有关。

2. 便秘　与肛周疼痛惧怕排便有关。

3. 潜在并发症：肛门失禁。

【护理措施】

1. 保持大便通畅　术前 2～3 日行肠道准备；术后 3 日内控制饮食、排便。

2. 防治感染　急性炎症期、术后早期应用抗生素。

3. 坐浴　术前每日 1 次，急性炎症期每日 2～3 次，术后每次排便应先坐浴，再换药；后期每周 2～3 次。

4. 病情观察　术后由于创面容易渗血或结扎线脱落造成出血，注意观察敷料渗湿及出

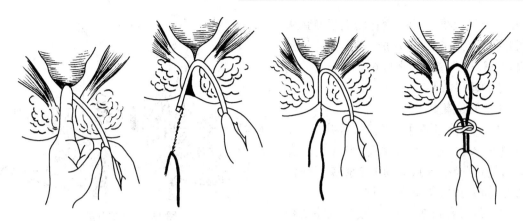

图 25-5　肛瘘挂线疗法

血情况。每 2～3 日检查 1 次结扎线松紧度，如有松弛时应进行紧缩。观察创面肉芽生长是否健康，伤口能否如期愈合。术后疼痛者适当应用止疼剂。

5. 尿潴留的处理　在肛管手术后，因麻醉刺激、创伤、疼痛和肛管内填塞敷料等原因，易造成尿潴留，可通过诱导、针刺或导尿等方法处理。

6. 肛门失禁的观察和护理　手术中如切断肛门直肠环，将造成肛门失禁，肛门失禁后粪便自行外溢，粪便及分泌物刺激肛周引起局部皮肤潮湿、糜烂。一旦发生应保持肛周皮肤清洁、干燥，局部涂氧化锌软膏保护，勤换内裤。轻度失禁者，手术 3 日后做肛门收缩舒张运动；严重失禁者，行肛门成形术。

7. 健康教育　保持会阴部清洁，经常更换内裤。术后观察排便有无变细、大便失禁，发现异常及时就诊。

四、痔病人的护理

痔是直肠下段黏膜下和／或肛管皮肤下静脉丛淤血、扩张和迂曲所形成的静脉团。在肛肠疾病中发生率最高，成年人常见。

【病因及病理生理】

病因尚未完全明确，有两种学说。①肛垫下移学说：肛垫位于直肠末端，由平滑肌、弹性纤维、结缔组织和静脉丛构成，起调节肛管括约肌、完善肛门闭合的作用。由于反复便秘、腹压增高等因素，肛垫向远侧移位，其中的纤维间隔逐渐松弛，直至断裂，同时静脉丛淤血、扩张、融合形成痔。②静脉曲张学说：直肠静脉与肛管静脉为门静脉和下腔静脉吻合交通支；直肠上下静脉无静脉瓣，静脉丛管壁薄、位置浅，末端直肠黏膜下组织松弛；长期坐立、便秘、妊娠等腹内压增高因素可致直肠静脉回流受阻，淤血、扩张而形成痔。

按痔发生部位分为内痔、外痔和混合痔。①内痔：最多见，位于齿状线以上，是直肠上静脉丛扩张、迂曲所致，表面为直肠黏膜所覆盖。内痔分四度：Ⅰ度，排便时出血，痔块不脱出肛门；Ⅱ度，常有便血，排便时痔块脱出，排便后可自行还纳；Ⅲ度，偶有便血，排便、久站等使痔块脱出，需用手辅助方可还纳；Ⅳ度，偶有便血，痔块脱出不能还纳或还纳后又脱出。②外痔：位于齿状线以下，是直肠下静脉丛扩张、迂曲所致，表面为肛管皮肤覆盖。③混合痔:位于齿状线上、下,由直肠上下静脉丛相互吻合、扩张、迂曲形成,表面为直肠黏膜和肛管皮肤覆盖(图25-6)。

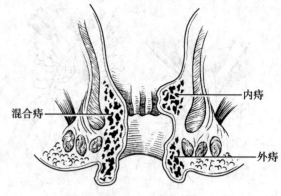

图25-6 痔的分类

【护理评估】

(一)健康史

1. 病人是否有肛门瘙痒、疼痛、有分泌物等表现;是否有肛窦炎、肛腺炎的病史;是否有炎症导致直肠下部黏膜下静脉丛周围炎,静脉失去弹性而扩张。

2. 是否有长期饮酒、好食辛辣等刺激性食物等生活习惯,导致直肠下部黏膜下静脉丛扩张。

3. 是否有长期导致腹内压增高的病史或职业史,如长期坐与立或便秘、前列腺增生、腹水、妊娠和盆腔肿瘤等,导致直肠静脉丛血流障碍。

(二)身体状况

1. 便血 无痛性间歇性便血,是内痔或混合痔早期常见的症状,多因粪块擦破痔块表面黏膜引起。轻者大便带鲜血或便后滴血,出血量少;严重者呈喷射状出血,可自行停止。便秘、饮酒及刺激性食物可诱发出血。长期出血可导致贫血。

2. 痔块脱出 Ⅱ、Ⅲ、Ⅳ度内痔和混合痔可出现痔块脱出。轻者排便时出现、便后自行还纳,并逐渐加重;严重者需用手辅助还纳或持续脱出于肛门,较大痔块不能还纳时可发生嵌顿。咳嗽活动等腹压增加时可引起脱出。

3. 疼痛 单纯性内痔无疼痛,当内痔或混合痔合并血栓形成,嵌顿、感染时可出现疼痛;当外痔血栓形成时,疼痛剧烈。排便、咳嗽等使疼痛加重。

4. 瘙痒 外痔或内痔脱出时常有黏液分泌物溢出,刺激肛门周围皮肤引起瘙痒或湿疹。

(三)心理-社会状况

便血和痔核脱出,加上肛门瘙痒,病情反复发作,给病人生活和工作带来痛苦和不适而产生焦虑的心理。

(四)处理原则

非手术治疗效果良好,主要应用注射和胶圈套扎疗法;手术只限于非手术治疗失败者。

1. 非手术治疗 ①一般治疗:适用于痔的初期和无症状静止期。主要措施为改变不良排便习惯,保持大便通畅;坐浴;肛管内纳入含有消炎止痛的油膏或有润滑和收敛作用的栓剂;血栓性外痔可先局部热敷,再外敷消炎止痛剂,若疼痛缓解可不手术;嵌顿性痔初期,清洗后用手轻轻将脱出痔块还纳,阻止再脱出。②注射疗法:适用于Ⅰ、Ⅱ度内痔,效果较好。将硬化剂注射于痔基底部的黏膜下层,产生无菌性炎症反应,组织纤维化使痔块萎缩。③红外线凝固疗法:适用于Ⅰ、Ⅱ度内痔。通过红外线照射,使痔块发生纤维增生,硬化萎缩。④胶圈套扎疗法:适用于Ⅰ、Ⅱ、Ⅲ度内痔。将特制的胶圈套人到内痔的根部,利用胶圈的弹性阻断痔的血运,使其缺血、坏死、脱落而愈合。

2. 手术疗法 ①单纯性痔切除术主要适用于Ⅱ、Ⅲ度内痔和混合痔;②痔环形切除术适用于严重的环形痔;③血栓性外痔剥离术。

知识链接

吻合器痔上黏膜环行切除术

　　吻合器痔上黏膜环行切除术由意大利学者 Longon 在 1997 年罗马世界大会上首先提出,并于 1998 年正式撰文报道。该术式是目前治疗Ⅲ、Ⅳ度内痔、环形痔和部分Ⅱ度大出血痔的主要方法。此外,非手术疗法治疗失败的Ⅱ度内痔和直肠黏膜脱垂也可采用。主要方法是在齿状线上方距离齿状线 2cm 以上通过吻合器环行切除直肠黏膜 2～3cm,使下移的肛垫上移固定,与传统手术比较具有疼痛轻微、手术时间短、病人恢复快等优点。其术后常见并发症有尿潴留、出血、吻合口狭窄等。术后应嘱病人尽早自行排尿、术后 1 个月内避免剧烈活动、调整饮食保持大便通畅等。

【常见护理诊断／问题】

1. 疼痛　与疾病的类型有关。

2. 便秘　与肛周疼痛惧怕排便有关。

3. 知识缺乏：缺少有关疾病的治疗和术后预防复发的康复知识。

【护理措施】

（一）非手术病人的护理

1. 饮食　增加饮水,多进食新鲜蔬菜、水果、粗纤维性食物,忌食辛辣刺激性食物,忌酒。围手术期控制饮食,减少排便次数。

2. 观察病人便血情况　观察排便时有无出血,出血量、颜色,便血持续时间。长期出血可出现贫血,注意防止病人在排便或淋浴时晕倒受伤。

3. 缓解疼痛　对有剧烈疼痛者给予止痛剂处理,肛管内纳入消炎止痛栓,肛门部位给予冷敷。

4. 坐浴　每次排便后应坐浴,清洁溃疡面或创面,减少污染,促进创面愈合,水温 40～46℃,每日 2～3 次,每次 20～30 分钟。

5. 内痔脱出的护理　内痔脱出者应用温水洗净,涂润滑油后用手轻轻将其还纳入肛管,阻止其脱出。

6. 直肠肛管检查配合与护理

（1）直肠肛管检查：包括直肠指检和内镜检查,应在专门的检查室中进行,必要时用屏风围起。检查前向病人说明检查的目的和注意事项,嘱病人排空粪便或灌肠;根据病人的年龄体质和检查要求,选择恰当体位;准备好检查用品,包括指检手套、肛门镜、直肠镜、液状石蜡、照明光源及手纸等;检查时嘱病人放松肌肉,慢慢做深呼吸;协助检查者传递器械物品,对好光源;检查结束后将各种用物整理归原位。肛门狭窄、肛周急性感染、肛裂及妇女月经期禁忌内镜检查。

（2）直肠肛管检查的体位（图 25-7）：①左侧卧位,左下肢髋膝微屈,右下肢髋膝屈曲各约 90°,此体位适用于年老体弱的病人;②膝胸位,病人屈膝俯卧跪于检查床,两肘屈曲着床,头伏于枕头,适用于较短时间的检查;③截石位,肛门直肠手术的常用体位;④蹲位,病人下蹲,用力增强腹压,适用于检查内痔脱出或直肠脱垂;⑤弯腰前俯位,双下肢稍分开站立,身体前倾,双手扶于支撑物上,肛门视诊的最常用体位。

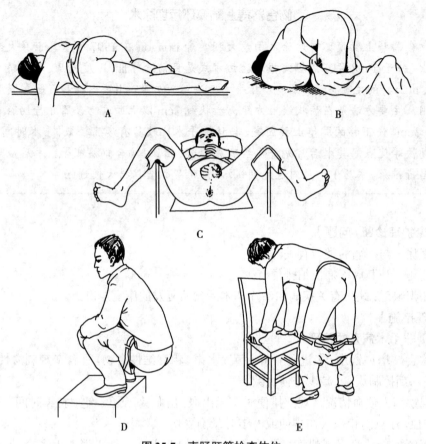

图25-7　直肠肛管检查体位
A. 左侧卧位;B. 膝胸位;C. 截石位;D. 蹲位;E. 弯腰侧俯位。

（3）直肠肛管检查的记录:当发现直肠肛管内的病变时,应先写明何种体位,再用钟表定位法记录病变的部位。如检查时取膝胸位,则以肛门后正中点处为12点,前方为6点;截石位(图25-8)的定位点与此相反。

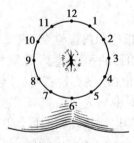

图25-8　肛门检查的时钟定位法(截石位)

（二）手术治疗病人的护理

1. 术前准备　术前1日半流质饮食,可给予缓泻剂,必要时清洁灌肠。

2．术后护理

（1）一般护理：保持局部清洁，术后 2～3 日服阿片酊减少肠蠕动，术后 3 日内尽量不排大便，以保持手术切口清洁并良好愈合。每次排便后应先清洗后坐浴，再换药。

（2）并发症的观察和护理：因术后肛门疼痛，反射性引起膀胱括约肌痉挛，麻醉抑制作用使膀胱逼尿肌松弛，易发生急性尿潴留，通过诱导等促进排尿，必要时行导尿处理。对于排便困难、大便变细者，术后 5～10 日内可行扩肛。肛门括约肌松弛者，术后 3 日指导病人进行肛门肌肉收缩舒张运动。

（三）健康教育

指导病人：①养成良好的排便习惯；②保持肛门卫生，建议使用柔软、白色、无刺激手纸，避免在肛门周围使用肥皂或用毛巾用力擦洗；③多饮水，多食蔬菜水果，少吃辛辣食物，不饮酒；④避免长时间久站或久坐；⑤如有便秘者，多食纤维食物，服用适量植物油或蜂蜜，促进肠蠕动防止便秘发生；⑥每日晨起或晚睡前做 10 分钟腹部按摩，即用手掌轻柔自右下→右上→左上→左下反复按摩腹壁；⑦鼓励病人进行肛门括约肌收缩舒张运动。

 情景模拟

患痔病人术前和术后的健康宣教。

（齐　婧）

思考与练习

一、单项选择题

1．结肠癌最早出现的临床表现多为（　　）

 A．排便习惯及粪便性状改变　　　　　B．腹痛

 C．肠梗阻症状　　　　　　　　　　　D．腹部肿块

 E．贫血

2．混合痔是指（　　）

 A．同时存在内痔和外痔　　　　　　　B．两个以上内痔

 C．两个以上外痔　　　　　　　　　　D．齿状线上、下静脉丛互相吻合而成

 E．痔与肛裂同时存在

3．肛裂"三联征"是指（　　）

 A．疼痛、出血、前哨痔　　　　　　　B．肛裂、出血、前哨痔

 C．肛裂、前哨痔、肛乳头肥大　　　　D．便秘、出血、前哨痔

 E．疼痛、便秘、出血

4．直肠癌根治术能否保留肛门取决于（　　）

 A．肿瘤的大小　　　　　　　　　　　B．肿瘤是否已侵犯肠管周围

 C．肿瘤有无远处转移　　　　　　　　D．肿瘤距肛门的距离

 E．左半结肠的长短

5. 内痔病人预防便秘的措施中,**无关**的是(　　　)

A. 每天坚持适当活动　　　　　B. 多饮水,多吃蔬菜

C. 忌酒和辛辣食物　　　　　　D. 养成每天定时排便习惯

E. 坚持每晚肛门坐浴

6. 肛管手术后,能促进炎症的吸收,缓解肛门括约肌痉挛的护理措施是(　　　)

A. 保持大便通畅　　　　　　　B. 早期适当活动

C. 温水肛门坐浴　　　　　　　D. 保持局部清洁

E. 避免仰卧位

二、病例分析题

1. 黄女士,56 岁,因黏液血便 3 个月入院,自述 3 个月前开始出现黏液血便,每日排便 3～5 次,伴肛门坠胀,偶感下腹胀痛,排气或排便后可缓解,体重减轻约 4kg。查体:消瘦、贫血,腹稍胀、无明显压痛、未扪及包块。肛门指检:肛门口较松弛,距肛缘 3cm 处触及高低不平之硬块,肠腔狭窄,指套染有血迹。

请思考:

(1) 引起病人不完全性肠梗阻的原因是什么? 有何依据?

(2) 尚需哪些检查以协助诊断? 若需手术治疗,何种手术方式最适宜,如何对病人进行出院指导?

2. 程先生,60 岁,平时有便秘习惯,喜吃辛辣食物;近 3 个月自感肛门部坠胀不适伴疼痛,大便表现带血,已行内痔切除术,6 小时后出现肛门疼痛,大汗,尿潴留。

请思考:

(1) 病人出现肛门疼痛、尿潴留的原因是什么? 如何处理?

(2) 对该病人的出院健康教育应包括哪些内容?

3. 刘先生,39 岁,肛周疼痛 5 天,加重 2 天。病人 5 天前开始,肛门右侧部疼痛,排便时明显,近 2 天来加重,为持续性跳痛,行动不便,坐卧不安。查体:T 37.2℃,发育、营养良好、心肺腹未见异常。肛门直肠检查:肛门右侧边缘皮肤红肿,范围约 6cm,触之稍热,可触及硬结和压痛,中心部位似有波动感。

请思考:

(1) 该病人最可能的临床诊断是什么? 需要与哪些疾病鉴别?

(2) 主要护理措施有哪些?

任务二十六　原发性肝癌病人的护理

病例导入

　　王先生,49岁,原有肝炎病史,近半个月来感觉肝区疼痛,以"腹痛待查"收住院治疗,住院治疗期间突然出现腹部剧痛,查体:腹肌紧张,腹部有压痛及反跳痛。

　　请思考:

　　1.病人目前出现何种问题,为什么?

　　2.如何对病人实施护理?

　　3.怎样做好病人的健康教育工作?

　　原发性肝癌是我国一种常见的恶性肿瘤,分别占男、女恶性肿瘤的第三、四位,高发于东南沿海地区。其可发生于任何年龄,以40～60岁多见,男性多于女性。

【病因及病理生理】

　　原发性肝癌的病因和发病机制尚未阐明。一般认为病毒性肝炎、肝硬化是其主要原因。临床上肝癌病人常有急性肝炎→慢性肝炎→肝硬化→肝癌的病史;其他有黄曲霉素、亚硝胺类致癌物、水土等因素。

【病理生理】

　　1. 大体病理类型　①结节型:多见,常为单个或多个大小不等结节散在分布于肝内,多伴有肝硬化,恶性程度高,预后较差。②巨块型:常为单发,也可由多个结节融合而成,癌块直径较大,常有假被膜,易出血、坏死;肝硬化程度较轻,手术切除率高,预后较好。③弥漫型:少见,结节大小均等,呈灰白色,散在分布于全肝,常伴有肝硬化,肉眼难与肝硬化区别,病情发展迅速,预后极差。根据肿瘤直径大小,又可分为微小肝癌($\leqslant 2cm$)、小肝癌($> 2cm$、$\leqslant 5cm$)、大肝癌($> 5cm$、$\leqslant 10cm$)、巨大肝癌($> 10cm$)。

　　2. 组织学类型　可分为肝细胞癌、肝内胆管细胞癌和二者同时出现的混合型肝癌三类。我国以肝细胞癌为主,约占91.5%,男性多见。

　　3. 转移途径　①直接蔓延:癌肿直接侵犯邻近组织、脏器,如膈肌、胸腔等。②血行转移:门静脉系统内转移是最常见的途径,多为肝内转移,癌细胞在生长过程中极易侵犯门静脉分支,形成门静脉内癌栓,癌栓经门静脉系统在肝内直接播散,甚至阻塞静脉主干,导致门静脉高压;肝外血行转移常见于肺,其次为骨、脑等。③淋巴转移:主要累及肝门淋巴结,其次为胰腺周围、腹膜后及主动脉旁淋巴结,晚期可至锁骨上淋巴结。④种植转移:癌细胞脱落可发生腹腔、盆腔种植转移,引起血性腹水。

【护理评估】

（一）健康史

了解是否居住于肝癌高发区，饮食和生活习惯，有无进食被黄曲霉素污染的食物史，有无亚硝胺类等致癌物接触史；了解家族中有无肝癌或其他肿瘤病人；了解有无肝炎、肝硬化，其他部位肿瘤病史，有无其他系统伴随疾病。

（二）身体状况

早期缺乏典型症状和体征，多在普查或体检时被发现，晚期可有明显局部症状和全身症状。

1. 症状

（1）肝区疼痛：为最常见的主要症状，半数以上病人以此为首发症状。多呈持续性钝痛、刺痛和胀痛，夜间或劳累后加重。疼痛部位与肿瘤部位密切相关，位于肝右叶顶部的肿瘤累及膈肌，疼痛可牵涉至右肩背部。当癌结节发生坏死、破裂时，可引起大出血，表现为突发性右上腹剧痛和腹膜刺激征等急腹症表现。

（2）消化道症状：主要表现为食欲减退，部分病人出现腹胀、恶心、呕吐或腹泻等，易被忽视。

（3）全身症状：①可有不明原因的持续性低热或不规则发热，抗生素治疗无效，而吲哚美辛栓常可退热。②早期病人消瘦、乏力不明显；晚期体重呈进行性下降，可伴有贫血、黄疸、腹水、出血、水肿等恶病质表现。

2. 体征

（1）肝大与肿块：为中、晚期肝癌常见临床体征。肝脏呈进行性肿大，质地较硬，表面高低不平，有明显结节或肿块。肿瘤位于肝右叶顶部者，肝浊音界上移，甚至出现胸水。有时肝大被病人自己偶然发现，肝大显著者可见右上腹或右季肋部明显隆起。

（2）黄疸与腹水：晚期肝癌病人均可出现。

3. 其他　可有癌旁综合征的表现，如低血糖、红细胞增多症、高胆固醇血症及高钙血症；如发生肺、骨、脑等肝外转移，出现相应的临床症状和体征；合并肝硬化者，常有肝硬化门静脉高压症表现；晚期肝癌还可出现肝性脑病、上消化道出血、癌肿破裂出血及继发性感染等并发症。

（三）辅助检查

1. 实验室检查

（1）血清甲胎蛋白（AFP）测定：属肝癌血清标志物，具有专一性，可用于普查，有助于发现无症状的早期病人，但有假阳性出现，故应做动态观察。AFP持续阳性或定量≥400μg/L或定量，并排除妊娠、活动性肝病、生殖腺胚胎性肿瘤等，应高度怀疑为肝细胞肝癌。30%的肝癌病人AFP为阴性。如同时检测AFP异质体，可提高诊断率。

（2）血清酶学检查：缺乏专一性和特异性，只作为辅助指标，如血清碱性磷酸酶、γ-谷氨酰转肽酶、乳酸脱氢酶同工酶、血清5氨-核苷酸磷酸二酯酶、α_1-抗胰蛋白酶、酸性同工铁蛋白等。

2. 影像学检查

（1）B超检查：是诊断肝癌的首选检查方法，适用于普查。可显示肿瘤的部位、大小、形态及肝静脉或门静脉有无栓塞等情况，能发现直径约1～3cm左右的病变，诊断符合率可达

90%以上。

（2）CT和MRI检查：能显示肿瘤的位置、大小、数目及与周围脏器和重要血管的关系，能检出直径1.0cm左右的微小肝癌，诊断符合率达90%以上。可帮助制订手术方案。

（3）X线检查：一般不作为肝癌的诊断依据。腹部摄片可见肝脏阴影扩大。肝右叶顶部的肿瘤，可见右侧膈肌抬高或呈局限性隆起；位于肝左叶或巨大的肝癌，可见胃和横结肠被推压现象。

（4）放射性核素肝扫描：应用 ^{198}Au、^{99m}Tc、^{131}I 玫瑰红、^{113m}In 同位素示踪肝扫描，诊断符合率85%～90%，但不易显示直径<3cm的肿瘤。采用放射性核素断层扫描（ECT）可提高诊断符合率。

（5）选择性腹腔动脉或肝动脉造影：肝动脉造影可明确病变的部位、大小、数目和分布范围。对直径<2.0cm的微小肝癌，诊断符合率可达90%；对血管丰富的肿瘤，可分辨直径≥1.0cm的肿瘤；选择性肝动脉造影或数字减影血管造影（DSA），可发现直径0.5cm的肿瘤，有助于评估手术的可切除性和选择治疗方法。

3．腹腔镜探查　经各种检查未能确诊而临床又高度怀疑肝癌者，必要时可行腹腔镜探查以明确诊断。

4．肝穿刺活组织检查　可进行病理切片检查，具有确诊意义，多在B超或CT引导下行细针穿刺活检，但有出血、肿瘤破裂和肿瘤沿针道转移的危险。

（四）心理－社会状况

评估病人对拟采取的治疗方法、疾病预后及手术前有关知识的了解和掌握程度；病人对手术过程、手术可能导致的并发症及疾病预后所产生的恐惧、焦虑程度和心理承受能力；家属对本病及其治疗方法、预后的认知程度及心理承受能力；家庭对病人手术、化疗、放疗等的经济承受能力。

（五）治疗原则及主要措施

以手术治疗为主，辅以其他综合治疗。

1．手术治疗　手术是目前治疗肝癌最有效的方法。常用手术方式有：①肝切除术。②不能切除的肝癌，可先考虑单独或联合应用肝动脉结扎、肝动脉栓塞、冷冻、激光、微波热凝等；肿瘤缩小后部分病人可获得二期手术切除的机会。③根治性切除术后复发肝癌部分可二次手术治疗。④目前有学者认为原发性肝癌可行肝移植治疗，其疗效有待于进一步讨论。小肝癌的手术切除率可达80%以上，手术死亡率低于2%，术后5年生存率可达60%～70%。根治术后复发性肝癌再手术，5年生存率可达53.2%。

知识拓展

肝癌肝移植的现状

在我国，肝癌所致肝移植占所有肝移植的40%以上，因此，探索科学合理的肝癌肝移植标准是当今研究热点。"Milan标准"是国际经典的肝癌肝移植标准，具体内容：单个肿瘤直径不超过5cm；多发肿瘤数目≤3个、最大直径≤3cm；不伴有血管及淋巴结侵犯。其优点是疗效肯定，5年生存率≥75%，复发率<10%。但其对受者选择较

为严格，许多受者因此丧失移植机会。而后提出的加州大学旧金山分校（UCSF）标准显著扩大了肝癌肝移植的使用范围，并可能有近50%病人可以获得长期生存。国内许多肝移植中心提出了肝癌肝移植的中国标准，如"杭州标准""华西标准"和"复旦标准"等。其共同特点是更多考虑肿瘤的生物学特征，如有无血管侵犯或有无肝内转移，而适当地放宽肿瘤体积的标准，使更多肝癌病人受益。国内标准并未明显降低术后累计生存率和无瘤生存率，更为符合我国国情。总而言之，肝癌肝移植受体的选择必须综合考虑供体的来源、等待受体疾病的轻重缓急及肝移植的疗效。

2. 非手术治疗　①放射治疗；②化学药物治疗；③中医中药治疗；④生物治疗；⑤基因治疗等。

3. 肝癌破裂出血的治疗　对全身情况良好、病变局限，可行急诊肝叶切除术；全身情况差者，可行肝动脉结扎或栓塞术、射频治疗、冷冻治疗、填塞止血等。对出血较少，生命体征平稳，估计肿瘤不能切除者，可行非手术治疗。

 知识拓展

肝癌的放射治疗

放射治疗（简称放疗）是恶性肿瘤的基本治疗手段之一，但在20世纪90年代以前，由于放疗的效果较差，且对肝脏损伤较大，因此对肝细胞性肝癌（HCC）病人较少进行放疗。90年代中期以后，现代精确放疗技术发展迅速，包括三维适形放疗、强调适形放疗和立体定向放疗等日益成熟和广泛应用，为采用放疗手段治疗肝癌提供了新的机会。国内、外学者已经陆续报告采用现代精确放疗技术治疗不能手术切除的HCC的临床实践和研究，对于经过选择的HCC病人，放疗后3年生存率可达25%～30%。一般认为对于下述肝癌病人可考虑放疗：肿瘤局限，因肝功能不佳不能进行手术切除；或肿瘤位于重要解剖结构，在技术上无法切除；或病人拒绝手术。另外，对已发生远处转移的病人有时可行姑息治疗，以控制疼痛或缓解压迫等。

【常见护理诊断/问题】

1. 恐惧　与担忧疾病预后和生存期有关。
2. 慢性疼痛　与肿瘤生长导致肝包膜张力增加，或放疗、化疗后不适，手术有关。
3. 营养失调：低于机体需要量　与食欲减退、腹泻及肿瘤导致的代谢异常和消耗有关。
4. 潜在并发症：肝性脑病、上消化道出血、肿瘤破裂出血、感染等。

【护理措施】

（一）术前护理

1. 改善营养状况　以富含蛋白、热量、维生素和纤维膳食为原则，鼓励家属按病人饮食习惯，提供其喜爱的色、香、味俱全的食物，以刺激食欲。创造舒适的进餐环境，避免呕吐物及大小便的不良刺激。必要时提供肠内、外营养支持或补充蛋白等。

2. 疼痛护理　半数肝癌病人出现疼痛，遵医嘱给予止痛剂或采用镇痛治疗。

3．预防肿瘤破裂出血　①尽量避免导致肿瘤破裂的诱因，如剧烈咳嗽、用力排便等导致腹内压骤然增高的因素。②改善凝血功能：肝硬化病人肝脏合成的凝血因子减少，且脾功能亢进导致血小板减少，因此需了解病人的出凝血时间、凝血酶原时间和血小板等，术前3天补充维生素 K_1 以改善凝血功能。③密切观察腹部情况，若病人突发腹痛加重，伴腹膜刺激征，应高度怀疑肿瘤破裂出血，应及时通知医生，积极配合抢救。④少数病人出血可自行停止，多数病人需手术治疗，应积极做好术前准备，对不能手术的晚期病人，可采用补液、输血、应用止血剂等综合治疗处理。

4．心理护理　通过交流和沟通，了解病人及其家属情绪和心理变化，采取诱导方法逐渐使其接受并正视现实；医护人员应热情、耐心、周到的服务，使其增强应对能力，树立战胜疾病的信心，积极接受和配合治疗；实施治疗前向病人及其家属介绍其必要性、方法和注意事项；或请成功病人现身说法，消除不良情绪。对晚期病人应给予情感上的支持，鼓励家属与病人共同面对疾病，使病人尽可能平静舒适地度过生命的最后历程。

（二）术后护理

1．一般护理　为防止术后肝断面出血，一般不鼓励病人早期活动。术后 24 小时内应平卧休息，避免剧烈咳嗽。接受半肝以上切除者，间歇给氧 3～4 天。

2．病情观察　密切观察病人的心、肺、肾、肝等重要脏器的功能变化，生命体征和血清学指标的变化。

3．维持体液平衡　静脉输液，补充水、电解质，维持体液平衡；对肝功能不良伴腹水者积极保肝治疗，严格控制水和钠盐的摄入量，准确记录 24 小时出入水量，每天测量体重及腹围并记录。监测电解质，保持内环境稳定。

4．引流管的护理　肝叶和肝脏局部切除术后常放置双腔引流管。应妥善固定，避免受压、扭曲和折叠，保持引流通畅；严格遵守无菌原则，每日更换引流瓶；准确记录引流液的量、色、质。若引流液为血性且持续性增加，应警惕腹腔内出血，及时通知医生，必要时完善术前准备行手术探查止血；若引流液含有胆汁，应考虑胆瘘。

5．预防感染　遵医嘱合理应用抗生素。

6．肝性脑病的预防和护理　常发生于肝功能失代偿或濒临失代偿的原发性肝癌病人。术后应加强生命体征和意识状态的观察，若出现性格行为变化，如欣快感、表情淡漠等前驱症状时，应及时通知医生。预防措施：①避免肝性脑病的诱因，如上消化道出血、高蛋白饮食、感染、便秘、应用麻醉剂、镇静催眠药及手术等；②禁用肥皂水灌肠，可用生理盐水或弱酸性溶液（如食醋 1～2ml 加入生理盐水 100ml），使肠道 pH 值保持为酸性；③口服新霉素或卡那霉素，以抑制肠道细菌繁殖，有效减少氨的产生；④使用降血氨药物，如谷氨酸钾或谷氨酸钠静脉滴注；⑤给予富含支链氨基酸的制剂或溶液，以纠正支链／芳香族氨基酸比例失调；⑥肝性脑病者限制蛋白质摄入，以减少血氨的来源；⑦便秘者可口服乳果糖，促使肠道内氨的排出。

7．心理护理　说明术后恢复过程，安放各种引流管的意义，以及积极配合治疗和护理对康复的意义。

（三）肝动脉插管化疗病人的护理

1．插管前护理　向病人解释肝动脉插管化疗的目的及注意事项。

2．导管护理　①妥善固定和维护导管；②严格遵守无菌原则，每次注药前消毒导管，注药后用无菌纱布包扎,防止细菌沿导管发生逆行性感染;③为防止导管堵塞,注药后用肝素稀释液(25U/ml)2～3ml冲洗导管;④治疗期间病人可出现剧烈腹痛、恶心、呕吐、食欲减退等症状,以及不同程度的白细胞数减少。若系胃、胆、胰、脾动脉栓塞出现的上消化道出血及胆囊坏死等并发症时,须密切观察生命体征和腹部体征,及时通知医生进行处理。

3. 拔管后护理　加压压迫穿刺点15分钟并卧床休息24小时,防止局部形成血肿。

(四)健康教育

避免进食霉变食物,特别是豆类;积极治疗肝炎、肝硬化。原有肝硬化病史的病人应定期行AFP监测、B超,发现异常早期诊断、早期治疗。肝切除术后的病人应加强肝脏保护,定期复查AFP、B超,发现异常及时就诊。

 情景训练

1. 角色扮演护士对原发性肝癌病人进行护理评估。
2. 角色扮演护士对原发性肝癌病人进行健康教育。

（孙顶双）

思考与练习

一、单项选择题

1. 肝癌术前护理**不正确**的是(　　)
   A. 给予维生素K
   B. 适量输血和白蛋白
   C. 术前晚用肥皂水灌肠
   D. 全面检查肝功能和凝血功能
   E. 术前3天口服肠道不吸收抗生素

2. 与原发性肝癌的发生关系最密切的疾病是(　　)
   A. 甲型肝炎
   B. 乙型肝炎
   C. 肝脓肿
   D. 中毒性肝炎
   E. 肝棘球蚴病

3. 原发性肝癌主要转移的部位是(　　)
   A. 肝内
   B. 肺
   C. 左锁骨上淋巴结
   D. 骨
   E. 腹腔内种植

4. 肝癌病人最常见和最主要的症状是(　　)
   A. 肝区疼痛
   B. 低热
   C. 腹胀、乏力
   D. 食欲缺乏
   E. 消瘦

5. 治疗早期原发性肝癌,最有效的方法是(　　)
   A. 手术切除
   B. 肝动脉插管化疗
   C. 肝动脉栓塞治疗
   D. 放射治疗
   E. 局部注射无水酒精疗法

6. 肝癌介入治疗术后穿刺侧肢体应制动的时间为（　　　）

    A. 1 小时　　　　　　　　B. 2 小时　　　　　　　　C. 4 小时

    D. 6 小时　　　　　　　　E. 1 天

7. 肝癌病人术前肠道准备最主要的目的是（　　　）

    A. 预防术中污染　　　　　　　B. 有利切口愈合

    C. 预防术后血氨增高　　　　　D. 预防术后肠道感染

    E. 预防腹腔脓肿的形成

8. 为明确肝内占位病变的性质，下列检查项目最有意义的是（　　　）

    A. 谷丙转氨酶　　　　　　　　B. 谷草转氨酶

    C. 甲胎蛋白　　　　　　　　　D. 癌胚抗原

    E. 乳酸脱氢酶

9. 原发性肝癌最常见的大体类型是（　　　）

    A. 小癌型　　　　　　　　B. 结节型　　　　　　　　C. 溃疡型

    D. 巨块型　　　　　　　　E. 弥漫型

10. 肝叶切除病人的术后护理**错误**的是（　　　）

    A. 应专人护理　　　　　　　　B. 吸氧 3～5 天

    C. 术后取平卧位　　　　　　　D. 鼓励早期下床活动

    E. 术后给予静脉补充营养

11. 肝叶切除术后避免过早活动的目的是（　　　）

    A. 保存体力　　　　　　　　B. 减少能量消耗

    C. 利于干细胞再生　　　　　D. 利于有效引流

    E. 避免肝断面出血

二、病例分析题

张先生，57 岁，因肝区隐痛伴食欲减退、消瘦、乏力 4 个月入院。有 30 年慢性肝炎史。查体：贫血貌，肝右肋下缘可触及，质硬，轻度压痛。辅助检查：甲胎蛋白阳性，B 超和 CT 检查发现肝右叶 6cm×8cm 占位，肝肾功能基本正常。诊断为：①右肝癌；②肝炎后肝硬化代偿期，门静脉高压症，拟行手术治疗。请思考：

（1）此病人术前需进行哪些术前准备？

（2）目前该病人存在哪些护理诊断 / 问题？术后应采取哪些护理措施？

任务二十七 门静脉高压病人的护理

病例导入

李先生，53岁，因突发呕血由家人急送入院就诊。李先生自述1小时前突然呕吐大量鲜血，内含少量食物残渣，既往有乙型肝炎病史。查体：精神紧张，贫血貌，T 36.8℃，P 106次/min，BP 82/56mmHg，心肺无特殊，腹软，蛙状腹，脾肋下3cm，移动性浊音(+)。

请思考：

1. 病人目前出现何种问题，为什么？
2. 如何对病人实施护理？
3. 如何为病人进行健康教育？

门静脉的正常压力大约为13~24cmH₂O(1.27~2.35kPa)，平均约18cmH₂O。当门静脉血流受阻、血液淤滞，造成门静脉及其分支压力增高，持续超过24cmH₂O时，将导致脾大伴脾功能亢进、食管-胃底静脉曲张破裂大出血、腹水等一系列临床表现，称门静脉高压症。

【病因及病理生理】

门静脉高压症约90%以上由肝硬化引起。在我国主要是肝炎后肝硬化，部分南方血吸虫流行地区，以血吸虫病性肝硬化为主。它亦可见于肝外门静脉阻塞，如门静脉主干的先天性畸形、海绵窦样变等，但较少见。

门静脉系统无静脉瓣膜，其压力通过流入的血量和流出阻力形成并维持。门静脉血流阻力增加，常是门静脉高压症的始动因素。按引起阻力增加的部位将门静脉高压症分为肝前、肝内和肝后三型。肝内型又可分为窦前、窦后和窦型。在我国，肝炎后肝硬化是引起肝窦和窦后阻塞性门静脉高压症的常见病因。肝内窦前性阻塞的病因主要是血吸虫性肝硬化。血吸虫卵直接沉积在汇管区门静脉小分支内，引起这些小分支栓塞，周围呈现肉芽肿反应，致门静脉血流受阻和压力增高。

门静脉高压症主要有以下病理改变：①脾大、脾功能亢进；②交通支扩张：门静脉压力升高，导致消化系统器官淤血，最突出的改变是4处门-腔静脉曲张，最重要的是食管下段及胃底交通支，其他有肛管及直肠下段交通支、前腹壁交通支、腹膜后交通支；③腹水，门静脉系毛细血管滤过压增加、肝硬化使肝内淋巴回流受阻并从肝脏表面渗出、肝合成清蛋白减少使血浆胶体渗透压降低，体内醛固酮增加等因素，导致腹水发生。

知识拓展

门静脉和腔静脉之间的交通支

门静脉和腔静脉之间存在 4 组交通支，这些交通支在正常情况下都很细小，血流很少，当门静脉高压症时这些交通支往往开放。①胃底食管下段交通支：临床上最重要，胃冠状静脉 - 胃短静脉通过食管胃底静脉与奇静脉、半奇静脉的分支吻合，流入上腔静脉。②直肠下端、肛管交通支：直肠上静脉与直肠下静脉、肛管静脉吻合，流入下腔静脉。③前腹壁交通支：脐旁静脉与腹上、下深静脉吻合，分别流入上、下腔静脉。④腹膜后交通支：肠系膜上、下静脉分支与下腔静脉分支在腹膜后相互吻合。

【护理评估】

（一）健康史

注意询问病人有无病毒性肝炎病史、酗酒、血吸虫病病史；既往有无出现肝性脑病、上消化道出血的病史，以及诱发的原因；对原发病是否进行治疗。

（二）身体状况

1. 脾大、脾功能亢进　门静脉高压症的早期即可有脾脏充血、肿大，程度不一，在左肋缘下可扪及；早期质软、活动；晚期，脾内纤维组织增生而变硬，活动度减少，常伴有脾功能亢进。其主要表现为白细胞、血小板减少。

2. 呕血和黑便　食管胃底曲张静脉破裂出血，是门静脉高压症最危险的并发症，一次出血量可达 1 000～2 000ml，表现为呕血或便血，呕吐鲜红色血液，排出柏油样黑便。由于肝功能损害引起凝血功能障碍、脾功能亢进导致血小板减少以及门静脉高压。因此，出血不易自止。大出血、休克和贫血导致肝细胞严重缺氧易诱发肝性脑病。

3. 腹水　是肝功能严重受损的表现，大出血后可形成"顽固性腹水"，常伴有腹胀、食欲减退和下肢水肿。

4. 其他　可伴有肝大、黄疸、蜘蛛痣、腹壁静脉曲张、痔、肝掌等。

（三）辅助检查

1. 实验室检查　①血常规检查：当脾功能亢进时，全血细胞计数减少，白细胞计数可降至 $3×10^9/L$ 以下，血小板计数可降至（70～80）$×10^9/L$ 以下。②肝功能检查：常有血浆白蛋白降低，白蛋白与球蛋白比例倒置，凝血酶原时间延长。肝炎后肝硬化病人血清转氨酶和血胆红素增高较血吸虫性肝硬化者明显，应行乙型肝炎病原免疫学检查。

2. 影像学检查　① B 超检查：可了解肝脏和脾脏的形态、大小、有无腹水及门静脉扩张。②食管吞钡 X 线检查和内镜检查：在食管为钡剂充盈时，可见食管黏膜呈虫蚀状改变；当排空时，黏膜像则表现为蚯蚓样或串珠状负影。内镜可见黏膜下曲张静脉或血管团。③腹腔动脉（静脉相）或肝静脉造影；造影剂使门静脉系统和肝静脉显影后，可明确门静脉受阻部位及其侧支回流情况，为选择手术方式提供参考。

3. 食管镜检查　既可明确诊断，又可用于急诊止血治疗。

（四）心理 - 社会状况

因导致门静脉高压症的肝硬化是一个慢性疾病过程，迁延不愈，病人多有不同程度的焦虑,如哭泣、易躁易怒、忧郁、失眠、意志消沉、悲观等。尤其是合并上消化道大出血时精神紧张,有恐惧感。

(五)治疗原则及主要措施

1. 食管-胃底静脉曲张、破裂出血的治疗

(1)非手术治疗:①常规处理。绝对卧床休息;立即建立有效的静脉通道,输液、输血扩充血容量;维持呼吸道通畅,防止呕吐物引起窒息或吸入性肺炎;严密监测病人生命体征。②药物止血。应用内脏血管收缩剂,可使静脉血流量减少,降低门静脉压力。常用药物有垂体后叶素、三甘氨酰赖氨酸加压素和生长素,急性出血控制率可达 80%,与三腔管压迫合用可达 95%。③内镜治疗。经纤维内镜将硬化剂直接注入曲张静脉内,使之闭塞及其黏膜下组织硬化,达到止血和预防再出血目的,成功率可达 80%~90%。主要并发症是食管黏膜溃疡、狭窄和穿孔。④三腔管压迫止血利用充气的气囊分别压迫胃底和食管下段的曲张静脉,达到止血目的,以此争取时间做紧急手术准备。⑤经颈静脉肝内门体分流术(TIPS)。经颈静脉途径在肝静脉与门静脉的主要分支间建立通道,并置入支架,实现门体分流。其适用于食管胃底曲张静脉破裂出血经药物和硬化剂治疗无效、肝功能失代偿、不宜行急诊手术的病人,或等待肝移植的病人。

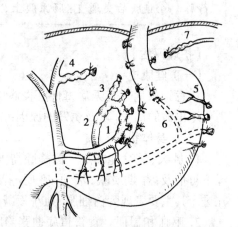

图 27-1　贲门周围血管离断术示意图
1. 胃支；2. 食管支；3. 高位食管支；4. 异位高位食管支；5. 胃短静脉；6. 胃后静脉；7. 左膈下静脉。

(2)手术治疗:有分流术和断流术(图 27-1)两种手术方法。

2. 腹水的外科治疗　对肝硬化引起的顽固性腹水,有效的治疗方法是肝移植。其他疗法包括 TIPS 和腹腔-静脉转流术。

3. 单纯脾大、脾功能亢进的外科治疗　多见于晚期血吸虫病病人,因肝功能较好,单纯脾切除效果良好。该类病人若同时伴有食管、胃底静脉曲张破裂出血史者,应考虑在脾切除的同时做贲门周围血管离断术。

4. 肝移植　适应证有终末期肝病伴有静脉曲张出血、难治性腹水、肝性脑病,肝合成功能低下等。标准术式有原位肝移植和背驮式肝移植等。

【常见护理诊断/问题】

1. 体液不足　与上消化道大量出血有关。

2. 体液过多(腹水)　与肝功能损害致低蛋白血症、血浆胶体渗透压降低及醛固酮分泌增加等有关。

3. 营养失调:低于机体需要量　与肝功能损害、营养摄入不足、消化吸收障碍有关。

4. 潜在并发症:上消化道大出血、术后出血、肝性脑病、静脉血栓形成。

【护理措施】

(一)非手术治疗病人的护理

1. 一般护理　①绝对卧床休息:迅速将病人安置于有抢救设备、安静的病房,头偏向一侧,以防误吸;给予吸氧。②口腔护理:及时清理血迹和呕吐物,保持口腔清洁。

2．恢复血容量　迅速建立有效静脉通道，输液、输血，恢复血容量。给予配血，宜输新鲜血液，当病人出血量较多输血有困难时，可给予白蛋白、血浆、血浆代用品，以提高胶体渗透压并维持循环血容量。

3．止血　①局部灌洗：用冰盐水或冰盐水加血管收缩剂，如肾上腺素，做胃内灌洗。②药物止血：遵医嘱应用止血药，并密切观察其疗效，注意药物副作用。③三腔管压迫止血。

4．病情观察　严密观察生命体征、准确记录尿量及中心静脉压的变化，注意有无水电解质及酸碱平衡失调。

5．三腔管压迫止血的护理

（1）准备：向病人解释放置三腔管止血的目的、意义、方法和注意事项，以取得病人的配合。将食管气囊和胃气囊分别注气约 150ml 和 200ml，观察充盈后气囊是否膨胀均匀、弹性良好、有无漏气，然后抽空气囊，并分别做好标记备用。

（2）插管方法：管壁涂液状石蜡，经病人一侧鼻孔或口腔轻轻插入，边插边嘱病人做吞咽动作，直至插入 50～60cm；用注射器从胃管内抽出胃液后，向胃气囊注入 150～200ml 空气，用止血钳夹闭管口，将三腔管向外提拉，感到不再被拉出并有轻度弹力时，利用滑车装置在管端悬以 0.5kg 重物作牵引压迫。然后抽取胃液观察止血效果，若仍有出血，再向食管气囊注入 100～150ml 空气以压迫食管下端。置管后，胃管接胃肠减压器或用生理盐水反复灌洗，观察胃内有无新鲜血液吸出。若无出血，同时脉搏、血压渐趋稳定，说明出血已得到控制；反之，表明三腔管压迫止血失败。

（3）置管后护理：①病人半卧位或头偏向一侧（图 27-2），及时清除口腔、鼻咽腔分泌物，防止吸入性肺炎。②保持鼻腔黏膜湿润，观察调整牵引绳松紧度，防止鼻黏膜或口腔黏膜长期受压发生糜烂、坏死；三腔管压迫期间应每 12 小时放气 10～20 分钟，使胃黏膜局部血液循环暂时恢复，避免黏膜因长期受压而糜烂、坏死。③观察、记录胃肠减压引流液的量、颜色，判断出血是否停止，以决定是否需要紧急手术；若气囊压迫 48 小时后，胃管内仍有新鲜血液抽出，表明压迫止血无效，应紧急手术止血。④床旁备剪刀，若气囊上移阻塞呼吸道，可引起呼吸困难甚至窒息，应立即剪断三腔管。⑤拔管：三腔管放置时间不宜超过 3～5

日，以免食管、胃底黏膜长时间受压而缺血、坏死。气囊压迫 24 小时如出血停止，可考虑拔管。放松牵引，先抽空食管气囊、再抽空胃气囊，继续观察 12～24 小时，若无出血，让病人口服液状石蜡 30～50ml，缓慢拔出三腔管；若再次出血，可继续行三腔管压迫止血或手术。

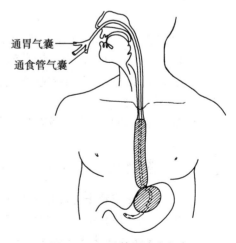

通胃气囊
通食管气囊

6．预防肝性脑病　为减少肠道细菌数量，避免胃肠道残血被分解产生氨，诱发肝性脑病，可服用新霉素或链霉素等肠道非吸收抗生素、用缓泻剂或生理盐水灌肠刺激排泄。

7．心理护理　耐心、细致地做好病人的心理护理，关心、体贴病人，减轻病人的焦虑，稳定其情绪。每次检查及护理前给予解释，取得病人和家属的理解，使之能够积极配合各项治疗和护理。

图 27-2　三腔管压迫止血法

（二）手术治疗病人的护理

1. 术前准备　除常规护理措施外，术前 2～3 日口服肠道不吸收的抗生素，以预防术后肝性脑病；术前 1 日晚用中性弱碱性液体作清洁灌肠；脾 - 肾静脉分流术前应明确肾功能是否正常；术前 1 周应用维生素 K；纠正低蛋白血症等。

2. 术后护理

（1）一般护理：①体位与活动。分流术后 48 小时内，病人取平卧位或 15° 内低坡卧位，2～3 日后改半卧位；避免过多活动，翻身时动作要轻柔；手术后不宜过早下床活动，一般需卧床 1 周，以防血管吻合口破裂出血。②饮食。指导病人从流质开始逐步过渡到正常饮食，保证热量供给。分流术后病人应限制蛋白质和肉类摄入，忌食粗糙和过热食物；禁烟、酒。

（2）病情观察：密切观察病人神志，严密监测病人生命体征等变化。

（3）引流管的护理：观察胃肠减压和腹腔引流液的性状与量，若引流出新鲜血液量较多，应考虑是否发生出血；若腹腔引流量较多且清晰，应考虑低蛋白血症。

（4）保护肝脏：术后应予吸氧，保肝治疗，禁用或慎用对肝脏有损害的药物，如吗啡、巴比妥类、盐酸氯丙嗪等。

（5）并发症的观察和预防：①肝性脑病，分流术后部分门静脉血未经肝脏解毒直接进入体循环，同时肝脏功能受损，解毒功能下降，使血氨含量升高，术后易诱发肝性脑病。若发现病人出现神志淡漠、嗜睡、谵妄，应立即通知医生；遵医嘱测定血氨浓度，应用谷氨酸制剂降低血氨水平；限制蛋白质的摄入，减少血氨的产生；给予导泻，弱酸性溶液灌肠减少氨的吸收。②静脉血栓形成，脾切除术后血小板迅速增高，有诱发静脉血栓形成的危险；术后勿用维生素 K 和其他止血药物，以防血栓形成。术后 2 周内每日或隔日复查 1 次血小板，若血小板超过 $600×10^9/L$ 应立即通知医生，协助抗凝治疗。注意应用抗凝药物前后凝血时间变化。

3. 心理护理　解释手术治疗的必要性和重要性，消除病人及家属的思想顾虑，以取得配合。解释术后卧床 1 周的目的，安放各种引流管的意义，以及积极配合治疗和护理对康复的重要性。

（三）健康教育

1. 休息与活动　合理休息与适当活动，避免过度劳累，一旦出现头晕、心慌和出汗等不适，立即卧床休息。

2. 饮食指导　禁烟、酒，少喝咖啡和浓茶，避免进食粗糙、干硬、带刺、油炸及辛辣食物；饮食不宜过热，以免损伤食管黏膜而诱发上消化道出血。

3. 防止腹压升高　如剧烈咳嗽、打喷嚏、便秘、用力排便等，以免引起腹内压升高诱发曲张静脉破裂出血。

4. 病情观察指导　指导病人观察有无黑便，皮肤、牙龈等出血征兆。

 情景训练

1. 角色扮演护士对门静脉高压病人进行护理评估。

2. 角色扮演护士对门静脉高压病人进行健康教育。

（孙顶双）

思考与练习

一、单项选择题

1. 门静脉高压症手术前准备,**错误**的是( )
   - A. 保肝治疗
   - B. 无渣高糖饮食
   - C. 输新鲜血液
   - D. 肌注维生素 K
   - E. 手术当日放置胃管

2. 关于门静脉高压症分流术后护理,**不正确**的是( )
   - A. 早期起床活动
   - B. 低蛋白饮食
   - C. 使用抗生素
   - D. 忌食过烫食物
   - E. 术后平卧 48 小时

3. 关于门静脉高压的术后护理,**错误**的是( )
   - A. 定期监测生命体征
   - B. 观察腹腔引流液的性质及颜色
   - C. 分流术后应取半坐卧位
   - D. 卧床 1 周
   - E. 观察病人有无意识改变

4. 张先生,肝硬化致门静脉高压,分流手术前的护理哪项正确( )
   - A. 鼓励体育锻炼
   - B. 高蛋白,低脂饮食
   - C. 注射维生素 K
   - D. 术日晨放置胃管
   - E. 术前清洁灌肠

5. 男性,36 岁。患肝硬化伴食管静脉破裂出血,入院第 3 天,行三腔二囊管压迫止血,评估中哪项**不需要**( )
   - A. 精神状态
   - B. 病人兴趣
   - C. 静脉输液情况
   - D. 三腔二囊管牵引效果
   - E. 是否继续出血

6. **不宜**早期下床活动的术后病人是( )
   - A. 阑尾切除术后
   - B. 门静脉高压分流术后
   - C. 肠粘连分解术后
   - D. 胃大部切除术后
   - E. 肠扭转复位术后

7. 门静脉高压病人吃干硬、粗糙的食物,易引起( )
   - A. 脾大
   - B. 脾功能亢进
   - C. 呕血、黑便
   - D. 顽固性腹水
   - E. 肝性脑病

二、病例分析题

梁女士,53 岁,因反复呕血 3 年,再发呕血 1 天入院。自述 2 年前开始反复出现呕血,1 天前进食油炸食物后再发呕血,呕血量约 800ml。病人精神紧张。查体:贫血貌,体温 36.8℃,脉搏 96 次 /min,血压 82/60mmHg,心肺无特殊,腹软,蛙状腹,脾肋下 3cm,移动性浊音(+)。实验室检查:肝功能:谷丙转氨酶(SGPT)为 120U(赖氏法);A/G 比值为 0.82∶1,总胆红素 35μmol/L。纤维胃镜检查:食管曲张静脉出血。请思考:

(1)胃底、食管下段曲张静脉出血常见的诱因是什么?胃底、食管下段曲张静脉出血有哪些特点?

(2)此时病人存在哪些主要护理诊断 / 问题?应采取哪些护理措施?

任务二十八　胆道疾病病人的护理

病例导入

赵某,女,34岁,急性腹痛,来外科门诊就诊。自述于昨天晚餐后突然出现右上腹阵发性剧烈疼痛,向右肩、背部放射,并伴有腹胀、恶心、呕吐。查体:T 38.5℃,P 110次/min,BP 112/88mmHg。右上腹压痛、肌紧张、反跳痛,墨菲征阳性。

请思考:

1. 病人目前出现何种问题?为什么?

2. 如何对病人实施护理?

3. 怎样做好病人的健康教育工作?

第一节　胆道感染病人的护理

胆道感染是指胆囊壁和/或胆管壁受到细菌的侵袭而发生的炎症反应。按发病部位分为胆囊炎和胆管炎。胆道感染和胆石症互为因果关系,胆石症可引起胆道梗阻,导致胆汁淤滞,细菌繁殖,而致胆道感染。胆道感染反复发作又是胆石症形成的重要致病因素和促发因素。

【病因及病理生理】

(一)病因

1. **急性胆囊炎**　急性胆囊炎是胆囊管梗阻和细菌感染引起的急性胆囊炎症。约95%以上病人有胆囊结石,称结石性胆囊炎;约5%的病人无胆囊结石,称非结石性胆囊炎。

(1)胆囊管梗阻:多由结石引起。当胆囊管突然梗阻,存留在胆囊内的胆汁排出受阻、淤滞、浓缩,高浓度的胆盐可损伤胆囊黏膜,引起急性炎症改变;结石嵌顿也可直接损伤黏膜引起炎症反应。当胆囊内已有细菌存在时,则胆囊的炎症过程将加快并加重。

(2)细菌感染:细菌主要通过胆道逆行进入胆囊,也可经血液或淋巴途径进入,在胆汁流出不畅时引起感染。主要致病菌是革兰氏阴性杆菌,常合并厌氧菌感染。

(3)多因素相互作用:如严重创伤、烧伤、长期胃肠外营养、大手术后等,胆囊内胆汁淤积和缺血可能是发病的原因。

2. **慢性胆囊炎**　慢性胆囊炎是胆囊持续的、反复发作的炎症过程。超过90%的病人有胆囊结石。

3．急性梗阻性化脓性胆管炎　其发病基础是胆道梗阻及细菌感染。最常见的梗阻原因是胆管结石，其次是蛔虫和胆管狭窄，多有胆道疾病和胆道手术史。当胆道梗阻时，胆盐不能进入肠道，易造成细菌移位致急性化脓性炎症。细菌感染的途径为经十二指肠逆行进入胆道或经门静脉系统入肝到达胆道。

（二）病理生理

1．急性胆囊炎　当急性胆囊炎开始时均有胆囊管的梗阻，胆囊管梗阻，使胆汁淤积，胆囊肿大、内压增高，黏膜充血水肿、渗出增多，此时为急性单纯性胆囊炎；若梗阻未解除或炎症未控制，病变波及胆囊壁全层，胆囊壁充血、水肿加重，出现瘀斑或脓苔，部分黏膜坏死脱落，甚至浆膜也有纤维素和脓性渗出物，即为急性化脓性胆囊炎；若梗阻仍未解除，胆囊内压力继续升高，胆囊壁血管受压导致血液循环障碍，整个胆囊呈片状缺血坏死，即为急性坏疽性胆囊炎；坏疽性胆囊炎常并发胆囊穿孔。

2．慢性胆囊炎　由于胆囊受炎症和结石的反复刺激，胆囊壁炎性细胞浸润和纤维组织增生，胆囊壁增厚，可与周围组织粘连，最终胆囊萎缩，完全失去其生理功能。

3．急性梗阻性化脓性胆管炎　基本病理变化是胆管梗阻和胆管内化脓性感染。胆管梗阻及随之而来的感染引起梗阻以上胆管扩张黏膜肿胀，梗阻进一步加重并趋向完全性；胆管内压力升高，胆管壁充血、水肿，黏膜糜烂，形成溃疡，胆管内充满脓性胆汁；胆道内压力继续升高，当超过 $30cmH_2O$ 时，胆管内细菌和毒素即可逆行进入肝窦，引起严重的脓毒血症、感染性休克。

【护理评估】

（一）健康史

了解病人的年龄、性别、职业、居住地及饮食习惯。既往有无类似疾病发作史，治疗及检查情况。

（二）身体状况

1．急性胆囊炎

（1）症状：①腹痛常发生在饱餐、进油腻食物后，或在夜间发作。典型的表现为突发性右上腹剧烈绞痛、阵发性加重，常向右肩背部放射。②消化道症状常有恶心、呕吐、食欲减退、腹胀、腹部不适等症状。③发热，如胆囊积脓、坏疽、穿孔，常表现为畏寒、发热。

（2）体征：墨菲征（Murphy sign）阳性，右上腹部可有压痛和肌紧张。若胆囊穿孔，则出现急性弥漫性腹膜炎症状和体征。

2．慢性胆囊炎　临床表现常不典型，多数病人有典型胆绞痛史。表现为腹胀不适、厌食油腻、嗳气等消化不良症状及右上腹和肩背部隐痛。体检示右上腹轻压痛。

3．急性梗阻性化脓性胆管炎　病人多有胆道疾病史或胆道手术史。起病急骤，病情进展快。临床表现除具有一般胆道感染的查科三联征（腹痛、寒战高热、黄疸）外，还可出现休克、中枢神经系统抑制的表现，称 Reynolds 五联征。

病人为突发性剑突下或右上腹部胀痛或绞痛，继之寒战高热伴恶心、呕吐。若病情继续发展，多数病人可出现明显黄疸；但若为一侧肝内胆管梗阻，可不出现黄疸。近半数病人很快出现神经系统症状，如神志淡漠、烦躁、谵妄或嗜睡、神志不清，甚至昏迷；严重者可在短期内出现代谢性酸中毒、感染性休克的表现。若不及时救治可在短期内迅速死亡。

（三）辅助检查

1. 急性胆囊炎

（1）实验室检查：血常规可见白细胞计数升高，中性粒细胞比例升高。部分病人血清转氨酶、碱性磷酸酶、血清胆红素增高。

（2）影像学检查：B 超检查显示胆囊增大、壁厚，大部分可探及胆囊内有结石光团。CT、MRI 可协助诊断。

2. 慢性胆囊炎　B 超检查显示胆囊壁增厚，胆囊缩小或萎缩，排空功能减退或消失。慢性胆囊炎常伴有胆囊结石。

3. 急性梗阻性化脓性胆管炎

（1）实验室检查：白细胞计数升高，可超过 $20 \times 10^9/L$，中性粒细胞比例明显升高。肝功能出现不同程度损害，凝血酶原时间延长。

（2）影像学检查：B 超检查显示肝和胆囊增大，肝内、外胆管扩张，胆管内有结石。CT、内镜逆行胰胆管造影（ERCP）可协助诊断。

（四）心理 - 社会状况

1. 心理承受能力　病人对本次发病的心理状态，有无因反复发作而焦虑、烦躁等。

2. 家庭、社会支持状况　家庭的经济承受能力及支持程度。

3. 认识程度　病人对疾病的发展、治疗、护理措施及术后康复知识的了解程度。

（五）治疗原则及主要措施

1. 急性胆囊炎　主要治疗措施为手术。

（1）非手术治疗：包括禁食、胃肠减压、补液；解痉、止痛；应用抗生素控制感染。

（2）手术治疗：①胆囊切除术，胆囊炎症较轻者可采用腹腔镜胆囊切除术；急性化脓性、坏疽穿孔性胆囊炎可采用开腹胆囊切除术。②胆囊造口术，病人情况极差，不能耐受胆囊切除术者，可先行胆囊造口术减压引流。③超声或 CT 引导下经皮经肝胆囊穿刺引流术，适用于病情危重不宜手术的化脓性胆囊炎病人。

2. 慢性胆囊炎　临床症状明显，并伴有胆囊结石者应行胆囊切除术。

3. 急性梗阻性化脓性胆管炎　紧急手术解除胆道梗阻，及时而有效地降低胆道压力。

（1）非手术治疗：既是治疗的手段，又是术前准备措施。①联合应用足量有效的广谱抗生素；②纠正水、电解质、酸碱平衡失调；③恢复血容量，纠正休克，应用肾上腺糖皮质激素、血管活性剂，改善通气功能；④对症给予解痉、止痛剂，应用维生素 K 等处理。

（2）手术治疗：首要目的在于抢救病人生命，手术应力求简单有效。急性梗阻性化脓性胆管炎常采用胆总管切开减压、取石、T 形管引流。

（3）胆管减压引流：常用方法有经皮经肝胆管引流，经内镜鼻胆管引流术，当胆囊肿大时，亦可行胆囊穿刺置管引流。

【常见护理诊断 / 问题】

1. 急性疼痛　与结石突然嵌顿、胆囊或胆管强烈收缩及继发感染有关。

2. 体液不足　与呕吐、禁食、胃肠减压及感染性休克等有关。

3. 体温过高　与胆道感染有关。

4. 营养失调：低于机体需要量　与呕吐、进食减少或禁食、应激消耗等有关。

5. 潜在并发症：胆囊穿孔、胆道出血、胆瘘、多器官功能障碍或衰竭等。

【护理措施】

（一）术前护理

1. 病情观察 观察生命体征、神志及尿量的变化；观察腹部症状及体征变化。若出现寒战、高热、腹痛加重、腹痛范围扩大、血压下降、意识障碍等，应及时报告医生，并配合抢救及治疗。

2. 缓解疼痛 嘱病人卧床休息，取舒适的体位；指导病人进行有节律的深呼吸，以达到放松和减轻疼痛的目的。对诊断明确且疼痛剧烈者，遵医嘱给予解痉、镇静和止痛，常用盐酸哌替啶 50mg、阿托品 0.5mg 肌内注射，但要注意不要使用吗啡，以免造成奥迪括约肌收缩，增加胆道压力。

3. 维持体液平衡

（1）加强观察：严密监测生命体征及循环状况，如血压、脉搏、每小时尿量，准确记录 24 小时出入水量。

（2）补液扩容：有休克者，应迅速建立静脉通路，尽快恢复血容量；必要时应用血管活性药物，以改善和保证组织器官的血液灌注。

（3）纠正水、电解质及酸碱平衡失调：根据病情、中心静脉压及每小时尿量等，遵医嘱补液，合理安排输液顺序和速度，维持水、电解质及酸碱平衡。

4. 降低体温 根据病人体温升高的程度，采用温水擦浴、冰敷等物理降温或药物降温。遵医嘱应用抗生素控制感染，使体温恢复正常。

5. 维持营养状态 病情轻者可给予清淡饮食。病情严重需要禁食和胃肠减压者，可经肠外营养途径补充足够的热量、氨基酸、维生素、水电解质等维持良好的营养状态。

6. 心理护理 解释各种治疗的必要性、手术方式、注意事项；鼓励病人表达自身感受；剧烈的疼痛和病情恶化常给病人心理造成很大的恐惧，用亲切适当的语言予以安慰、鼓励，并教会病人自我放松的方法；根据个体情况进行针对性心理护理；鼓励病人家属和朋友给予病人关心和支持。

（二）术后护理

1. 病情观察 观察生命体征、腹部体征及引流情况，对术前有黄疸的病人观察大便颜色并监测血清胆红素变化。

2. 饮食护理 术后禁食，待胃肠功能恢复、出现肛门排气、无腹痛腹胀，可由流质饮食逐步过渡到正常饮食，食物应清淡易消化、低脂，忌油腻食物及饱餐。

3. T 形引流管护理 在胆总管切开取石术后，在胆总管切开处放置 T 形管引流，一端通向肝管，一端通向十二指肠，由腹壁戳口穿出体外（图 28-1），接引流袋。主要目的：①引流胆汁。胆总管切开后，可引起胆道水肿，胆汁排出受阻，胆总管内压力增高，胆汁外漏可引起胆汁性腹膜炎、膈下脓肿等并发症。②引流残余结石。将胆管及胆囊内残余结石，尤其是泥沙样结石

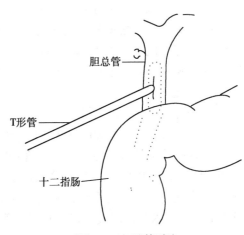

图 28-1 T 形管引流

排出体外;术后亦可经 T 形管溶石、造影等。③支撑胆道。避免术后胆总管切口瘢痕狭窄、管腔变小、粘连狭窄等。

（1）妥善固定:术后除用缝线将 T 形管固定于腹壁外,还应用胶布将其固定于腹壁皮肤,末端连接引流袋。但不可固定于床上,以防因翻身、活动、搬动时牵拉而脱出。对躁动不安的病人应由专人守护或适当加以约束,避免将 T 形管拔出。

（2）保持有效引流:引流管不可高于腹部切口平面,改变体位时应特别注意,以防胆汁逆流引起感染。引流袋的位置也不可过低,以免使胆汁流出过量,影响脂肪的消化和吸收。T 形管不可受压、扭曲、折叠,经常予以挤捏,保持引流通畅。若术后 1 周内发现阻塞,可用细硅胶管插入管内行负压吸引。1 周后,可用生理盐水加庆大霉素 8 万 U 低压冲洗。

（3）观察并记录引流液的色、质、量:正常成人,肝细胞和胆管每日分泌约 800～1 200ml 胆汁,呈黄或黄绿色,清亮无沉渣,有一定黏性。术后 24 小时内引流量约为 300～500ml,恢复饮食后,可增至每日 600～700ml,以后逐渐减少至每日 200ml 左右。术后 1～2 天,胆汁呈混浊的淡黄色,以后逐渐加深、清亮,呈黄色。若胆汁突然减少甚至无胆汁流出,则可能有受压、扭曲、折叠、阻塞或脱出,应立即检查。若引流量多,提示胆道下端有梗阻的可能。

（4）预防感染:严格无菌操作,定期冲洗,无菌引流袋每天更换 1 次,引流管周围皮肤用酒精消毒每日 1 次,管周垫无菌纱布,防止胆汁侵蚀皮肤引起红肿、糜烂。行 T 形管造影后,应立即接好引流管进行引流,以减少造影后反应和继发感染。

（5）拔管:T 形管一般放置 2 周。如胆汁正常且量逐渐减少,手术后 10 天左右,经夹管 2～3 天,病人无不适可先行经 T 形管胆道造影,若无异常发现,应开放引流管 24 小时以上,使造影剂完全排出,再次夹管 2～3 天,仍无症状可予以拔管。拔除后残留窦道用凡士林纱布填塞,1～2 天可自行闭合。如造影发现结石残留,则需保留 T 形管 6 周以上,再做取石或其他处理。

4. 并发症的处理及护理　①出血:术后早期出血多由于凝血机制障碍、术中止血不彻底或结扎线脱落所致。一般术后 12～24 小时腹腔引流管可有少量血性渗液,若出血量大呈鲜红色,或有血压下降、脉搏细速、面色苍白等休克征象,应立即与医生联系,并配合进行抢救。②胆瘘:由于胆管损伤、胆总管下端梗阻、T 形管脱出所致。注意观察腹腔引流情况,以及有无胆汁性腹膜炎。若术后或次日腹腔引流管引流出胆汁或出现发热、腹痛、黄疸等症状,应疑有胆瘘,立即与医生联系并协助处理。

5. 心理护理　根据病人文化层次和疾病情况的不同,告知各种治疗的必要性、目的及配合方法,告知术后可能出现的不适及干预措施,在进行各种治疗、护理的操作前后和操作过程中与病人进行有效的沟通,让病人知情明白,心中有数。

（三）健康教育

1. 合理作息　合理安排作息时间,劳逸结合,避免过度劳累及精神过度紧张。

2. 合理饮食　禁忌油腻食物,避免暴饮暴食,宜少量多餐。

3. 疾病预防指导　告知病人胆囊切除术后出现消化不良、脂肪性腹泻的原因,解除其焦虑情绪。如果出现黄疸、陶土样大便应及时就诊。

4. 定期复查　行胆囊造口术的病人遵医嘱服用消炎利胆药物,按时复查,以确定是否行胆囊切除手术。出现腹痛、发热、黄疸等症状及时就诊。

5. T 形管护理指导　做好带 T 形管出院病人的 T 形管护理指导:①向病人及家属解释

T 形管的重要性。②尽量穿宽松柔软的衣服,以防引流管受压。③沐浴时采用淋浴,用塑料薄膜覆盖置管处,以防增加感染的机会。④在 T 形管上标明记号,以便观察其是否脱出。避免提举重物或过度活动,防止 T 形管脱出。⑤引流管口每日换药 1 次,周围皮肤涂氧化锌软膏加以保护。若敷料渗湿,应立即更换。⑥每日在同一时间排出引流袋内引流液,观察并记录其颜色、量和性状,引流袋每周更换 1 次。⑦若发现 T 形管脱出或突然无液体流出、身体不适等,应及时就医。

第二节　胆石症病人的护理

胆道系统包括胆管、胆囊及奥迪括约肌,其中胆管又包括肝内胆管和肝外胆管两部分,肝外胆管与胆囊管汇合形成胆总管。胆结石包括胆囊结石和胆管结石,后者又可分为肝内胆管结石和肝外胆管结石。

【病因及病理生理】

（一）病因

胆石形成的原因十分复杂,是多因素综合作用的结果,主要与胆道感染和代谢异常等因素有关。

1. 胆道感染　①胆道感染,胆汁内的大肠埃希氏菌产生 β- 葡糖醛酸糖苷酶,将结合胆红素水解为非结合胆红素,与钙结合形成胆红素钙,促发胆色素结石形成;②细菌、虫卵、炎症坏死组织的碎屑可作为结石的核心,形成结石;③胆道感染常导致奥迪括约肌痉挛,胆道梗阻,胆汁淤积、浓缩、沉淀,形成结石。

2. 代谢异常　胆汁中有重要临床意义的溶质成分是胆盐、胆固醇、胆色素、卵磷脂,其中胆汁中胆盐、胆固醇、卵磷脂的适当比例是维持胆固醇呈溶解状态的必要条件。当代谢异常使胆固醇浓度升高或胆盐、卵磷脂浓度下降,三者比例失调,胆固醇则呈过饱和状态而析出形成结石。

胆结石按化学成分分为三类:①胆固醇结石,约占 50%,80% 发生于胆囊,X 线多不显影;②胆色素结石,约占 37%,75% 发生于胆管内,X 线常不显影;③混合性结石,约占 6%,60% 发生在胆囊内,40% 发生在胆管内,X 线常可显影(图 28-2)。

按结石所在部位分类,可分为胆囊结石、肝外胆管结石、肝内胆管结石。

（二）病理生理

结石刺激胆道黏膜,使其分泌大量的黏液糖蛋白;结石形成后胆囊收缩能力减低;胆道阻塞使胆汁淤滞;胆汁引流不畅又有利于结石形成。主要病理变化有:①胆道梗阻。②继发感染。③胆管梗阻并感染可引起肝细胞损害,甚至发生肝细胞坏死或胆源性肝脓肿;胆管炎症反复发作可致胆汁性肝硬化。④胆石嵌顿于壶腹时可引起急、慢性胰腺炎。⑤胆道长期受结石、炎症及胆汁中致癌物质的刺激,可发生癌变。

【护理评估】

（一）健康史

了解病人的年龄、性别、职业、居住地及饮食习惯;既往有无类似疾病发作史;有无发热和黄疸,治疗及检查情况。

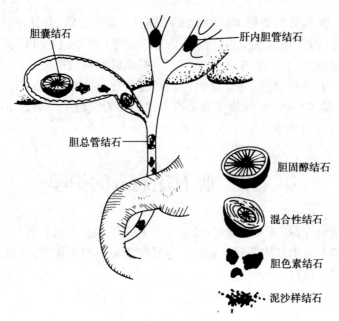

图 28-2　胆结石类型

（二）身体状况

1. 胆囊结石　单纯性胆囊结石，无梗阻和感染时，常无临床症状或仅有轻微的消化系统症状。当结石嵌顿时，可出现下列症状和体征：

（1）症状：①胆绞痛是胆囊结石的典型症状，表现为突发性右上腹阵发性疼痛，或持续性疼痛阵发性加剧，常向右肩背部放射。其常于饱餐、进油腻食物后胆囊收缩，或在睡眠改变体位时致结石移位并嵌顿于胆囊颈部，使胆汁排出受阻，胆囊强烈痉挛所致。②消化道症状常伴恶心、呕吐、食欲减退、腹胀、腹部不适等非特异性消化道症状。

（2）体征：①腹部体征，有时可在右上腹触及肿大的胆囊，可有右上腹部压痛，若合并感染，右上腹可有明显的压痛、肌紧张或反跳痛。②黄疸多见于 Mirizzi 综合征病人，Mirizzi 综合征是特殊类型的胆囊结石。胆囊内较大的结石持续嵌顿和压迫胆囊壶腹部和颈部，可引起肝总管狭窄或胆囊胆管瘘，临床特点是反复发作的胆囊炎、胆管炎和明显的梗阻性黄疸。③胆囊积液，胆囊结石长期嵌顿使胆囊管完全梗阻但未合并感染时，胆汁中的胆红素被胆囊黏膜吸收，胆囊黏膜分泌的黏液积存在胆囊内，而致胆囊积液。积液呈无色透明，称为"白胆汁"。

2. 肝外胆管结石　肝外胆管结石分为原发性和继发性，前者是在胆管内形成，后者是胆囊结石排入并停留在胆管内。当结石阻塞胆管并继发感染时可出现典型的查科三联征，即腹痛、寒战高热、黄疸。

（1）腹痛：位于剑突下或上腹部，呈阵发性、刀割样绞痛，或持续性疼痛阵发性加剧，向右肩背部放射。腹痛是由于结石嵌顿于胆总管下端或壶腹部，引起胆管梗阻，胆总管平滑肌及奥迪括约肌痉挛所致。

（2）寒战高热：继剧烈绞痛之后，出现寒战、高热，体温可高达 39～40℃，呈弛张热。寒战高热系胆道梗阻后继发感染所致。

（3）黄疸：胆道梗阻后即可出现黄疸，其轻重程度与梗阻的程度及是否继发感染有关。黄疸时常有尿色变深、粪色变浅，可出现皮肤瘙痒。胆石梗阻所致的黄疸多呈间歇性和波动性。

3. 肝内胆管结石　可无症状或有肝区和患侧胸背部持续性胀痛不适，合并感染时可出现查科三联征或引起急性梗阻性化脓性胆管炎，可引起肝脓肿、肝硬化、肝胆管癌等。

（三）辅助检查

1. 实验室检查　合并感染时白细胞计数升高，中性粒细胞比例升高。肝细胞损害时，血清转氨酶和碱性磷酸酶升高。血清胆红素升高，尿胆原降低或消失。

2. 影像学检查　B超可发现结石并明确其大小和部位，作为首选检查项目。CT、MRI有助于诊断。经皮肝穿刺胆道造影、内镜逆行胰胆管造影可酌情选用。

（四）心理 - 社会状况

病人对本次发病的心理状态，有无因为反复发作而焦虑、烦躁等；家庭的经济承受能力及支持程度；病人对疾病的发展治疗、护理措施及术后康复知识的了解程度。

（五）治疗原则及主要措施

目前主要以手术治疗为主。当结石直径较小时，可应用药物排石治疗。

1. 胆囊结石　胆囊切除是治疗胆囊结石的首选方法。手术方式包括腹腔镜胆囊切除术（laparoscopic cholecystectomy，LC）、开腹胆囊切除术（open cholecystectomy，OC）、小切口胆囊切除术等，首选LC。

2. 肝外胆管结石　肝外胆管结石目前以手术治疗为主。常用手术方法有：①胆总管切开取石、T形管引流术；②胆肠吻合术，如胆管空肠Roux-Y吻合术（图28-3）；③奥迪括约肌成形术；④经内镜括约肌切开取石术。

3. 肝内胆管结石　是常见而难治的胆道疾病，主要采取手术治疗。手术方法有胆管切开取石、胆肠吻合术、肝切除术等。

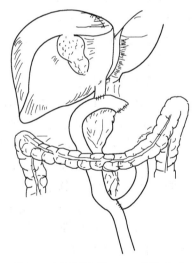

【常见护理诊断/问题】

1. 急性疼痛　与结石嵌顿致胆道梗阻、胆囊强烈收缩、胆管平滑肌及奥迪括约肌痉挛有关。

2. 体温过高　与胆道感染有关。

3. 营养失调：低于机体需要量　与疾病消耗、进食减少、消耗增加有关。

4. 有皮肤完整性受损的危险　与胆汁酸盐淤积于皮下引起皮肤瘙痒及引流液刺激有关。

图 28-3　胆管空肠 Roux-Y 吻合术

5. 潜在并发症：出血、胆瘘、感染。

【护理措施】

（一）术前护理

1. 病情观察　观察生命体征、神志及尿量的变化；观察腹部症状及体征变化。若出现寒战、高热、腹痛加重、黄疸等，应考虑发生急性胆管炎，需及时报告医生，积极处理。

2. 缓解疼痛　观察疼痛的部位、性质、发作时间、诱因及缓解因素，评估疼痛的程度；

对诊断明确且疼痛剧烈者,遵医嘱给予消炎利胆、解痉镇痛药物;禁用吗啡,以免造成奥迪括约肌痉挛。

3. 降低体温 根据病人的体温情况,采用物理和/或药物降温;遵医嘱应用足量有效的抗生素。

4. 维持营养状态 给予低脂、高蛋白、高碳水化合物、高维生素的半流质饮食或普通饮食。禁食或进食不足者,通过肠外营养途径给予补充。

5. 维持皮肤完整性 黄疸病人由于胆盐刺激可引起皮肤瘙痒,指导病人修剪指甲,不可抓挠皮肤;保持皮肤清洁,用温水擦浴,穿棉质衣裤;瘙痒剧烈者,外用炉甘石洗剂止痒。

6. 特殊的术前准备

(1)纠正凝血功能障碍:肝功能损害的病人,肌内注射维生素 K_1 10mg,每日 2 次,预防术后出血。

(2)拟行胆肠吻合术者:术前 3 日口服卡那霉素、甲硝唑等,术前 1 日晚行清洁灌肠。

(3)LC 手术前特殊准备:①皮肤准备,腹腔镜手术进路多在脐部附近,嘱病人用温水清洗脐部,脐部污垢可用液状石蜡清洁。②呼吸道准备,LC 术中需要将 CO_2 注入腹腔形成气腹,以提供手术操作所需空间、达到手术野清晰的目的。CO_2 弥散入血可致高碳酸血症及抑制呼吸,因此,术前应指导病人进行呼吸功能训练;避免感冒,戒烟,预防呼吸道并发症,有利于术后康复。

7. 心理护理 胆囊结石反复发作,给病人造成焦虑情绪,要鼓励病人说出自己的想法。讲解疾病相关知识、治疗方法、预后及手术的安全性、医护采取的安全措施、医生的技术水平等,给病人以安全感,使其放心接受和配合手术治疗。对合并感染急性发作的病人,剧烈的疼痛常给病人心理造成较大的恐惧,护士应该对病人的主诉采取积极地关注,认真地倾听,给予亲切适当的语言安慰和鼓励,并积极给予恰当的镇痛措施,针对个体情况进行针对性心理护理。

(二)术后护理

1. 病情观察 观察生命体征、腹部体征、伤口、引流情况,评估有无出血及胆汁渗漏。对于术前黄疸病人,观察并记录大便颜色,监测血清胆红素变化。

2. 营养支持 术后禁食和胃肠减压期间,通过肠外营养途径补充足够的热量、氨基酸、维生素、水、电解质等,维持良好的营养状态。胃管拔除后,根据病人胃肠功能恢复情况,由无脂流质过渡至低脂饮食。

3. T 形引流管护理 参见本任务"胆道感染病人的护理"。

4. LC 手术后护理 ①体位:LC 手术多采取全身麻醉,病人手术后回病房先取平卧位,血压平稳后改半卧位,6 小时后即可起床活动。②饮食:术后禁食 6 小时。24 小时内饮食以无脂流质、半流质,逐渐过渡至低脂饮食。③高碳酸血症的护理:人工气腹高压 CO_2 容易弥散入血引起高碳酸血症,表现为呼吸浅慢、$PaCO_2$ 升高。为避免高碳酸血症发生,腹腔镜胆囊切除术后常规低流量吸氧,鼓励病人深呼吸、有效咳嗽,促进体内 CO_2 排出。④肩背部酸痛不适的护理:CO_2 刺激膈肌及胆囊创面可引起肩背部酸痛不适,一般无需特殊处理,可自行缓解。

5. 并发症的观察及护理 参见本任务胆道感染病人的护理。

6. 心理护理 参见本任务胆道感染病人的护理。

（三）健康教育

1. 指导病人选择低脂、高糖、高蛋白、高维生素易消化的饮食，做到"四忌"，即忌高胆固醇类食物、忌高脂肪性食物、忌暴饮暴食、忌烟酒咖啡。

2. 鼓励病人树立战胜疾病的信心，养成良好生活规律，避免劳累及精神高度紧张。

3. 非手术治疗的病人，应遵医嘱坚持治疗，按时服药；告诉中年以上胆囊结石病人，应定期复查或尽早行胆囊切除术，以防胆囊癌发生。

 知识拓展

加速康复外科

加速康复外科（FTS）是指在术前、术中、术后应用各种已经证实的有效的方法以减少手术应激及并发症，加速病人术后的康复，缩短住院时间。FTS 包括术前宣教、合理的术前准备、良好的术中麻醉和处理、精细的外科处理、有效的术后止痛等，尽量减少围手术期的各种应激反应因素。它是一个团队协作的工作，包括手术医生、麻醉医生、护士、亲属等的观念更新和共同协作，共同促进病人的康复。与传统的方法比较，FTS 能减少病人的痛苦，明显缩短术后恢复和住院时间，降低住院费用，促进病人的康复，它必将成为外科发展的一种趋势。随着这一理念的推广应用，也将为外科各类病人、各种手术围手术期的规范化提出严格的要求。

第三节　胆道蛔虫病病人的护理

胆道蛔虫病是指肠道蛔虫上行钻入胆道后所引起的一系列临床症状。以青少年和儿童多见。随着卫生条件的改善，近年来本病发病率明显下降。

【病因及病理生理】

蛔虫有钻孔习性，喜碱性环境。驱蛔不当、发热、胃肠道功能紊乱等原因，使寄生在小肠中下段的蛔虫因寄生环境改变或受到刺激而向上窜动，可经十二指肠乳头钻入胆道，奥迪括约肌受到刺激而发生强烈痉挛，导致上腹部阵发性剧烈绞痛；蛔虫将肠道细菌带入胆道，可引起胆管炎症，甚至细菌性肝脓肿；如果蛔虫阻塞胰管开口，可引起急性胰腺炎；蛔虫可经胆囊管钻入胆囊，引起胆囊穿孔；还可损伤胆道黏膜，引起胆道出血；蛔虫的虫体或虫卵均可作为核心，引起胆道结石。

【护理评估】

（一）健康史

了解病人的年龄、性别、文化程度、生活环境、生活习惯、卫生观念等；了解以前是否有过肠道蛔虫病史；了解近期是否有使用驱虫药、发热、胃肠道疾病等。

（二）身体状况

1. 症状　典型症状为突然发生在剑突右下方的阵发性"钻顶样"绞痛。绞痛发作突然，且异常剧烈,无法忍受,病人多坐卧不安,呻吟不止,面色苍白,大汗淋漓,常伴有呕吐,有时可呕出蛔虫。疼痛可突然缓解,间歇期宛如正常人。如蛔虫全部进入胆道,则疼痛性质转为钝痛。当继发感染时,可有畏寒、发热和白细胞计数增高。

2.体征　其体征轻微,腹软,仅在剑突右下方深部可有轻度压痛。如伴有梗阻和继发感染,可有肝大和轻度黄疸。

(三)辅助检查

B超检查可显示虫体,是首选的检查方法。

(四)心理 - 社会状况

了解病人对本次疾病的认识程度及心理反应。

(五)治疗原则及主要措施

以非手术治疗为主,仅在非手术治疗无效或出现严重并发症时才考虑手术治疗。

1.非手术治疗　①解痉止痛;②利胆驱蛔;③抗感染;④ERCP取虫。

2.手术治疗　采用胆总管探查取虫及T形管引流;有合并症时选用相应术式。

【常见护理诊断 / 问题】

1.急性疼痛　与蛔虫刺激致奥迪括约肌痉挛有关。

2.知识缺乏:缺乏饮食卫生知识及胆道蛔虫病相关知识。

【护理措施】

(一)手术前、后护理措施

同胆石症病人的护理。

(二)健康教育

1.养成良好的饮食及卫生习惯　不喝生水,蔬菜要洗净煮熟,水果应洗净削皮后吃,饭前便后要洗手。

2.正确使用驱虫药　驱虫药应于清晨空腹或晚上临睡前服用,用药后注意观察大便中是否有蛔虫排出。

 情景训练

1.角色扮演护士对胆道疾病病人进行护理评估。

2.角色扮演护士对胆道疾病病人进行健康教育。

(孙顶双)

思考与练习

一、单项选择题

1.下列常出现症状与体征**不相符**的是(　　　)

A.胆囊结石　　　　　　　　　B.胆道结石

C.胆道蛔虫病　　　　　　　　D.胆管癌

E.胆囊癌

2. 胆总管切开取石术后腹腔引流液呈"胆汁"样,应考虑(　　)

    A. 正常引流液 　　　　 B. 低蛋白血症 　　　　 C. 胆瘘

    D. 胰瘘 　　　　 E. 肠瘘

3. 胆汁的排放方式为(　　)

    A. 持续性 　　　　 B. 定时 　　　　 C. 间断性

    D. 夜间 　　　　 E. 空腹

4. 普查和诊断胆道疾病的首选检查方法是(　　)

    A. X 线平片 　　　　 B. B 超 　　　　 C. CT

    D. MRI 　　　　 E. ERCP

5. B 超检查胆囊前应常规禁食(　　)

    A. 3 小时 　　　　 B. 4 小时 　　　　 C. 6 小时

    D. 8 小时 　　　　 E. 12 小时

6. 形成胆红素结石的主要原因是(　　)

    A. 代谢异常 　　　　 B. 反复胆道感染

    C. 胆囊功能异常 　　　　 D. 致石基因

    E. 环境因素

7. 急性胆囊炎引起的腹痛常发生于(　　)

    A. 睡眠时 　　　　 B. 剧烈运动时

    C. 空腹时 　　　　 D. 油腻餐后

    E. 紧张工作时

8. 胆道蛔虫病腹痛的特点(　　)

    A. 阵发性腹部绞痛 　　　　 B. 持续性腹部胀痛

    C. 持续性绞痛伴阵发性加重 　　　　 D. 阵发性钻顶样绞痛

    E. 刀割样腹痛

9. 急性梗阻性化脓性胆管炎最关键的治疗是(　　)

    A. 输液输血 　　　　 B. 静滴大量抗生素

    C. 纠正酸中毒 　　　　 D. 营养支持

    E. 胆道减压手术

(10～11 题共用题干)

病人,女性,45 岁。因急性胆囊炎入院,给予抗感染、对症支持治疗,今晨输液后 30 分钟出现发冷、寒战和发热,测体温 38.5℃。

10. 该病人可能发生了输液反应中的(　　)

    A. 过敏反应 　　　　 B. 急性肺水肿

    C. 空气栓塞 　　　　 D. 发热反应

    E. 静脉炎

11. 护士在抢救护理病人时,提供的措施中不妥的是(　　)

    A. 注意保暖 　　　　 B. 密切观察体温变化

    C. 严格执行无菌操作 　　　　 D. 对症进行药物治疗

    E. 将剩余溶液丢弃

二、病例分析题

1. 江先生,41 岁。反复发作右上腹痛、高热、黄疸 5 年,此次发病后黄疸持续不退。体检示:体温 39.6℃,脉搏 124 次 /min,血压 125/88mmHg。右上腹有压痛、肌紧张。实验室检查:WBC 15.2×10^9/L,中性粒细胞 0.85,血清总胆红素 130μmol/L,谷丙转氨酶 170U/L。B 超检查示:肝外胆管扩张,内有强光团伴声影。请思考:

(1) 导致该病人腹痛、黄疸的原因是什么?

(2) 主要的护理诊断 / 问题有哪些? 应采取哪些针对性的护理措施?

2. 陈先生,39 岁。无明显诱因突然出现剑突下、右上腹胀痛,随后出现寒战、高热、恶心、呕吐等症状,入院后病人很快出现神志淡漠、谵妄。以往有胆管结石病史。体检:体温 41℃,脉搏 126 次 /min,血压 80/50mmHg。右上腹有压痛、肌紧张、反跳痛。实验室检查:WBC 21×10^9/L,中性粒细胞 0.83。血清总胆红素 102μmol/L,谷丙转氨酶 165U/L。B 超检查:胆管内可见强光团伴声影,近端胆管扩张。请思考:

(1) 主要护理问题有哪些?

(2) 应采取哪些针对性护理措施?

任务二十九　胰腺疾病病人的护理

病例导入

郑先生,43岁,一次参加婚宴,大量饮酒后出现上腹部疼痛,向左肩背部放射,频繁呕吐,呕吐物为少量胃内容物,明显腹胀。发病4小时后来院就诊。CT检查示:胰腺广泛水肿。

请思考:

1. 病人目前出现何种问题?为什么?

2. 如何对病人实施护理?

3. 怎样做好病人的健康教育工作?

第一节　急性胰腺炎病人的护理

急性胰腺炎是指胰腺分泌的消化酶被异常激活,对自身器官产生消化所引起的炎症性疾病。病变程度轻重不等,轻者以胰腺水肿为主,预后良好,临床多见;重者胰腺出血坏死,病情进展迅速,常并发休克,甚至多器官功能衰竭,死亡率高,称为重症急性胰腺炎。

【病因及病理生理】

急性胰腺炎有多种致病危险因素,最常见的是胆道疾病和酗酒。

1. 梗阻因素　胆总管与主胰管有着共同的通路或开口,这种共同通道和开口是胰腺疾病与胆道疾病相互关联的解剖学基础。当胆总管下端发生结石嵌顿、胆管炎、胆道蛔虫、奥迪括约肌水肿或痉挛、壶腹部狭窄时,可引起胆、胰管"共同通道"梗阻,胆汁逆流入胰管,使胰酶活化;梗阻又可使胰管内压力增高,致胰小管和胰腺腺泡破裂,胰液外溢,损害胰腺组织。

2. 酗酒和暴饮暴食　乙醇能直接损伤胰腺组织;大量饮酒和暴饮暴食可引起胰腺过度分泌,并刺激奥迪括约肌痉挛,十二指肠乳头水肿,使胰液排出受阻,胰管内压力增高,引起急性胰腺炎。另外,暴饮暴食可致胃肠功能紊乱或剧烈呕吐,致十二指肠内压骤增,十二肠液反流,其中的肠激酶等物质可激活胰酶,从而导致胰腺炎的发生。

3. 其他　外伤、手术或内镜逆行胰胆管造影等直接或间接损伤胰腺组织可导致急性胰腺炎。其他致病因素还包括高脂血症、高钙血症、药物因素等。有少数病人最终找不到明确的发病原因,被称为特发性急性胰腺炎。

【病理生理】

急性胰腺炎按病理改变分水肿性和出血坏死性。急性胰腺炎基本的病理改变是胰腺不同程度的充血、水肿、出血和坏死。①急性水肿性胰腺炎：病变轻，胰腺充血、水肿，多局限在胰体部，腹腔内脂肪组织可见皂化斑，有时可发生局限性脂肪坏死。②出血坏死性胰腺炎：即重症急性胰腺炎，以广泛的胰腺出血、坏死为特征，胰腺肿胀，呈暗紫色，坏死灶呈灰黑色，严重者整个胰腺变黑。腹腔内可见皂化斑和脂肪坏死灶，腹膜后可出现广泛组织坏死，腹腔内有咖啡色或暗红色血性混浊液体。晚期坏死组织合并感染形成胰腺或胰周脓肿。

急性胰腺炎的基本病理生理变化是胰腺消化酶被异常激活后导致的"自身消化"而引起局部和全身的损害过程。正常情况下，胰液中的酶原不具有活性，是在十二指肠内被激活后方具有消化功能。在各种致病因素存在的情况下，各种胰酶将相继提前在胰管或腺泡内被激活，这些具有活性的胰酶对胰腺及周围组织产生"自身消化"，并造成全身损害。胰液中的各种酶被激活后发挥作用的共同结果是胰腺及胰周组织广泛充血、水肿甚至出血、坏死，并在腹腔和腹膜后渗出大量液体，病人在早期可出现休克，大量胰酶及有毒物质被腹膜吸收入血可导致心、脑、肺、肝、肾等器官的损害，引起多器官功能障碍综合征。

【护理评估】

（一）健康史

了解病人的性别、年龄、体重、职业；评估病人的饮食习惯，有无嗜好油腻饮食和经常大量饮酒，发病前有无暴饮暴食；既往有无胆道疾病史，高脂血症，近期有无腹部手术、外伤、感染、用药等诱发因素。

（二）身体状况

1. 症状

（1）腹痛：腹痛是急性胰腺炎的主要和首发症状，腹痛常于饱餐或大量饮酒后突然发生，疼痛剧烈，呈持续性并有阵发性加重，疼痛位于上腹正中或偏左，炎症累及全胰时呈腰带状疼痛，向两侧腰背部放射，以左侧为主。腹痛与进食和体位有一定的关系，屈曲位疼痛减轻，进食后疼痛加剧。

（2）恶心、呕吐：发生早而频繁，呕吐后腹痛不缓解为其特点。

（3）发热：轻症可不发热或轻度发热；重症急性胰腺炎胰腺坏死伴感染，可有持续性高热，体温常超过39℃。

（4）黄疸：结石嵌顿或胰头肿大压迫胆总管可引起黄疸，程度一般较轻。

（5）休克：重症急性胰腺炎可出现休克和脏器功能障碍。早期以低血容量性休克为主，后期合并感染性休克。有的病人以突发休克为主要表现，称为暴发性急性胰腺炎。

（6）多器官功能衰竭：为重症急性胰腺炎主要死亡原因之一。最常见的是肺功能衰竭，其次是肾衰竭、肝衰竭、心力衰竭、消化道出血、DIC、脑损害等。

2. 体征

（1）腹膜炎体征：当发生水肿性胰腺炎时，压痛只限于上腹部，常无明显肌紧张；出血坏死性胰腺炎压痛明显，并有肌紧张和反跳痛，移动性浊音阳性、肠鸣音减弱或消失。

（2）腹胀：是重症胰腺炎的重要体征之一，因肠管浸泡在含有大量胰液、坏死组织和毒素的血性腹水中而发生麻痹性肠梗阻所致。

（3）皮下出血：少数出血坏死性胰腺炎病人可在腰部出现青紫色斑（Grey-Turner 征）或脐周围蓝色改变（卡伦征）。它主要是外溢的胰液穿过组织间隙渗至皮下，溶解皮下脂肪使毛细血管破裂出血所致。

（三）辅助检查

1. 实验室检查

（1）血、尿淀粉酶测定：血清淀粉酶在发病 2 小时后开始升高，24 小时达高峰，持续 4～5 天；尿淀粉酶在发病 24 小时后开始升高，48 小时达高峰，持续 1～2 周。一般认为血、尿淀粉酶升高超过正常上限的 3 倍才有诊断意义。淀粉酶值越高诊断正确率越高，但淀粉酶的升高程度与病变严重程度不一定成正比，如胰腺广泛坏死后，淀粉酶生成减少，血、尿淀粉酶均不升高。

（2）血钙测定：血钙降低与脂肪组织坏死后释放的脂肪酸与钙离子结合生成脂肪酸钙（皂化斑）有关。若血钙低于 2.0mmol/L，常预示病情严重。

（3）其他：白细胞计数增多、血尿素氮或肌酐增高、肝功能异常、血气分析指标异常、血糖升高等。诊断性腹腔穿刺若抽出血性混浊液体，所含淀粉酶明显高于血清淀粉酶有诊断意义。

2. 影像学检查　　B 超主要用于胆源性急性胰腺炎，了解胆囊、胆道是否有结石存在。CT 和 MRI 是急性胰腺炎重要的诊断方法，能鉴别是水肿性还是出血坏死性胰腺炎，以及病变的部位和范围，有无胰腺外浸润、浸润范围及程度等。定期 CT 检查可以观察病变演变的情况。

（四）心理 - 社会状况

1. 认知程度　　评估病人和家属对疾病的了解程度；对治疗、护理配合知识的了解程度。

2. 心理承受能力　　本病反复发作、腹痛重、病情变化快，常导致病人紧张不安；尤其是重症急性胰腺炎，病情凶险、预后差，较长时间在重症监护病房治疗，应评估病人有无恐惧、悲观、孤独等情绪及程度。

3. 家庭、社会支持状况　　本病病程长、花费大，应评估家庭的配合情况及家庭、社会的经济承受能力。

（五）治疗原则及主要措施

依据急性胰腺炎的分型、分类和病因选择恰当的治疗方案。水肿性胰腺炎采用非手术疗法；出血坏死性胰腺炎，尤其合并感染者则采用手术疗法；胆源性胰腺炎大多需要手术治疗，以解除病因。

1. 非手术治疗　　是急性胰腺炎的基础治疗，目的是减轻腹痛、减少胰液分泌、防治并发症。①禁食、胃肠减压；②补液、防治休克；③解痉、镇痛；④抑制胰腺分泌和胰酶活性；⑤营养支持；⑥预防和控制感染；⑦中药治疗；⑧血液滤过治疗。

2. 手术治疗　　最常用的是坏死的胰腺及周围组织清除加引流术，若为胆源性胰腺炎则应同时解除胆道梗阻，畅通胆道引流。术后胃造瘘引流胃液，减少胰腺分泌；空肠造瘘留待肠道功能恢复时提供肠内营养。

知识拓展 ···

重症急性胰腺炎的血液滤过治疗

近年来的研究认为,重症急性腹膜炎(SAP)的进展是由于异常激活的胰酶在造成胰腺损伤的同时,激活胰腺内的炎性细胞,使其释放促炎因子,出现系统性炎症反应综合征(SIRS),最终导致多器官功能障碍综合征(MODS)。MODS 是 SAP 最常见的死亡原因,如何阻断过度炎性反应过程,控制 SIRS 向 MODS 发展恶化,已成为 SAP 早期治疗的关键。血液滤过不仅具有血液净化的作用,而且具有免疫调节作用,恢复促抗炎平衡,还具有强大的维持水、电解质酸碱平衡,调节内环境和血流动力学稳定的作用。可以达到预防和治疗 SAP 的目的。

【常见护理诊断/问题】

1. 急性疼痛　与胰腺及周围组织炎症、水肿、出血坏死及胆道梗阻有关。

2. 有体液不足的危险　与腹腔渗液、出血、呕吐、禁食等有关。

3. 营养失调:低于机体需要量　与呕吐、禁食、大量消耗等有关。

4. 体温过高　与胰腺坏死和继发感染有关。

5. 潜在并发症:休克、多器官功能衰竭、感染、出血、胰瘘、肠瘘、胆瘘。

【护理措施】

(一)非手术治疗病人的护理

1. 疼痛的护理　①禁食禁水、胃肠减压,以减少胰液的分泌,减少对胰腺的刺激;②提醒病人绝对卧床休息,协助病人取弯腰屈膝、侧卧位,以减轻疼痛;③遵医嘱给予阿托品、盐酸哌替啶解痉镇痛,必要时 4~8 小时重复使用。

2. 维持水、电解质及酸碱平衡　①密切观察病情:观察生命体征、神志、皮肤黏膜温度和色泽变化,准确记录出入水量,必要时监测中心静脉压及每小时尿量。②维持有效循环血量:补充液体和电解质。重症胰腺炎病人易发生低钾血症、低钙血症,应及时补充。③防止休克:如果发生休克,应立即通知医生,迅速建立静脉通路,补液扩容,尽快恢复有效循环血量。

3. 营养支持　禁食期间给予肠外营养支持。轻型急性胰腺炎病人,一般 1 周后可开始进食无脂低蛋白流质,逐渐过渡至低脂饮食。重症急性胰腺炎病人,待病情稳定、淀粉酶恢复正常、肠麻痹消失后,可通过空肠造瘘管行肠内营养支持,逐步过渡至全肠内营养及经口进食。

4. 降低体温　当病人体温超过 38.5℃时,给予物理降温,必要时给予药物降温,遵医嘱应用敏感抗生素控制感染。

5. MODS 的预防及护理　最常见的有急性呼吸窘迫综合征和急性肾衰竭。

(1)急性呼吸窘迫综合征(ARDS):严密观察病人的呼吸型态及监测血气分析,若出现进行性呼吸困难、发绀、PaO_2 下降,应警惕 ARDS,及时报告医生,配合气管插管或气管切开,应用呼吸机辅助呼吸。

(2)急性肾衰竭:准确记录每小时尿量、尿比重及 24 小时出入量,监测血尿素氮或肌酐,必要时应用利尿剂或做血液透析。

6. 心理护理　为病人提供安静舒适的环境,多与病人交流、耐心解答病人的问题,讲解有关疾病知识和必要的治疗、护理措施,帮助病人树立战胜疾病的信心。

(二)手术治疗病人的护理

1. 管道的护理　重症胰腺炎病人手术后可能同时置有腹腔双套管、胰周引流管、胃造瘘管、空肠造瘘管、胆道引流管、导尿管、吸氧管、血液通路(血液滤过)、深静脉置管或经外周静脉中心静脉置管(输液)等。应在每根管道上标注管道的名称、放置时间,分清各管道放置的部位和作用,与相应装置正确连接、妥善固定、严密观察。

2. 腹腔双套管灌洗引流护理　目的是冲洗脱落的坏死组织、脓液、血块。①妥善固定:经常检查固定情况,谨防滑脱。②持续灌洗:常用生理盐水加抗生素,以 20～30 滴 /min 的滴速持续灌洗,灌洗液现配现用。灌入过程中要严格避免空气进入导管以免造成引流管漂浮,使出水量减少。③保持通畅:避免引流管扭曲、受压。持续低负压吸引,负压不宜过大,以免损伤内脏组织和血管。④观察及记录引流物的颜色、性状和量:引流液开始为暗红色混浊液体,含有血块及坏死组织,2～3 天后颜色渐淡、清亮。若引流液呈血性,并有脉搏细速、血压下降等,应考虑大血管受腐蚀破裂,应立即通知医生,并做好紧急手术的准备;若引流液含有胆汁、胰液或肠液,应考虑有胆瘘、胰瘘或肠瘘的可能。⑤维持出入液量平衡:准确记录冲洗量和引流量,保持平衡。⑥拔管护理:病人体温正常并稳定 10 天左右,血白细胞计数正常,引流液少于 5ml/d,引流液淀粉酶值正常,可考虑拔管。拔管后注意拔管处伤口有无渗液,若有渗液应及时更换敷料。

3. 并发症的观察及护理

(1)术后出血:术后可能发生腹腔出血或胃肠道应激性溃疡出血。应定时监测血压、脉搏,观察病人呕吐物及引流液色、量、性质。若为胃肠道黏膜糜烂出血,胃肠减压引流液为血性;若腹腔出血,腹腔引流液为血性。应及时清理血迹和倾倒引流液,避免不良刺激,及时通知医生,遵医嘱应用止血药,并做好急诊手术的准备。

(2)胰瘘、胆瘘:经腹壁切口渗出或引流管引流出无色透明的液体或胆汁样液体,应考虑胰瘘或胆瘘发生;合并感染时引流液可呈脓性。应保持引流通畅,禁食、胃肠减压,保护切口周围皮肤,可涂氧化锌软膏,防止腐蚀皮肤。

(3)肠瘘:术后出现明显的腹膜刺激征,引流出粪样液体或营养液样液体,应考虑肠瘘。护理措施:①保持引流通畅;②维持水、电解质平衡;③加强营养支持;④必要时做好术前准备。

4. 心理护理　护士应以文明礼貌的称谓、体贴关怀的语言、坦诚相待的目光使病人心理上得到安慰,增加病人对医护人员的信任感,积极地配合治疗。介绍同种疾病治疗成功的病例,告诉病人良好的心态有利于康复。交代家属不要在病人面前谈论费用情况,以减轻病人的心理负担,并根据不同的病情,允许家属陪护,予以情感上的支持,以减轻病人孤独、抑郁的情绪。

(三)健康教育

1. 生活指导　养成规律饮食习惯,腹痛缓解后,从少量低脂、低糖饮食开始,逐渐恢复正常饮食,避免刺激性强、产气多、高脂肪、高蛋白食物。

2. 知识宣教　告知胰腺炎易复发的特性,向病人及家属介绍本病的主要诱发因素,指导病人积极治疗胆道疾病,避免暴饮暴食,戒除烟酒。

3. 出院指导　手术出院后 4～6 周避免过度劳累和提举重物,定期复查。

第二节　胰腺癌病人的护理

胰腺癌是一种较常见的恶性肿瘤,其发病率有明显增高的趋势。其多发生于40岁以上,男性多于女性。90%病人在诊断后一年内死亡,5年生存率仅有1%～3%。胰腺癌包括胰头癌、胰体尾部癌,胰头癌占胰腺癌的70%～80%。

【病因及病理生理】

确切病因尚不清楚,近年来的研究证明,胰腺癌存在染色体异常。其发生与下列因素有关:①吸烟是发生胰腺癌的主要危险因素,烟雾中的亚硝胺有致癌作用;②高蛋白和高脂肪饮食可增加胰腺对致癌物质的敏感性;③其他包括糖尿病、慢性胰腺炎和胃大部切除术后20年的病人,发生本病的危险性高于一般人群。

90%的胰腺癌为导管细胞腺癌,此外有黏液癌和腺鳞癌,少见类型有囊腺癌和腺泡细胞癌。组织学特点为致密的纤维性硬癌或硬纤维癌,肿瘤质硬,浸润性强而没有明显界限;易侵及附近的胆总管、十二指肠等器官和组织,出现相应的临床症状。胰头癌可经淋巴结转移至胰头前后、幽门上下、肝十二指肠韧带、肝动脉、肠系膜根部及腹主动脉旁淋巴结;晚期可转移至左锁骨上淋巴结。部分经血行转移至肝、肺、骨、脑等处。其可发生腹腔种植转移。

【护理评估】

(一)健康史

了解病人有无吸烟及饮酒嗜好,吸烟的时间和每天的数量;评估病人的饮食习惯,是否长期高脂肪、高蛋白饮食;有无糖尿病、慢性胰腺炎、胆道疾病等病史;家族中有无胰腺肿瘤或其他肿瘤病人。

(二)身体状况

1. 症状

(1)腹痛:是最常见的首发症状。因胰管梗阻引起胰管内压力增高,甚至小胰管破裂,胰液外溢至胰腺组织呈慢性炎症所致。表现为进行性加重的上腹部闷胀不适、隐痛、钝痛、胀痛,向肩背部或腰胁部放射。晚期肿瘤侵及十二指肠及腹膜后神经丛时腹痛加重,出现持续性剧烈疼痛,甚至昼夜腹痛不止,一般止痛剂不能缓解。

(2)黄疸:是主要的症状,以胰头癌病人最常见,因其接近胆总管,使之浸润或压迫所致。黄疸呈进行性加重,可伴有皮肤瘙痒,茶色尿和陶土色大便。

(3)消化道症状:因胰液和胆汁排出受阻,病人常有食欲减退、腹胀、腹泻和便秘,厌食油腻食物,部分病人出现恶心、呕吐。晚期肿瘤侵及十二指肠可出现消化道梗阻或消化道出血。

(4)消瘦和乏力:病人在短期内即有消瘦、乏力、体重下降,是由于饮食减少、消化不良、休息与睡眠不足和癌肿消耗等所致。

2. 体征　可触及肿大的肝脏和胆囊。晚期可触及上腹部肿块,质硬、固定,可出现腹水。

(三)辅助检查

1. 实验室检查　①血清生化检查:可有血、尿淀粉酶一过性升高,空腹及餐后血糖升高。当发生胆道梗阻时血清总胆红素和直接胆红素升高;碱性磷酸酶和转氨酶可升高。②免疫学检查:癌胚抗原(CEA)、胰胚抗原(POA)、糖类抗原19-9(CA19-9)等可升高,其中

CA19-9 是最常用的辅助诊断和随访项目。

2. 影像学检查　①B 超检查：是首选的检查方法。可发现 2cm 以上的胰腺肿块，胆囊肿大，胆管扩张。②CT、MRI 检查：是诊断胰腺癌的重要手段。能清楚显示肿瘤部位及与毗邻器官的关系。③经皮肝穿胆管造影（PTC）：可了解胆道的变化，有无胆总管下段狭窄及程度；造影后可置管引流胆汁以减轻黄疸。④内镜逆行胰胆管造影（ERCP）：可观察十二指肠乳头部的病变，造影可显示胆管或胰管的狭窄或扩张，并能进行活检，检查的同时可在胆管内植入支架管，以减轻黄疸。

3. 细胞学检查　收集胰液查找癌细胞。在 B 超或 CT 引导下，经皮穿刺胰腺的病变组织，涂片行细胞学检查。

（四）心理 - 社会状况

了解病人及家属对疾病的认识程度，有无不良的心理反应，病人及家属是否了解术前及术后有关护理配合的注意事项，家庭经济状况、社会支持状况等。

（五）治疗原则及主要措施

手术切除是治疗胰腺癌最主要的方法，能切除者行姑息性手术，辅以放疗或化疗。

1. 根治性手术　常用的手术方式有胰十二指肠切除术（Whipple 手术）（图 29-1）、保留幽门的胰头十二指肠切除术（PPPD）、胰体尾切除术。

2. 姑息性手术　常用的术式有胆肠内引流术，解除梗阻性黄疸；胃空肠吻合术，解除十二指肠梗阻。

3. 辅助治疗　包括化疗、介入治疗、放射治疗、基因治疗和免疫治疗等。

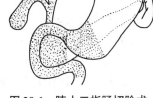

图 29-1　胰十二指肠切除术（Whipple 手术）

【常见护理诊断 / 问题】

1. 焦虑　与诊断为癌症、对治疗过程不了解、担心预后等有关。

2. 急性疼痛　与癌肿侵犯腹膜后神经丛、胰胆管梗阻及手术创伤有关。

3. 营养失调：低于机体需要量　与进食减少、消化不良、呕吐及癌肿消耗有关。

4. 潜在并发症：出血、感染、胰瘘、胆瘘、血糖异常等。

【护理措施】

（一）术前护理

1. 疼痛护理　对于疼痛剧烈的胰腺癌病人，及时给予有效的镇痛治疗，并教会病人应用各种非药物止痛的方法。

2. 改善营养状况　监测相关营养指标，指导病人进食高热量、高蛋白、高维生素、低脂肪饮食，一般情况差或饮食不足者给予肠外营养支持，低蛋白血症时应用白蛋白。有黄疸者，静脉补充维生素 K，改善凝血功能。

3. 血糖异常的护理　动态监测血糖，合并高血糖者，调节饮食，并遵医嘱应用胰岛素控制血糖水平；若出现低血糖者，适当补充葡萄糖。

4. 术前肠道准备　术前 3 日开始口服抗生素抑制肠道细菌，预防术后感染；术前 2 日流质饮食；术前晚清洁灌肠，以减少术后腹胀及并发症的发生。

5. 心理护理　以同情、理解的心态对待病人。邀请同病室或相同疾病的其他病人介绍经验。每次检查及护理前给予解释。结合病人和家属忌讳"癌"的心理,在与病人和家属交谈或病人在场时,回避"癌",称"胰腺",不称"胰腺癌"。帮助病人和家属进行心理调节,使之树立战胜疾病的信心。

(二)术后护理

1. 观察生命体征　密切观察生命体征、腹部体征、伤口及引流情况,准确记录24小时出入水量,必要时监测中心静脉压及每小时尿量。

2. 营养支持　术后早期禁食,禁食期间给予肠外营养支持,必要时输入血浆、白蛋白等;拔除胃管后给予流质、半流质饮食,逐渐过渡至正常饮食。胰腺手术后,胰腺外分泌功能减退,易发生消化不良、腹泻等,根据胰腺功能给予消化酶制剂。

3. 并发症的观察和护理　并发症主要包括出血、感染、胰瘘、胆瘘、血糖异常等。①出血:严密观察病人的生命体征、伤口敷料及引流液的色、质和量;准确记录出入水量;对有出血倾向者及时通知医生,遵医嘱应用止血药,必要时做好手术准备。②感染:观察有无发热、腹痛、腹胀、白细胞计数,观察切口敷料有无外渗,保持引流通畅,合理应用抗生素,防止腹腔内感染。③胰瘘:术后1周左右,如病人突发剧烈腹痛、腹胀、发热、腹腔引流管引出或伤口敷料渗出清亮液体,疑为胰瘘。应持续负压引流,保持引流通畅,静脉营养支持,用生长抑素抑制胰液分泌,用氧化锌软膏保护周围皮肤。其多可自愈。④胆瘘:术后5~10日,如出现发热、右上腹痛、腹肌紧张及反跳痛,T形管引流量突然减少,腹腔引流管引出或伤口敷料渗出胆汁样液体,疑为胆瘘。应密切观察T形管、腹腔引流管的色、质、量并做好记录,保持引流通畅,加强营养支持。必要时手术治疗。⑤血糖异常:动态监测血糖,合并高血糖者,调节饮食,并遵医嘱应用胰岛素。

4. 心理护理　鼓励病人倾诉自己的想法和感受,教会病人减轻焦虑的方法。加强与家属及其社会支持系统的沟通和联系,尽量帮助解决病人的后顾之忧。

(三)健康教育

①戒烟酒,少食多餐,均衡饮食;②劳逸结合,保持良好的心情;③坚持放化疗,术后每3个月复查1次,6个月后每半年复查1次。出现消瘦、乏力、贫血、发热等症状及时就诊。

 情景训练

1. 角色扮演,护士对胰腺疾病病人进行护理评估。

2. 角色扮演,护士对胰腺疾病病人进行健康教育。

(孙顶双)

思考与练习

一、单项选择题

1. 急性胰腺炎,首先升高的是(　　)

A. 血淀粉酶　　　　　B. 尿淀粉酶　　　　　C. 血脂肪酶

D. 血糖　　　　　　　E. 血钙

2. 急性胰腺炎的首发症状是（　　　）

    A. 恶心　　　　　　　　　B. 发热　　　　　　　　　C. 腹痛

    D. 休克　　　　　　　　　E. 呕吐

3. 急性胰腺炎病人**禁用**的药物是（　　　）

    A. 阿托品　　　　　　　　B. 消旋山莨菪碱　　　　　C. 哌替啶

    D. 吗啡　　　　　　　　　E. 施他宁

4. 胰腺癌好发的部位是（　　　）

    A. 胰头胰尾　　　　　　　B. 胰颈　　　　　　　　　C. 胰体

    D. 胆囊　　　　　　　　　E. 全胰腺

5. 胰腺癌最常见的首发症状是（　　　）

    A. 上腹痛及上腹饱胀不适　　　　　　B. 黄疸

    C. 食欲缺乏　　　　　　　　　　　　D. 消化不良

    E. 乏力、消瘦

6. 病人，女性，56 岁，右上腹刀割样绞痛、发热、黄疸，间歇性反复发作，最可能的诊断是（　　　）

    A. 胰头癌　　　　　　　　　　　　　B. 肝癌

    C. 胃癌　　　　　　　　　　　　　　D. 胆总管结石

    E. 阿米巴肝脓肿

7. 胰头癌所致的黄疸（　　　）

    A. 波动较大　　　　　　　　　　　　B. 进行性加深

    C. 开始可以有波动，以后加深　　　　D. 发生快而后逐渐消退

    E. 持续性轻度

二、病例分析题

1. 周先生，54 岁。饮酒后腹痛、伴呕吐 24 小时来院就诊。病人餐后即感上腹饱胀不适，1 小时后出现上腹部偏左疼痛，阵发性加重，向腰背部呈带状放射。呕吐 2 次，呕吐物为食物残渣及黄色胆汁。体检：体温 38℃，脉搏 100 次/min，血压 110/75mmHg，上腹部偏左压痛、反跳痛、肌紧张，移动性浊音阴性。白细胞 $13.6×10^9$/L，血淀粉酶 200U/L。B 超提示：胰腺肿大。初步诊断为急性水肿性胰腺炎。

请思考：

（1）该病人主要的护理诊断/问题有哪些？目前最主要的护理措施有哪些？

（2）请对病人进行健康教育。

2. 李先生，46 岁，工人，因右上腹痛 1 日、加剧 3 小时就诊。病人神志清晰，急性痛苦面容。体温 38℃，脉搏 120 次/min，血压 80/55mmHg。两肺呼吸音清，腹稍膨隆，右下腹和右侧腰部有瘀斑，上腹部有明显压痛、反跳痛及肌紧张。肝下界未及，墨菲征阴性，移动性浊音阳性。怀疑为急性出血坏死性胰腺炎。

请思考：

（1）为明确诊断，还应该做哪些辅助检查？

（2）应注意观察并预防哪些并发症？

任务三十 周围血管疾病病人的护理

周围血管疾病包括了动脉、静脉、淋巴等外周循环系统血管改变的疾病。通常情况下，周围血管疾病多影响下肢血管。这类疾病由于影响到动脉和 / 或静脉的部位和病变的程度不同，治疗和护理也因人而异。本任务主要阐述下肢静脉曲张与血栓闭塞性脉管炎病人的护理。

第一节 下肢静脉曲张病人的护理

病例导入

张先生，42 岁，因"双下肢静脉曲张"收入院，入院 2 天后行手术治疗。

请思考：

1. 术前你应完成哪些护理评估？

2. 张先生手术后的主要护理措施包括哪些？

3. 应对张先生进行哪些健康教育？

下肢静脉曲张是指下肢表浅静脉，因浅静脉瓣膜功能不全导致血液回流障碍而引起的以静脉扩张、迂曲为主要表现的一种疾病，晚期常并发小腿慢性溃疡，是外科的一种常见病。本病占周围血管疾病的 90% 以上，多见于从事长久站立的职业及体力劳动者。

【病因及病理生理】

（一）病因

1. 静脉壁薄弱，先天性静脉壁薄弱。

2. 瓣膜功能不良，瓣膜发育不良。

3. 静脉压力增高，长期站立引起的静脉压力增高及从事负重工作因腹压增高而使下肢静脉血回流受阻等。

4. 盆腔肿瘤或妊娠子宫等压迫髂静脉。

在大隐静脉注入股静脉和小隐静脉注入腘静脉处都有较坚韧的瓣膜，对阻止股静脉和腘静脉内的血液反流起重要作用（图 30-1）。当下肢静脉内压力升高，静脉腔扩大，以致静脉瓣关闭不全，静脉血就会由上而下、由深向浅倒流，最终致浅

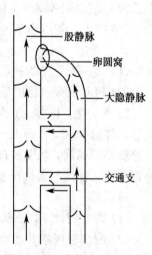

图 30-1 深浅静脉回流示意图

静脉淤血、扩张迂曲，形成下肢静脉曲张。下肢静脉曲张，按其发病原因，分为原发性和继发性。原发性下肢静脉曲张（单纯性）是因浅静脉本身的病变或解剖因素所致。如先天性静脉壁薄弱、瓣膜发育不良、长期站立引起的浅静脉压力增高及从事负重工作因腹压增高而使下肢静脉血回流受阻等。继发性下肢静脉曲张（代偿性）是因深静脉病变，如下肢深静脉因炎症、血栓形成阻塞，先天性深静脉瓣膜缺如综合征等，继发于深静脉以外的病变，如盆腔肿瘤或妊娠子宫等压迫髂静脉均可引起下肢静脉曲张。原发性较继发性多见。大隐静脉曲张较小隐静脉曲张更多见。

 知识拓展

下肢静脉曲张的流行病学

　　1973年在美国下肢静脉曲张病人大约2 400万，40～60岁为发病高峰，30岁以前发病率仅为1%，而70岁以上达50%。英国患病率约为总人口的0.5%。1990年孙建民对上海市区和郊县3万余人进行流行病学调查，下肢静脉曲张患病率为8.3%。2001年田卓平等对7 908条病人静脉曲张的肢体进行静脉造影检查，结果发现单纯性大隐静脉曲张占15.54%，原发性深静脉瓣膜功能不全和深静脉血栓形成后综合征分别占53.02%和26.83%。上述统计材料说明，以往单纯性下肢浅静脉曲张的发生率高是把原发性深静脉瓣膜功能不全归于其中，当将原发性深静脉瓣膜功能确定为一单独疾病后，单纯性下肢浅静脉曲张的发病率也随之大为下降。

（二）病理生理

　　当大隐静脉瓣膜功能不良而关闭不全后，即可影响其远侧和交通支静脉瓣及小隐静脉。静脉瓣膜和静脉壁离心脏愈远，其强度愈差，但静脉压力却愈高。因此，曲张的静脉在小腿部较大腿部明显。由于浅静脉扩张、血管壁通透性增加，血液中的大分子物质渗入组织间隙，在毛细血管周围沉积，形成阻碍皮肤和皮下组织细胞摄取营养物质的一层屏障，致使皮肤和皮下组织水肿、纤维化、皮下脂肪坏死和皮肤萎缩、坏死，最终形成溃疡。

【临床表现】

　　下肢静脉曲张是指下肢表浅静脉，因浅静脉瓣膜功能不全导致血液回流障碍而引起的以静脉扩张、迂曲为主要表现的一种疾病，晚期常并发小腿慢性溃疡，是外科的一种常见病。本病占周围血管疾病的90%以上，多见于从事长久站立的职业及体力劳动者。

　　病人久站或长时间行走后，常感下肢沉重、发胀、酸痛、乏力、疲劳。

【护理评估】

（一）健康史

　　有无长期站立工作、重体力劳动、慢性咳嗽、习惯性便秘、妊娠等，同时了解病人一般情况，如年龄、性别、婚姻、文化、职业、饮食、睡眠等。

（二）身体状况

1. 症状　病人久站或长时间行走后，常感下肢沉重、发胀、酸痛、乏力、疲劳。

2. 体征　在小腿内侧浅静脉隆起、迂曲，重者呈团块状，直立时更明显；久病者，小腿皮肤出现营养障碍,如干燥、毛发脱落、色素沉着、足靴区出现淤滞性皮炎等。轻微损伤即可造成经久不愈的慢性溃疡,也可继发曲张静脉破裂,可引起较大量出血。

（三）心理 - 社会状况

病人是否因静脉曲张而影响正常的生活和工作;是否因慢性溃疡经久不愈而紧张焦虑;病人对本病基本知识的了解程度及家庭、社会支持情况。

【辅助检查】

1. 特殊检查(图30-2)

（1）深静脉回流实验(佩尔特斯试验):在检查时,让病人站立,在腹股沟下方缚止血带压迫大隐静脉,待静脉充盈后,嘱病人用力踢腿下蹲10余次,观察曲张静脉的变化,若充盈的曲张静脉消失或充盈程度减轻,表示深静脉通畅;若静脉充盈不消失或者加重,并伴有患肢酸胀不适,表示深动脉有阻塞,此浅静脉曲张为继发性,应禁忌手术。

（2）大隐静脉瓣膜功能试验(特伦德伦堡试验):在检查时,让病人平卧,抬高患肢,使曲张静脉血液排空,在腹股沟下方缚止血带阻断大隐静脉,嘱病人站立,放松止血带后10秒内若出现自上而下静脉逆向充盈,则提示大隐静脉瓣膜功能不全,同样的原理在腘窝处扎止血带,可检测小隐静脉瓣膜功能。

（3）交通静脉瓣膜功能试验(普拉特试验):病人仰卧,抬高下肢,在大腿根部扎上止血带,先从足趾向上至腘窝缠第1根弹力绷带,再自止血带处向下缠第2根弹力绷带;让病人站立,再向下解开第1根弹力绷带的同时,向下缠第2根弹力绷带。如果在两根绷带之间的间隙内出现曲张静脉,提示该处有功能不全的交通静脉。

2. 影像学检查　下肢静脉造影、血管超声检查等,可以判断病变性质、部位、范围和程度。

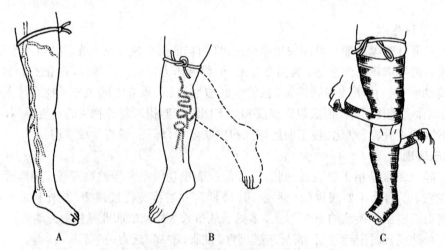

图30-2　下肢静脉瓣膜功能试验

A. 特伦德伦堡试验;B. 佩尔特斯试验;C. 普拉特试验。

【治疗要点】

1. 非手术治疗

（1）支持疗法:用弹力绷带包扎或穿弹力袜,同时注意休息,抬高患肢。适用于:①静脉曲张较轻,症状不明显者;②妊娠期静脉曲张;③年老体弱或重要脏器功能不良,不能耐受手术者。

（2）硬化疗法：是将硬化剂注入曲张静脉内，产生化学性炎症反应，进而使曲张静脉闭塞。常用的硬化剂有 5% 鱼肝油酸钠等。适用于：①曲张静脉轻而局限；②术后残留的曲张静脉；③术后复发者。

（3）处理并发症：血栓性静脉炎给予抗生素及局部热敷治疗。湿疹和溃疡者，抬高患肢并给予创面湿敷。曲张静脉破裂出血者，经抬高患肢和局部加压包扎止血，必要时予以缝扎止血，待并发症改善后择期手术治疗。

2. 手术治疗 手术是根本的治疗方法，适用于深静脉通畅、无手术禁忌证者。传统手术常用的手术方法为浅静脉高位结扎加曲张静脉分段剥脱术。近年来开展的微创手术有静脉腔内激光治疗、射频、内镜筋膜下交通静脉结扎术、旋切刨吸术治疗等。对合并小腿慢性溃疡者，应在控制局部急性感染后及时手术。

 知识拓展

透照器动力静脉切除术治疗曲张静脉

通过 TiVex® 系统进行透照器动力静脉切除术是一种革新的方法，运用抽吸作用和旋转刀片切除曲张静脉。在粗套管传来的光照下，静脉切除器可以完全准确地切除曲张静脉，对周围组织创伤很小。与人工操作技术相比，使曲张静脉切除彻底变革，降低了操作和麻醉时间，达到了极好的美容效果，消除了与曲张静脉有关的疼痛。它适用于基本静脉曲张和慢性静脉功能不全、脂性硬化症、静脉淤滞性溃疡、陈旧性或急性血栓性静脉炎病人。

【常见护理诊断／问题】

1. 活动无耐力 与下肢静脉回流障碍有关。
2. 皮肤完整性受损 与皮肤营养障碍、慢性溃疡有关。
3. 潜在并发症：深静脉血栓形成，小腿曲张静脉破裂出血。
4. 知识缺乏：缺乏本病的预防知识及患肢锻炼和保护方法的知识。

【护理措施】

（一）非手术治疗病人的护理

1. 在促进下肢静脉回流，改善活动能力活动时，由足背至大腿缚扎弹性绷带或穿弹力袜。避免长时间站立，坐时尽量双膝不要交叉，以免压迫腘窝而影响静脉回流。当患肢肿胀时，卧床休息，并抬高患肢 30°～40°，以利于静脉回流。保持大、小便通畅，防止腹内压增高。观察患肢远端皮肤的温度、颜色、肿胀、渗出、疼痛等情况。

2. 并发症的护理 ①小腿慢性溃疡和湿疹：平卧时抬高患肢，保持创面清洁，可用等渗盐水或 1∶5 000 呋喃西林液湿敷，全身应用抗生素。②血栓性静脉炎：局部热敷、理疗、抗凝治疗及应用抗生素，禁止局部按摩。③出血：立即抬高患肢，加压包扎，必要时手术止血。

3. 心理护理 久病的病人可影响正常的生活和工作。慢性溃疡经久不愈的病人有焦虑不安情绪。向病人解释病情发展情况、主要的治疗和护理措施，减轻病人焦虑。鼓励病人及家属积极配合各项治疗和护理工作。

（二）手术治疗病人的护理

1.　术前护理　①患肢水肿者：术前数日抬高患肢，减轻水肿，利于术后切口愈合。②并发小腿慢性溃疡者：加强换药，术前 2～3 天用酒精擦拭周围皮肤，每日 1～2 次。③皮肤准备：清洗肛门、会阴部。备皮范围包括腹股沟部、会阴部和整个下肢。若需要植皮时，应做好供皮区的皮肤准备。④心理护理：关心、帮助病人和家属了解治疗的方法，解释手术治疗的必要性和重要性，解除思想顾虑，以取得配合。

2.　术后护理　①一般护理：卧床休息，抬高患肢 30°，并指导病人做足背伸屈运动，以促进静脉血回流。如无异常情况，术后 24 小时，应鼓励病人下床活动。②病情观察：注意观察有无切口或皮下渗血，局部有无感染，发现异常应及时报告医生并妥善处理。③应用弹性绷带：注意保持弹性绷带的松紧度，以能扪及足背动脉搏动和保持足部正常皮肤温度为宜，使用弹性绷带一般需维持 1～3 个月。④有小腿溃疡者：应继续加强换药，并使用弹性绷带护腿。⑤提供专业及生活照顾：根据病人生活自理能力情况，结合病情提供专业照顾和生活护理，鼓励病人参与力所能及的自理活动，在康复期要尽快培养病人的生活自理能力。⑥心理护理：理解关心体贴病人，消除病人的焦虑，向病人及家属耐心解释各项治疗和护理措施，争取病人及家属积极配合治疗。

（三）健康教育

向病人说明：①去除影响下肢静脉回流的因素，避免长时间站立和坐位，坐时尽量双膝不要交叉，休息时将患肢抬高；②保持大小便通畅，维持标准体重，并注意加强体育锻炼，增强血管壁弹性；③非手术病人坚持使用弹力袜或弹力绷带，手术后应继续用弹力绷带或弹力袜 1～3 个月；④活动时注意保护患肢，避免外伤引起曲张静脉破裂出血。

第二节　血栓闭塞性脉管炎病人的护理

 病例导入

李先生，55 岁，因血栓闭塞性脉管炎入院，病人自述肢端发凉、怕冷，行走后患肢疼痛。护士巡视病房时发现病人家属用热水袋为病人热敷患肢。

请思考：

1.　病人家属使用热水袋为病人热敷，这一方法正确吗？为什么？

2.　病人夜间出现患肢疼痛难忍，应该采取哪些护理措施？

血栓闭塞性脉管炎，是一种累及周围血管的慢性、进行性、非化脓性炎症和闭塞性病变，多发生在下肢血管。我国北方发病率较高，多见于有长期吸烟史的男性青壮年。

【病因及病理生理】

（一）病因

病因尚不清楚，一般认为与以下因素有关：

1.　长期吸烟，主动或被动吸烟是本病发生和发展的重要因素，烟碱能使血管收缩。

2.　寒冷与潮湿，使血管收缩。

3．感染和外伤，机体抵抗力下降及血管内膜损伤。

4．神经及内分泌功能紊乱和免疫功能异常造成血管调节功能失调。

5．性激素、前列腺素失调引起血管舒缩失常。

（二）病理生理

血栓闭塞性脉管炎多见于下肢中小动脉，伴行静脉也常受累，病变呈节段性分布。早期以血管痉挛为主，继而血管内膜增厚，管腔内血栓形成。晚期血管壁和血管周围广泛纤维化并有侧支循环形成，以代偿血液供应。当动脉血管完全闭塞后，侧支循环失代偿时，最终可造成肢体远端坏疽或溃疡。

【临床表现】

本病多见于青壮年，好发于下肢。患肢呈现一时性或持续性苍白、发绀、有灼热及刺痛，病肢下垂时皮色变红，上举时变白，继之足趾麻木，小腿肌肉疼痛，行走时激发，休息时消失；小腿部常发生浅表性静脉炎和水肿。检查时发现足背动脉搏动减弱或消失。随着病情发展可出现间歇性跛行、夜间疼痛加剧，足趾疼痛剧烈，皮肤发绀，进而趾端溃疡或坏疽而发黑，逐渐向近心端蔓延。

【护理评估】

（一）健康史

有无吸烟嗜好、受寒及外伤史，同时了解病人一般情况，如年龄、性别、婚姻、文化、职业、饮食、睡眠等。

（二）身体状况

起病隐匿，临床表现取决于动脉阻塞的程度、范围和侧支循环失代偿情况。根据病程可分为以下三期：

1．局部缺血期 此期主要为血管痉挛，表现为患肢供血不足，出现肢端发凉、怕冷、足趾有麻木感。行走一段距离后患肢疼痛，被迫停下来，休息几分钟后疼痛可缓解，但再行走后又可疼痛，这种现象称为间歇性跛行，是此期的典型表现。少部分病人可伴有游走性静脉炎，表现为浅小静脉条索状炎性栓塞，局部皮肤红肿、压痛，约两周左右逐渐消失，后又在别处发生。此期患肢足背、胫后动脉搏动明显减弱。

2．营养障碍期 此期除血管痉挛继续加重外，还有明显的血管壁增厚及血栓形成。此时即使在休息时也不能满足局部组织的血液供应。肢端持续性疼痛，夜间尤甚，剧痛常使病人彻夜不眠，为减轻疼痛，病人常将患肢垂于床沿下，以增加血供缓解疼痛，这种现象称为休息痛（静息痛）。此时，患肢足、小腿皮肤苍白干冷，肌肉萎缩，趾甲生长缓慢、增厚变形，患肢足背、胫后动脉搏动消失。

3．组织坏死期 此期患肢动脉完全闭塞，肢体自远端逐渐向上发生干性坏疽，坏死组织可自行脱落，形成经久不愈的溃疡。当继发感染时，成为湿性坏疽，常伴有全身感染中毒症状。

（三）心理社会状况

病人对本病是否有一定的了解；病人常有焦虑、悲观，对治疗和生活丧失信心，家庭成员能否给予病人足够的支持；评估病人预后适应工作和生活自理能力。

【辅助检查】

通过辅助检查了解动脉闭塞的部位、范围、性质、程度及侧支循环等情况。

1．一般检查 ①测定皮肤温度：如双侧肢体对应部位皮肤温度相差2℃以上，提示皮温降低侧动脉血流减少。②测定昼行距离和跛行时间。③肢体抬高试验：病人平卧，患肢抬高45°，3分钟后若出现麻木、疼痛、足部尤其是足趾、足掌部皮肤呈苍白或蜡黄色为阳性。让病人坐起，患肢自然下垂于床沿以下，若足部皮肤出现潮红或斑片状发绀，提示患肢有严重的循环障碍。④解张试验：通过蛛网膜下腔或硬膜外麻醉，对比阻滞前后下肢的温度变化。麻醉后皮肤温度升高明显，为动脉痉挛因素；若无明显改变，提示病变动脉已严重狭窄或完全闭塞。

2. 特殊检查　①肢体血流图：电阻抗和光电血流检测显示峰值降低、降支下降速度减慢。前者提示血流量减少，后者说明流出道阻力增加，其改变与病变程度成正比。②多普勒超声检查：可了解病变部位和缺血的严重程度。③动脉造影：可确定患肢动脉闭塞的部位、范围、程度及侧支循环等情况。

【治疗要点】

解除血管痉挛，促进侧支循环建立及防治局部感染，尽可能地保全肢体，减少伤残程度。

1. 药物治疗　西药主要有血管扩张剂、低分子右旋糖酐、广谱抗生素等；中药主要有活血化瘀、消炎止痛类药物。

2. 高压氧疗法　能提高血氧的浓度，对减轻患肢疼痛和促进溃疡的愈合有一定作用。

3. 手术治疗　目的是增加肢体血液供应和重建动脉血流通路，手术方法有多种，可根据病情选用腰交感神经节切除术、自体大隐静脉或人工血管旁路术、动静脉转流术、截肢（趾）术等。

【常见护理诊断/问题】

1. 慢性疼痛　与患肢缺血组织坏死有关。

2. 组织完整性受损　与肢端坏疽、脱落有关。

3. 活动无耐力　与患肢远端供血不足有关。

4. 潜在并发症：出血、远端血管栓塞、移植血管闭塞、感染、吻合口假性动脉瘤。

【护理措施】

（一）术前护理

1. 患肢护理　①防止外伤，注意保暖，促进血管扩张，但应避免热疗，以免增加组织需氧量，加重肢体病变程度；②保持足部清洁、干燥，有脚气病者要及时治疗，以免继发感染；③已发生皮肤溃疡或坏疽的，应保持局部清洁干燥，避免受压及刺激，加强创面换药，遵医嘱应用抗生素。

2. 疼痛护理　①早期：可遵医嘱应用血管扩张药物，中医中药等治疗，应用低分子右旋糖酐，以减少血液黏稠度和改善微循环；②中、晚期：遵医嘱应用麻醉性镇痛药物，必要时可用连续硬膜外阻滞止痛。

3. 术前准备　做好手术前的皮肤准备，如需植皮，注意供皮区的皮肤准备。

4. 心理护理　病人常有焦虑、悲观的心理，对治疗和生活丧失信心。医护人员要同情、体贴、关心病人，给病人以心理支持，帮助其树立战胜疾病的信心，积极配合治疗及护理。

（二）术后护理

1. 一般护理　静脉血管重建术后，抬高患肢30°，并卧床制动。动脉血管重建术后，平放患肢，并卧床制动2周。对卧床制动者，应鼓励病人做足背伸屈活动，以利静脉血回流。

2. 病情观察　①密切观察血压、脉搏及切口渗血等情况。②血管重建术后及动脉血栓内膜剥除术后,需观察患肢远端的皮肤温度、色泽、感觉及脉搏强度来判断血管通畅度。③常温下患肢皮温一般较正常侧低2℃以上,应定时用半导体测温计测量皮肤温度,两侧做对照,做好记录,以观察疗效。④观察术后肢体肿胀情况,主要由组织间液增多及淋巴回流受阻所致,一般可在数周内消失。

3. 防止感染　密切观察病人体温变化和伤口情况,如体温增高和伤口有红、肿、热、痛时,应及时报告医生,遵医嘱及早理疗,应用抗生素。

4. 引流管护理　引流管通常放置在血管鞘膜外,注意观察引流的量、颜色及性状,保持引流管通畅,维持有效引流并准确记录。

5. 功能锻炼　鼓励病人早期在床上活动,进行肌肉收缩和舒张交替运动,促进血液回流和组织间液重吸收,有利于减轻患肢肿胀,防止下肢深静脉血栓形成。

6. 心理护理　术后给予病人和家属心理上的支持,解释术后恢复过程,帮助病人消除悲观情绪,树立信心,促进身心健康,密切配合治疗和护理。

（三）提供专业及生活照顾

根据病人生活自理能力情况,结合病情确定护理级别,提供专业照顾和生活护理,鼓励病人参与所能及的自理活动,在康复期要尽快培养病人的生活自理能力。

（四）健康教育

①绝对戒烟:以消除烟碱对血管的毒性作用。②保护肢体:切勿赤足行走,避免外伤;注意患肢保暖,避免受寒;穿合脚的棉质鞋袜,勤更换,以防真菌感染。③功能锻炼:指导病人 Buerger 运动,促进侧支循环的建立。方法为病人平卧,抬高患肢45°,维持2～3分钟,然后双足下垂床边2～3分钟,同时进行促进足背曲与跖屈、左右摆动的运动,其次将足趾向上翘并尽量伸开,再往下收拢。恢复平卧姿势,双腿放平,并盖被保暖,卧床休息5分钟,完成运动。如此反复运动5～6次,每日3～4次。④规律饮食:多食水果、蔬菜,保持大便通畅。⑤出院指导:遵医嘱服药,定期门诊复查。

 情景训练

角色扮演护士如何对血栓闭塞性脉管炎病人进行健康宣教?

（王　婷）

思考与练习

单项选择题

1. 下肢静脉曲张剥脱术后护理,正确的是（　　）

A. 卧床休息10天　　　　　　　　　B. 患肢制动

C. 只允许床上活动　　　　　　　　D. 早期下床活动

E. 1周后方可行走

2. 血栓闭塞性脉管炎的护理,**不正确**的是（　　）

A. 止痛,禁烟　　　　　　　　　　B. 指导抬腿运动

C. 患肢用热水袋加温 D. 保持患肢干燥

E. 测皮温,观察疗效

3. 下肢静脉曲张手术治疗后要指导病人适当地早期活动,其意义主要是( )

A. 防止肺部并发症 B. 防止皮肤褥疮

C. 防止下肢肌萎缩 D. 防止深静脉血栓形成

E. 防止泌尿系并发症

4. 血栓闭塞性脉管炎病人组织营养障碍期的典型表现是( )

A. 休息痛 B. 间歇性跛行

C. 游走性静脉炎 D. 干性坏疽

E. 湿性坏疽

5. 某病人因下肢静脉曲张行高位结扎及剥脱术后 4 小时,因站立排尿,小腿部伤口处突然出血不止,紧急处理方法是( )

A. 指压止血 B. 用止血带

C. 于站立位包扎 D. 钳夹结扎

E. 平卧,抬高患肢,加压包扎

6. 某病人做下肢静脉瓣膜功能试验,先平卧,抬高患肢,待曲张静脉淤血排空后,在大腿根部扎止血带。病人站立后,30 秒内曲张静脉迅速充盈,说明( )

A. 交通支瓣膜功能不全 B. 小隐静脉瓣膜功能不全

C. 深静脉瓣膜功能不全 D. 大隐静脉瓣膜功能不全

E. 血管内膜增生

(7~8 题共用备选答案)

A. 上肢对称性皮肤颜色改变

B. 下肢浅组静脉红、肿、硬,有压痛,足背动脉搏动减弱

C. 趾端坏死,血胆固醇增高

D. 下肢静脉淤血、水肿、慢性溃疡形成

E. 下肢变形、水肿、肢端慢性溃疡形成

7. 血栓闭塞性脉管炎( )

8. 下肢静脉曲张( )

第六部分　泌尿外科护理

护考导航

1. 识记：能正确说出泌尿、男性生殖系统疾病的检查方法和相关检查的护理方法，能够准确地阐述肾移植病人的健康教育要点，了解移植物的贮存方法。

2. 理解：能对泌尿、男生殖系统肿瘤病人的临床特点进行总结，对尿石症病人的症状、体征进行归纳，能用自己的语言说出前列腺增生病人的护理评估方法。

3. 应用：能正确对泌尿、男生殖系统肿瘤及泌尿系损伤病人实施整体护理，能正确完成前列腺增生病人膀胱冲洗的方法，并对病人实施有效的护理。

任务三十一　泌尿、男性生殖系统疾病的主要症状和检查

第一节　泌尿、男性生殖系统疾病的主要症状

病例导入

病人王某，男，68岁，3小时前在聚会上饮了高度酒后，出现腹胀无法排尿的现象。家人立即拨打120求助，医生护士到达现场后，了解到王先生平时有排尿犹豫、排尿困难和夜尿增多现象，查体可见膀胱区明显膨隆。

请思考：

1. 王先生出现了哪项排尿改变？

2. 应对王先生采取哪些护理措施？

一、泌尿外科疾病的主要症状

（一）排尿改变

1. 尿频　指病人排尿次数明显增加，但每次尿量较少，严重时几分钟排尿1次，每次尿量仅几毫升。正常人膀胱容量男性约400ml，女性约500ml。一般白天排尿4～6次，夜间0～1次。尿频常由泌尿、生殖道炎症、膀胱结石、肿瘤、前列腺增生等原因引起。若排尿次数增加而每次尿量不减少，甚至增多，可能为生理性如饮水量多、服用利尿食物，或病理性

如糖尿病、尿崩症或肾浓缩功能障碍等引起，有时精神因素亦可引起尿频。

2. 尿急　有尿意即迫不及待要排尿而难以自控，但尿量却较少。常见于膀胱炎症或膀胱容量过小、顺应性降低时，亦可见于无尿路病变的焦虑病人。

3. 尿痛　排尿时感到尿道口疼痛，可以发生在尿初、排尿中、尿末或排尿后。疼痛呈烧灼感，与膀胱、尿道或前列腺感染有关。尿频、尿急、尿痛常同时存在，三者合称为"膀胱刺激征"。

4. 排尿困难　包括排尿踌躇、费力、不尽感，尿线无力、分叉、变细、滴沥等。由膀胱以下尿路梗阻引起。

5. 尿流中断　排尿中突发尿流中断伴疼痛，疼痛可放射至远端尿道，常因膀胱结石在膀胱颈部形成球状活塞，阻断排尿过程而引起。

6. 尿潴留　尿液潴留在膀胱内不能排出，分为急性和慢性两类。急性尿潴留见于膀胱出口以下尿路严重梗阻，突然不能排尿，使尿液潴留于膀胱内。慢性尿潴留见于膀胱颈部以下尿路不完全性梗阻或神经源性膀胱。

7. 尿失禁　指尿不能控制而自主流出，包括四种类型。①尿道松弛型尿失禁：在逼尿肌不活动和腹压不增高的情况下，尿道松弛进而出现漏尿的情况。常见原因为外伤、手术、先天性疾病引起的膀胱颈和尿道括约肌的受损，还可见于女性尿道口异位。②充盈性尿失禁：指膀胱功能完全失去代偿，膀胱过度充盈而造成尿液不断溢出。见于各种原因所致慢性尿潴留。③压力性尿失禁：当腹内压突然增高（咳嗽、喷嚏、大笑或屏气等）时，尿液不随意地流出。其多见于经产妇。④急迫性尿失禁：严重的尿频、尿急而膀胱不受意识控制而发生排空，通常继发于膀胱的严重感染。

8. 漏尿　指尿液不经尿道口而由尿路瘘口流出，如输尿管阴道瘘、膀胱阴道瘘、尿道阴道瘘、脐尿道瘘、先天性输尿管异位及膀胱外翻等。

9. 遗尿　除正常自主排尿外，睡眠中无意识地排尿。新生儿及婴幼儿为生理性，3岁以后除功能性外，可因神经源性膀胱、感染、后尿道瓣膜等病理性因素引起。

（二）尿液改变

1. 尿量　正常人24小时尿量为1 000～2 000ml，少于400ml为少尿，少于100ml为无尿，多于2 500ml为多尿。少尿或无尿是由于肾排出量减少引起，可因肾前性、肾性或肾后性因素引发。应注意排除输尿管、尿道梗阻或尿潴留。

2. 血尿　尿液中含有血液。其可分为肉眼血尿和镜下血尿。

（1）肉眼血尿：为肉眼能见到血色的尿，称为肉眼血尿，常为泌尿系肿瘤、急性膀胱炎、急性前列腺炎、膀胱结石或创伤等引起。其可分为：①初始血尿；②终末血尿；③全程血尿。

（2）镜下血尿：为借助显微镜见到尿液中含红细胞。一般新鲜尿离心后尿沉渣每高倍镜视野红细胞超过3个即有病理意义。

3. 混浊尿　肉眼观尿液混浊，常见的有脓尿、乳糜尿、晶体尿、磷酸盐尿。脓尿是指离心尿每高倍镜视野白细胞超过5个以上为脓尿，提示感染。乳糜尿是指尿液中含有乳糜或淋巴液，呈乳白色。若同时含有血液，尿呈红褐色，称乳糜血尿。晶体尿是尿中有有机或无机物质沉淀、结晶，形成晶体尿，常见于尿液中盐类过饱和状态时。磷酸盐尿是由于磷酸盐在碱性尿中沉淀而成，常见于餐后或大量饮用牛奶后，可间歇发生。

（三）尿道分泌物

尿道血性分泌物提示尿道癌。大量黄色、黏稠脓性分泌物多系淋菌性尿道炎的典型症状。少量无色或白色稀薄分泌物多系支原体、衣原体所致的非淋菌性尿道炎。慢性前列腺炎病人常在清晨排尿前或大便时尿道口有少量白色黏稠分泌物。当尿道留置导尿管时，可使尿道腺增加，表现为尿道外口，导尿管周围有少量黏稠分泌物。

（四）疼痛

疼痛是常见的重要症状。泌尿、男性生殖系统实质性器官的炎症使器官肿胀，包膜受牵张而引起的疼痛，常位于该器官所在的部位。由空腔器官梗阻造成的平滑肌痉挛或肿瘤侵犯邻近神经可引起放射痛。

1．肾和输尿管痛　由肾脏病变引起的局部疼痛，常位于肋脊角、腰部和上腹部，一般为持续性钝痛，也可为锐痛。当肾盂输尿管连接处或输尿管急性完全性梗阻、输尿管扩张时，可引起肾绞痛。其特点为突发绞痛，呈阵发性，剧烈难忍，辗转不安、大汗，伴恶心呕吐。疼痛可沿输尿管放射至下腹、膀胱区、外阴或大腿内侧。

2．膀胱痛　当急性尿潴留导致膀胱过度扩张时，疼痛常位于耻骨上区域。当慢性尿潴留时，可无疼痛或略感不适。当膀胱感染时，疼痛常呈锐痛、烧灼感，男性可放射至尿道阴茎部的远端，女性可放射至整个尿道。

3．前列腺痛　由前列腺炎引起，表现在会阴、直肠、腰骶部、耻骨上区、腹股沟区及睾丸的疼痛和不适。

4．阴囊痛　由睾丸及附睾外伤、精索扭转、睾丸或附属物扭转，以及感染引起。当睾丸扭转和急性附睾炎时，可引起阴囊剧烈疼痛。睾丸痛亦可由于肾绞痛或前列腺炎症放射引起。鞘膜积液、精索静脉曲张和睾丸肿瘤通常也可引起阴囊不适，如坠胀。

二、男性性功能障碍

男性性功能障碍症状包括性欲改变、勃起功能障碍、射精功能障碍（早泄、不射精和逆行射精）等。

第二节　泌尿、男性生殖系统疾病的检查

病例导入

病人李某，男，70岁，自述一个月前开始出现肉眼血尿，血尿时有时无，近3日血尿加重，左侧腰部时有隐痛，无发热现象，前来医院就诊。

请思考：

1．李先生需要采取哪些检查措施？

2．对于李先生的表现，护士应如何处理？

一、实验室检查

（一）尿液检查

尿液检查应收集新鲜中段尿液。男性包皮过长者，应翻开包皮，清洁龟头后再收集尿

液；女性月经期间不应收集尿液送检。尿培养以清洁中段尿为准，女性可采用导尿的尿标本。由耻骨上膀胱穿刺而取的尿液是无污染的膀胱尿标本，新生儿、婴幼儿尿液收集采用无菌塑料袋。

1. 尿常规　是诊断泌尿系统疾病最基本的项目。正常尿液尿糖阴性，含极微量蛋白。正常尿液呈淡黄、透明，可呈酸性、中性或弱碱性。大量蔬菜饮食或感染时尿液 pH 值升高，而大量蛋白饮食时尿液 pH 值降低。

2. 尿沉渣　新鲜尿离心后，尿沉渣每高倍镜视野红细胞 >3 个为镜下血尿；白细胞 >5 个为脓尿，同时检查有无晶体尿、管型、细菌等。

3. 尿三杯试验　以排尿最初 5～10ml 为第一杯，排尿最后 10ml 为第三杯，中间部分为第二杯。收集时尿液应该连续不断。可初步判断镜下血尿或脓尿的来源和病变部位。若第一杯异常，提示病变在尿道；若第三杯异常，提示病变在后尿道、膀胱颈部或三角区；若三杯均异常提示病变在膀胱或以上部位。

4. 尿细菌学检查　用于泌尿系感染的诊断和临床用药指导。革兰氏染色尿沉渣涂片检查可初步判断细菌种类。尿沉渣抗酸菌染色涂片检查或结核菌培养有助于确立肾结核诊断。清洁中断尿培养结果，若菌落数 >10/ml，提示为尿路感染；有尿路感染症状的病人，致病菌菌落数 >10^2/ml 就有意义。

5. 尿细胞学检查　取新鲜尿沉渣涂片检查，阳性结果提示可能有泌尿系上皮移行细胞肿瘤。它可用于肿瘤的筛选手段或肿瘤术后的随访。冲洗后收集尿液检查可提高阳性率。膀胱原位癌阳性率高。

6. 膀胱肿瘤抗原　测定尿中有无肿瘤相关抗原，由定性和定量两类方法，定性方法检测正确率 70%，阳性反应提示尿路上皮肿瘤存在可能，可用于初筛或随访。应避免血尿严重时使用。

（二）肾功能检查

1. 尿比重　反映肾浓缩功能和排泄废物功能。当肾功能受损时，肾浓缩功能进行性减弱。尿比重固定或接近于 1.010，提示肾浓缩功能严重受损。尿液中葡萄糖、蛋白及其大分子物质等多种物质均能使尿比重增高，尿渗透压较尿比重能更好地反映肾功能。

2. 血肌酐和血尿素氮测定　两者均升高提示肾功能受损。血肌酐测定较血尿素氮精确。血尿素氮受分解代谢、饮食和消化道出血等多种因素的影响。

3. 内生肌酐清除率　肌酐由肾小球滤过。接近于用菊糖测定的肾小球滤过率。测定公式：内生肌酐清除率 = 尿肌酐浓度 / 血肌酐浓度 × 每分钟尿量，正常值为 90～110ml/min。

4. 酚红排泄试验　因为 94% 的酚红由肾小管排泄，所以在特定时间内，尿中酚红排出量能反映肾小管的排泄功能。

（三）前列腺液检查

前列腺液正常呈乳白色，较稀薄。涂片镜检可见多量磷脂小体，每高倍镜视野白细胞 <10 个。前列腺按摩前后做尿常规检查，比较白细胞数，对按摩未获前列腺液者为间接检查，对分析是否因前列腺炎引起的尿路感染有临床意义。怀疑细菌性前列腺炎时应同时做细菌培养和药敏试验。

（四）精液检查

精液是评价男性生育能力的重要依据。检查前 5 日内应无排精。可采取手淫、性交体外排精或取精器收集精液标本,排精后20分钟内送检,送检途中要保温。

（五）前列腺特异性抗原

健康男性血清PSA<4ng/ml,若>10ng/ml应高度怀疑前列腺癌可能。血清PSA是目前前列腺癌的生物学指标,其升高提示前列腺癌可能,可用于前列腺癌的筛选、早期诊断、分期、疗效评价和随访。

（六）流式细胞测定

用尿、血、精液、肿瘤组织等进行流式细胞仪检查,能快速、精确地定量分析细胞大小、形态、DNA含量、细胞表面标志、细胞内抗原和酶活性等。它用于泌尿、男性生殖系肿瘤的早期诊断及预后判断、肾移植急性排斥反应及男性生育力的判断等。

二、器械检查及护理

（一）检查方法

1．导尿　目前常用带用气囊的福莱导尿管,规格以法制(F)为计量单位。它用于收集尿培养标本、诊断检查(测定膀胱容量、压力、残余尿或注入造影剂确定有无膀胱损伤)和治疗(解除尿潴留、持续引流或膀胱内药物灌注等)。成人导尿检查,常用16F导尿管。急性尿道炎时禁用。

2．尿道探条　用于扩张狭窄尿道,一般选用18~20F探条,以免过细探条的尖锐头部损伤或穿破尿道。

3．膀胱尿道镜　可直接窥察尿道及膀胱内有无异常,并可取活体组织做病理学检查、钳取异物、破碎结石。尿道狭窄、膀胱炎症或膀胱容量过小时不能做此项检查。

4．输尿管镜和肾镜　可直观窥察输尿管、肾盂内有无病变,亦可在直视下取石、碎石、切除或电灼肿瘤,取活体组织检查。其适用于尿石症、原因不明肉眼血尿或细胞学检查阳性、输尿管充盈缺损等。全身出血疾病、前列腺增生、病变以下输尿管梗阻及膀胱镜检查禁忌做此项检查。

5．尿动力学测定　是依据流体力学及电生理学方法研究和测定尿路输送、储存、排出尿液的功能,为分析排尿功能障碍原因、选择治疗方法及评定疗效提供客观依据。

6．前列腺细针穿刺活检　可判断前列腺结节或其他部位异常的良恶性病变。其有直肠和会阴部两种途径。

（二）护理措施

1．心理护理　器械检查属有创性检查,术前须做好解释工作,使病人充分认识检查的必要性,消除恐惧心理,主动配合检查。

2．检查前准备　检查前应清洗病人会阴部。除导尿检查外,病人应排空膀胱。

3．操作要求　操作时要仔细、轻柔,忌用暴力,以减轻病人痛苦和避免损伤。

4．预防感染　侵入性检查有可能把细菌带入尿路引起感染。因此,应严格遵守无菌操作原则,检查后常规口服抗生素2~3日,预防感染。

5．术后观察　金属尿路探条和内腔镜检查术后,多数病人有肉眼血尿,应多饮水,2~3日后可自愈。

6．并发症护理　严重的损伤、出血、尿道热者,应留院观察、输液及应用抗生素,必要时留置导尿或膀胱造瘘。

三、影像学检查

（一）B超检查

B超检查广泛用于泌尿外科疾病的筛选、诊断、治疗和随访。临床可用于确定肾肿块性质、结石和肾积水，测定残余尿，测量前列腺体积等。多普勒超声仪用于诊断肾血管疾病和睾丸扭转、移植肾排斥反应的鉴别等。在B超引导下，可行穿刺、引流、活检等诊断和治疗。

（二）X线检查

1. 尿路平片 能显示肾轮廓、大小、位置，腰大肌阴影，骨骼系统如脊柱、骨盆、肿瘤骨转移等，不透光阴影。腰大肌阴影消失提示腹膜后炎症或肾周围感染。侧位片有助于判断不透光阴影（如结石）的来源。摄片前应做肠道准备，确保平片质量。

2. 排泄性尿路造影 即静脉尿路造影，静脉注射有机碘造影剂后，5分钟、15分钟、30分钟、45分钟分别摄片。肾功能良好者5分钟即显影，10分钟后显示双侧肾、输尿管和部分充盈的膀胱。排泄性尿路造影能显示尿路形态，有无扩张、推移、压迫和充盈缺损等，可同时了解双侧肾功能。妊娠及肾功能严重损害者禁做此项检查。注意事项：①肠道准备，造影前日口服泻剂排空肠道；②禁食禁饮，检查前做碘过敏试验，对离子型造影剂过敏时，可用非离子型造影剂。

3. 逆行肾盂造影 经膀胱尿道镜行输尿管插管注入有机造影剂。它适用于禁忌做排泄性尿路造影或显影不清晰时，亦可注入空气作为阴性比衬。当体外冲击波碎石时，输尿管插管注入造影剂可帮助进行输尿管结石定位和碎石。

4. 顺行肾盂造影 在B超指引下，经皮穿刺入肾盂，注入造影剂以显示上尿路情况，适用于上述造影方法失败或有禁忌而疑为上尿路梗阻性病变时。能同时收集尿液送检或行肾穿刺造瘘。

5. 膀胱造影 经导尿管将10%～15%有机碘造影剂150～200ml注入膀胱，可显示膀胱形态及其病变，如损伤、畸形、瘘管、神经源性膀胱及膀胱肿瘤等。严重尿道狭窄不能留置导尿管者，可采用经耻骨膀胱穿刺注射造影剂的方法进行排泄性膀胱造影，以判断狭窄程度和长度。

6. 血管造影 主要方法有直接穿刺、经皮动脉穿刺插管、选择性肾动脉造影、静脉造影，以及数字减影血管造影。它适用于肾血管疾病、肾损伤、肾实质肿瘤等，也可对晚期肾肿瘤进行栓塞治疗。注意事项：①造影前做碘过敏试验；②造影后穿刺点局部加压包扎，平卧24小时；③造影后注意观察足背动脉搏动、皮肤温度及颜色、感觉和运动情况；④造影后鼓励病人多饮水，必要时静脉输液1 000ml以促进造影剂排泄。

7. 淋巴造影 可以为泌尿、男性生殖系统恶性肿瘤的淋巴结转移和淋巴管梗阻提供依据，也可了解乳糜尿病人的淋巴系统通路。

8. CT 有平扫和增强扫描两种检查方法。它能帮助能鉴别肾实质性和囊性疾病，确定肾损伤范围和程度，肾上腺、肾、膀胱、前列腺等部位肿瘤的诊断与分期，能显示腹部和盆腔转移的淋巴结。

（三）磁共振成像

磁共振成像对分辨肾肿瘤的良、恶性，判定膀胱肿瘤浸润膀胱壁的深度、前列腺癌分期、确诊肾上腺肿瘤等，能提供较CT更为可靠的依据。磁共振血管成像适用于肾动脉瘤、肾静脉瘘、肾动脉狭窄、肾静脉血栓形成、肾癌分期等诊断，以及肾移植术后血管通畅情况的检查。磁共振尿路成像，又称磁共振水成像。无需造影剂和插管即能显示肾盏、肾盂、输尿管的形态和结构，是了解上尿路梗阻的无创检查。

（四）放射性核素检查

1. 肾图　能测定肾小管分泌功能和显示上尿路有无梗阻。

2. 肾显像　通过动态和静态显影可了解肾吸收、浓集和排泄的全过程及核素在肾内的分布情况，用于肾占位性、血管性和尿路梗阻性病变的诊断及肾移植术后监护。

3. 肾上腺显像　对肾上腺疾病（如嗜铬细胞瘤）有诊断价值。

4. 阴囊显像　常用于诊断睾丸扭转或精索静脉曲张等。

5. 骨显像　可显示全身骨骼系统有无肿瘤转移，尤其是确定肾癌、前列腺癌骨转移的情况。

 情景训练

1. 角色扮演泌尿外科护士在接待病人时应如何观察病人排尿改变？

2. 扮演病人突然入院，护士扮演采取哪些护理措施的情境。

（苗　玲）

思考与练习

一、单项选择题

1. 膀胱镜检查术后，下列护理措施哪项**不正确**（　　）

   A. 观察是否出现血尿　　　　　　　　B. 嘱病人多饮水

   C. 必要时可用抗生素预防感染　　　　D. 尿道疼痛可用止痛剂

   E. 有明显血尿应减少饮水量

2. 膀胱镜检查后病人出现血尿和疼痛，下列哪项处理**不妥**（　　）

   A. 给止痛药　　　　　　　　　　　　B. 给镇静、安定药

   C. 少饮水，少排尿　　　　　　　　　D. 卧床休息

   E. 用抗生素

3. 诊断泌尿结石，宜先采用下列哪项检查（　　）

   A. 排泄性肾盂造影　　　　　　　　　B. 膀胱镜检查

   C. B 型超声波　　　　　　　　　　　D. 逆行性肾盂造影

   E. 泌尿系 X 线平片

（4～5 题共用题干）

病人，男性，27 岁。右腰部撞上 2 小时，局部疼痛，肿胀，有淡红色血尿，初步诊断为右肾挫伤，采用非手术治疗。

4. 与肾损伤程度密切相关的信息是（　　）

   A. 面色、意识　　　　　　　　　　　B. 腰部疼痛程度

C. 血压、脉搏 　　　　　　　　D. 肢体温度

E. 血尿颜色

5. 护士发现血液检查血红蛋白与血细胞比容持续降低提示（　　）

A. 肾损伤严重 　　　　　　　　B. 细菌感染

C. 有活动性出血 　　　　　　　D. 血液可能渗入腹腔

E. 失血性休克

二、病例分析题

病人刘某，女，30岁。因突然发生右下腹疼痛伴有恶心 1 小时入院。病人近年来有同样发作史。查体：体温 37℃，血压 110/76mmHg，腹平软，右下腹深压痛，无反跳痛及肌紧张，右肋脊角叩痛。

请问：

1. 为明确诊断，需要采取哪些检查措施？

2. 首选哪项影像学检查？

任务三十二　泌尿系统损伤疾病病人的护理

泌尿系统损伤以男性尿道损伤最多见，肾、膀胱损伤次之，输尿管损伤最少见。

第一节　肾损伤病人的护理

 病例导入

病人陈先生，40岁，2小时前在横穿马路时被汽车撞伤左腰部，伤后左腰部疼痛，排出淡红色尿液1次，由他人陪同来院就诊。门诊拟"肾损伤"收入院。

请思考：

1. 当前陈先生的主要护理问题有哪些？

2. 如确诊为肾挫伤，应对陈先生采取哪些护理措施？

【病因及病理生理】

（一）病因

肾损伤按损伤的病因不同分为开放性损伤、闭合性损伤和医源性损伤。

1. 开放性损伤　因弹片、刀刃等锐器贯穿致伤，常伴有胸部、腹部损伤，伤情复杂而严重。

2. 闭合性损伤　①直接暴力：因腰腹部受到撞击、跌打、挤压所致肾损伤。②间接暴力：因高处跌下发生对冲伤或突然暴力扭转所致。

3. 医源性损伤　经皮肾穿刺活检、肾造瘘或肾镜碎石术、体外冲击波碎石等医疗操作有可能造成不同程度的肾损伤。

此外，当肾本身存在病变时，如肾积水、肾肿瘤、肾结核或肾囊性疾病等更易受损伤，有时极轻微的创伤也可造成严重的"自发性"肾破裂。

（二）病理生理

闭合性肾损伤在临床上最为多见，根据损伤程度可分为以下类型（图32-1）：

1. 肾挫伤　损伤仅限于部分肾实质，形成肾瘀斑和/或包膜下血肿，肾包膜及肾盂黏膜完整。

2. 肾部分裂伤　肾实质部分裂伤伴有肾包膜破裂或肾盂肾盏黏膜破裂，可形成肾周血肿或明显的血尿。

3. 肾全层裂伤　肾实质深度裂伤，包括肾包膜和肾盂肾盏黏膜，可引起广泛的肾周血肿、严重血尿和尿外渗。

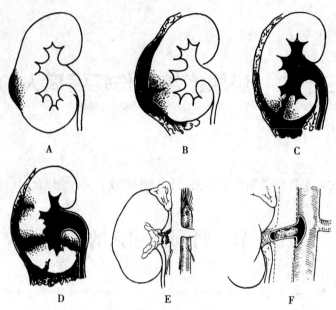

图 32-1　肾损伤的类型
A. 肾瘀斑及包膜下血肿；B. 表浅肾皮质裂伤及肾周围血肿；
C. 肾实质全层裂伤、血肿及尿外渗；D. 肾横断；E. 肾蒂血
管断裂；F. 肾动脉内膜断裂及血栓形成。

4. 肾蒂血管损伤　肾蒂血管损伤比较少见。肾蒂或肾段血管的部分或全部撕裂，可引起大出血、休克，常来不及诊治即死亡。

【护理评估】

（一）健康史

了解病人的年龄、性别、职业等情况；了解病人受伤史，包括受伤的原因、时间、地点、暴力性质、强度和作用部位，伤后的病情变化和就诊前的处理情况。

（二）身体状况

1. 症状

（1）休克：严重肾裂伤，肾蒂裂伤或合并胸、腹部脏器损伤时，因损伤和失血常发生休克，可危及生命。

（2）血尿：肾损伤病人大多有血尿。肾挫伤时可出现少量血尿，严重肾裂伤则呈大量肉眼血尿。当血块堵塞输尿管时，血尿可不明显或无血尿。

（3）疼痛：肾包膜下血肿、肾周围软组织损伤、出血或尿外渗至肾周围均可引起患侧腰、肾部疼痛。血块阻塞输尿管时可发生肾绞痛。

（4）发热：血肿、尿外渗继发感染，可出现发热等全身中毒症状。

2. 体征　血液、尿液渗入肾周围组织可使局部肿胀，形成肿块，有明显触痛和肌强直。

（三）心理 - 社会状况

损伤后病人由于担心损伤给生命带来威胁、能否保住肾脏等问题，容易产生焦虑，护士应评估病人焦虑的原因和程度，了解病人和家属对疾病的认知程度，以及对治疗所需费用的承受能力。

（四）辅助检查

1. 实验室检查　①尿常规检查：可见尿中含大量红细胞。②血常规检查：发现血红蛋白与血细胞比容持续降低时，提示有活动性出血；血白细胞计数增多提示有感染。

2. 影像学检查　①B超检查：有助于了解肾损伤的部位和程度，有无包膜下和肾周血肿、尿外渗，其他器官损伤及对侧肾等情况。②CT检查：可显示肾皮质裂伤、尿外渗和血肿范围，显示无活力的肾组织，并可了解与周围组织和腹腔其他脏器的关系。③排泄性尿路造影：可评价肾损伤的范围、程度和对侧肾功能。④动脉造影：适用于排泄性尿路造影未能提供肾损伤的部位和程度，尤其伤侧肾未显影，做选择性肾动脉造影可显示肾动脉和肾实质损伤情况。

（五）治疗原则

根据肾损伤的轻重采取不同的治疗。

1. 紧急处理　有休克的病人应紧急抗休克治疗，同时明确有无合并其他脏器损伤，做好手术探查的准备。

2. 非手术治疗　绝对卧床休息2～4周，密切观察生命体征、血尿颜色和腰腹部肿块的变化，及时对症支持治疗。

3. 手术治疗　严重肾损伤、肾碎裂、肾蒂损伤与肾开放性损伤，应尽早施行手术。

【常见护理诊断/问题】

1. 焦虑　与外伤打击、担心预后不良有关。

2. 疼痛　与损伤后局部肿胀和尿外渗有关。

3. 组织灌流量改变　与肾损伤或同时合并其他器官损伤引起大出血有关。

4. 潜在并发症：感染。

【护理措施】

（一）非手术治疗病人的护理

1. 卧床休息　绝对卧床休息2～4周，待病情稳定、血尿消失后可离床活动。肾挫裂伤通常于损伤后4～6周才趋于愈合，过早、过多离床活动，均有可能再度发生出血。

2. 病情观察　①监测生命体征：定时测量体温、血压、脉搏、呼吸，并观察其变化。②观察血尿情况：动态观察血尿颜色的深浅变化，每2～4小时留取1份尿液于试管内，若血尿颜色逐渐加深，说明出血加重。③观察腰腹部肿块：观察腰腹部肿块的大小，若肿块逐渐增大，说明有进行性出血或尿外渗。④观察腹部情况：观察腹膜刺激症状的轻重，以判断渗血、渗尿情况。⑤监测血常规：定时监测血白细胞计数，以判断有无继发感染。动态监测血红蛋白和血细胞比容，以了解出血情况及其变化。⑥疼痛观察：观察疼痛的部位及程度。发现异常情况时，需报告医生并协助处理。

3. 维持体液平衡　建立静脉通道，遵医嘱及时输液、输血，以维持有效循环血量。在病情允许情况下，应鼓励病人经口摄入。

4. 对症处理　遵医嘱给予止血药物，减少或控制出血；腰腹部疼痛明显者，遵医嘱给予止痛、镇静剂，以减轻疼痛、避免躁动而加重出血；给予高热病人物理或药物降温。

5. 心理护理　关心病人，安慰病人及家属，稳定情绪，减轻焦虑。解释病情发展情况、主要的治疗和护理措施，鼓励病人及家属积极配合各项治疗和护理工作。

（二）手术治疗病人的护理

1. 术前护理　①病情观察：密切观察生命体征，每隔1～2小时测量血压、脉搏、呼吸

1 次,并注意病人全身症状。②防治休克:保证休克病人输血、输液的通畅,补充血容量。③术前准备:有手术指征者,在抗休克同时,积极进行各项术前准备。危重病人尽量少搬动,以免加重损伤和休克。④心理护理:关心、帮助病人和家属了解治疗的方法,解释手术治疗的必要性和重要性,解除思想顾虑,以取得配合。

2. 术后护理

(1) 休息与饮食:麻醉作用消失后血压平稳者,为利于引流和呼吸,可取半卧位。肾切除术后需卧床休息 2~3 日,肾损伤修补、肾周引流术后病人需绝对卧床 1~2 周。严密观察病情,尤其注意 24~48 小时内生命体征的变化,注意有无内出血的发生。禁食 2~3 日,待肠蠕动恢复后开始进食。

(2) 预防感染:定时观察体温,了解血、尿白细胞计数变化,及时发现有无感染。严格无菌操作,加强损伤局部的护理,遵医嘱早期应用广谱抗生素,预防感染。

(3) 伤口护理:保持手术切口清洁干燥,换药时注意无菌操作。

(4) 引流管的护理:①妥善固定肾周围引流管及集尿袋,防止牵拉和滑脱,翻身活动时避免引流管被拉出、扭曲及引流袋接口脱落。②保持引流通畅,勿使导管扭曲、受压或堵塞。若引流不畅,先用手指挤压引流管,必要时用生理盐水冲洗。③观察引流情况:观察引流物的量、颜色、性状和气味。④适时拔罐,引流管一般于术后 3~4 日拔除,若发生感染或尿瘘,则应延长拔管时间。

(5) 心理护理:术后给予病人和家属心理上的支持,解释术后恢复过程,术后疼痛、胃肠功能不良多为暂时性,各种引流管安放的意义,以及积极配合治疗和护理对康复的意义。

(三) 健康教育

1. 防压疮和肌肉萎缩指导　需长期卧床的严重肾损伤病人,应适时翻身和改变体位,预防压疮,并进行肌肉锻炼,防止四肢肌肉萎缩。

2. 引流管护理指导　向病人说明保留各引流管的意义及注意事项。

3. 活动指导　绝对卧床休息有利于预防肾再度出血。因为肾挫裂伤 4~6 周后肾组织才趋于愈合,过早活动易使血管内凝血块脱落,可发生继发性出血。伤后 2~3 个月内不宜参加体力劳动或剧烈运动。

4. 健肾保护指导　严重损伤致肾脏切除后,病人应注意保护对侧肾脏,尽量不服用对肾脏有损害的药物,如氨基糖苷类抗生素。必要时在医生指导下服药,以免造成健侧肾功能损害。

第二节　膀胱损伤病人的护理

 病例导入

　　病人郝先生,28 岁,酒后与他人发生争执,被他人用刀刺伤下腹部,由朋友送入院。病人意识清楚,诉伤口疼痛,有尿意,但无法排尿,查体:伤口周围有血肿形成,伤口处有尿液外渗。

请思考：

1．为明确诊断，应协助郝先生做哪些检查？

2．如采取手术治疗，术前应对郝先生采取哪些护理措施？

膀胱充盈时壁紧张而薄，高出耻骨联合，失去骨盆保护，在外力作用下容易发生膀胱损伤。

【病因及病理生理】

（一）病因

1．开放性损伤　多由锐器或枪弹贯通所致。其常合并直肠、阴道损伤，形成腹壁尿瘘、膀胱直肠瘘或膀胱阴道瘘。

2．闭合性损伤　当膀胱充盈时，下腹部遭撞击、挤压，可致膀胱损伤。

3．医源性损伤　见于膀胱镜检查或治疗，如膀胱颈部、前列腺、膀胱癌等电切术以及盆腔手术、腹股沟疝修补术、阴道手术等有时可能伤及膀胱；压力性尿失禁行阴道无张力尿道中断悬吊术时也有发生膀胱损伤的可能。

4．自发性膀胱破裂　有病变的膀胱（如膀胱结核、长期接受放射治疗的膀胱）过度膨胀，发生破裂，称为自发性破裂。

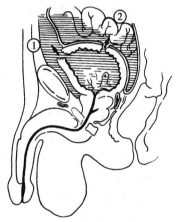

图 32-2　膀胱损伤示意图
①腹膜外损伤；②腹膜内损伤。

（二）病理生理

1．膀胱挫伤　仅有膀胱黏膜或肌层损伤，膀胱壁未穿破，局部出血或形成血肿，可出现血尿。

2．膀胱破裂　分腹膜内型和腹膜外型（图 32-2）。前者膀胱壁与覆盖的腹膜一并破裂，尿液流入腹腔，引起腹膜炎，多见于膀胱顶部和后壁损伤。后者膀胱壁破裂，但腹膜完整，尿液外渗到膀胱周围组织及耻骨后间隙，大多由膀胱前壁的损伤，伴有骨盆骨折。

【护理评估】

（一）健康史

了解病人的年龄、性别、职业等情况；了解病人受伤史，包括受伤的原因、时间、地点、暴力性质、强度和作用部位，伤后的病情变化和就诊前的处理情况。

（二）身体状况

1．症状　①休克：骨盆骨折引起剧痛、大出血，膀胱破裂引起尿外渗、腹膜炎或合并其他损伤时，常发生休克。②腹痛：当腹膜外破裂时，尿外渗及血肿形成可引起下腹部疼痛。当腹膜内破裂时，尿液流入腹腔可引起腹部疼痛。③排尿困难和血尿：有尿意，但不能排尿或仅排出少量血尿。

2．体征　当腹膜外破裂时，下腹部可有压痛及肌紧张，直肠指检可触及肿物和触痛。当腹膜内破裂时，尿液流入腹腔可有全腹压痛、反跳痛及肌紧张，并有移动性浊音。开放性膀胱破裂与体表、直肠或阴道相通，引起伤口漏尿、膀胱直肠瘘或膀胱阴道瘘。

（三）心理 - 社会状况

损伤后病人由于担心损伤给生命带来威胁、留下后遗症等问题，容易产生焦虑，护士应评估病人焦虑的原因和程度，了解病人和家属对疾病的认知程度，以及对治疗所需费用的承受能力。

（四）辅助检查

1. 导尿试验　经导尿管注入无菌生理盐水 200ml，片刻后吸出，若液体进出量差异很大，提示膀胱破裂。

2. X 线检查　腹部平片可显示骨盆骨折。自导尿管注入 15% 泛影葡胺 300ml，拍摄前后位片，排出造影剂后再摄片，若造影剂有外漏，提示膀胱破裂。

（五）治疗原则

1. 紧急处理　积极抗休克治疗，如输液、输血、止痛及镇静。尽早应用抗生素预防感染。

2. 非手术治疗　膀胱挫伤症状轻微，可留置导尿管引流尿液 7～10 日，保持通畅，并使用抗生素预防感染。

3. 手术治疗　病情严重，应尽早手术治疗。

【常见护理诊断 / 问题】

1. 焦虑　与外伤打击、害怕手术等有关。

2. 疼痛　与损伤后局部肿胀和尿外渗有关。

3. 潜在并发症：感染、休克。

【护理措施】

（一）非手术治疗病人的护理

1. 病情观察　密切观察生命体征，观察腹痛及腹膜刺激症状，判断有无再出血发生。

2. 预防感染　①控制体温：监测体温，每日 4 次，至平稳 3 天为止。体温超过 38.5℃，应给予物理降温。②应用抗生素：遵医嘱予补液，应用抗生素。③加强营养。

3. 导尿管护理　①妥善固定：妥善固定导尿管及集尿袋，防止牵拉和滑脱。②保持引流通畅：勿使导管扭曲、受压或堵塞。若引流不畅，先用手指挤压引流管，必要时用生理盐水冲洗。③观察记录引流情况：注意观察记录引流尿液的量、颜色及性状。④预防逆行感染：每日消毒尿道口及外阴 2 次，除去分泌物及血痂；定时放出集尿袋中的尿液，每周更换 1 次连接管及集尿袋，换管时严格无菌操作；每周作尿常规和尿细菌培养 1 次，以便及时发现感染；鼓励病人多饮水，每日 2 000～3 000ml，以保证足够的尿量，增加内冲洗作用。⑤适时拔管：尿管留置 7～10 日后拔出。

4. 心理护理　关爱病人，稳定病人及家属情绪，减轻焦虑。解释病情发展情况、主要的治疗和护理措施，鼓励病人及家属积极配合各项治疗和护理工作。

（二）手术治疗病人的护理

1. 术前准备　在抗休克的同时，紧急做好各项术前准备；完善术前检查，注意有无凝血功能障碍；当条件允许时，术前行肠道清洁。

2. 预防感染　遵医嘱予补液，应用抗生素。

3. 病情观察　注意观测生命体征，及时发现出血、感染等并发症。

4. 膀胱造瘘管的护理　①妥善固定：固定好膀胱造瘘管及集尿袋，防止牵拉和滑脱，否则尿液外渗到周围组织间隙而引起感染，造成手术失败。②保持引流通畅：引流管长度适中，勿使导管扭曲、受压或堵塞。③观察记录引流情况：记录 24 小时引流尿液的量、颜色及性状。④预防逆行感染：无菌集尿袋应低于尿路引流部位、防止尿液倒流；保持瘘口周围清洁干燥，及时更换渗湿敷料。⑤适时拔管：造瘘管一般留置 10 日左右拔除，拔管前应夹管训练膀胱的排尿功能，待病人排尿情况良好后再拔除，拔管后用纱布覆盖造瘘口。

5. 心理护理　术前解释手术治疗的必要性和重要性，消除病人及家属的思想顾虑，以取得配合。术后解释术后恢复过程、安放各种引流管的意义，以及积极配合治疗和护理对康复的意义。

（三）健康教育

膀胱损伤的情况，配合治疗和护理的意义；留置导尿管、膀胱造瘘管，以及保持通畅的意义；多饮水和拔除膀胱造瘘管前夹管训练排尿的意义。

第三节　尿道损伤病人的护理

尿道损伤多见于男性。球部和膜部的损伤多见。

【病因及病理生理】

（一）病因

按受伤的原因尿道损伤分为开放性损伤和闭合性损伤。前者可因锐器和弹片致伤，后者可因骑跨伤、骨盆骨折和尿道内器械操作不当引起。尿道损伤按受伤部位可分为前尿道损伤和后尿道损伤。

（二）病理生理

1. 前尿道损伤　①尿道挫伤：尿道内层损伤，阴茎筋膜完整，引起水肿和出血。②尿道裂伤：尿道壁全层断裂，引起尿道周围血肿和尿外渗。③尿道断裂：尿道完全离断，断端退缩、分离，血肿和尿外渗明显，可发生尿潴留。尿道球部损伤时，尿液及血液渗入会阴部，使会阴、阴茎、阴囊和下腹壁肿胀、淤血（图 32-3）。

2. 后尿道损伤　当骨盆骨折时，可使穿过尿生殖膈的膜部尿道撕裂或前列腺尖部尿道断裂。骨折及盆腔血管丛的损伤可引起大出血，在前列腺和膀胱周围形成大血肿。后尿道断裂后，尿液沿前列腺尖处而外渗至耻骨后间隙和膀胱周围（图 32-4）。

【护理评估】

（一）健康史

了解病人的年龄、性别、职业等情况；了解病人受伤史，包括受伤的原因、时间、地点、暴力性质、强度和作用部位，伤后的病情变化和就诊前的处理情况。

（二）身体状况

1. 症状　①休克：骨盆骨折所致后尿道损伤可引起创伤性、失血性休克。②尿道出血：前尿道损伤时，尿道外口滴血。当后尿道损伤时，尿道口无流血或仅有少量血液流出。③当疼痛前尿道损伤时，受伤处疼痛，排尿时加重。后尿道损伤时，下腹部痛，局部肌紧张，并有压痛。④排尿困难：尿道挫裂伤时因疼痛而致括约肌痉挛，发生排尿困难。尿道完全断裂时，可发生尿潴留。⑤尿外渗：尿道断裂后，用力排尿时，尿液可从裂口处渗入周围组织，形成尿外渗。尿外渗、血肿并发感染，则出现脓毒血症。

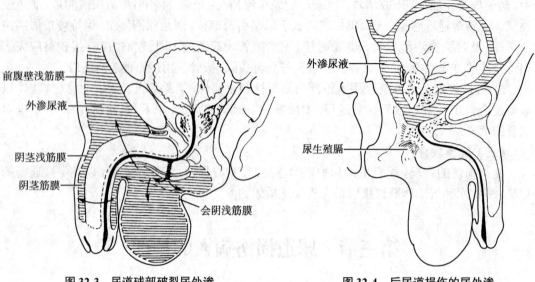

前腹壁浅筋膜

外渗尿液

阴茎浅筋膜

阴茎筋膜

会阴浅筋膜

图 32-3　尿道球部破裂尿外渗

外渗尿液

尿生殖膈

图 32-4　后尿道损伤的尿外渗

2. 体征　当尿道骑跨伤时常发生会阴部、阴囊处肿胀、瘀斑及蝶形血肿。尿生殖膈撕裂时，会阴、阴囊部出现血肿。当后尿道损伤时，下腹局部肌紧张，并有压痛。

（三）心理-社会状况

损伤后病人由于担心损伤给生命带来威胁、今后排尿或性功能受影响等问题，容易产生焦虑，护士应评估病人焦虑的原因和程度，了解病人和家属对疾病的认知程度，以及对治疗所需费用的承受能力。

（四）辅助检查

1. 导尿　导尿可以检查尿道是否连续、完整。如能顺利插入，说明尿道连续而完整。插入导尿管后，应留置导尿 1 周，以引流尿液并支撑尿道。

2. X 线检查　骨盆前后位片显示骨盆骨折。必要时从尿道口注入造影剂 10～20ml，可确定损伤部位及造影剂有无外渗。

（五）治疗原则

1. 紧急处理　当损伤严重致出血性休克者，给予抗休克治疗。尿潴留不宜导尿或未能立即手术者，行耻骨上膀胱穿刺抽出膀胱内尿液。

2. 非手术治疗　当尿道挫伤及轻度裂伤，症状轻微且排尿不困难者，无需特殊治疗。

3. 手术治疗　①前尿道裂伤导尿失败或尿道断裂：应立即行经会阴尿道修补或断端吻合术，并留置导尿管 2～3 周。尿道裂伤严重、会阴或阴囊形成大血肿者可行膀胱造瘘术。②骨盆骨折致后尿道损伤：经抗休克治疗病情稳定后，可行耻骨上高位膀胱造瘘。尿道不完全撕裂一般 3 周内愈合，恢复排尿。若不能恢复排尿，造瘘 3 个月再行尿道瘢痕切除及尿道断端吻合术。为早期恢复尿道的连续性，避免尿道断端远离形成假道，部分休克不严重的病人可行尿道会师复位术（图 32-5）。③尿道扩张术：为预防尿道狭窄，待病人拔除导尿管后，需定期作尿道扩张术。

【常见护理诊断 / 问题】

1. 焦虑　与外伤打击、害怕手术和担心预后有关。

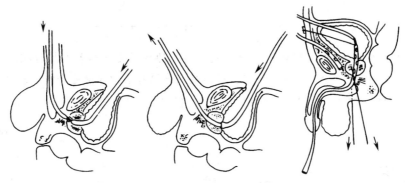

图 32-5　尿道会师复位术示意图

2. 组织灌流量改变　与创伤、骨盆骨折引起的大出血有关。

3. 排尿困难　与尿道局部水肿或尿道括约肌痉挛、尿道狭窄有关。

4. 潜在并发症：感染。

【护理措施】

（一）密切观察病情

1. 监测生命体征和腹部情况　做好记录，发现异常及时报告医生，并配合处理。

2. 防治休克　迅速建立 2 条静脉通路，遵医嘱给予输液、输血，确保输液通道通畅，维持体液平衡、保证组织有效灌流量。在抗休克的同时，遵医嘱做好各项术前准备。

3. 卧床休息　合并骨盆骨折病人，应睡硬板床，勿搬动，卧床期间防止压疮发生。

4. 预防感染　①监测体温及白细胞：观察体温及白细胞变化，及时发现感染。②保持尿道口清洁：留置尿管者，每日清洁尿道口周围 2 次。③冲洗膀胱：无膀胱破裂及膀胱穿刺造瘘者，每日冲洗膀胱 1～2 次。④观察引流情况：尿外渗多处切开引流者，注意观察引流物的量、色、性状、气味。⑤保持切口清洁：保持手术切口清洁干燥。⑥使用抗生素：保证抗生素的准确及时输入。

5. 尿道扩张术的护理　①操作前评估：操作前应了解狭窄部位、程度。②操作要求：扩张时不宜用过细或过粗的尿道探子，手法要轻柔，切忌暴力，以免造成假道或大出血。③术后观察：观察有无穿破后尿道导致的前列腺及膀胱周围尿外渗，严密观察会阴、直肠、耻骨上区有无疼痛及排尿困难，一经发现应及时报告医生，并协助处理。观察病人有无尿频、尿急、尿痛及灼烧感。术后数小时出现恶寒、高热、呕吐、全身不适者，应遵医嘱静脉应用广谱抗生素。④术后护理：术后嘱病人休息，观察有无尿道口出血，损伤轻微出血不多时，病人仅感尿道疼痛及轻微血尿，排尿时疼痛加重，病人应多饮水、口服抗生素，留院观察 2～3 小时。大出血时，血凝块可阻塞尿道，造成排尿困难，应遵医嘱及时给予处理，并应用止血剂。

（二）心理护理

理解、关心、体贴病人，消除病人的焦虑，向病人及家属耐心解释各项治疗和护理措施，争取病人及家属积极配合治疗。

（三）健康教育

骨盆骨折病人长时间卧床等方面的注意事项，以及多饮水、进食易消化食物的意义；留置导尿管及膀胱造瘘的意义和注意事项；后期扩张尿道的意义和注意事项；教会病人自我观察排尿情况的方法，发现排尿不畅、尿线变细等排尿异常时及时就诊。

情景训练

1. 角色扮演,泌尿外科护士在接待病人时应协助医生采取哪些检查措施。
2. 扮演病人突然入院,护士扮演应对该病人采取哪些护理措施和健康教育的情境。

（苗　玲）

思考与练习

一、单项选择题

1. 病人,男性,27岁,右腰部撞伤2小时,局部疼痛,肿胀,有淡红色血尿,初步诊断为右肾挫伤,采用非手术治疗。护理措施**错误**的是（　　　）

A. 绝对卧床休息　　　　　　　　　B. 多饮水,保持尿路通畅

C. 及时使用止血药物　　　　　　　D. 血尿消失即可下床活动

E. 动态观察尿色变化

2. 病人,女性,25岁。因外伤致肾损伤住院治疗,应特别引起护士注意的消息是（　　　）

A. 血尿颜色变浅　　　　　　　　　B. 血色素增加

C. 腹围增加　　　　　　　　　　　D. 持续疼痛

E. 体温稍高

3. 病人,男性,55岁。车祸造成腹部损伤,护士第一时间得知其有开放性膀胱破裂。首先要准备的抢救措施是（　　　）

A. 积极止痛　　　　　　　　　　　B. 给予抗生素抗感染

C. 进行手术前准备　　　　　　　　D. 留置导尿

E. 准备抗休克药物

（4~6题共用题干）

病人,男性,25岁。因左腰部被刺伤后2小时入院,血压70/50mmHg,伤口持续溢出淡红色液体。左上腹触痛,但无肌紧张及反跳痛。

4. 诊断首先考虑（　　　）

A. 脾破裂　　　　　　　B. 胃穿孔　　　　　　　C. 脾损伤

D. 肠破裂　　　　　　　E. 胰腺损伤

5. 为明确诊断应首选的检查是（　　　）

A. B超检查　　　　　　　　　　　B. 钡餐检查

C. 胃镜检查　　　　　　　　　　　D. 钡剂灌肠

E. 伤口溢出液淀粉酶测定

6. 该病例处理原则是（　　　）

A. 非手术治疗　　　　　　　　　　B. 立即手术检查

C. 再次出现休克时手术探查　　　　D. 出现肉眼血尿时手术探查

E. 出现腹膜炎表现时手术探查

二、病例分析题

1. 病人，女，26 岁，因劝架时右腰部被误击一拳伴腰部疼痛入院。查体：T 36.8℃，BP 100/70mmHg，腹肌软，腹部无压痛及反跳痛，无移动性浊音。

请问：

（1）该病人除做全面体格检查之外，应协助医生采取哪些检查措施？

（2）该病人常见的常见护理诊断 / 问题包括哪些？如采用非手术治疗，应采取哪些护理措施？

2. 病人，女，38 岁，因墙倒砸伤下腹部 1 小时，腹减渐加剧半小时入院。检查：神志淡漠，血压 80/50mmHg，脉搏 110 次 /min，腹部压痛，反跳痛，以下腹部明显，移动性浊音阳性，导尿仅流出少量血尿。

请问：

（1）协助医生采取何种辅助检查措施有助于明确诊断？

（2）应对该病人采取哪些护理措施？应对其采取哪些健康教育？

任务三十三　尿石症病人的护理

 病例导入

　　病人吴先生，35岁，行体外冲击波碎石术后2小时，病人突然出现腰腹部阵发性刀割样疼痛，疼痛难忍，大汗淋漓，辗转不安。查体：体温37℃，血压120/75mmHg，面色苍白，腹部无压痛、反跳病，左腰部有叩击痛。

　　请思考：

　　1. 吴先生的主要护理问题是什么？

　　2. 应对吴先生采取哪些护理措施？

　　尿石症又称尿路结石，是肾结石、膀胱结石和输尿管结石的总称，是泌尿外科的常见病。男性多于女性，约3∶1，好发于25～40岁。

第一节　上尿路结石病人的护理

　　上尿路结石包括肾和输尿管结石。

【病因及病理生理】

（一）病因

　　1. 流行病学因素　年龄、性别、种族、职业、地理环境和气候、饮食和营养、水分摄入、代谢和遗传等因素均可影响尿路结石的形成。

　　2. 尿液因素　①形成尿结石的物质排出增加：尿液中钙、草酸、尿酸排出量增加。②尿pH值改变：尿酸结石和胱氨酸结石在酸性尿中形成，磷酸镁铵结石和磷酸钙结石在碱性尿中形成。③尿中抑制晶体形成物质不足：如枸橼酸、焦磷酸盐、镁、某些微量元素等减少。④尿液浓缩。

　　3. 泌尿系局部因素　尿液淤滞、尿路感染和尿路异物。

（二）病理生理

　　肾及输尿管结石可直接损伤泌尿系统，并引起梗阻、感染和恶性变。结石损伤尿路黏膜可导致出血，位于尿路较细处如肾盏颈、肾盂输尿管连接处、输尿管，可造成尿路梗阻。尿路梗阻时更易继发感染，感染与梗阻又促使结石迅速长大或再形成结石。肾盂黏膜可因结石的长期慢性刺激而发生恶变。

【护理评估】

（一）健康史

了解病人的年龄、职业、饮食饮水习惯及有无特殊嗜好，了解病人的既往史及发病情况。

（二）身体状况

1. 症状

（1）疼痛：肾结石可引起肾区疼痛。肾盂内大结石及肾盏结石，可无明显症状。活动后可出现上腹或腰部钝痛。结石活动和刺激引起输尿管平滑肌痉挛或输尿管完全性梗阻时，可出现肾绞痛。典型肾绞痛表现为突发性刀割样阵发性绞痛，剧烈难忍，位于腰部或上腹部，沿输尿管向下腹部、会阴部和大腿内侧放射，病人常坐卧不安、面色苍白、出冷汗、恶心、呕吐，严重者出现脉搏细速、血压下降，甚至休克。疼痛持续数分钟至数小时不等。

（2）血尿：病人活动或肾绞痛后，出现血尿，以镜下血尿多见。有些病人活动后出现镜下血尿是其唯一的临床表现。

（3）膀胱刺激征：当结石合并感染或结石位于输尿管膀胱壁段时，可出现膀胱刺激征。

（4）其他症状：结石继发急性肾盂肾炎或肾积脓时，可有畏寒、发热等全身症状。双侧上尿路完全性梗阻时可导致无尿，出现尿毒症。

2. 体征　肾结石病人肾区可有叩击痛。当结石引起严重的肾积水时，可触到增大的肾脏。

（三）心理 - 社会状况

了解病人和家属对结石造成的危害、治疗方法、康复知识、并发症的认知程度和心理承受能力，以及家庭经济承受能力。

（四）辅助检查

1. 实验室检查

（1）尿常规检查：可有镜下血尿，有时可见较多的白细胞或结晶。

（2）酌情测定肾功能、血钙、磷、肌酐、碱性磷酸酶、尿酸和蛋白，以及24小时尿的尿钙、尿磷、尿酸、肌酐、草酸等，必要时做钙负荷试验及尿细菌培养。

2. 影像学检查　①X线检查：泌尿系平片可发现95%以上的结石。②B超检查：能发现平片不能显示的小结石和透X线结石，还能显示肾结构改变和肾积水等。③排泄性尿路造影：可显示结石所致的尿路形态和肾功能改变，有无引起结石的局部因素。④逆行性肾盂造影：仅适用于其他方法不能确诊时。⑤肾图：可判断泌尿系梗阻程度及双侧肾功能。

3. 输尿管肾镜检查　适用于其他方法不能确诊或同时进行治疗时。

（五）治疗原则

根据结石的大小、数目、位置、肾功能和全身情况制订治疗方案。

1. 病因治疗　如为甲状旁腺功能亢进（主要是甲状旁腺瘤）引起者，可切除腺瘤；如因尿路梗阻引起者，可解除梗阻。

2. 非手术治疗　结石<0.6cm，无尿路梗阻和感染者，可先采用非手术治疗。

（1）饮食疗法：①水化疗法，每天饮水量2 500～4 000ml，保持每日尿量在2 000ml以上。大量的饮水可促进较小结石自行排出、降低成石物质的尿饱和并阻止结石继续生长、减少尿路感染的机会。②食物疗法，含结石者应低钙、低蛋白[蛋白≤1g/(kg·d)]、低钠（氧化钠≤5g/d）饮食，同时应限制摄入含草酸多的食物，如菠菜、甜菜、麦麸、茶和各种坚果等；尿酸结石者应低嘌呤饮食,忌食动物内脏,限制各种肉类和鱼虾等富含嘌呤的高蛋白食物;胱氨酸结石应限制含蛋氨酸的食物,如蛋、奶、肉,花生和小麦。

(2)药物治疗:①解痉止痛;②防治感染;③调节尿 pH 值;④中西医结合疗法;⑤应用影响代谢的药物。

(3)体外冲击波碎石(ESWL):在 X 线、B 超定位下,将冲击波聚焦后作用于结石使之粉碎,然后随尿流排出。其适用于肾、输尿管上段结石,病人无 ESWL 禁忌者。

3. 手术治疗

(1)内镜取石或碎石术:①输尿管肾镜取石或碎石术;②经皮肾镜取石或碎石术;③腹腔镜输尿管取石。

(2)开放手术:包括尿管切开取石术、肾盂切开、肾窦内肾盂切开取石术、肾部分切除术和肾切除术。

【常见护理诊断/问题】

1. 急性疼痛　与结石刺激引起的炎症、损伤及平滑肌痉挛有关。

2. 知识缺乏:缺乏预防尿石症的知识。

3. 潜在并发症:感染、输尿管碎石梗阻。

【护理措施】

(一)非手术治疗病人的护理

1. 病情观察　每次排尿于玻璃瓶或金属盆内,观察尿液内是否有结石排出。

2. 防治感染　尿白细胞增多者,口服抗生素;体温高、血白细胞计数增多时,予以输液和应用敏感的抗生素,控制感染。

3. 肾绞痛的护理　发作期病人卧床休息,遵医嘱立即应用药物止痛。病情较重者予输液治疗。

4. 促进排石　鼓励病人大量饮水,多活动,促进排石。

5. 心理护理　向病人及家属详细讲解疾病的防治知识,告诉病人坚持治疗的重要性,增强病人治疗的信心。

(二)体外冲击波碎石病人的护理

1. 术前护理

(1)术前准备:术前 3 日忌进食易产气食物,术前 1 日服缓泻剂,术晨禁饮禁食。教会病人练习术中配合体位、固定体位。术晨行泌尿系统 X 线平片复查了解结石位置,复查后平车接送病人。

(2)心理护理:向病人说明该方法简单、安全有效,可重复治疗,术中不能随意移动体位。

2. 术后护理

(1)休息和饮食:术后卧床休息 6 小时,若病人无不良反应,可正常进食,鼓励病人多饮水,以增加尿量,促进结石排出。

(2)采取有效运动和体位:若病人无不适,鼓励病人多进行跳跃运动、经常变换体位、叩击腰背,以促进碎石排出。指导病人采用正确体位:①头高脚低卧位。结石于中肾盏、肾盂、输尿管上段者,碎石后取头高脚低卧位。②头低卧位。肾下盏结石可采用头低卧位,并叩击背部加速排石。③健侧卧位。肾结石碎石后,一般取健侧卧位,同时叩击患侧肾区,有利于碎石由肾盏排入肾盂、输尿管。④患侧卧位。巨大肾结石碎石后,为预防大量碎石短时间内积聚于输尿管发生堵塞,引起"石街"和继发感染,严重者导致肾功能改变,应采用患侧卧位,以利结石随尿液缓慢排出。

(3)病情观察:①严密观察和记录碎石后排尿及排石情况;②用纱布过滤尿液,收集结石碎渣做成分分析;③定时行腹部平片检查,以观察结石排出情况。

(4)并发症的观察和护理:①血尿,碎石术后多数病人会出现暂时性肉眼血尿,一般可自行消失,无需处理;②疼痛,结石排出引起肾绞痛时,应根据医嘱给予解痉止痛等处理;③发热,应根据医嘱应用抗生素,高热者采用降温措施;④"石街"形成,病人有腰痛或不适,可继发感染和脏器受损等,需立即经输尿管镜取石或碎石。

(三)内镜碎石术的护理

1. 术前护理

(1)术前准备:①掌握凝血功能情况。注意病人的凝血功能是否正常,如近期服用阿司匹林、华法林等抗凝药物者应停药,待凝血功能正常再行碎石术。②进行体位训练。术中病人取截石位或俯卧位。术前指导病人进行俯卧位练习,从俯卧30分钟开始,逐渐延长至2小时,以提高病人术中体位的耐受性。③备皮、配血和行肠道清洁。术前1日备皮、配血、术前晚行肠道清洁。

(2)心理护理:向病人及家属介绍各种内镜碎石术的方法与优点,术中的配合要求及注意事项,消除病人的顾虑。

2. 术后护理

(1)病情观察:观察病人的生命体征、尿液颜色和性状等。术后早期,肾造瘘管引流液一般为血性,如1~3日转清,不需处理。如术后短时间内造瘘管引出大量鲜红色血性液体,可能为大出血,应报告医生处理。按医嘱应用止血药,夹闭造瘘管1~3小时,增加肾盂内压力,起到压迫止血的目的。出血停止,病人生命征平稳后可重新开放肾造瘘管。

(2)防治感染:遵医嘱应用抗生素。多饮水,勤排尿。留置尿管者应注意清洁尿道口与会阴部,肾造瘘口应定时更换敷料,保持皮肤清洁、干燥。

(3)引流管护理

1)肾造瘘管护理:经皮肾镜取石术后为引流尿液和残余碎石常规留置肾造瘘管。①妥善固定:妥善固定肾造瘘管及集尿袋,防止牵拉和滑脱,翻身活动时避免造瘘管被拉出、扭曲及引流袋接口脱落。②保持引流通畅:如造瘘管发生堵塞,挤捏无效时,可协助医生在无菌操作下作造瘘管冲洗,方法是用注射器吸取5~10ml生理盐水,缓慢注入造瘘管内再缓慢吸出,反复冲洗,直至管道通畅。③观察并记录引流情况:注意观察并记录引流液的量、颜色和性状。④防逆行感染:引流管位置应低于肾造瘘口,以防引流液逆流引起感染。⑤适时拔管:术后3~5日引流液转清、体温正常后可拔管,拔管前先夹闭造瘘管24~48小时,注意观察有无发热、排尿困难、腰腹痛等反应,拔管后3~4日内,应督促病人每2~4小时排尿1次,以免膀胱过度充盈。

2)双"J"管护理:输尿管肾镜取石或碎石术后为引流尿液、扩张输尿管、排出小结石,以及防止输尿管内"石街"形成,常规留置双"J"管。①体位:术后病人取半卧位。②防尿液反流:多饮水、勤排尿,注意防止膀胱充盈引起尿液反流。③防止滑脱:鼓励病人早期下床活动,但应注意避免剧烈运动、过度弯腰、突然下蹲等以免双"J"管滑脱或上下移位。④取管时间:双"J"管一般留置4~6周,经B超或腹部摄片复查确定无结石残留后,膀胱镜下取出双"J"管。

（四）手术治疗病人的护理

1. 术前护理

（1）术前准备：输尿管结石病人入手术室前需再行腹部平片定位。注意继发性结石或老年病人的全身情况和原发病的护理。

（2）心理护理：向病人解释手术治疗的必要性，关心体贴病人，帮助病人解除思想顾虑，消除恐惧心理，取得病人对治疗和护理工作的支持与配合。

2. 术后护理

（1）休息与体位：肾实质切开者，应卧床2周。上尿路结石术后，取侧卧位或半卧位，以利引流。

（2）饮食与输液：肠功能恢复后，可进食。输液并鼓励病人多饮水，每日3 000～4 000ml。血压稳定者，应用利尿剂，增加尿量，以便冲洗尿路和改善肾功能。

（3）病情观察：严密观察和记录尿液颜色、量及患侧肾功能情况。

（4）引流管的护理：①妥善固定肾周围引流管及集尿袋，防止牵拉和滑脱，翻身活动时，避免引流管被拉出、扭曲，防止引流袋接口脱落；②保持引流通畅；③观察并记录引流物的量、颜色、性状和气味；④适时拔管，引流管一般于术后3～4日拔除，若发生感染或尿瘘，则应延长拔管时间。

（5）心理护理：给予病人和家属心理上的支持，解释术后恢复过程，说明引流管安放的意义，以及积极配合治疗和护理对康复的意义。

（五）健康教育

1. 知识宣教　告知病人尽早解除尿路梗阻、感染、异物等因素，可减少结石形成。

2. 饮食指导　告知病人大量饮水增加尿量和调节饮食可预防结石。①含钙结石病人：宜食用含纤维素丰富的食物，限制牛奶、奶制品、豆制品、巧克力、坚果等含钙最高的食物；限制浓茶、菠菜、番茄、土豆、芦笋等含草酸量高的食物；避免大量摄入动物蛋白、精制糖和动物脂肪。②尿酸结石病人：忌食动物内脏，限制各种肉类和鱼虾等富含嘌呤的高蛋白食物。③胱氨酸结石病人：应限制含蛋氨酸的食物，如蛋、奶、肉、花生和小麦。

3. 用药指导　告知病人应用影响代谢的药物，碱化或酸化尿液可预防结石复发。①维生素 B_6：有助于减少尿中草酸含量。②氧化镁：可增加尿中草酸溶解度。③枸橼酸钾、碳酸氢钠：可使尿 pH 值保持在 6.5～7 以上，预防尿酸和胱氨酸结石。④别嘌醇：可减少尿酸形成，对含钙结石有抑制作用。⑤氯化铵：使尿液酸化，有利于防止感染性结石的生长。

4. 特殊性指导　告知病人伴甲状旁腺功亢进者必须摘除腺瘤或增生组织、长期卧床者必须进行适当功能锻炼，以防止骨脱钙，减少尿钙排出。

5. 复查指导　治疗后定期行尿液化验、X 线或 B 超检查，观察有无复发、残余结石情况。若出现腰痛、血尿等症状及时就诊。

第二节　下尿路结石病人的护理

【病因及病理生理】

1. 膀胱结石　原发性结石明显少于继发性结石。前者多见于男孩，与营养不良和低蛋白饮食有关；后者常见于膀胱出口梗阻、膀胱憩室、异物、神经源性膀胱或行肾结石排入膀胱，以男性多见。结石可直接损伤膀胱黏膜，引起出血、感染，长期慢性刺激可发生恶变。

2. 尿道结石　绝大多数来自肾和膀胱。其多见于男性。尿道结石可直接损伤尿道引起出血，并引起梗阻和感染。

【护理评估】

（一）健康史

了解病人的年龄、职业、饮食饮水习惯及有无特殊嗜好，了解病人的既往史及发病情况。

（二）身体状况

1. 膀胱结石　典型症状为排尿突然中断，疼痛常放射至阴茎头部和远端尿道，伴排尿困难和膀胱刺激症状，小儿常用手搓拉阴茎，变换体位后又能继续排尿。

2. 尿道结石　典型症状为排尿困难，点滴状排尿，伴尿痛，重者可发生急性尿潴留。前尿道结石可沿尿道扪及，后尿道结石经直肠指检可触及。

（三）心理 - 社会状况

了解病人和家属对结石造成的危害、治疗方法、康复知识、并发症的认知程度和心理承受能力。

（四）辅助检查

X线平片能显示绝大多数结石。B超检查能显示结石声影。膀胱镜检查用于上述方法不能确诊时，可直观结石。

（五）治疗原则

1. 膀胱结石　多数结石可经膀胱镜机械、液电效应、超声或弹道气压碎石。当结石过大、过硬或有膀胱憩室时，宜采用耻骨上膀胱切开取石。

2. 尿道结石　前尿道结石可采取非手术治疗。后尿道结石，在麻醉下用尿道探条将结石轻轻推入膀胱，再按膀胱结石处理。

【常见护理诊断 / 问题】

1. 急性疼痛　与结石刺激引起的炎症、损伤及平滑肌痉挛有关。

2. 潜在并发症：感染。

【护理措施】

（一）非手术治疗病人的护理

1. 病情观察　碎石术后严密观察和记录碎石后排尿及排石情况。膀胱和尿道机械性操作后，注意观察出血的量，尿的颜色、性状等；并观察下腹部情况，注意有无膀胱穿孔症状。

2. 防治感染　嘱病人多饮水，勤排尿，遵医嘱应用抗生素。

（二）耻骨上膀胱切开取石术后的护理

1. 切口护理　保持切口清洁干燥，敷料被浸湿时要及时更换。

2. 预防感染　嘱病人多饮水，勤排尿，并遵医嘱应用抗生素预防切口及尿路感染。

3. 疼痛护理　遵医嘱应用止痛药。

4. 引流管的护理　术后一般留置膀胱造瘘管、尿管及膀胱侧间隙引流管。①妥善固定各引流管，防止牵拉和滑脱；②避免扭曲折叠，保持引流通畅；③注意观察引流尿液的量、颜色及性状；④根据病人病情的恢复情况及医嘱拔除引流管和尿管，最后拔除膀胱造瘘管；⑤鼓励病人多饮水，增加内冲洗作用。

情景训练 ┄┄┄┄┄┄┄┄┄┄┄┄┄┄┄┄┄┄┄┄┄┄┄┄┄┄┄┄┄┄┄┄┄┄

1. 角色扮演泌尿外科护士如何对尿结石病人进行健康教育。

2. 扮演病人入院进行体外冲击波碎石，护士扮演如何指导病人对并发症的观察和护理的情境。

（苗　玲）

思考与练习

一、单项选择题

1. 病人，男性，35 岁，右下腹突发性绞痛，右肾区酸胀，恶心、呕吐，伴肉眼血尿，诊断为肾结石，关于保守排石的陈述**不正确**的是（　　）

A. 积极应用止痛剂镇痛　　　　　　　B. 每日饮水量 1 000ml 左右

C. 加强运动　　　　　　　　　　　　D. 必要时使用抗生素

E. 适当减少蛋白质摄入

2. 尿酸结石病人**不宜**食用（　　）

A. 菠菜　　　　　　　　B. 马铃薯　　　　　　　　C. 动物内脏

D. 蛋黄　　　　　　　　E. 牛奶

3. 体外震波碎石（ESWL）术后要注意（　　）

A. 尿量　　　　　　　　　　　　　　B. 尿的性质

C. 收集尿中碎石　　　　　　　　　　D. 大量饮水

E. 尿量，尿的性质，收集尿中碎石，大量饮水

（4～8 题共用题干）

病人，男性，60 岁。上腹部隐痛 2 月余，有肾区叩击痛，镜下血尿。B 超示：左肾有一结石，直径约 0.8cm×0.9cm。肾盂静脉造影示肾功能正常，双侧输尿管通畅。

4. 目前适宜的治疗方法是（　　）

A. 中药排石　　　　　　　　　　　　B. 多饮水

C. 体外冲击波碎石　　　　　　　　　D. 经皮肾镜取石

E. 肾切开取石

5. 术后病人应取的体位是（　　）

A. 平卧位　　　　　　　　B. 俯卧位　　　　　　　　C. 患侧卧位

D. 半坐卧位　　　　　　　E. 头低足高位

6. 治疗后当天出现血尿，且有碎石排出，次日出现肾绞痛，发热，尿闭。考虑病人出现了（　　）

A. 肾挫伤　　　　　　　　　　　　　B. 急性肾盂肾炎

C. 输尿管碎石梗阻　　　　　　　　　D. 急性肾小管坏死

E. 血块梗阻

7. 目前的处理方法是（　　　）

 A. 补液，保证尿量   B. 利尿剂利尿

 C. 中药排石   D. 解痉止痛

 E. 手术

8. 若病需再次接受 ESWL 治疗，间隔时间至少为（　　　）

 A. 3 天   B. 5 天   C. 7 天

 D. 10 天   E. 2 周

二、病例分析题

1. 韦先生，31 岁，因腰部有隐痛 2 个月余，运动后突发阵发性刀割样疼痛入院。查体：体温 36.9℃，血压 110/80mmHg，痛苦面容，面色苍白，右腰部有明显叩击痛，腹部无压痛及反跳痛。尿常规提示：镜下血尿。

请问：

（1）该病人的常见护理诊断 / 问题有哪些？如该病人选择非手术治疗，主要的护理措施包括哪些？

（2）应对该病人进行哪些健康教育？

2. 苏女士，30 岁，因左肾结石行体外冲击波碎石治疗，1 周后从尿中排出 2 枚米粒大小结石，分析证实为磷酸钙结石。

请问：

（1）该病人应采取哪些预防措施？

（2）体外冲击波碎石术后的主要护理措施包括哪些？

任务三十四 泌尿、男性生殖系统肿瘤病人的护理

泌尿、男性生殖系统肿瘤最常见的是膀胱癌，其次是肾癌。

第一节 肾癌病人的护理

 病例导入

病人丁先生，75岁，自述从半年前开始出现肉眼血尿，血尿时有时无，1周前血尿明显加重，无发热、疼痛现象，体重减轻3kg。丁先生来医院向护士咨询。

请思考：

1. 丁先生做哪些辅助检查有利于诊断？

2. 如丁先生选择手术治疗，术后应采取哪些护理措施？

肾癌亦称肾细胞癌、肾腺癌，占原发性肾恶性肿瘤的85%，高发年龄为50～70岁，男女比例为2:1。

【病因及病理生理】

（一）病因

肾癌的确切病因尚不明确。其发病可能与吸烟、肥胖、职业接触（如石棉、皮革等）、遗传因素（如抑癌基因缺失）等有关。

（二）病理生理

肾癌常累及一侧肾脏，多单发，由肾小管上皮细胞发生，瘤体为类圆形，外有假包膜，切面黄色，有时呈多囊性，可有出血、坏死和钙化。若肿瘤细胞质含大量胆固醇被溶解，在镜下则呈透明状；除透明细胞外，约半数肾癌同时可见颗粒细胞和梭形细胞。以梭形细胞为主的肿瘤恶性程度高。肿瘤穿透假包膜后可经血液和淋巴转移。

【护理评估】

（一）健康史

了解病人的年龄、性别、职业、吸烟史，有无泌尿系统肿瘤的家庭史。

（二）身体状况

身体状况主要为血尿、肿块和疼痛，早期无明显症状。

1. **血尿、疼痛和肿块** 间歇性无痛性肉眼血尿为常见症状；疼痛常为腰部钝痛或隐痛，血块通过输尿管时可诱发肾绞痛。肿瘤较大时可在腹部或腰部触及肿块，质坚硬。

356

2.肾外表现　常见的有发热、高血压、红细胞增多、血沉快、消瘦、贫血等。

（三）心理 - 社会状况

病人是否知情，是否接受患病的事实，家属对病人的支持情况；病人对治疗方法、预后的认识程度，以及家庭经济的承受能力。

（四）辅助检查

1.B超检查　简单易行，发现肾癌的敏感性高，能鉴别肾实质性肿块与囊性病变。

2.X线检查　平片可见肾外形增大、不规则，偶有钙化影。

3.排泄性尿路造影　可见肾盏、肾盂因受肿瘤挤压而有不规则变形、狭窄、拉长或盈缺损。

4.CT、MRI检查和肾动脉造影　有助于早期诊断和鉴别肾实质内肿瘤的性质。

（五）治疗原则

根治性肾切除术是肾癌最主要的治疗方法。肾癌放射治疗及化学治疗效果不好，免疫治疗对转移癌有一定疗效。

【常见护理诊断 / 问题】

1.恐惧与焦虑　与对癌症的恐惧、害怕手术、担心预后有关。

2.营养失调：低于机体需要量　与长期血尿、癌肿消耗、手术创伤有关。

3.潜在并发症：出血、感染。

【护理措施】

（一）术前护理

1.术前　根据病人的具体情况，做耐心的心理疏导，以消除其恐惧、焦虑、绝望的心理。

2.多饮水　可稀释尿液，以免血块引起尿路堵塞。

（二）术后护理

1.体位　病人术后麻醉期已过，血压平稳者，取半卧位。肾癌根治、腹膜后淋巴清扫的病人，卧床5～7日，避免过早下床活动引起手术部位出血。

2.病情观察　严密观察生命体征，保证输血、输液通畅，防治休克。肾癌切除同时行腔静脉取瘤栓术后，需留置导尿管，并监测24小时尿量、尿蛋白及肾功能，防止肾衰竭；健侧肾功能的观察见第三十章第一节肾结核病人的护理。

3.引流管的护理　保持引流通畅，观察引流液的颜色、性质及量，若无引流物排出，肾周引流管即可拔除。

4.健康教育　定期复查肝、肾、肺等脏器，及早发现转移病灶。

第二节　膀胱癌病人的护理

 病例导入

病人黄女士，49岁，油漆工人。1周前开始出现无痛、间歇、全程、肉眼血尿，尿中有血凝块，无发热。现前来医院就诊。

请思考：

1. 黄女士出现肉眼血尿最可能的原因是什么？
2. 黄女士当前的主要护理问题是什么？

　　膀胱癌是泌尿系统中最常见的肿瘤。好发年龄为 50～70 岁，男女发病比例约为 4∶1。大多数病人的肿瘤仅局限于膀胱，只有 15%～20% 有区域淋巴结转移或远处转移。

【病因及病理生理】

（一）病因

1. 长期接触某些致癌物质　已经确定的化学致癌物有 2- 萘胺、联苯胺、4- 氨基双联苯、4- 硝基双联苯等。某些职业人员，如染料、纺织、皮革、橡胶、塑料、油漆、印刷等，发生膀胱癌的危险性显著增加。

2. 吸烟　是最常见的致癌因素，大约 1/3 膀胱癌与吸烟有关。吸烟致癌可能与香烟中含有多种芳香胺的衍生致癌物有关。吸烟量越大、吸烟史越长，发生膀胱肿瘤的危险性越大。

3. 膀胱慢性感染与异物刺激　膀胱结石、膀胱憩室、膀胱白斑、埃及血吸虫病、膀胱炎等容易诱发膀胱癌。

4. 其他　长期大量服用镇痛药非那西丁、内源性色氨酸的代谢异常等，均可能为膀胱癌的病因或诱因。近年来大量研究资料表明，多数膀胱癌是由于癌基因的激活和抑癌基因的缺失等诱导形成，使移行上皮基因组发生多处病变，导致细胞无限增殖，最后形成癌。

（二）病理生理

1. 组织类型　95% 以上为上皮性肿瘤，其中多数为移行细胞乳头状癌，鳞癌和腺癌各占 2%～3%。近 1/3 的膀胱癌为多发性肿瘤。

2. 分化程度　根据肿瘤细胞的大小、形态、核改变及分裂象等将细胞分化程度分为三级：Ⅰ级为高分化乳头状癌，低度恶性；Ⅱ级为中分化乳头状癌，中度恶性；Ⅲ级为低分化乳头状癌，属高度恶性。2004 年世界卫生组织将膀胱等尿路上皮肿瘤分为乳头状瘤、乳头状低度恶性倾向的尿路上皮肿瘤、低级别乳头状尿路上皮癌和高级别乳头状尿路上皮癌。

3. 生长方式　分为原位癌、乳头状癌和浸润性癌。原位癌局限于黏膜内，无乳头亦无浸润基底膜现象。移行细胞癌多为乳头状，低分化者常有浸润。鳞癌和腺癌常有浸润。

4. 浸润深度　是肿瘤临床和病理分期的依据，多采用 TNM 分期。肿瘤扩散以直接向膀胱壁内浸润为主。淋巴转移常见，晚期血行转移到肝、肺、骨和皮肤等处。

【护理评估】

（一）健康史

　　了解病人年龄、性别、职业，有无长期接触致癌物质；有无诱发肿瘤的病因；有无其他疾病史。

（二）身心状况

1. 血尿　是膀胱癌最常见和最早出现的症状。其常表现为间歇性无痛性肉眼血尿，出血可自行停止。出血多少与肿瘤大小、数目、恶性程度并不成正比。

2. 尿频、尿急、尿痛　多为膀胱癌的晚期表现。

3. 排尿困难和尿潴留　因肿瘤较大或堵塞膀胱出口所致。

4．其他　肿瘤浸润输尿管口时可引起肾积水。晚期有贫血、水肿、腹部肿块等表现。

（三）心理-社会状况

了解病人及家属对病情、拟采取的手术方式、术后并发症、尿道改道的认知程度，心理和家庭经济承受能力。

（四）辅助检查

1．实验室检查　在病人新鲜尿液中，易发现脱落的肿瘤细胞，可作为初步筛选。但分化良好者不易检出。近年来采用尿液检查端粒酶活性、膀胱肿瘤抗原（BAT）、核基质蛋白（NMP_{22}、BLCA-4）等有助于提高膀胱癌的检出率。

2．影像学检查　①B超检查：可发现直径0.5cm以上的膀胱肿瘤，经尿道超声扫描可了解肿瘤浸润范围及深度。②X线检查：排泄性尿路造影可了解肾盂、输尿管有无肿瘤。肾积水或显影差提示肿瘤浸润输尿管口。膀胱造影可见充盈缺损。③CT、MRI检查：可了解肿瘤浸润深度及局部转移病灶。

3．膀胱镜检查　能直接观察肿瘤的位置、大小、数目、形态、浸润范围等，并可取活组织检查，有助于确定诊断和治疗方案。

（五）治疗原则

治疗原则是以手术治疗为主的综合治疗。

1．手术治疗　根据肿瘤的病理及病人全身情况选择手术方法：①经尿道膀胱肿瘤切除术适用于表浅膀胱肿瘤的治疗；②膀胱部分切除术适用于分化良好、局限的膀胱肿瘤；③根治性膀胱全切术适用于反复复发、多发或侵犯膀胱颈、三角区的膀胱肿瘤。

2．化学治疗　有全身化疗和膀胱灌注化疗等方式。全身化疗多用于有转移的晚期病人。膀胱灌注化疗主要用于预防复发。

3．放射治疗　作为辅助治疗，但其作用效果尚未确定。

【常见护理诊断/问题】

1．恐惧与焦虑　与对癌症的恐惧、害怕手术、担心预后有关。

2．营养失调：低于机体需要量　与长期血尿、癌肿消耗、手术创伤有关。

3．自我形象紊乱　与膀胱全切除、尿流改道术后排尿方式改变有关。

4．潜在并发症：出血、感染、尿瘘。

【护理措施】

（一）术前护理

1．注意休息　病程长、体质差、晚期肿瘤出现明显血尿者，应卧床休息。

2．饮食护理　进食易消化、营养丰富的饮食，纠正贫血，改善全身营养状况。

3．病情观察　每日观察和记录排尿的量、性状和血尿程度。

4．术前准备　行肠道代膀胱术的病人，按肠切除术准备。

5．心理护理　根据病人的具体情况，做耐心的心理疏导，说明膀胱癌根治术后虽然改变了正常的排尿生理，但是可避免复发，延长寿命，提高生活质量，以消除其恐惧、焦虑、绝望的心理。

（二）术后护理

1．体位　病人麻醉期已过、血压平稳者，取半卧位。膀胱全切除术后卧床8～10日。

2．饮食护理　膀胱部分切除和膀胱全切双输尿管皮肤造口术后病人，待肛门排气后，进富含维生素及营养丰富的饮食。回肠膀胱术、可控膀胱术后按肠吻合术后饮食，禁食期间给予静脉营养。经尿道膀胱肿瘤电切术后 6 小时，可正常进食。多饮水可起到内冲洗作用。

3. 病情观察 严密观察生命体征，保证输血、输液通畅。早期发现休克，及时进行治疗和护理。

4. 预防感染 定时监测体温及血白细胞变化，保持切口清洁干燥，定时翻身、促进排痰，若痰液黏稠给予雾化吸入、适当活动等措施预防感染发生。

5. 引流管的护理 ①保持引流通畅：应贴标签分别记录引流情况，保持引流通畅。回肠膀胱或可控膀胱因肠黏膜分泌黏液，易堵塞引流管，注意及时挤压将黏液排出，有贮尿囊者可用生理盐水每 4 小时冲洗 1 次。②拔管时间：输尿管末端皮肤造口术后 2 周，皮瓣愈合后拔除输尿管引流管；回肠膀胱术后 10～12 日拔除输尿管引流管和回肠膀胱引流管，改为佩戴皮肤接尿器；可控膀胱术后 8～10 日拔除肾盂输尿管引流管，12～14 日拔除贮尿囊引流管，2～3 周拔除输出道引流管，训练自行导尿。使用阑尾做输出道者，导尿管留置 3 周后逐渐更换较大口径的导尿管，至 F14 号为止。

6. 膀胱灌注化疗的护理 膀胱灌注化疗主要适用于膀胱保留术后病人能憋尿者。膀胱灌注化疗可预防或推迟肿瘤复发。①化疗时间：病情允许时，术后半月行化疗。②化疗药物：常用化疗药物是免疫抑制剂卡介苗（BCG）或抗癌药。③化疗方案：遵医嘱将免疫抑制剂 BCG 或抗癌药灌注入膀胱，每周灌注 1 次，共 6 次，以后每月 1 次，持续两年。④灌注方法：病人灌注前 4 小时禁止饮水，排空膀胱。常规消毒外阴及尿道口，再将用蒸馏水或等渗盐水稀释的药液灌入膀胱，随后取平、俯、左、右侧卧位，每 15 分钟轮换体位 1 次，共 2 小时。

7. 心理护理 通过交流与沟通全面了解病人的心理状态，并根据病人的具体情况，给予相应的解释和引导，消除病人的心理顾虑，帮助病人面对现实，提高生活质量。

（三）健康教育

1. 锻炼与自我保护 术后病人要适当锻炼，加强营养，增强体质；对密切接触致癌物质者加强劳动保护，禁止吸烟，可防止或减少膀胱肿瘤的发生。

2. 自我护理 教会尿流改道术后腹部佩戴接尿器者自我护理，避免集尿器的边缘压迫造瘘口，保持清洁，定时更换尿袋。可控膀胱术后，开始每 2～3 小时导尿 1 次，逐渐延长间隔时间至每 3～4 小时 1 次，导尿时要注意保持清洁，定期用生理盐水或开水冲洗贮尿囊，清除黏液及沉淀物。

3. 原位膀胱功能训练 新膀胱造瘘口愈合后指导病人进行新膀胱训练。①贮尿功能训练：夹闭导尿管，定时放尿，初起每 30 分钟放尿 1 次，逐渐延长至 1～2 小时。放尿前收缩会阴，轻压下腹，逐渐形成新膀胱充盈感。②控尿功能训练：选择特定的时间排尿，如餐前 30 分钟，晨起或睡前；定时排尿，一般白天 2～3 小时排尿 1 次，夜间 2 次，减少尿失禁。

4. 定期复查 向病人强调定期复查的重要性，说服病人主动配合。浸润性膀胱癌术后定期复查肝、肾、肺等脏器功能，及早发现转移病灶；放疗、化疗期间，定期查血、尿常规，一旦出现骨髓抑制，应暂停治疗；膀胱癌保留膀胱的术后病人，定期复查膀胱镜。

第三节　前列腺癌病人的护理

前列腺癌发病率不断上升，在我国大有升至泌尿系肿瘤首位的趋势，其原因包括平均寿命延长、饮食结构改变等。前列腺癌的发病率与年龄有密切相关。50 岁男性隐匿性癌的发病率为 40%，临床前列腺癌为 9.5%。40 岁男性发生前列腺癌的可能性为 1/10 000，40～59 岁男性为 1/103，60～79 岁男性则约为 1/8。

【病因及病理生理】

（一）病因

尚不明确，可能与环境、饮食、遗传和性激素等有关。有前列腺癌家族史的人群有较高的前列腺癌患病危险性。高脂肪饮食也是前列腺癌的危险因素之一。接触金属镉能够增加前列腺癌的易患危险，烟草、碱性电池、焊接工业等都有接触这种金属的可能。

（二）病理生理

前列腺癌常从腺体外周带发生，很少单纯发生于中心区域。

1. 组织学类型　约 95% 的前列腺癌为腺癌；其余的 5% 中，90% 是移行细胞癌，10% 为神经内分泌癌和肉瘤。

2. 转移途径　较常见的转移途径是淋巴转移及经行转移至骨骼。

【护理评估】

（一）健康史

了解病人的年龄、性别、职业，有无长期接触致癌物质；有无诱发肿瘤的病因；有无其他疾病史。

（二）身心状况

1. 症状　早期前列腺癌一般无症状。进展期肿瘤生长可以挤压尿道、直接侵犯膀胱颈部、三角区，病人出现排尿困难、刺激症状；骨转移病人可以出现骨痛、脊髓压迫症状、排便失禁等。

2. 体征　直肠指检可触及前列腺结节，质地坚硬。当淋巴结转移时，病人可出现下肢水肿。

（三）心理 - 社会状况

了解病人是否知情，能否接受患病的事实，病人和家属对采取的治疗方法、预后、并发症的认知程度和心理承受能力，以及家庭经济承受能力。

（四）辅助检查

1. 实验室检查　正常男性的血清前列腺特异性抗原（PSA）浓度应 <4ng/ml。可作为前列腺癌的筛选检查方法。

2. 影像学检查　B 超检查能够对前列腺癌进行较可靠的分期，同时也能观察到前列腺周围的肿瘤浸润情况，有重要的诊断意义。

3. 前列腺穿刺活检　在 B 超引导下进行系统性穿刺活检，确诊。

（五）治疗原则

根据病人的年龄、全身情况、临床分期等综合考虑。局灶性病灶 T_1、T_2 期者行根治性前列腺切除术。T_3、T_4 期的前列腺癌一内分泌治疗为主,可行睾丸切除术,配合抗雄激素制剂等间歇治疗。

【常见护理诊断/问题】

1. 营养失调:低于机体需要量　与肿瘤消耗、手术创伤、早期骨髓移植有关。

2. 焦虑　与对癌症的恐惧、害怕手术等有关。

3. 潜在并发症:出血、感染等。

【护理措施】

1. 改善营养　前列腺癌早期无症状,病人有症状就医时多属中晚期,且多有不同程度的机体消耗。对这类病人在有效治疗疾病的同时,需给予营养支持,告知病人保持丰富的膳食营养,尤其多食富含多种维生素的食物,多饮绿茶。必要时给予肠内外营养支持。

2. 减轻焦虑和恐惧　多与病人沟通,解释病情,前列腺癌恶性程度属中等,经有效治疗后疗效尚可,5 年生存率较高。让病人充分了解自己的病情,如手术创伤不大、恢复快等,从而减轻思想压力,稳定情绪,消除恐惧、焦虑心理。

3. 并发症的预防及护理　①出血:根治手术后有继发出血的可能,若血压下降、脉搏增快、引流管内引出鲜血后立即凝固,每小时量超过 100ml 以上,提示继发出血,应立即通知医生处理。②预防感染:加强各项基础护理措施,保持切口清洁,敷料渗湿及时更换,保证引流管通畅且固定牢靠。应用广谱抗菌类药物预防感染。发现感染迹象时及时通知医生处理。

4. 健康教育　①康复指导:适当锻炼,加强营养,增强体质。避免高脂肪饮食,特别是进食动物脂肪、红色肉类是前列腺癌的危险因素;豆类、谷物、蔬菜、水果、绿茶对预防本病有一定作用。②用药指导:雌激素、雌二醇氮芥、拮抗剂去势、放射治疗对抑制前列腺癌的进展有作用,但也有较严重的心血管、肝、肾、肺的副作用,故用药期间应严密观察。③复查指导:定期检查 PSA 可作为判断预后的重要指标。若有骨痛,应急查骨扫描,确定有骨转移者可加用放射治疗。

 情景训练

　　1. 角色扮演泌尿外科护士对膀胱癌病人的健康教育。

　　2. 扮演膀胱癌病人出现的临床表现,护士扮演对病人应采取哪些护理措施的情境。

（苗　玲）

思考与练习

一、单项选择题

1. 肾癌最早出现的临床表现是（　　）

　　A. 乏力　　　　　　　　B. 腰痛　　　　　　　　C. 尿频

　　D. 发热　　　　　　　　E. 血尿

2. 膀胱癌的最具意义的临床症状是（　　）

　　A. 尿急、尿频、尿痛　　　　　　　　B. 排尿困难

C. 活动后血尿　　　　　　　　　D. 无痛性肉眼血尿

E. 贫血、水肿

3. 泌尿系统最常见的肿瘤是（　　　）

A. 肾癌　　　　　　　　　　　　B. 膀胱癌

C. 阴茎癌　　　　　　　　　　　D. 肾细胞癌

E. 前列腺癌

4. 病人，男性，40岁。B超、CT均提示右肾癌，病史中提示与肾癌发病相关的信息是（　　　）

A. 曾是潜水员　　　　　　　　　B. 14岁开始吸烟至今

C. 父亲有高血压　　　　　　　　D. 有尿道结石病史

E. 喜饮酒

5. 膀胱肿瘤最主要的症状是（　　　）

A. 排尿困难　　　　　　　　　　B. 膀胱刺激征

C. 下腹部肿块　　　　　　　　　D. 无痛性肉眼血尿

E. 尿潴留

6. 诊断膀胱肿瘤最主要的方法是（　　　）

A. 膀胱镜检查　　　　　　　　　B. 膀胱造影

C. 尿细胞学检查　　　　　　　　D. B型超声检查

E. 同位素检查

7. 肾癌典型的三大症状是（　　　）

A. 血尿、肿块、疼痛　　　　　　B. 血尿、发热、疼痛

C. 肿块、发热、血沉块　　　　　D. 肿块、发热、高血压

E. 血尿、贫血、发热

8. 膀胱癌最主要的症状是（　　　）

A. 耻骨上区肿块　　　　　　　　B. 排尿困难

C. 无痛性肉眼性血尿　　　　　　D. 腰骶部疼痛

E. 肾积水

二、病例分析题

谢先生，52岁，因膀胱癌行经尿道膀胱癌电切术，术后第2天病人出血下腹胀痛，留置导尿管引流不畅，量少，引流尿液为黄白色。查体：体温39℃，下腹部压痛，血常规WBC 16×10^9/L，中性粒细胞比例为88%。尿常规：WBC（+++）。

请问：

1. 该病人导致膀胱感染的原因是什么？

2. 应对病人采取哪些护理措施？

任务三十五　良性前列腺增生病人的护理

 病例导入

　　病人孙先生，71岁，1年前开始出现排尿踌躇、费力和不尽感，并逐渐加重。今晨起床时，因生活琐事与爱人发生争执后不能排尿3小时。现前来医院就诊。

　　请思考：

　　1. 孙先生不能排尿的原因是什么？采取哪项检查有利于明确诊断？

　　2. 孙先生目前主要的护理诊断/问题是什么？应采取怎样的处理措施？

　　良性前列腺增生，亦称良性前列腺肥大，是老年男性常见病。

【病因及病理生理】

（一）病因

　　一般男性自35岁以后，前列腺均有不同程度的增生，50岁以后出现临床症状。现病因尚不完全清楚，目前认为老龄和有功能的睾丸是发病的基础，随着年龄的增长，睾酮、双氢睾酮及雌激素的改变和失去平衡是前列腺增生的重要病因。

（二）病理生理

　　增生的前列腺可造成膀胱出口梗阻，梗阻程度与前列腺增生体积的大小并不成比例，而与增生腺体的位置和形态有直接的关系。如腺体向膀胱内突出（中叶增生），极易造成膀胱出口阻塞；如增生腺体突向尿道，可使前列腺尿道伸长、弯曲、受压变窄，引起排尿困难；如梗阻长期未能解除，逼尿肌萎缩，失去代偿能力，则不能排空膀胱而出现残余尿。严重时膀胱收缩无力，出现充溢性尿失禁。长期排尿困难使膀胱高度扩张或膀胱内高压，可发生膀胱输尿管反流，最终引起肾积水和肾功能损害。由于梗阻后膀胱内尿液潴留，可继发感染和结石。

【护理评估】

（一）健康史

　　了解年龄、发病诱因；既往排尿困难情况及治疗经过；有无其他伴随疾病，如心脑血管疾病、肺气肿、糖尿病等。

（二）身体状况

　　1. **尿频**　是前列腺增生病人最常见的早期症状，夜间较明显。

　　2. **排尿困难**　进行性排尿困难是前列腺增生最重要的症状，病情发展缓慢。典型的表现是排尿迟缓、断续、尿流细而无力、射程短、终末滴沥，排尿时间延长。

　　3. **尿潴留**　梗阻严重者可发生尿潴留，并可出现充盈性尿失禁。可因受凉、劳累、饮酒等诱发引起急性尿潴留。

4. 其他症状　可发生无痛血尿。若合并感染结石,可有膀胱刺激症状。少数病人晚期可出现肾积水和肾功能不全表现。

(三)心理 - 社会状况

了解老年人心理反应,评估病人家属对疾病拟采取的治疗方法、对手术及可能导致并发症的认知程度、家庭经济承受能力。

(四)辅助检查

1. B超　可检测前列腺体积,检测内部结构,是否突入膀胱。可测量膀胱残余尿量。

2. 尿流率检查　可确定前列腺增生病人排尿的梗阻程度。应用尿动力仪测定压力 - 流率等可鉴别神经源性膀胱功能障碍,逼尿肌和尿道括约肌功能失调,以及不稳定膀胱逼尿肌引起的排尿困难。

3. 血清前列腺特异性抗原(PSA)测定　当前列腺体积较大、有结节或较硬时,应测定血清PSA,以排除合并前列腺癌的可能性。

(五)治疗原则

前列腺增生未引起梗阻者一般无需处理。梗阻较清或难以耐受手术治疗者可采用非手术治疗或姑息性手术。前列腺增生梗阻严重、膀胱残余尿量较多、症状明显而药物治疗效果不好,身体状况能耐受手术者,应考虑手术治疗。药物治疗适用于刺激期和代偿早期的前列腺增生病人。常用药物有 α_1- 受体阻滞剂、5α 还原酶抑制剂和植物类药物等。

1. 手术治疗　方式有经尿道前列腺切除术、经尿道前列腺汽化切除术、耻骨上经膀胱前列腺切除术、耻骨后前列腺切除术。

2. 其他疗法　包括激光治疗、经尿道气囊高压扩张术、经尿道高温治疗、体外高强度聚焦超声、前列腺尿道支架网等。

【常见护理诊断 / 问题】

1. 排尿障碍　与膀胱出口梗阻有关。

2. 急性疼痛　与逼尿肌功能不稳定、导管刺激、膀胱痉挛有关。

3. 潜在并发症:TUR综合征、出血、尿失禁。

【护理措施】

(一)术前护理

1. 饮食护理　嘱病人吃粗纤维、易消化食物;忌饮酒、辛辣食物和利尿性饮料;多饮水,勤排尿,但避免一次性大量饮水。

2. 引流尿液　残余尿量多或有尿潴留致肾功能不良者,应留置导尿持续引流,改善膀胱逼尿肌和肾功能。

3. 心理护理　耐心向病人及家属解释各种手术方法的特点,消除病人的焦虑和恐惧心理,争取病人的主动配合。

(二)术后护理

1. 体位与饮食　平卧2日后改半卧位,固定或牵拉气囊尿管,防止病人坐起或肢体活动时气囊移位而失去压迫膀胱颈口的作用,导致出血。术后6小时,如无恶心、呕吐可进流质饮食,鼓励多饮水,1~2日后,如无腹胀可恢复正常饮食。

2. 病情观察　严密观察病人意识状态及生命体征情况。

3. 膀胱冲洗　术后用生理盐水持续冲洗膀胱3~7日。方法:在留置导尿管基础上,吊瓶内盛冲洗液挂于输液架上,下端以无菌操作连接 Y 型管,同时分别连接导尿管及排尿引流管,贮尿瓶置床旁地面。吊瓶高度距病人骨盆 1m 左右,Y 型接管与膀胱同一水平。冲洗前先引流,使膀胱排空,然后夹闭排尿引流管,开放输入管,使冲洗液缓缓流入膀胱,滴速一般 40～60 滴 /min,待流入一定量冲洗液时(一般每次 100～200ml 左右),夹闭输入管,开放排尿引流管,让尿液经 Y 型管流入贮尿瓶内,观察尿流速度、色泽及混浊度。每次反复冲洗 3～4 回,或冲洗至流出液清澈为止,冲洗时不宜按压膀胱。注意事项:①保持冲洗管道通畅,若引流不畅应及时施行高压冲洗抽吸血块,以免造成膀胱充盈或膀胱痉挛而加重出血。②控制好冲洗速度,可根据尿色而定,色深则快、色浅则慢。前列腺切除术后随着时间的延长血尿颜色逐渐变浅,反之则说明有活动性出血,应及时通知医生处理。③记录冲洗情况,准确记录冲洗量和排出量,尿量＝排出量－冲洗量。

4. 膀胱痉挛的护理 逼尿肌不稳定、导管刺激、血块堵塞冲洗管等原因均可引起膀胱痉挛。病人表现为强烈尿意、肛门坠胀、下腹部痉挛,膀胱冲洗速度减慢,甚至逆流,冲洗液血色加深,尿道及膀胱区疼痛难忍等。应及时安慰病人,缓解病人紧张焦虑。术后留置硬脊膜外麻醉导管者,按需定时注射小剂量吗啡效果良好;也可遵医嘱口服地西泮、硝苯地平、丙胺太林或用维拉帕米 30mg 加入生理盐水内冲洗膀胱。

5. 预防感染 因病人手术后免疫力低下加之留置导尿管,易引起尿路感染和输精道感染,应注意观察体温及白细胞变化,若有畏寒、发热症状,应注意观察有无附睾肿大及疼痛。早期应用抗生素,每日用消毒棉球擦拭尿道外口 2 次,防止感染。

6. 预防并发症 手术 1 周后,逐渐离床活动。保持大便通畅,避免腹压增高及便秘,禁止灌肠,以防前列腺窝出血。定时翻身防止压疮发生,加强基础护理预防心肺并发症。

7. 不同手术方式的护理

(1)开放手术:耻骨后引流管术后 3～4 日,引流量很少时可拔除;耻骨上前列腺切除术后 5～7 日、耻骨后前列腺切除术后 7～9 日拔出导尿管;术后 10～14 日,若排尿通畅可拔除膀胱造瘘管,拔管后用凡士林油纱布填塞瘘口,排尿时用手指压迫瘘口敷料以防漏尿,一般 2～3 日愈合。

(2)经尿道前列腺切除术:因术中大量的冲洗液被吸收使血容量急剧增加,形成稀释性低钠血症,病人可在几小时内出现烦躁、恶心、呕吐、抽搐、昏迷,严重者出现肺水肿、脑水肿、心力衰竭等称为 TUR 综合征。术后注意观察有无 TUR 综合征,如有 TUR 综合征应减慢输液速度,给利尿剂、脱水剂,对症处理。术后 3～5 日尿液颜色清澈,即可拔除导尿管。

8. 心理护理 前列腺切除术后常会出现逆行射精,不影响性交。少数病人可出现阳痿,可先采取心理治疗,同时查明原因,再进行针对性治疗。

(三)健康教育

1. 预防尿潴留 非手术治疗者,应避免受凉、劳累、饮酒、便秘以防急性尿潴留。

2. 饮食与活动 术后加强营养,进食含纤维多、易消化的食物,保持大便通畅,预防便秘。术后 1～2 个月内为防止继发性出血,避免剧烈活动,如跑步、骑自行车、性生活等。

3. 康复指导 术后前列腺窝的修复需 3～6 个月,因此术后可能仍会有排尿异常现象,应多饮水,定期化验尿、复查尿流率及残余尿量。

4. 锻炼指导 指导病人有意识地经常锻炼肛提肌,以尽快恢复尿道括约肌功能,防止溢尿。方法是吸气时缩肛,呼气时放松肛门括约肌。

情景训练

1. 角色扮演泌尿外科护士在接待病人时采取哪项检查有利于明确诊断。
2. 角色扮演前列腺增生病人的身体状况，护士扮演如何进行处理。

（苗　玲）

思考与练习

一、单项选择题

1. 病人，男性，70 岁。因前列腺增生造成排尿困难和尿潴留，已 10 小时未排尿。目前正确的护理措施是（　　）

    A. 让病人坐起试排尿　　　　　　　　B. 让病人听水声试排尿

    C. 温水冲会阴部诱导排尿　　　　　　D. 让病人放松自主排尿

    E. 行导尿术排尿

2. 病人，男性，68 岁。既往有高血压、冠心病史，因前列腺肥大行经尿道前列腺切除术。术后护理中发现病人血钠较低，其主要原因是（　　）

    A. 术前病人服用过利尿剂　　　　　　B. 病人术中有失血

    C. 术中冲洗液被吸收致血液稀释　　　D. 术前禁食

    E. 术后伤口出血

3. 病人，男性，56 岁。患前列腺增生，饮酒后膀胱高度膨胀，但尿不能排出。帮助其排尿的最佳方法是（　　）

    A. 热敷下腹部　　　　　　　　　　　B. 按摩下腹部

    C. 针灸　　　　　　　　　　　　　　D. 导尿

    E. 听流水声

4. 病人，男性，70 岁。排尿犹豫，夜尿增多，与家人饮烈性酒后，小便不能自解。体检发现膀胱区明显膨隆。最有可能的诊断是（　　）

    A. 尿道结石　　　　　　　　　　　　B. 尿道狭窄

    C. 膀胱结石　　　　　　　　　　　　D. 肾衰

    E. 前列腺增生

5. 良性前列腺增生的典型症状是（　　）

    A. 尿频　　　　　　　　　　　　　　B. 尿痛

    C. 尿急　　　　　　　　　　　　　　D. 进行性排尿困难

    E. 急性尿潴留

6. 前列腺摘除术后的护理，下列**不正确**的是（　　）

    A. 病情观察　　　　　　　　　　　　B. 持续膀胱冲洗

    C. 出血者可在冲洗液中加入止血药　　D. 严格无菌操作

    E. 术后 3～5 天，如有腹胀，可插肛管排气

二、病例分析题

谭先生,男,67岁,因排尿困难3年,夜尿4~5次入院。查体:一般情况好,直肠指检示前列腺明显增大。B超示前列腺5.5cm×5.5cm×4.0cm。在硬膜外麻醉下行TURP手术。术中出血100ml。术后膀胱冲洗通畅,冲洗液呈淡血色。术日晚出现烦躁不安,不合作,血压180/100mmHg,血红蛋白100g/L,血Na$^+$129mmol/L,K$^+$4.8mmol/L,Cl$^-$110mmol/L。

请问:

1. 可能出现何种并发症?可能的原因是什么?

2. 应对病人采取哪些护理措施?

任务三十六　肾移植病人的护理

 病例导入

　　病人赵先生，46岁，因慢性肾衰竭尿毒症长期靠血液透析维持生命。赵先生经济条件较好，不想再依靠透析维持生命，现来到医院向护士咨询解决方法。

　　请思考：

　　1.赵先生当前解决肾衰竭最好的方法是什么？

　　2.如果赵先生采纳了你的意见，病人需要做哪些准备？

　　移植是指将一个个体的细胞、组织或器官用手术或介入等方法，植入到自体或另一个体的同一或其他部位，以替代或增强原来细胞、组织或器官功能的一门医学技术。根据移植物不同，分为细胞移植、组织移植和器官移植。提供移植物的个体被称为供者或供体，而接受移植物的个体被称为受者或受体。

　　细胞移植是指将适量游离的具有某种功能的活细胞输注到受体的血管、体腔或组织器官内的技术。细胞移植中骨髓与造血干细胞移植可用于治疗遗传性联合免疫缺陷病、重症地中海贫血等遗传性疾病，重症再生障碍性贫血，以及血液系统恶性肿瘤（包括白血病）等疾病。

　　组织移植是指某一种组织，如角膜、皮肤、筋膜、肌腱、软骨、骨血管等，或整体联合几种组织，如皮瓣等的移植术。一般采用自体移植或血管吻合移植以修复某种组织的缺损。

　　器官移植主要是指实体器官整体或部分的，并需要进行器官所属血管及其他功能性管道结构重建的移植。如肾脏、肝脏、心脏、胰腺、肺脏、小肠、脾脏移植，以及心肺、肝肾、胰肾、腹腔器官联合移植。

　　肾移植是所有的同种大器官移植中完成最多、成功率最高的一种。

一、器官移植分类

（一）按照遗传学观念分类

　　1.自体移植　指供者和受者为同一个体，移植物可永久存活。如烧伤后病人的自体皮肤移植，移植后不引起排斥反应。

　　2.同质移植　指相同基因的不同个体间的移植。如人类的同卵双生子之间的移植，基本无排斥反应。

　　3.同种异体移植　指供者、受者属于同一种族，如人与人之间的组织和器官移植，是目前临床上最常采用的移植方法。但由于供者、受者的组织相容性抗原的不同，移植后会发生排斥反应。

4. 异种移植　为不同种族之间的组织或器官的移植,如动物的器官移植于人体,移植后可引起强烈的排斥反应。

(二)根据移植方法分类

1. 原位移植　移植物移植到受者该器官原来的解剖位置。

2. 异位移植或辅助移植　移植物移植到非该器官的解剖位置。

3. 原位旁移植　移植物移植到该器官解剖位置旁边。

(三)根据移植过程中移植物有无活力分类

1. 活体移植　移植物在移植过程中始终有活力,移植后较快地恢复其原有的生理功能。

2. 结构移植或支架移植　移植物不要求有活力,如血管、骨、软骨等通过移植提供支持性基质和解剖结构,使来自宿主的同类细胞得以生长,移植后不会出现排斥反应。

二、移植物的贮存

器官移植要求移植有活力的器官,要延长移植器官活力,必须迅速改变热缺血(在常温下无血液供应)为冷缺血(在低温下无血液供应),也就是应用"低温"原则。目前通用的方法是冷贮存法,也叫单纯灌洗保存法。将切取的脏器用一种特制的冷溶液(0~4℃)先作短暂的冲洗,使其中心降温到10℃以下,然后保存于2~4℃,直至移植。

三、供者的选择

(一)免疫学方面的选择

为防止超急性排斥反应,移植前必须进行下列检查:

1. 血型　ABO 血型必须相同,不同血型的肾移植会引起超急性排斥反应。

2. 交叉配合与细胞毒性试验　交叉配合即受者与供者间血清与淋巴细胞的相互交叉配合;细胞毒性试验是指受者的血清与供者淋巴细胞之间的配合,淋巴细胞毒性试验必须小于10%或为阴性才能施行肾移植手术。

3. 混合淋巴细胞培养　将供者和受者的淋巴细胞放在一起培养,观察其转化率,如转化率低于10%,可以移植。因培养需5~7天,故仅适用于活体肾移植。

4. 人类白细胞抗原(HLA 抗原)的血清学测定(HLA 配型)　HLA-A、HLA-B 和 HLA-DR 完全相符时,一年移植肾存活率高达93%;而 HLA-DR 相符,HLA-A、HLA-B 有一位点相符时,肾存活仍为89%;但如 HLA-A、HLA-B 完全相符而 HLA-DR 位点不符时,一年肾存活率下降至70%。

5. 皮肤移植试验　只能提供初筛组织相容性供者,而不能说明组织相容性的程度。

(二)活体供者

1. 年龄在 60 岁以下,18 岁以上的健康者,未患有肾脏病、肾血管畸形、代谢性疾病、高血压、癌症、心肌梗死、血栓或其他栓塞病史和其他全身性疾病(如糖尿病、系统性红斑狼疮)。

2. 尿液和肾功能检查正常,尤其两侧肾脏具有正常功能。

3. 经由组织相容性试验,显示移植肾有很高的存活率或具有血缘关系,并经临床的常规检查未发现异常。

4．没有其他的缺陷或感染存在，可安全地施行肾摘除术。

5．经心理分析，确定捐肾的动机纯出于爱心、自愿，而非受人情、舆论或传统观念所驱使。

（三）尸体供者

1．年龄要求同活体供者，最好来自外伤而非器质性病变死亡者。

2．血液循环停止时间越短越好，有合适的场所可以无菌地施行肾摘除术。

3．尽可能获得死者生前的健康和疾病史资料，以便帮助了解其死亡前肾功能情况。供者无全身性疾病或恶性肿瘤以及重症感染。

【护理评估】

（一）术前评估

1．**健康史** 了解病人肾脏疾病的发生、发展、诊治情况及有无其他慢性疾病史。

2．**身体状况** 了解病人的症状、体征、有无其他部位的感染灶。了解病人的生命体征，特别注意血压，有无水肿、贫血及营养不良等情况。了解病人肾移植术前的常规及特殊检查结果，心、肝、肾及肺功能，以及尿、咽拭子细菌培养的结果。

3．**心理 - 社会状况** 了解病人的心理特征，对肾移植相关知识的了解程度及是否愿意接受亲属肾或尸体肾，对手术的期望程度；了解家属对肾移植的风险、术后并发症的认知程度及心理承受能力；家庭及社会支持系统对肾移植所需的昂贵费用的承受能力。

（二）术后评估

1．了解肾脏排泄情况和体液代谢变化，以及移植术后病人生命体征、消化道功能、营养及全身状况。

2．了解病人及家属对有关肾移植术后健康教育内容的掌握程度和出院前的心理状态。

3．根据病人的临床表现、实验室检查结果，评估肾移植的效果及并发症发生情况。

【常见护理诊断 / 问题】

1．**焦虑** 与陌生的医院环境、医疗费用昂贵、担心肾移植效果及恐惧术后疼痛等因素有关。

2．**营养失调：低于机体需要量** 与长期低蛋白饮食、胃肠道吸收不良和食欲减退致营养素摄入不足等因素有关。

3．**有口腔黏膜受损的危险** 与应用免疫抑制剂及感染易感因素增加有关。

4．**潜在并发症：排斥反应、移植肾脏功能衰竭、感染、出血、尿瘘及尿路梗阻等。**

【护理措施】

（一）术前护理

1．**一般护理** 在保证热量供给的前提下，给予低钠、低蛋白饮食。行血液透析者，根据其血尿素氮水平，补充蛋白质和必需氨基酸。

2．**心理护理** 术前应向接受肾移植的病人及家属耐心地介绍手术方案和将采取的治疗措施，使之了解有关肾移植的基本知识，以减少或消除病人对手术的焦虑和恐惧，术前能保持良好的情绪，对手术后可能出现的不良情况或并发症有充分的思想准备。

（二）术后护理

1．**严格消毒隔离** 肾移植病人术后因大量应用激素和免疫抑制药物，导致机体免疫力下降，容易感染，应采取严格的消毒隔离措施预防感染。

（1）禁止非工作人员进入病室，有感染灶的工作人员不宜参与移植病人的治疗护理工作。工作人员进入病室前应换隔离鞋，用消毒液洗手，戴口罩、帽子，穿好隔离衣。接触病人前，须用消毒液洗手。

（2）每日用消毒液擦拭病室门、窗、桌椅、一切用物及地板，每日紫外线照射消毒室病室3次，每次30分钟。

（3）病人的衣物、床单等均需经高压灭菌后使用；病人的餐具均需经煮沸消毒后使用；病人的血压计、听诊器、便器等物品，不得交叉使用。

（4）病人不得随意外出，若需外出检查、治疗等，必须戴口罩及帽子。

（5）严禁家属随意携带物品进入病室，食品必须经护士检查认可后食用；对于非单人病室，必须做好床边隔离，防止交叉感染；若病人发生感染，尽量安排单人病室。

2. 一般护理

（1）体位：病人术后取平卧位。肾移植侧下肢髋、膝关节各屈曲15°～25°，禁止突然变化体位，以减少切口疼痛和血管吻合处的张力，有利于愈合。待手术切口拆线后可起床适当活动，活动量应从室内逐渐扩展至室外。

（2）饮食：①术后半年内病人以低盐饮食为主。若无高血压、水肿、少尿等现象，可适当增加食盐量至每日6～8g；若病人出现腹泻、多尿，则给予正常食盐量的饮食，防止低钠血症。②蛋白质的摄入量不宜过高，以免增加肾脏的负担。若病人无感染和排斥反应，成人1～1.2g/(kg·d)，儿童为2～3g/(kg·d)。③宜清淡饮食，忌油腻，不食油煎食物，限制摄入胆固醇含量高的食物，多食维生素含量高的新鲜水果和有利尿功能的食品，如冬瓜、米仁、鲫鱼、黑鱼等，鼓励病人多饮水。

（3）输液护理：在肾移植后病人静脉输液时，原则上不经手术侧的下肢及血液透析的动静脉造瘘的上肢选择穿刺点。

（4）口腔护理：肾移植病人术后服用免疫抑制药物，机体抵抗力较差，易发生口腔溃疡和真菌感染。每日给予口腔护理2次，根据病人口腔pH值选择适宜的漱口液，pH值过高，易发生细菌感染；pH值过低，易发生真菌感染。

（5）保持大便通畅：若病人术后2～3天未解大便，应给予少量缓泻剂，防止因便秘而屏气排便，增高腹压，以致血管吻合处的张力增加、不利于吻合口愈合。

3. 病情观察

（1）监测生命体征：术后3天内每小时监测并记录1次，以后根据病情改为每4小时1次。对血压、体温异常者，应高度重视，仔细寻找原因。

（2）监测尿液颜色、比重、pH值：术后3～5天内常有一定程度的血尿。术后3天内每1～2小时测尿比重及pH值1次，以后改为每日1～2次。正常情况下，尿比重与尿量成反比，与尿中固体成分成正比。新鲜尿液的pH值在6～7之间。

（3）监测体重：术后每日测体重1次；若无条件，则在术后7天协助病人在床边测量体重。

4. 引流管的护理　术后通常有负压引流管及导尿管等。护理人员要经常检查各种导管是否通畅，防止扭曲、堵塞、脱落等现象。保持引流管的正确位置，经常挤压引流管并保证其处于负压状态。

5. 多尿的护理　约60%的病人在移植肾的血液循环建立后出现多尿现象，每小时尿量可达 800～1 000ml 以上,一般发生于术后 24 小时内。若处理不当,将引起电解质紊乱和严重脱水等并发症,甚至危及病人生命。因此,应加强对病人出入水量的管理,维持水、电解质平衡。

6. 少尿或无尿的护理　术后有些病人由于术前透析过度致脱水、术中渗血较多又未及时补足,术后常表现为少尿甚至无尿。若病人每小时尿量<30ml,首先考虑血容量问题。若在短时间内增加输液量后,尿量随之增加,常表示液体不足,必须经遵医嘱调整输液速度、补足血容量后再应用呋塞米等利尿剂,尿量即可明显增加。若经上述处理后尿量仍不增加,而血压有上升趋势,则应减慢输液速度,甚至停止输液,及时报告医生,并协助处理。

7. 排斥反应的护理　最常见的是急性排斥反应,可以发生在术后任何时候,故应加强对肾移植术后病人观察,以及时发现和处理。主要症状包括:①发热,体温多在 38～39℃,体温常突然增高或为清晨低热,以后逐渐升高。②尿量减少,病人尿量突然减至原来(移植术后)尿量的 1/2 时,应报告医生,并协助处理。若减至原来尿量的 1/3 时,应警惕排斥反应的发生。③血压增高,根据病人原有基础血压加以判断。④发生排斥反应时,由于水、钠潴留,体重往往增加。⑤移植肾区闷胀感、肾肿胀、变硬、压痛。B 超检查显示肾体积增大、皮质与髓质分界清、肾锥体水肿。⑥无明显诱因的头痛、乏力、食欲减退或情绪变化。⑦加强观察血肌酐、尿素氮有无上升、内生肌酐清除率有无下降等。

8. 并发症的护理　注意观察有无并发症的发生,以便及时发现并处理,确保移植肾的功能正常。

(1)感染:是导致移植病人死亡的主要原因之一,可发生在移植术后全过程,但以后期为多。好发部位为伤口、肺部、尿路、皮肤、口腔等。注意事项:①加强消毒隔离措施。②严密监测感染的征兆,及时发现体温和分泌物的变化,及时治疗。③预防肺部感染,协助病人翻身、叩背,雾化吸入,鼓励病人咳嗽,观察痰液的变化。每周做 1～2 次痰、咽拭子细菌培养。④定时口腔护理,注意观察咽峡、上颌及舌根部有无白膜黏附,发现异常及时涂片寻找真菌,阳性者可应用制霉菌素或克霉唑等处理;若有口腔溃疡,可涂以碘甘油或服用维生素 B_2。⑤对呼吸急促病人应及时拍摄肺部 X 线。

(2)消化道出血:多发生在急性排斥反应、用大量激素"冲击"治疗后。为防止消化道应激性溃疡出血,移植术后必须遵医嘱应用保护胃黏膜及抗酸类药物,如氢氧化铝凝胶、复方氢氧化铝片、西咪替丁等。消化道出血时可遵医嘱用云南白药、西咪替丁治疗,必要时输血,严重者手术治疗。

(3)尿瘘和尿路梗阻:①一旦出现尿瘘,行负压吸引,保持伤口敷料干燥;留置导尿,保持导尿管通畅。尿瘘一般能自行愈合,若不能自行愈合,则经手术处理。②移植肾排尿自正常转为尿闭,应疑有尿路梗阻,需立即报告医生及时处理。

(4)移植肾血管吻合处血肿:当术后血管吻合处渗血量多时,可形成血肿,出现血压下降、心率增快等低血容量症状,局部有压痛,若血肿压迫输尿管可出现尿闭,如出现以上情况,应报告医生及时处理。预防措施为病人术后平卧一周,以减少血管吻合处张力。

(5)蛋白尿:肾移植术后病人可因肾小管缺血损害而出现不同程度的蛋白尿,故应每天观察和做尿蛋白定量测定。一般在术后 2 周,尿蛋白下降至 10mg 以下。若出现纤维蛋白尿,一般持续 2～3 周后渐渐消失;若为排斥反应引起,可以再度出现,此系移植肾毛细血管内纤维蛋白原溶解作用增强所致。

（6）高血压：多数尿毒症病人伴有高血压，移植后部分病人血压可降至正常，但由于大量使用类固醇药物，对血压有一定影响。当移植肾存在下列因素时，血压不易下降：①肾供血不足，尤其是动脉吻合口狭窄；②肾缺血时间过长；③肾功能未立即恢复或功能不佳；④出现排斥反应。必要时可做移植肾穿刺活检或肾动脉造影以明确诊断。

（7）精神方面：术后病人因应用大量抗排斥药物等因素，可出现精神症状，表现为兴奋、情绪波动、烦躁、多疑、敏感、迫害妄想或拒绝治疗等。当病人有精神失常表现时，应耐心做好心理疏导和护理，并严密观察，加强看护，防止意外。

9. 心理护理 术后注意了解病人的心理状态，理解、关心和体贴病人，向病人讲解移植术后的康复知识，让病人认识到配合治疗和保持良好情绪的意义，以积极的心态配合护理和治疗。

（三）健康教育

1. 自我监测 ①每日晨起和午睡后测量体温并记录；②每日准确测量体重 1 次，最好在早饭前、大小便后；③每日记录日尿量、夜尿量及 24 小时总尿量，以便判断移植肾的浓缩功能；④指导病人掌握检查移植肾的方法，包括检查移植肾的大小、软硬度及触痛等。

2. 预防感染 ①外出时戴口罩，尽量不到公共场所或人多嘈杂的环境；②防止着凉、感冒，气温下降时及时添加衣服；③饭前、便后洗手，饭后漱口，早晚刷牙；④注意饮食卫生，生吃水果要洗净，饭菜要烧热，不吃变质食物；⑤勤换内衣裤，注意外阴清洁，保持被褥清洁干爽。

3. 用药指导 根据医嘱，指导病人掌握服用药物的方法和剂量、注意事项及不良反应的观察。告知病人不能随意增减服用药物的剂量，必须根据医生的意见，修改药物剂量。出现不良反应，及时就诊。

4. 注意保护移植肾 移植肾一般置于髂窝内，距体表较近。因此，病人在外出活动乘车时，注意选择位置，不靠近座位扶手站立，以防在车辆急转弯或急刹车时铁扶手碰到腹部而挫伤移植肾。

5. 心理指导 引导病人正确认识疾病，告知病人肾移植术后如肾功能恢复正常，一般半年后可全部或部分恢复原来的工作（强体力劳动除外）。告知病人要注意合理安排作息时间，保持良好情绪，可适当进行户外活动，避免劳累过度。告知病人家属因病人服用激素，易激动，平时应理解、关心和体贴病人。

6. 定期复查 一般出院后第 1 个月每周复查 2 次，第 2 个月每周复查 1 次，第 3 个月每 2 周复查 1 次，至术后半年每月复查 1 次。若病情有变化，随时就诊。

 情景训练

1. 角色扮演泌尿外科护士在接待准备肾移植病人时如何评估。

2. 角色扮演肾衰病人咨询肾移植的方法，扮演护士如何对病人进行术前宣教。

（苗 玲）

思考与练习

一、单项选择题

1. 张先生移植李先生的肾脏属于（　　　）
   A. 自体移植
   B. 同种异体移植
   C. 异种异体移植
   D. 同质移植
   E. 支架移植

2. 肾移植后超急性排斥反应发生在（　　　）
   A. 术后 24 小时内
   B. 术后 24 小时后至数月
   C. 术后 6 个月以后
   D. 术后 1 年以后
   E. 术后 3 年以后

二、病例分析题

刘先生，男，44 岁。因慢性肾衰竭尿毒症行肾移植手术，术后病人清醒，禁食，口唇稍干，尿量 100ml/h。有颈内静脉留置导管。体格检查：T 36.8℃，P 88 次 /min，BP 102/65mmHg，CVP 3cmH$_2$O。

请问：

1. 该病人当前最主要的护理诊断 / 问题是什么？

2. 应对该病人采取哪些针对性护理措施？

第七部分 骨关节外科护理

 护考导航

1. 识记：骨关节外科疾病的概念及分类，临床表现、治疗原则和护理措施。
2. 理解：骨关节外科疾病的病因、特点及检查方法。
3. 应用：能运用护理程序对骨关节外科病人进行整体护理。

任务三十七　骨折病人的护理

 病例导入

病人，男，48岁，车祸导致小腿外伤后疼痛，急诊入院。查体：右小腿畸形、肿胀，局部有一长约6cm的挫裂伤口，污染严重，局部有反常活动，BP 90/60mmHg。病人神志清楚，主诉伤腿疼痛能忍，担心病情及预后。

请思考：

1. 对该病人应采取哪些急救措施？
2. 该病人当前的主要护理问题是什么？

第一节　骨折概述

骨折是指骨的完整性和连续性中断，是临床常见的损伤。

【病因、分类及骨折移位】

(一)骨折的病因

骨折多由暴力引起，也可由骨骼疾病等因素引起，例如：车祸、爆炸、跌伤等，常会伴随周围软组织的损伤。

1. **直接暴力**　暴力直接作用的部位发生骨折，如车祸或撞伤（图37-1）。

2. **间接暴力**　暴力通过力的传导、杠杆或旋转引起的骨折，骨折处远离暴力的部位，如跌倒时手掌撑地可发生桡骨远端骨折或肱骨髁上骨折（图37-2）。

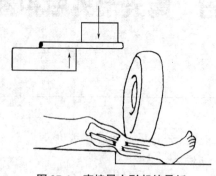

图 37-1　直接暴力引起的骨折

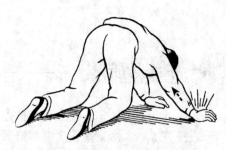

图 37-2　间接暴力引起的骨折

　　3. 肌肉牵拉　肌肉剧烈收缩时拉断附着部位的骨折,如髌骨横断性骨折(图 37-3)。

　　4. 疲劳性骨折　骨持续受到长期轻度反复创伤,可累积应力导致骨折,如长途行军可导致第 2、3 跖骨骨折及腓骨下 1/3 骨干骨折。

　　5. 病理性骨折　骨质本身有病变,受到轻微外力或肌肉的拉力而发生的骨折,如骨肿瘤、骨髓炎、骨质疏松等引起的骨折。

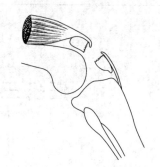

图 37-3　肌肉拉力引起的骨折

(二) 骨折分类

1. 根据骨折的程度与形态分类

(1) 不完全骨折:骨的完整性和连续性部分中断。按形态分:①裂缝骨折,骨质发生裂隙、无移位;②青枝骨折,骨质与骨膜部分断裂,可有成角畸形,多见于儿童,与青嫩树枝被折相似而得名。

(2) 完全骨折:骨的完整性和连续性全部中断。按骨折线的方向及形态可分为:①横形骨折,骨折线与骨纵轴接近垂直;②斜形骨折,骨折线与骨纵轴成一定角度;③螺旋形骨折,骨折线围绕骨纵轴成螺旋状;④粉碎性骨折,骨质碎裂成三块以上;⑤嵌入性骨折,骨折片相互嵌插,多见于干骺端骨折;⑥压缩性骨折,骨质因压缩而变形,常见于松质骨,如脊椎骨折;⑦凹陷性骨折,骨折片局部下陷,常见于颅骨;⑧骨骺分离,经过骨骺的骨折。

2. 根据骨折的稳定程度分类

(1) 稳定性骨折:骨折端不易移位或复位后不易移位者,如青枝骨折、裂缝骨折。

(2) 不稳定性骨折:骨折端易移位或复位后易移位,如粉碎性骨折、螺旋形骨折。

3. 根据骨折端是否与外界相通分类

(1) 开放性骨折:骨折处皮肤或黏膜破损,骨折端与外界相通。

(2) 闭合性骨折:骨折处皮肤或黏膜完整,骨折端与外界不通。

4. 依据解剖部位来分类　如脊柱的椎体骨折、附件骨折,长骨的骨干骨折、骨骺分离、干骺端骨折、关节内骨折等。

(三) 骨折移位

由于暴力作用、肌肉牵拉、骨折远侧端肢体重量的牵拉,以及不恰当的搬运或治疗不当等原因,大多数骨折均有不同程度的移位。常见移位有 5 种:成角移位、短缩移位、分离移位、侧方移位和旋转移位（图37-4）。

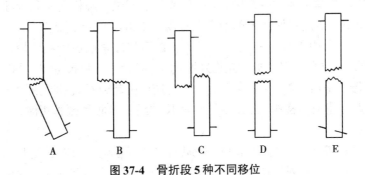

图37-4　骨折段5种不同移位
A. 成角移位；B. 侧方移位；C. 缩短移位；D. 分离移位；E. 旋转移位。

【临床表现和诊断】
（一）全身表现
1. 休克　大量出血可引起失血性休克，剧烈疼痛可引起神经性休克。
2. 发热　骨折后大量出血，血肿的吸收引起低热，但一般不超过38℃，开放性骨折病人发热超过38℃应考虑感染的可能性。
（二）局部表现
1. 一般表现
（1）疼痛、肿胀、瘀斑、伤口、出血等。
（2）功能障碍：局部肿胀与疼痛使病人肢体活动受限。
2. 三大特有体征
（1）畸形：骨折段移位使患肢外形发生改变，有短缩、成角、旋转等畸形。
（2）异常活动：正常情况下肢体不能活动的部位，骨折后有不正常的活动。
（3）骨擦音或骨擦感：骨折端相互摩擦产生的声音或感觉。
（三）辅助检查
1. X线检查　可进一步明确骨折的形态及移位情况，也可明确骨折的类型、伴发脱位、撕脱、游离骨片等情况。检查时必须包括正、侧位片及邻近关节，并加健侧对照片。X线检查对骨折的诊断和治疗具有重要的价值。
2. CT检查　CT分辨率高，弥补了X线检查的不足，可更准确地了解骨折移位情况，如髋臼骨折、脊柱骨折。
3. MRI检查　分辨率高，对比度好，能发现X线和CT检查未能发现的隐匿性骨折。如颈部骨折合并脊髓损伤的病人，能更清楚地了解骨折的类型及脊髓损伤的程度。
4. 血常规检查　目的是帮助确立诊断，术前常规检查，明确术前、术后生理过程的变化，以预防或早期发现并发症。
【并发症】
（一）早期并发症
1. 休克　创伤性或出血性休克为某些骨折常见的并发症。
2. 感染　开放性骨折发生化脓性感染和厌氧菌感染的可能性较大。

3. 脂肪栓塞 长形管状骨骨折部位的骨髓组织被破坏，脂肪滴进入破裂的静脉窦内进入血液循环所致。栓塞可能发生在肺部、脑部或周边部位。肺栓塞表现为呼吸困难、发绀、心率加快和血压下降等。脑栓塞表现为意识障碍，如烦躁、谵妄、昏迷、抽搐等。

4. 血管损伤 是由于骨折的直接伤害或石膏绷带过紧压迫所致。最易发生的血管是肱动脉和腘动脉，如肱骨髁上骨折可能伤及肱动脉，胫骨平台骨折可伤及腘动脉。

5. 神经损伤 是由肌肉、骨骼创伤时，直接损伤引起或石膏绷带过紧压迫所致。较多见的有上肢骨折可能损伤桡神经、正中神经和尺神经。当腓骨颈骨折时，可能引起腓总神经受损。

6. 骨筋膜隔室综合征 由骨、骨间膜、肌间隔和深筋膜形成的骨筋膜室内肌肉和神经因急性缺血而产生的一系列早期症候群。最多见于前臂掌侧和小腿，常由创伤骨折的血肿和组织水肿，使室内容物体积增加或包扎过紧、局部压迫使室内容积缩小而导致骨筋膜室内压力增高所致。

（二）晚期并发症

1. 坠积性肺炎 主要发生于骨折后长期卧床的病人，多见于老年、体弱和伴有慢性肺部疾病的病人。

2. 压疮 严重骨折后长期卧床，身体骨突处受压，局部血液循环障碍引起。

3. 骨化性肌炎 由于关节扭伤、脱位或关节附近骨折，骨膜剥离形成骨膜下血肿，处理不当使血肿扩大、机化，并在关节附近软组织内骨化，造成严重关节活动功能障碍。

4. 创伤性关节炎 关节内骨折，关节面遭到破坏，又未能解剖复位，骨愈合后使关节面不平整，长期磨损引起，关节活动时出现疼痛。

5. 关节僵硬 患肢长时间固定，静脉和淋巴回流不畅，关节周围组织中浆液纤维性渗出和纤维蛋白沉积，发生纤维粘连，并伴有关节囊和周围肌挛缩，导致关节活动障碍。

6. 急性骨萎缩 是指损伤所致关节附近的痛性骨质疏松，亦称反射性交感神经性骨营养不良。其好发于手足骨折后，典型症状是疼痛和血管舒缩紊乱。

7. 缺血性骨坏死 骨折使某一骨折段的血液供应被破坏，而发生该骨折段缺血性坏死。常见的有腕舟骨骨折后近侧骨折段缺血性坏死，股骨颈骨折后股骨头缺血性坏死。

8. 缺血性肌挛缩 是骨折最严重的并发症之一，是骨筋膜隔室综合征处理不当的严重后果。它常见于骨折处理不当，特别是外固定过紧。对骨筋膜隔室综合征的认识和及时正确处理是防止此并发症的关键。发病后治疗困难，效果极差，可致严重残疾。典型的畸形是爪形手或爪形足（图37-5）。

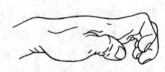

图37-5 爪形手畸形

【愈合过程和影响因素】

（一）骨折愈合过程

骨折愈合是一个复杂而连续的过程，从组织学和细胞学的变化通常将其分为三个阶段（图37-6）：

1. 血肿炎症机化期 骨折导致骨髓腔、骨膜下和周围组织血管破裂出血，在骨折端及其周围形成血肿，伤后6～8小时，内外凝血系统激活，骨折端血肿凝结成血块。骨折端少量的骨质坏死、软组织损伤坏死引起局部发生炎症反应，继而形成肉芽组织转化为纤维组织，使骨折两端连接起来成为纤维连接。这一过程大约需要2周。

2. **原始骨痂形成期** 骨内、外膜增生，新生血管长入、骨折端附近形成的骨样组织逐渐骨化形成新骨，即膜内成骨，形成内、外骨痂。断端间和髓腔内由血肿机化而成的纤维组织，逐渐转化为软骨组织，软骨组织增生、钙化，进而骨化，即软骨内成骨，形成环状骨痂和髓腔内骨痂，即为连接骨痂。连接骨痂与内、外骨痂相连形成桥梁骨痂，标志着原始骨痂的形成。这一过程大约需要4～8周。

3. **骨痂改造塑形期** 原始骨痂中新生骨小梁逐渐增粗，排列有序，但不能完全适应生理需要，尚欠牢固。随着肢体的活动和负重，在应力轴线上的骨痂不断得到加强和改造，在应力线以外的骨痂逐渐被清除，使原始骨痂逐渐变为永久骨痂，此为骨性愈合期。此过程需8～12周。

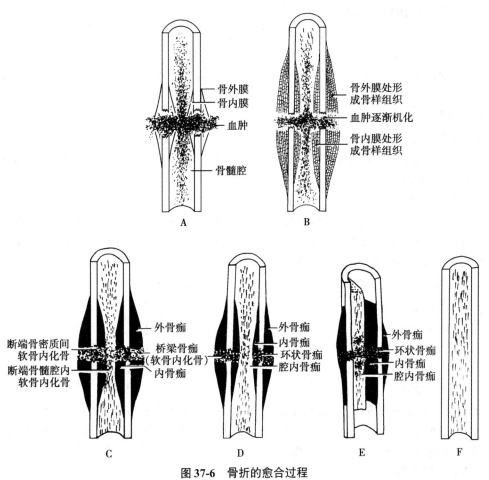

图 37-6 骨折的愈合过程

A. 骨折后血肿形成；B. 血肿逐渐机化：骨内、外膜开始形成骨样组织；C. 膜内化骨及软骨内化骨过程逐渐完成；D. 膜内化骨及软骨内化骨过程基本完成；E. 外骨痂、内骨痂、环状骨痂及腔内骨形成后的立体剖面示意图；F. 骨痂塑造形已完成。

（二）影响骨折愈合的因素

骨折愈合有三个先决条件，充分的接触面积、坚强的固定、良好的血液供应。

1. 局部因素 ①骨折种类：不同种类的骨折断端接触面积不同，接触面积越大愈合速度越快。如过度牵引使断端分离或有软组织嵌入则影响愈合。②固定：骨折部位良好的固定可以促进骨痂的形成，固定不良影响骨折的愈合。③血液供应：骨折部位良好的血液供应能促进骨折的愈合。④感染：开放性骨折如发生感染可导致化脓性骨髓炎，出现软组织坏死和死骨的形成，严重影响骨折的愈合。

2. 病人因素 ①年龄的影响：年龄越小愈合越快，老年人因骨骼中有机盐的沉积，使骨变得脆弱，愈合较慢。②病人的健康状况：健康状况良好的病人骨折愈合较快。病人患有营养不良、低蛋白血症、钙磷代谢紊乱、糖尿病、恶性肿瘤等疾病时，则骨折愈合延迟。

3. 治疗方法的影响 反复多次的手法复位，复位动作粗暴，手术失误，过早或不恰当的功能锻炼，都不利于骨折愈合，甚至使骨折延迟愈合或不愈合。

（三）骨折临床愈合标准

1. 局部无压痛及纵向叩击痛，局部无反常活动。

2. X 线片显示骨折线模糊，有连续骨痂通过骨折线。

3. 外固定解除后伤肢能满足以下要求：上肢能向前平举 1kg 重量达 1 分钟，下肢能不扶杖在平地连续步行 3 分钟，且不少于 30 步。

4. 连续观察 2 周骨折处不变形。

【骨折急救】

急救的目的在于简单而有效的抢救生命，保存患肢，使病人安全而迅速地运送到附近医院，以便获得妥善治疗。

（一）一般处理

疑有骨折的病人均应按骨折处理，一切动作要谨慎、轻柔、稳妥，如骨折合并有其他组织和脏器的损伤，应迅速了解病人的呼吸、循环和意识状态，如发现呼吸困难、窒息、大出血、休克、昏迷等，应立即给予相应的急救措施，不必脱去闭合性骨折病人的衣服、鞋袜等，以免过多搬动患肢，增加疼痛，如肿胀较严重的可剪开衣袖和裤管。

（二）伤口包扎

伤口出血用绷带压迫包扎即可，用无菌敷料或当时认为最清洁的布类包扎。大出血时可用止血带，应记录止血带的时间。如果骨折端已外露，不应当立即回纳，以免污染物带进伤口内，导致污染。如果在包扎过程中自行还纳，送病人到医院后必须向医生说明情况。

（三）妥善固定

骨折或可疑骨折的病人可以用夹板、木板、自身肢体等妥善固定受伤的肢体，如条件不允许可就地取材，如树枝、木棍等都适用于做夹板用。固定的目的在于避免运输中过多地损伤组织和脏器，缓解疼痛，便于运输。

（四）迅速运输

病人经过上述处理后应迅速送往有治疗条件的医院。

【骨折治疗】

骨折治疗的三大原则：复位、固定、康复治疗。

（一）复位

将移位的骨折段恢复正常或近乎正常的解剖关系，重建骨的支架作用。根据骨折的部位和类型，选用手法复位、牵引复位或手术切开复位。主要用对位（指两骨折端的接触面）

和对线（指两骨折端在纵轴上的关系）来衡量。完全恢复到正常解剖学位置称为解剖复位，虽未达到解剖关系的对合，功能无明显影响者称功能复位。

（二）固定

将骨折维持在复位后的位置，使其在良好对位的情况下达到愈合。已复位的骨折必须持续地固定在良好的位置，直至骨折愈合。骨折固定的方法有外固定和内固定。①外固定：主要用于骨折经手法复位后的病人，也有些骨折经切开复位内固定手术后，需加用外固定者。常用的外固定方法有小夹板、石膏绷带、外展架、持续牵引和外固定器等（图37-7）。②内固定：内固定主要用于切开复位后，采用金属内固定物，如接骨板、螺丝钉、髓内钉或带锁髓内钉和加压钢板等，将骨折段固定于解剖复位的位置（图37-8）。

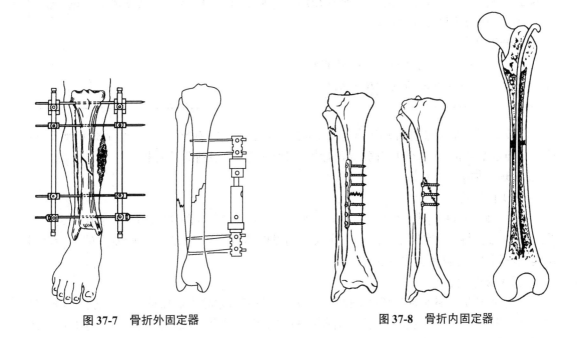

图37-7　骨折外固定器　　　　　　图37-8　骨折内固定器

（三）康复治疗

在不影响固定的情况下，尽快地恢复患肢肌、肌腱、韧带、关节囊等软组织的舒缩活动。康复治疗是骨折治疗的重要阶段，是防止发生并发症和及早恢复功能的重要保证。必须充分发挥病人的主观能动性，指导病人按一定方式循序渐进地进行功能锻炼。

1. 骨折早期　骨折1~2周之内，局部有肿胀、疼痛，骨折未愈合，关节活动不稳，而且受外固定的限制，妨碍了患肢和关节的活动。此期功能锻炼据骨折的部位和严重程度而异，主要是使固定肢体中的肌肉做等长舒缩，每次做5~20分钟，每日数次。活动范围是在外固定之外的肢体末端关节，骨折部上下关节暂不活动，而身体其他各部位关节、肢体均应进行功能锻炼。

2. 骨折中期　骨折2周以后，局部疼痛减轻，骨折部位渐趋稳定，此时应开始骨折上、下关节活动，根据骨折和稳定程度，其活动强度和范围应缓慢增加，并在医护人员的帮助和指导下进行。

3. 骨折后期 骨折已达临床愈合标准,去除外固定,此期是康复的关键时期,锻炼的目的是增强肌力、克服挛缩与恢复关节活动度。要在抗阻力下进行锻炼,可借助器械练习,也可辅以物理治疗和外用药物熏洗等措施。

第二节 常见四肢骨折病人的护理

 病例导入

患儿,男,11岁。摔倒时右手掌着地,致右肘部疼痛、不敢活动6小时,急诊入院。右肘肿胀明显,呈半屈位,肘部向后突出,肘后三角难以扪清,患肢远端血运、感觉正常,桡动脉搏动可扪及。

请思考:

1. 该病人当前的主要护理问题有哪些?

2. 该病人应采取哪些护理措施?

四肢骨折包括上肢骨折和下肢骨折。常见的上肢骨折有锁骨骨折、肱骨髁上骨折、桡骨下端伸直型骨折;下肢骨折有股骨颈骨折、股骨干骨折、胫腓骨干骨折。

【护理评估】

(一)健康史

首先了解病人的年龄、外伤经过,既往有无骨骼疾病史,如肿瘤、炎症等,明确外力作用的时间、方式、性质和程度;其次了解病人受伤时的体位和环境,伤后立即发生的功能障碍及其发展情况、急救处理的经过等。

(二)身体状况

1. 锁骨骨折 骨折局部疼痛、肿胀、瘀斑,肩关节活动时疼痛加重。头向患侧偏斜、异常活动、患侧肩下垂。检查时可扪及骨折端有局限性压痛及骨擦音。在诊断治疗时应注意有无臂丛神经及锁骨下血管损伤。

2. 肱骨髁上骨折 是指肱骨远端内、外髁上方的骨折。肘关节肿胀明显,疼痛、功能障碍,有时可出现皮下淤血和张力性水疱。肘后三角关系正常,如果合并有正中神经、尺神经、桡神经损伤则出现前臂相应的神经支配区的感觉减弱或消失以及相应的功能障碍。

3. 桡骨下段伸直型 骨折又称柯莱斯骨折,是指距桡骨远端关节面3cm内的骨折,并且远端向背侧及桡侧移位。伤后局部疼痛、肿胀,可出现典型的畸形姿势,即侧面看呈"银叉"畸形,正面看呈"枪刺刀"畸形。局部压痛明显,腕关节活动障碍。

4. 股骨颈骨折 是指股骨头与基底部之间的骨折。头下型和经颈型骨折,易造成股骨头缺血性坏死。受伤后髋部出现疼痛,不能站立或行走,患肢有短缩、内收、旋畸形。患髋有压痛,足跟部或大粗隆部叩打时髋部疼痛。股三角处有压痛。

5. 股骨干骨折 是指股骨小转子以下、股骨髁以上部位的骨折。受伤后出现大腿疼痛、肿胀、皮下瘀斑,局部出现成角、短缩、旋转等畸形。患肢活动受限。当检查时,局部有压痛、异常活动、骨擦音。骨折出血多者可伴有休克。

6. **胫腓骨干骨折**　是指胫骨平台以下到踝上的部分发生的骨折。局部疼痛、肿胀、反常活动、畸形和活动受限，开放性骨折可出现骨折端外露，伴有腓总神经、胫神经损伤时，出现足下垂或仰足的表现。伴有胫前及胫后动脉损伤时，则足背动脉和胫后动脉搏动消失，趾端苍白、冰凉。如果继发有骨筋膜隔室综合征，远端肢体出现疼痛、肿胀、麻木、肢体苍白、感觉消失。

（三）心理 - 社会状况

病人的心理状态取决于损伤的范围和并发症的发生，了解病人及其家属对骨折的心理反应、认知情况和对骨折复位后治疗情况及康复知识的了解。了解病人的家庭经济情况和社会支持系统。

（四）辅助检查

骨折部位 X 线检查可以显示骨折和移位情况，血、尿、便常规及 B 超检查可了解相关内脏损伤和失血情况。

（五）处理原则

1. **锁骨骨折**　①三角巾悬吊：对无移位的锁骨骨折可采用三角巾悬吊 3 周。②手法复位：对有移位的锁骨骨折，使病人维持双肩后伸的体位，然后采用"8"字绷带包扎固定。③手术治疗：有手术指征或不能耐受长时间固定者，可考虑切开复位固定。

2. **肱骨髁上骨折**　①手法复位：肘部肿胀轻、桡动脉搏动正常者可行手法复位石膏托固定。②持续骨牵引：肘部肿胀严重、已有张力性水疱者，受伤时间较长，末梢血供良好者可行尺骨鹰嘴牵引，肿胀消退后再行手法复位石膏托固定。③手术治疗：手法复位失败或伴有血管、神经损伤者可行切开复位交叉克氏针内固定手术。

3. **桡骨下段伸直型骨折**　①手法复位外固定：手法复位在牵引下进行，复位后背侧面用石膏托或特制小夹板固定腕关节于旋前、屈腕、尺偏位。②切开复位内固定：有手术指征者应切开，锁骨骨折手法复位，用松质骨螺钉或钢针固定。复位后绷带固定。

4. **股骨颈骨折**　①持续皮牵引：适用于无明显移位的外展嵌插骨折。②手法复位内固定：对于内收型骨折和有移位的骨折应尽早给予复位，经皮多枚骨圆针或加压螺纹钉内固定术。③人工股骨头置换术：适用于 60 岁以上的老人，股骨头下骨折有明显移位或旋转者。

5. **股骨干骨折**　①牵引：3 岁以内的儿童，用垂直悬吊皮牵引；成人各类型骨折可采用骨牵引。②切开复位内固定：对于非手术治疗失败或骨折合并有神经、血管损伤或伴有多发性损伤，不宜卧床过久的老年人等可采用切开复位内固定。

6. **胫腓骨干骨折**　①手法复位外固定：横断形或短斜形骨折可以进行手法复位，长腿石膏或小夹板外固定。②牵引：斜形、螺旋形或轻度粉碎性骨折可行跟骨结节牵引，待纤维愈合后，去掉牵引，用长腿石膏托或小夹板继续外固定。③切开复位内固定：手法复位失败可采用切开复位后，螺丝钉或加压钢板、纹锁髓内钉内固定。对于开放性或粉碎性严重的可采用骨外固定术。

【常见护理诊断 / 问题】

1. **急性疼痛**　与肌肉骨骼的损伤有关。

2. **有感染的危险**　与皮肤受损、开放性骨折及内固定有关。

3. **有外周神经血管功能障碍的危险**　与骨和软组织创伤、石膏固定不当有关。

4. 有创伤后综合征的危险：如脂肪栓塞、骨筋膜隔室综合征等。

【护理措施】

（一）一般护理

1. 加强营养 给予高蛋白、高热量、高钙、高铁、高维生素饮食，以供给足够营养。对制动病人适当增加膳食纤维的摄入，多饮水，防止便秘及肾结石的发生。避免进食牛奶、糖等易产气的食物。

2. 建立规律的生活习惯 定时进餐，并根据病人的口味适当调整饮食，尽可能在病人喜欢的基础上调整营养结构，保证营养的供给。

3. 给予病人生活上的照顾 满足病人基本的生活需要，协助其生活起居、饮食、卫生等。保持室内环境卫生清洁，以增加病人舒适感。

（二）病情观察

较重的病人要进行生命体征、神志的观察，做好观察记录，及时执行医嘱，给予补液、输血、补充血容量等。必要时监测中心静脉压及记录24小时液体出入量，危重病人应及早送入 ICU 监护。对于意识、呼吸障碍者，必要时施行气管切开，给予吸氧或人工呼吸。当伴发休克时，按休克病人护理。

（三）疼痛护理

除创伤、骨折、手术切口引起的疼痛外，骨折固定不确切、神经血管损伤、伤口感染、组织受压缺血都会引起疼痛。措施：①受伤24小时内局部冷敷，使血管收缩，减少血液和淋巴液渗出，减轻水肿及疼痛。②24小时后局部热敷可减轻肌肉的痉挛及关节、骨骼的疼痛，促进渗出液回吸收。③受伤肢体应固定，并将患肢抬高，以减轻肿胀引起的疼痛。疼痛原因明确时，可根据医嘱使用止痛药。④执行护理操作时动作要轻柔、准确，避免粗暴剧烈。如移动病人时，应先取得病人配合，在移动过程中，对损伤部位重点扶托保护，缓慢移至舒适体位，争取一次性完成，以免引起和加重病人疼痛。

（四）维持循环功能，减轻肢体水肿

局部创伤或挤压伤、静脉回流不畅、骨折内出血、固定过紧、血管损伤修复较迟或用止血带时间过长，都可导致组织灌流不足、肢体肿胀。其处理措施：

1. 根据病人情况选择合适的体位，适当抬高患肢，促进静脉回流。股骨颈骨折者，应保持肢体于外展中立位，防止因髋关节内收、外旋造成髋关节脱位；股骨干骨折者保持患肢外展、抬高位；长期固定及关节内骨折者，应保持患肢于功能位。

2. 有出血者及时采取相应措施进行止血，并注意观察有无疼痛、麻木、皮温降低、苍白或青紫等现象，有无肢端甲床血液充盈时间延长、脉搏减弱或消失等动脉血供受阻征象，如有异常应及时通知医生积极对症处理。严禁局部按摩、热敷、理疗，以免加重组织缺血与损伤。

（五）预防感染

现场急救应注意保护伤口，避免二次污染及细菌进入深层组织，开放性骨折应争取时间，早期实施清创术，给予有效的引流，遵医嘱正确使用抗生素，加强全身营养支持。注意观察伤口情况，有无红、肿、热、痛及波动感，一旦发生感染，应及时报告并协助医生进行伤口处理。

（六）牵引病人的护理

1. 维持有效牵引　①每天检查牵引装置及效果、包扎的松紧度、有无滑脱或松动。②应保持牵引锤悬空、滑车灵活。③嘱咐病人及家属不要擅自改变体位，不能随便增减牵引重量。④颅骨牵引者应每日将颅骨牵引弓的靠拢压紧螺母拧紧 0.5～1 圈，防止颅骨牵引弓松脱。⑤当肢体牵引时，应每日测量两侧肢体的长度，避免发生过度牵引。

2. 维持有效血液循环　观察患肢肢端的血液循环有无肿胀、麻木、皮温降低、色泽改变及运动障碍，如发现异常及时通知医生并做出相应的处理。

（七）石膏固定病人的护理

1. 对刚刚完成石膏固定的病人应进行床头交接班。

2. 石膏绷带包扎后，应待其自然硬化。在石膏未干前，尽量少搬动病人，不要用手指按压，以免石膏向内凸起，压迫局部组织。必须搬动时，应用手掌平托。为使石膏尽快干燥，以免变形，夏天可用电扇吹；冬天用灯烤，灯烤的距离和温度应适宜，以免烫伤。

3. 抬高患肢高于心脏水平 20cm，以利于淋巴和静脉回流，减轻肢体肿胀。

4. 保持石膏整洁　勿使尿、便、饮料及食物等污染。如有污染可用毛巾蘸肥皂及清水擦洗干净，擦洗时水不可过多，以免石膏软化变形，严重污染时应及时更换。

5. 观察石膏创面　观察石膏创面有无渗血，是否渗到石膏表面，必要时开窗或拆除检查。拆除石膏绷带后，用温水清洗患肢，并用凡士林涂擦皮肤。

（八）并发症的护理

1. 脂肪栓塞　①安置病人采取高坐位卧姿；②给予高浓度氧以去除局部的缺氧和脂肪颗粒的表面张力，使用呼吸机以减轻和抑制肺水肿的发生；③监测生命体征和动脉血气分析；④保持呼吸道通畅、维持体液平衡，遵医嘱使用肾上腺皮质类固醇、抗凝血剂等药物对症治疗。

2. 血管、神经损伤及骨筋膜隔室综合征　对于石膏、夹板等外固定过紧引起患肢肿胀伴有血液循环障碍者，应及时松解，并观察有无血管、神经的损伤。严重肿胀者，要警惕骨筋膜隔室综合征的发生，及时通知医生做相应的处理。

3. 坠积性肺炎和压疮　对长期卧床的病人定时给予翻身拍背，按摩骨隆突处，必要时给予气圈或气垫床，并鼓励病人咳嗽、咳痰。

（九）指导功能锻炼

1. 向病人宣教锻炼的意义和方法，解释骨折固定后引起肌肉挛缩的原因，使病人充分认识功能锻炼的重要性，消除思想顾虑，主动运动锻炼。

2. 认真制订锻炼计划，并在治疗的过程中，根据病人的全身状况、骨折愈合的进度、功能锻炼后的反应等各项指标不断修订康复治疗计划。

3. 一切功能活动均须在医护人员指导下进行。活动范围由小到大，次数由少渐多，时间由短至长，强度由弱增强。

（十）心理护理

鼓励病人表达其所担心的问题，稳定病人情绪，多与病人沟通，耐心解释病情和治疗方式，倾听病人的主诉，关心安慰病人，使病人对治疗增强信心，以最佳的心理状态接受和配合治疗。鼓励病人的家庭成员参与病人的护理并提供精神支持。

（十一）健康教育

1. 讲解有关骨折的知识，尤其是骨折的原因。教育病人在工作、运动中应注意安全、加强锻炼。保持健康良好的心态，以利于骨折的愈合。

2. 调整膳食结构，对病人进行饮食指导，保证营养素的供给。

3. 嘱咐病人出院后有关注意事项，遵医嘱定期复诊，评估功能恢复状况。

第三节　脊柱骨折及脊髓损伤病人的护理

 病例导入

　　张先生，42岁，交通事故颈部受伤，胸部卡在方向盘和座椅之间，伤情严重。如果你是急救中心护士，参加救援任务。

　　请思考：

　　1. 该病人的主要护理问题是什么？首先应对该病人采取哪些急救措施？

　　2. 为预防损伤，应如何搬运伤员？

　　脊柱骨折又称脊椎骨折，是一种较严重且复杂的创伤性疾病，其发病率约占全身骨折的5%~6%。脊髓损伤是脊柱骨折的严重合并症，常导致截瘫，造成病人终身残疾，还会继发其他系统并发症，危及病人生命。

【病因及病理生理】

　　脊柱骨折绝大多数由间接暴力引起，少数因直接暴力所致。脊髓损伤是脊柱骨折的严重并发症，由于椎体的移位或碎骨块突入椎管内，使脊髓或马尾神经产生不同程度的损伤。受伤平面以下感觉、运动、反射完全消失，括约肌功能完全丧失，称完全截瘫。部分丧失称不完全截瘫，以胸腰段为最多见。脊髓损伤最常见的原因是闭合性钝性外伤。

（一）脊柱骨折可分为多种类型

1. 根据暴力作用的方向分类

（1）屈曲型损伤：较常见，多发生于胸腰段交界处的椎骨。

（2）伸直型损伤：极少见，如椎弓骨折合并椎体向后脱位。

（3）屈曲旋转型损伤：可发生椎间小关节脱位。

（4）垂直压缩型损伤：可引起胸、腰椎粉碎压缩骨折或寰椎裂开骨折。

2. 根据损伤的程度和部位分类

（1）胸腰椎骨折与脱位：包括椎体单纯压缩骨折、椎体粉碎压缩骨折和椎骨骨折脱位。

（2）颈椎骨折与脱位：包括颈椎半脱位、颈椎椎体骨折、颈椎脱位及寰枢椎骨折与脱位。

（3）附件骨折：常与椎体压缩骨折合并发生，如关节突骨折，椎板、椎弓根、横突和棘突骨折等。

3. 根据骨折的稳定性分类

（1）稳定型骨折：指单纯压缩骨折不超过椎体原高度的1/3，骨折无移位。

（2）不稳定型骨折：损伤较为严重，复位后容易移位。

4. 根据脊髓损伤的程度和部位分类

（1）脊髓震荡：脊髓遭受强烈震荡，立即发生弛缓性瘫痪，是脊髓损伤中最轻的一种。

（2）脊髓挫伤与出血：是脊髓的实质性破坏，脊髓内部可有出血、水肿、神经细胞破坏和神经传导纤维束的中断。

（3）脊髓断裂：脊髓的连续性中断。

（4）脊髓受压：骨折移位、椎体滑脱、碎骨块和破裂的椎间盘突入椎管内，直接压迫脊髓，使脊髓产生一系列的脊髓损伤的病理变化。

（5）马尾神经损伤：表现为受伤平面以下出现弛缓性瘫痪。

【护理评估】

（一）健康史

了解病人受伤的时间、暴力的性质、方向和大小、作用部位，受伤的体位、抢救措施、伤情变化、搬运方法及所用工具等。了解以往病人健康状况及应用药物情况。

（二）身体状况

1. 脊柱骨折　受伤局部疼痛、肿胀、畸形、棘突间隙加宽及局部有明显触痛、压痛和叩击痛，脊柱活动受限。当胸腰段损伤时，有后突畸形。

2. 脊髓损伤　①脊髓震荡：损伤平面以下的感觉、运动、反射及括约肌的功能完全丧失，在数分钟或数小时内可完全恢复。②脊髓挫伤、出血与受压：表现为受伤平面以下单侧或双侧同一水平的感觉、运动、反射及括约肌的功能全部暂时消失或减弱。其预后取决于脊髓挫伤程度、出血量及受压程度及解除压迫的时间。③脊髓圆锥损伤：会阴部表现为皮肤鞍状感觉障碍，大小便失禁、尿潴留和性功能障碍，双下肢感觉、运动正常。④脊髓断裂：损伤平面以下的感觉、运动、反射及括约肌功能完全丧失。⑤马尾神经损伤：损伤平面以下弛缓性瘫痪，有感觉及运动功能障碍，括约肌功能丧失，肌张力降低，腱反射消失。

（三）辅助检查

1. X线　可显示椎体损伤情况，如压缩、粉碎及移位，椎间孔变小，关节突骨折或交锁棘突间隙增宽及附件骨折等。

2. CT、MRI　可清楚地显示小关节的骨折、椎管内软组织的变化及脊髓压迫的影像，有助于进一步明确诊断，确定损伤部位、类型和移位等。

（四）心理社会状况

了解病人对功能失调的感性认识和对现况的承受能力；病人及其家属对疾病治疗的态度；病人心理状况的改变程度等。

（五）处理原则

1. 伴有其他严重多发伤，如颅脑、胸腹腔脏器损伤或休克时，应优先处理，以挽救生命。

2. 急救搬运　采用担架最好，门板甚至木板也可。先使伤员双下肢伸直，木板放在伤员一侧，三人用手将伤员平托至木板上，或二三人采用滚动法，使伤员保持平直状态，呈整体滚动至木板上。切忌用一人抬头、一人抬脚或用搂抱的搬运方法。

3. 胸腰椎骨折

（1）单纯压缩型骨折：①椎体压缩不到1/3或年老体弱不能耐受复位及固定者，可仰卧于硬板床上，骨折部位垫厚枕，使脊柱过伸，3天后开始锻炼腰背肌，第3个月开始可稍下地活动但以卧床休息为主，3个月后开始逐渐增加下地活动时间。②椎体压缩超过1/3的青少年和中年受伤者,可采用两桌法或双踝悬吊法复位,复位后包石膏背心,固定 3 个月。

（2）爆破型骨折:①无神经症状且证实无骨折片挤入椎管者,可采用双踝悬吊法复位。②有神经症状和有骨折片挤入椎管者不宜复位,需手术去除突入椎管的骨折片及椎间盘组织,再做植骨和内固定术。

4. 颈椎骨折　①稳定型颈椎骨折:轻者可用枕颌带悬吊卧位牵引复位,有明显压缩脱位者,采用持续颅骨牵引复位。牵引重量 3～5kg,复位并牵引 2～3 周后用头胸石膏固定 3 个月。②爆破型骨折有神经症状者:原则上应早期手术切除碎骨片、减压、植骨及内固定。但若有严重并发伤,需待病情稳定后手术。

5. 脊髓损伤　①及早稳定脊柱:合适的固定可以防止因损伤部位的移位而产生脊髓的再损伤。②及早解除脊髓压迫:是保证脊髓功能恢复的关键。③减轻脊髓水肿和继发性损害。

【常见护理诊断 / 问题】

1. 低效性呼吸型态　与呼吸肌神经损伤及活动受限有关。

2. 有体温失调的危险　与脊髓损伤、自主神经功能紊乱有关。

3. 躯体活动障碍　与疼痛及神经损伤有关。

4. 有皮肤完整性受损的危险　与活动障碍、感觉障碍和长期卧床有关。

5. 知识缺乏:缺乏有关功能锻炼的知识。

【护理措施】

（一）维持呼吸平稳

1. 观察病人的呼吸型态、频率、深浅,听诊肺部呼吸音,以了解有无呼吸困难及呼吸道梗阻。遵医嘱持续或间断吸氧,以增加血氧饱和度。

2. 病人床旁应备好各种急救药品和器械,如呼吸兴奋药、氧气、气管切开包、人工呼吸电动吸引器等。

3. 鼓励病人定时进行深呼吸及有效咳嗽训练,以利于肺部膨胀和排痰。教会病人使用呼吸训练器的方法,每 2～4 小时锻炼 1 次,用后注意评估效果。

4. 指导协助病人每 2 小时翻身 1 次,轻轻叩击胸背部,便于痰液排出。对于痰液黏稠者,可给予雾化吸入,使痰液稀释。必要时吸痰,以保持呼吸道通畅,防止感染。

5. 用呼吸机辅助呼吸的病人,应监测动脉血气分析,以作为调整各项参数的依据。

6. 高位颈部脊髓损伤的病人,应早期实行气管切开,减少呼吸道梗阻和防止肺部感染。气管切开的病人应按气管切开术后常规护理。

（二）病情观察

1. 在伤后 48 小时内应严密观察病人的生命体征,防止低血压和心动过缓的出现。尤其是在翻身或吸痰后,注意观察病人心血管和呼吸的反应。

2. 在伤后 24 小时内,严密观察病人的感觉、运动、反射等功能有无变化,观察病情有无加重或减轻,如有变化立即通知医生。

3. 留置导尿管,监测尿量,准确记录每日出入量。

4. 维持体温正常　①严密监测体温变化:当颈部脊髓损伤时,由于自主神经系统功能紊乱,对周围环境温度的变化,丧失了调节和适应的能力,病人常出现高热（40℃以上）,或低温（35℃以下）,体温异常是病情恶化的征兆。②高温时,应用物理降温法,如使用冰袋冷敷、乙醇擦浴、冰水灌肠,同时调节环境温度,降低室温、通风散热等。③低温时应注意对病人进行保暖,如加盖毛毯、关闭门窗、升高室温等。

(三) 生活护理

1. 增强自理能力　①及时进行康复治疗,教会病人如何自行完成进食、穿衣、沐浴等基本活动,以提高病人独立生活的能力。②损伤后完全丧失行走能力必须依靠拐杖及轮椅者,应掌握拐杖及轮椅的使用技巧。

2. 训练规律排便　①排便训练:要求病人每天固定时间排便,如无禁忌应摄入足够的液体,每天至少 2 000ml,以利于排便;增加膳食纤维的摄入,如粗粮、粗纤维蔬菜、新鲜水果等,以刺激肠蠕动;必要时,可应用栓剂或缓泻剂进行治疗。②便秘者:可沿结肠方向从右向左做腹部按摩,每天 2～3 次,以促进肠蠕动;如 2～3 天未排便时,可给予缓泻剂必要时灌肠;对 6～7 天未排便的病人,其粪便常不易排出,可戴手套,手指涂润滑剂将干粪块掏出。

3. 促进规律排尿　①仔细观察并记录尿量、颜色及清晰度,定期检查腹部体征,评估病人膀胱功能受损情况。②急性期后,应用诱导方法刺激排尿,如听流水声、会阴部热敷、腹部按摩膀胱等。③损伤初期,应留置尿管,持续引流尿液并记录尿量,以防膀胱过度膨胀。④3 周后改为每 4～6 小时开放 1 次尿管,或白天每 4 小时导尿 1 次,晚间 6 小时导尿 1 次,防膀胱萎缩。⑤在可能的情况下,进行膀胱反射性动作训练。当膀胱胀满时,可用手由外向内、由轻至重,均匀按摩下腹部,待膀胱收缩为球状,紧按膀胱底,向前下方挤压,使膀胱排尿。排尿后可再次加压,尽量将尿排尽。另外,还可加强会阴肌、腹肌功能训练,以辅助排尿等。⑥对于长期留置尿管的病人,定时做尿道口周围护理及膀胱冲洗。教会病人及家属尿管的护理方法,注意预防尿路感染。

(四) 改善营养状况

保证充足营养和水分的摄入。进食时,安排病人尽量保持舒适的坐位,避免环境中不良刺激。鼓励病人摄入含蛋白丰富的食物,如瘦肉、鱼肉、鸡肉、鸡蛋、豆类、谷类等。其中豆类及动物蛋白应占总蛋白摄入量的 50%。饮食中应多用植物油,以利于润滑肠道,缓解便秘。多进食富含纤维素食物,如粗纤维蔬菜、水果等,以促进肠蠕动。鼓励病人少食多餐,细嚼慢咽,以利于食物的消化和吸收。消化不良、肠炎、腹泻、便秘的病人应多食用酸奶,有助于减轻腹泻和便秘。

(五) 并发症的护理

1. 压疮　脊髓损伤的病人,因长期卧床,皮肤感觉减弱或消失,自主神经功能紊乱导致局部缺血,身体的骨隆突处易发生压疮且极难愈合。防治措施:每 2～3 小时翻身 1 次,有条件时可使用特制的翻身床、小垫床、电离分区域充气床垫、波纹气垫等,以减轻局部压迫;保持床单清洁、整齐、无折叠;保持皮肤干燥并定期按摩;对已经形成的压疮且面积较大、组织坏死较深者,应按外科原则处理创面。

2. 泌尿系感染　脊髓损伤的病人因膀胱功能障碍、尿潴留、长期留置尿管或液体摄入不足等,易发生泌尿系感染。防治措施:①保持会阴部清洁。②尿潴留和排尿失禁的病人,应留置尿管。置导尿管时,需严格无菌操作,保持尿管引流通畅。③损伤早期,留置尿管应持续开放,使膀胱排空,减少感染发生的机会。④2～3 周后,应夹闭导尿管,每 4～6 小时开放 1 次,使膀胱充盈,以训练膀胱的自主节律性,避免膀胱萎缩。⑤长期留置尿管者,要防止导尿管发生阻塞或引流不畅，导致逆行感染。⑥长期留置导尿管的病人，应按常规进行膀胱冲洗，以冲出膀胱内积存的沉渣。⑦鼓励病人多饮水，每日争取饮水 3 000ml，使排尿每日在 1 500ml 以上，以利于尿液的稀释，避免结石形成。

3．肺部感染　鼓励病人定时进行深呼吸及有效咳嗽训练，定时翻身拍背，以利于痰液排出。痰液黏稠时，给予超声雾化吸入，雾化液中加入庆大霉素、糜蛋白酶、地塞米松等，以达到抗感染、稀释痰液的目的。每日 2～3 次，每次 15～20 分钟。对于年龄较大，分泌物多，且不易排出者，应早期行气管切开术，以防肺部感染。另外注意保暖，避免因受凉而诱发上呼吸道感染。

（六）指导功能锻炼

1．根据病人病情，制订合理的功能锻炼计划。

2．指导和协助病人进行未瘫痪肌肉的主动锻炼。按脊柱骨折的训练方法做颈部活动、上肢各关节活动、深呼吸运动、腹背肌锻炼等。

3．指导病人利用床上拉手，定期引体上升，以锻炼上肢及腰背肌肉力量。对瘫痪肢体，应指导病人及家属做关节的全范围被动活动和肌肉按摩。每日 1～3 次，每次 30～60 分钟。注意适度锻炼，活动度从小到大，手法轻柔，力度适中，不可过急过猛以防加重损伤。锻炼时间及次数应以病人不感到疲惫为宜。

（七）心理护理

与病人交流，鼓励病人表达对疾病及预后的看法，并说出自己的感受。耐心回答病人提出的问题，尤其是与疾病预后及康复有关的问题。让病人了解由于机体的功能改变引起不良情绪反应是正常的。帮助病人明确如何正确对待身体的各种变化，采取正确的应对措施。指导并协助病人最大限度地自理，减少依赖性，保持病人自尊感，增强自信心。与病人家属亲友及其社交成员进行交流，鼓励他们多与病人接触，关心照顾病人，给病人以身体上及心理上的支持。

（八）健康教育

1．指导病人、家属及亲友，应注意病人的安全，保证家庭环境中无有害物体存在，并能满足病人的特殊需要（如轮椅）。

2．鼓励病人继续按计划进行功能锻炼。

3．培养病人自理生活的能力，尽可能自行完成日常生活活动。

4．指导病人进行膀胱及直肠功能训练。

5．教会病人及家属皮肤护理及预防压疮的方法。

 情景训练

角色扮演骨科护士对前臂骨折病人进行初步包扎处理及健康教育。

（董海艳）

思考与练习

一、单项选择题

1. 骨折最有诊断意义的体征是（　　）
   - A. 局部肿胀并有骨擦感
   - B. 典型畸形
   - C. 局部压痛
   - D. 反常活动
   - E. 功能受限

2. 按骨折的程度可将骨折分为（　　）
   - A. 青枝骨折和裂缝骨折
   - B. 不完全骨折和完全骨折
   - C. 新鲜骨折和陈旧骨折
   - D. 闭合性骨折和开放性骨折
   - E. 稳定型骨折和不稳定型骨折

3. 属于骨折早期并发症的是（　　）
   - A. 急性骨萎缩
   - B. 骨筋膜隔室综合征
   - C. 缺血性骨坏死
   - D. 缺血性肌挛缩
   - E. 下肢深静脉血栓形成

4. 最常表现为"枪刺刀"畸形的骨折是（　　）
   - A. 柯莱斯骨折
   - B. 史密斯骨折
   - C. 巴顿骨折
   - D. 尺骨茎突骨折
   - E. 桡骨茎突骨折

5. 开放性骨折伴活动性出血，处理应首先（　　）
   - A. 快速输液
   - B. 药物止痛
   - C. 止血
   - D. 固定骨折
   - E. 包扎

二、病例分析题

1. 李先生，25 岁，车祸伤致右小腿疼痛、活动受限 2 小时。查体：右小腿肿胀，胫骨结节下约 2cm 处成角畸形、有反常活动，足背动脉搏动减弱。因为病人拒绝手术，4 小时后患肢疼痛加剧，并伴有足趾麻木，被动活动时明显。

请思考：

（1）该病人主要的护理问题？

（2）该病人应该如何护理？

2. 病人女，60 岁，不慎跌倒，右手掌撑地后腕部剧烈疼痛，不敢活动，遂来院就诊。查体：右腕部明显肿胀和畸形，X 线检查示桡骨远端向背侧和桡侧移位，被诊断为桡骨远端伸直型骨折，给予右腕部骨折复位及石膏绷带固定。

请思考：

（1）该病人桡骨远端向背侧和桡侧的移位分别会出现哪种典型畸形？

（2）如何指导病人在骨折早期、中期和晚期进行功能锻炼？

任务三十八　关节脱位病人的护理

 病例导入

　　病人男，19岁，自述打篮球时不慎摔倒，左手着地，致左肩部疼痛、肿胀、活动受限。该学生右手扶持左前臂，头偏向左侧，步入诊室。
　　请思考：
　　1. 该病人首先应做何检查？
　　2. 如何帮助病人减轻疼痛？应对病人采取哪些护理措施？

第一节　概　　述

　　关节脱位是指关节面失去正常的对合关系，俗称脱臼。部分失去正常对合关系称为半脱位。

【病因及病理生理】

（一）按发生脱位的原因分类

　　1. 创伤性脱位　由直接暴力或间接暴力作用于正常关节而引起的脱位，它是导致关节脱位最常见的原因。

　　2. 先天性脱位　胚胎期发育异常而导致关节先天发育不良，出生后即出现脱位，而且逐渐加重，如先天性髋关节脱位，是由于髋臼或股骨头先天发育不良引起。

　　3. 病理性脱位　关节结构发生病变，骨端遭受破坏，病变关节难以维持正常的对合关系，如关节结核类风湿关节炎等所引起的脱位。

　　4. 习惯性脱位　创伤性脱位后如没有及时复位及合理固定易造成关节囊、韧带松弛使关节存在不稳定因素，轻微外力可导致再脱位，反复发生，称为习惯性脱位，如习惯性肩关节脱位。

（二）按脱位后关节腔是否与外界相通分类

　　1. 闭合性脱位　脱位处软组织完整，关节腔不与外界相通。

　　2. 开放性脱位　是指脱位之关节腔与外界相通。

（三）按脱位后的时间分类

　　1. 新鲜脱位　脱位时间在2周以内。

　　2. 陈旧性脱位　脱位时间超过2周。

【病理生理】

在创伤性脱位时除骨端有移位外，同时伴有关节囊不同程度撕裂及关节附近的韧带、肌肉和肌腱的损伤，又可伴有骨折、神经、血管等损伤。关节腔及周围有出血，3周左右血肿机化，形成肉芽组织，继而成为纤维组织，造成关节周围粘连而影响关节功能。

【临床表现】

1. 症状　一般表现疼痛、肿胀、瘀斑、局部压痛及功能障碍。

2. 特有体征

（1）畸形：脱位处关节有明显的畸形，与健侧不对称。

（2）弹性固定：脱位后关节周围肌肉痉挛，关节囊与韧带牵拉，使患肢固定在异常位置，被动活动时感到有弹性抵抗力。

（3）关节窝空虚：脱位后可触到空虚之关节窝或突出之关节头。

3. 辅助检查　常规X线检查，可确定脱位的类型、程度及是否合并骨折等。

4. 处理原则

（1）复位：包括手法复位和切开复位，以手法复位为主。切开复位指征：有关节内骨折，经手法复位失败者；有软组织嵌入，手法难以复位者；陈旧性脱位手法复位失败者。

（2）固定：复位后将关节固定于稳定位置2～3周，使损伤的关节囊、韧带、肌肉等软组织得以恢复。

（3）功能锻炼：在固定期间要经常进行关节周围肌肉的伸缩活动和患肢其他关节的主动活动。固定解除后，逐步进行患侧关节的主动功能锻炼，并辅以理疗、中药冲洗等，促进关节功能早日恢复。

第二节　常见关节脱位病人的护理

 病例导入

李先生，39岁，主诉"右髋部伤痛、肿胀、活动障碍1天"。病人于1天前不慎从高处跌倒在地，致右髋部疼痛、肿胀、活动障碍，无其他伴随症状，既往体健。查体：生命体征平稳，右髋部稍肿胀、压痛阳性，右髋关节屈曲、内收、内旋畸形、运动障碍，右足背动脉搏动存在，右足趾血运、感觉、运动正常。X线片示：右髋关节后脱位。

请思考：

1. 该病人治疗原则是什么？其主要护理措施有哪些？

2. 该病人主要并发症有哪些？如何对病人进行健康教育？

关节脱位中以肩关节脱位最为多见，其次为肘关节脱位、髋关节脱位等。

【护理评估】

（一）健康史

了解病人的年龄、受伤经过，既往有无关节和骨端的肿瘤及炎症等病变，有无反复脱位的病史等,明确暴力作用的时间、方式、性质和程度;其次了解病人受伤时的体位和环境,伤后立即发生的功能障碍及其发展情况,急救处理的经过等。

(二)身体状况

1. 肩关节脱位　多由间接暴力引起,当倒地时手掌着地,肩关节外展、外旋,使肩关节前方关节囊破裂,肱骨头滑出肩胛盂而出现脱位。其也可发生于病人向后跌倒时,肱骨后方直接撞击于硬物上所产生的向前暴力迫使肱骨头向前脱位。

肩关节脱位可分为前脱位、后脱位、下脱位、上脱位等。临床上以前脱位最多见。前脱位又可分为喙突下脱位、锁骨下脱位、盂下脱位,其中以喙突下脱位最多见。它主要临床表现有肩部疼痛、肿胀、肩关节活动障碍。病人常用健手托住患肢前臂,头向患侧倾斜,三角肌塌陷,肩部失去正常轮廓成方肩畸形(图38-1),关节盂空虚,关节盂外可触及肱骨头。搭肩试验阳性,即患侧手掌搭于对侧肩部时,肘部不能紧贴胸壁,或患侧肘部贴于胸壁时,手无法搭到对侧肩部。

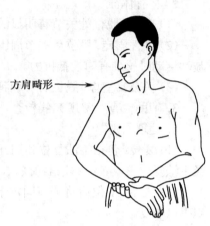

图38-1　肩关节前脱位

2. 肘关节脱位　多由间接暴力引起,跌倒时,上臂伸直手掌着地,暴力传递至尺、桡骨上端,尺骨鹰嘴突产生杠杆作用,使尺、桡骨近端脱向肱骨远端后方。如肘关节从后方受到直接暴力,可产生尺骨鹰嘴骨折和肘关节前脱位,这种脱位较少见。其多见于青壮年,其中以后脱位为多见。主要临床表现有患处疼痛、肿胀、功能障碍。肘后空虚感,鹰嘴后突明显,肘关节弹性固定于半伸直位,肘后三角失去正常关系。

3. 髋关节后脱位　据脱位后股骨头的位置分为后脱位、前脱位和中心脱位,其中以后脱位最为常见。髋关节后脱位多发生于交通事故,病人处于屈膝及髋关节屈曲内收,当膝部受到暴力时,使股骨头从后关节囊薄弱处脱出。主要临床表现有患髋疼痛、活动受限、被动活动时疼痛加剧。患肢短缩髋关节呈屈曲、内收、内旋畸形,臀后部可摸到突出的股骨头,大粗隆明显上移(图38-2)。

(三)辅助检查

X线检查可明确脱位的类型及有无合并骨折。

(四)心理社会状况

评估病人对脱位的心理反应,如焦虑等;评估病人的生活模式、社会角色等是否受到疾病的影响;评估病人对疾病治疗的态度。了解病人的家庭经济和社会支持情况。

(五)处理原则

1. 肩关节脱位

(1)复位:以手法复位为主,常采用局部浸润麻醉。复位常采用手牵足蹬法(图38-3)。

(2)固定:单纯肩关节脱位复位后用三角巾悬吊上肢,肘关节屈曲90°,腋窝处垫棉垫。一般固定3周,合并肱骨大结节骨折应延长1~2周。

(3)功能锻炼:固定期间应活动腕部和手指,解除固定后主动锻炼肩关节向各个方向活动。应循序渐进,逐渐加大受伤关节的活动范围。可以配合理疗,效果更好。

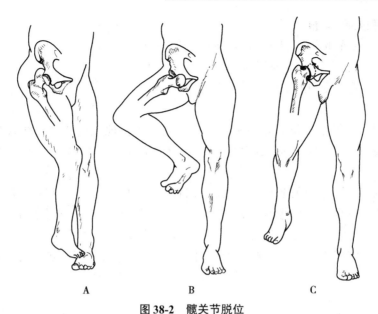

图 38-2　髋关节脱位

A. 后脱位；B. 前脱位；C. 中心脱位。

2. 肘关节脱位

（1）复位：大多数采用手法复位，对于手法复位失败及超过 3 周的陈旧性肘关节脱位可采用切开复位。

（2）固定：复位后用长臂石膏托固定肘关节于屈曲 90° 位，再用三角巾悬吊胸前 2～3 周。

（3）功能锻炼：固定期间即开始肌肉收缩锻炼，指导病人行肱二头肌收缩动作，并活动手指与腕部。外固定去除后，锻炼肘关节的屈伸活动及前臂旋转活动。切忌请人强力扩张或麻醉下手法扳下，以免引起骨化性肌炎，使关节丧失功能。

3. 髋关节脱位

（1）复位：复位时需肌肉松弛，须在全身麻醉或椎管内麻醉下手法复位。复位宜早，力争在 24 小时内复位成功。常用手法复位有提拉法（Allis 法）（图 38-4）。

（2）固定：复位后用皮牵引或穿丁字鞋将患肢固定于外展中立位 2～3 周。

（3）功能锻炼：需卧床休息 4 周，其间行股四头肌收缩锻炼及患肢踝关节及足趾的屈伸活动；2～3 周后开始活动髋关节；3 个月后患肢方可完全负重。

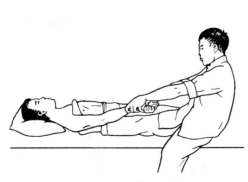

图 38-3　手牵足蹬法

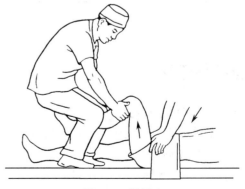

图 38-4　提拉法

【常见护理诊断/问题】

1. 疼痛　与关节脱位引起局部组织损伤及神经受压有关。

2. 潜在并发症：血管、神经损伤。

3. 有皮肤完整性受损的危险　与关节固定有关。

【护理措施】

1. 疼痛护理　尽早复位固定能减轻疼痛。当执行护理操作或搬动病人时，动作要轻柔，避免引起不必要的痛苦。必要时可遵医嘱给予镇痛剂，以减轻疼痛，促进病人的舒适和睡眠。

2. 病情观察　移位的关节端可压迫相邻的神经和血管，应定时观察患肢远端的感觉、运动、皮肤颜色、皮温及动脉搏动情况，若发现患肢远端感觉麻木、剧烈疼痛、肌肉麻痹、苍白及动脉搏动减弱或消失，应及时通知医生并配合处理。

3. 保持皮肤完整性　对石膏固定或牵引的病人，应注意观察皮肤的色泽和温度，避免压迫皮肤。如需长期卧床，应鼓励病人定期翻身，保持床单位清洁、干燥和平整，避免压疮发生。

4. 提供相关知识　向病人及家属讲解脱位治疗及功能锻炼的知识，指导病人进行正确的功能锻炼，严禁强力扳正关节。

5. 心理护理　对病人表示理解和同情，给予安慰和鼓励，耐心做好解释工作，以减轻其紧张心理，同时耐心讲解使病人了解关节脱位的相关知识，增加病人对疾病的认识，以便积极配合治疗。

6. 健康教育　向病人及家属讲解关节脱位治疗和康复的知识，说明复位后固定的目的、方法、重要意义及注意事项，使其充分了解固定的重要性、必要性及复位后必须固定的时限。讲述功能锻炼的重要性和必要性，并指导其进行康复锻炼，使病人能自觉按计划实施。固定期间进行肌肉收缩活动及邻近关节主动活动，固定拆除后，逐步进行肢体的全范围功能锻炼，防止关节粘连和肌萎缩。习惯性反复脱位者，保持有效固定并严格遵医嘱坚持功能锻炼，避免各种导致再脱位的原因。

情景训练

角色扮演骨科护士对肩关节脱位病人进行健康教育。

（董海艳）

思考与练习

一、单项选择题

1. 关节脱位复位后，一般需外固定时间为（　　　）

A. 1 周　　　　　　　　　　　B. 2～3 周

C. 4～5 周　　　　　　　　　　D. 5～6 周

E. 8 周

2. 关节脱位的特殊表现是(　　)
    A. 疼痛,畸形,活动障碍　　　　　　B. 疼痛,活动障碍,关节空虚
    C. 弹性固定,疼痛,畸形　　　　　　D. 活动障碍,关节空虚,畸形
    E. 畸形,弹性固定,关节空虚

3. 以下能确诊为关节脱位的是(　　)
    A. 关节疼痛　　　　　　　　　　　B. 骨擦音或骨擦感
    C. 反常活动　　　　　　　　　　　D. 方肩畸形
    E. 关节功能丧失

4. 髋关节脱位类型最多见的是(　　)
    A. 左脱位　　　　　　　　　　　　B. 右脱位
    C. 中心脱位　　　　　　　　　　　D. 前脱位
    E. 后脱位

5. **不符合**肩关节脱位的表现是(　　)
    A. 方肩畸形　　　　　　　　　　　B. 关节盂空虚感
    C. 搭肩试验阳性　　　　　　　　　D. 腋部可触及肱骨头
    E. 异常活动

二、病例分析题

病人,男,38岁,打球时右肩关节受伤。病人肩关节处疼痛、肿胀,活动受限,固定于轻度外展内旋位,用左手托住右侧前臂,外观呈"方肩"畸形,肩峰明显突出,肩峰下空虚。

请思考:

(1) 如何帮助病人缓解疼痛?

(2) 护士应注意哪些方面的病情观察?

(3) 如何指导病人进行功能锻炼?

任务三十九　骨关节感染病人的护理

第一节　化脓性骨髓炎病人的护理

 病例导入

急诊科来了一位 10 岁儿童，家长主诉 2 天前患儿突然出现高热，左膝部发红、肿胀，左膝关节屈伸活动受限，院外给予抗生素治疗，无明显效果，为进一步诊疗就诊。

请思考：

1. 该病人首先应做何检查？
2. 如何帮助病人减轻疼痛？观察重点有哪些？
3. 应对该病人采取哪些护理措施？

化脓性骨髓炎是化脓性细菌感染引起的涉及骨膜、骨密质、骨松质与骨髓组织的炎症。

感染主要源于 3 方面：①血源性感染。身体其他部位化脓性病灶，如上呼吸道感染、毛囊炎或胆囊炎等，经血液循环播散至骨组织，称为血源性骨髓炎。②创伤后感染。骨组织创伤，如开放性骨折直接污染，或骨折手术后出现骨感染，称为创伤后骨髓炎。③邻近感染灶。邻近组织感染直接蔓延至骨骼，如化脓性指头炎蔓延引起指骨骨髓炎，小腿溃疡引起胫骨骨髓炎等。

化脓性骨髓炎按病程发展可分为急性和慢性骨髓炎两类。急性骨髓炎反复发作，病程超过 10 日即进入慢性骨髓炎阶段。两者没有明显时间界限，一般认为死骨形成是慢性骨髓炎的标志，死骨出现约需 6 周时间。

一、急性血源性骨髓炎病人的护理

身体其他部位的化脓性病灶中的细菌经血液循环播散至骨骼的急性化脓性炎症称急性血源性骨髓炎。其多见于儿童。长骨干骺端为好发部位，以胫骨近端和股骨远端多见。

【病因及病理生理】

（一）病因

最常见的致病菌是溶血性金黄色葡萄球菌，其次为 β 溶血性链球菌。其他包括大肠埃希氏菌产气夹膜杆菌、肺炎双球菌和白色葡萄球菌等。

（二）病理生理

病人先有身体其他部位明显或不明显的感染灶，如疖、痈、扁桃体炎、中耳炎或上呼吸道感染等。若原发病灶处理不当或机体抵抗力下降时,细菌经血液循环播散至骨组织,由于儿童干骺端骨滋养血管为终末血管,血流缓慢,容易使细菌滞留,引发急性感染。感染也可能与局部免疫功能缺陷有关。细菌在长骨的干骺端停止繁殖,局部充血、水肿和白细胞浸润,使骨腔内压力升高,引起剧痛。白细胞坏死释放蛋白溶解酶破坏骨组织,形成小脓肿。脓肿压迫其他的血管,造成广泛的骨坏死和更大的脓肿。

本病基本病理变化是脓肿、骨质破坏、骨吸收和死骨形成,同时出现反应性骨质增生。早期以骨质破坏为主,晚期以修复性骨增生为主。若坏死骨与周围组织脱离,则形成死骨,在坏死骨的周围可形成炎性肉芽组织,长期存留在体内。病灶周围的骨膜因炎症和脓液刺激而生成新骨,包在骨干外层,形成骨性包壳。死骨和包壳可使病灶经久不愈,发展成为慢性骨髓炎。

【护理评估】

（一）健康史

了解病人有无其他部位感染史,病程长短,采取何种治疗及效果如何。既往有无药物过敏史和手术史。

（二）身体状况

1. 症状

（1）全身中毒症状:起病急骤,体温达39℃以上,有寒战,小儿可有烦躁不安、呕吐或惊厥等,重者有昏迷或感染性休克。

（2）局部症状:早期为患部剧痛,肢体半屈曲状,小儿因疼痛而抗拒主动与被动活动。当脓肿穿破密质骨进入骨膜下,形成骨膜下脓肿时,疼痛剧烈。当穿破骨膜形成软组织深部脓肿时,疼痛反而减轻,但局部红、肿、热更明显。若脓液扩散至骨髓腔,则疼痛和肿胀范围更大。

2. 体征　患肢局部皮肤温度增高,早期压痛不明显,当脓肿进入骨膜下时,局部有明显压痛。被动活动肢体时,患儿常因疼痛而啼哭。若整个骨干均受破坏,易继发病理性骨折。

（三）辅助检查

1. 实验室检查　血白细胞计数和中性粒细胞比例增高,红细胞沉降率加快,血细菌培养可获得致病菌。

2. 局部脓肿分层穿刺　选有内芯的穿刺针,在干骺端压痛最明显处刺入,边穿刺边抽吸,不可1次穿入骨内,以免将单纯软组织脓肿的细菌带入骨内。穿刺液常规作涂片检查、细菌培养及药物敏感试验有助明确诊断和选择用药。

3. 影像学检查

（1）X线检查:早期无特殊表现。发病2周后,X线表现为层状骨膜反应与于骺端骨质稀疏。当微小骨脓肿合并成较大脓肿时可见干骺区散在性虫蛀样骨破坏,并向髓腔扩散,骨密质变薄,可有死骨形成。

（2）CT检查:可较早发现骨膜下脓肿。

（3）MRI检查:可以早期发现局限于骨内的炎性病灶。

（4）核素骨显像:病灶部位的血管扩张和增多,发病48小时后可出现干骺端核素浓聚,对早期诊断有一定价值。

（四）心理社会状况

评估病人和家属对疾病的发展过程、治疗和护理的了解程度，有无焦虑和恐惧心理。评估病人的经济状况及家庭的支持情况。

（五）处理原则

治疗的关键是早期诊断与治疗。由于治疗不及时，急性骨髓炎往往演变为慢性骨髓炎，故应尽快控制感染，防止炎症扩散，及时手术。

1. 非手术治疗

（1）全身支持治疗：①补液，维持水、电解质和酸碱平衡；②高热期间予以降温；③营养支持，增加蛋白质和维生素摄入量，经口摄入不足时经静脉途径补充；④必要时少量多次输新鲜血、血浆或球蛋白，以增强病人抵抗力。

（2）抗感染治疗：早期联合足量应用抗生素治疗。发病 3～5 日内抗生素治疗多可控制感染。一般选择半合成青霉素或头孢菌素类与氨基糖苷类抗生素联合应用，然后根据细菌培养和药物敏感试验结果，调整为敏感的抗生素，并持续应用至少 3 周，直至体温正常，局部红、肿、热、痛等症状消失；另外在停抗生素前，红细胞沉降率和 C 反应蛋白水平必须正常或明显下降。

（3）局部制动：患肢用皮牵引或石膏托固定于功能位，以利于炎症消散和减轻疼痛，同时也可防止关节挛缩、畸形和病理性骨折。

2. 手术治疗　手术的目的在于引流脓液，减压或减轻毒血症症状，防止急性骨髓炎转变为慢性骨髓炎。若经非手术治疗 2～3 日炎症仍未得到控制，应尽早手术治疗。手术方式分为局部钻孔引流或开窗减压引流。

【常见护理诊断/问题】

1. 体温过高　与化脓性感染有关。

2. 疼痛　与炎症刺激及骨髓腔内压力增加有关。

3. 躯体移动障碍　与患肢疼痛及制动有关。

4. 组织完整性受损　与化脓性感染和手术有关。

【护理措施】

（一）术前护理

1. 维持正常体温

（1）卧床休息：病人高热期间，应卧床休息，以保护患肢和减少消耗。

（2）降温：病人发热且体温较高时，可用冰袋、酒精擦浴、冷水灌肠等措施进行物理降温，以防高热惊厥发生。根据医嘱使用退热药物，观察并记录用药后的体温变化。

（3）控制感染：配合医生尽快明确致病菌。及时抽取血培养，配合医生行局部脓肿分层穿刺，及时送检标本。根据医嘱应用抗生素，以控制感染和发热。用药时应注意：①合理安排用药顺序，注意药物浓度和滴入速度，保证药物在单位时间内有效输入。②注意病人用药后有无副作用和毒性反应。③警惕双重感染的发生，如真菌感染引起的腹泻。

2. 缓解疼痛

（1）制动患肢：抬高患肢，促进回流，限制患肢活动，维持肢体于功能位，以利于减轻疼痛及局部病灶修复，防止关节畸形和病理性骨折。当移动患侧肢体时，应给予协助，动作要轻稳，做好支撑与支托，尽量减少刺激，避免患处产生应力。

（2）转移病人注意力：让病人听音乐、与人交谈等，使之分散对患处疼痛的注意力。

（3）应用镇痛药：遵医嘱给予止痛药物缓解疼痛。

3．避免意外伤害　密切观察病情变化，对出现高热、惊厥、谵妄、昏迷等中枢神经系统功能紊乱症状的病人，应用床挡、约束带等保护措施，必要时根据医嘱给予镇静药物。

（二）术后护理

1．引流管护理

（1）妥善固定引流装置：拧紧各连接接头，防止松动。翻身时注意安置管道，以防脱出。躁动病人适当约束四肢，以防自行拔出引流管。

（2）保持引流通畅：①保持引流管与一次性负压引流袋连接紧密，并处于负压状态，以保持引流通畅；②冲洗管的输液瓶高于伤口60～70cm，引流袋低于伤口50cm以利引流（图39-1）；③观察引流液的量、颜色和性状，保持出入量的平衡；④根据冲洗后引流液的颜色和清亮程度调节灌注速度。一般钻孔或开窗引流术后24小时内连续快速灌洗，以后每2小时快速冲洗1次；引流液颜色变淡时逐渐减少冲洗液的量，维持冲洗直至引流液清亮为止。若出现滴入不畅或引流液突然减少，应检查是否有血凝块堵塞或管道受压扭曲，并及时处理，以保证引流通畅。

（3）拔管指征：引流管留置3周，或体温正常，引出液清亮，连续3次细菌培养结果阴性，即可拔管。

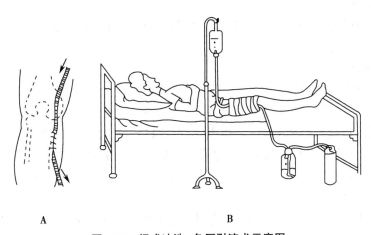

A　　　　　　　　　　　B

图39-1　闭式冲洗、负压引流术示意图

2．功能锻炼　为防止长期制动导致肌萎缩或减轻关节内粘连，急性期病人可做患肢骨骼肌的等长收缩和舒张运动；待炎症消退后，关节未明显破坏者可进行关节功能锻炼。

（三）健康教育

1．饮食指导　加强营养，给予病人易消化的高蛋白、高维生素饮食，增强机体抵抗力，以免复发。

2．用药指导　按医嘱足量应用抗菌药物治疗，连续用药至少3周。要注意药物副作用和毒性反应，如出现应立即停药并到医院就诊。

3．活动指导　长期卧床病人，应指导病人积极功能锻炼。

4. 定期复查 该病易复发, 当愈合后的局部再次出现局部红、肿、热、痛或皮肤窦道再次开放向外流脓时, 及时就诊治疗。

二、慢性血源性骨髓炎病人的护理

急性血源性骨髓炎在急性感染期未能彻底控制反复发作演变成慢性血源性骨髓炎。

【病因及病理生理】

(一) 病因

慢性血源性骨髓炎大多继发于急性血源性骨髓炎, 若低毒性细菌感染, 在发病时即可表现为慢性骨髓炎。

(二) 病理生理

慢性血源性骨髓炎的基本病理变化是反应性新骨包壳形成、死骨分离、死腔和窦道形成。骨质因感染破坏和吸收, 局部形成死腔, 内有脓液、坏死组织、死骨和炎性肉芽组织, 外层骨膜也不断形成新骨而成为"骨性包壳"。包壳常有多个孔道, 经孔道排出脓液及小的死骨至体外。软组织毁损严重而形成瘢痕, 皮肤菲薄极易破损, 窦道经久不愈。窦道口长期脓液刺激, 少数病人可恶变为鳞状上皮癌。当机体抵抗力降低或局部受伤时, 炎症又再次发作, 如此反复。

【护理评估】

(一) 健康史

了解病人病程长短, 采取何种治疗及效果如何; 详细询问抗菌药物使用情况; 既往有无药物过敏史和手术史。

(二) 身体状况

1. 症状 慢性骨髓炎静止期可无症状, 急性发作时有局部疼痛、肿胀等。

2. 体征 长期病变使患肢增粗变形, 邻近关节畸形。幼年发病者, 肢体可有短缩或内、外翻畸形。周围皮肤有色素沉着或湿疹样皮炎, 局部可见经久不愈的瘢痕和窦道, 窦道的肉芽组织突出, 流出大量臭味脓液, 有时可见小的死骨经窦道排出。在死骨排出后窦道封闭, 炎症逐渐消退, 但可在邻近部位产生新的窦道, 甚至已闭合的窦道再次开放。

(三) 辅助检查

1. X 线检查 骨骼失去正常形态, 骨膜下有新生骨形成, 骨质硬化, 骨髓腔不规则, 有大小不等的死骨影, 边缘不规则, 周围有空隙。

2. CT 检查 可显示脓腔与小片死骨。

3. 经窦道插管注入水溶性碘溶液造影剂可显示脓腔情况。

(四) 心理社会状况

病人长期患病病程长, 家庭负担重, 了解病人和家属是否丧失战胜疾病的信心, 是否产生焦虑甚至悲观厌世心理。评估病人的经济状况及家庭的支持情况。

(五) 处理原则

手术治疗为主, 原则是清除死骨和肉芽组织, 消灭无效腔和切除窦道。有死骨无效腔及窦道形成者均应手术治疗。慢性骨髓炎急性发作时不宜做病灶清除, 仅行脓肿切开引流。若有大块死骨而包壳未充分形成者, 不宜摘除死骨, 以免造成长段骨缺损。

【常见护理诊断／问题】

1．焦虑　与疾病迁延不愈、担心功能障碍有关。

2．皮肤完整性受损　与炎症、溃疡、窦道有关。

3．营养失调：低于机体需要量　与疾病长期消耗有关。

4．躯体移动障碍　与关节变形、活动受限有关。

【护理措施】

（一）术前护理

1．一般护理

（1）卧床休息：抬高患肢肢体于功能位，限制活动，以减轻疼痛，防止关节畸形及病理性骨折。必须移动患肢时应给予协助，避免继发性损伤。

（2）营养支持：增加营养以提高抵抗力，给予高蛋白、高热量、高维生素及易消化饮食，必要时给予少量多次输血。

2．病情观察　病情重者，尤其是儿童，应记出入量和危重症护理记录，密切观察生命体征及神志的变化。

3．维持正常体温　高热病人，采取有效的降温措施，一般采用物理降温，必要时遵医给予药物降温。

4．控制感染　注意抗菌药物浓度和滴入速度，密切注意用药后的副作用和毒性反应。及时做血培养和药敏试验，以指导选用有效的抗菌药物。

5．术前准备　做好常规及皮肤准备，窦道口周围皮肤要保持清洁，手术备皮要彻底。

6．心理护理　本病病程长，反复发作，家庭经济负担重，病人往往会有焦虑，甚至悲观厌世的心理。应经常与病人交流、谈心，给予安慰和鼓励，使病人树立战胜疾病的信心。向病人介绍关于疾病治疗方面的情况及成功治愈的病例，以减少病人的疑虑，使病人能积极配合治疗。

（二）术后护理

1．一般护理　病人采取适当卧位，做好术后一般护理。协助病人活动，防止肌肉萎缩。

2．病情观察　伤口行药物灌注、冲洗、负压引流，要注意观察引流液的量、颜色、性质等。

3．伤口护理　注意术后伤口的护理，及时更换敷料。

4．引流管护理　保持引流通畅，防止引流液逆流。多采用点滴冲洗和负压引流。术后24小时内、引流液较多应快速滴入冲洗液，以免血块堵塞引流管。冲洗液一般选用细菌敏感的抗菌药物配制而成，每日用量根据病情而定。伤口行药物灌注、冲洗持续的时间根据死腔的大小而异，一般为2～4周。当体温正常、伤口无炎症现象、引流出的液体清澈时，应考虑拔管。先拔除滴管，引流管继续引流1～2天后再拔除。

（三）健康教育

1．饮食指导　病人长期处于消耗状态，应鼓励病人进食高蛋白、高热量、高维生素和易消化食物，必要时给予肠内或肠外营养支持，以改善病人营养状况，增强机体抵抗力。

2．活动指导　指导病人运动功能锻炼，教会病人使用拐杖、助行器等，减少患肢过早负重。X线片证明包壳已坚固形成，破坏骨已经修复正常时开始逐渐负重。

3．定期复查　该病易复发，当愈合后的伤口再次出现局部红、肿、热、痛或皮肤窦道流脓时，及时就诊治疗。

第二节　化脓性关节炎病人的护理

化脓性关节炎是指关节内化脓性感染。其多见于儿童，好发部位是髋关节与膝关节。

【病因及病理生理】

（一）病因

身体其他部位或邻近关节部位的化脓性病灶内的细菌，通过血液循环播散或直接蔓延至关节腔所致。开放性关节损伤后继发感染也是病因之一，也可由关节穿刺或关节术后感染引起。常见的致病菌为金黄色葡萄球菌，其次为白色葡萄球菌、淋病双球菌、肺炎链球菌及大肠埃希氏菌等。

（二）病理生理

化脓性关节炎的病变发展过程大致可分为三个阶段：

1. 浆液性渗出期　细菌侵入关节腔后，滑膜明显充血、水肿，有白细胞浸润及浆液性渗出。本期关节软骨尚未破坏，如及时治疗病变可逆，关节功能可完全恢复。

2. 浆液纤维性渗出期　病变进一步发展渗出物增多、混浊，内含大量白细胞及纤维蛋白，纤维蛋白沉积在关节软骨下影响软骨代谢，白细胞释放大量溶酶体酶可以协同破坏软骨基质，使软骨出现崩溃断裂和塌陷。修复后会出现关节粘连和功能障碍。

3. 脓性渗出期　若炎症不能控制，渗出物转为脓性，炎症侵犯至软骨下基质滑膜和关节软骨，关节周围亦有蜂窝织炎。修复后关节重度粘连，甚至出现关节强直，病变为不可逆，后遗严重关节功能障碍。

【护理评估】

（一）健康史

询问病人诉期有无局部化脓性感染病灶，以及关节外伤、手术史；了解病人一般情况、发病经过及治疗情况效果如何。既往有无药物过敏史和手术史等。

（二）身体状况

1. 症状　起病急骤，全身不适，乏力，食欲减退，寒战高热，体温可达39℃以上。感染严重者可出现谵妄与昏迷，小儿可见惊厥。病变关节处剧烈疼痛。

2. 体征　病变关节功能障碍，活动受限。局部有明显的红、肿、热、痛表现，发生于膝关节可出现浮髌试验阳性。

（三）辅助检查

1. 实验室检查　血常规检查白细胞总数升高，中性粒细胞计数比例升高，红细胞沉降率增快。关节穿刺，抽出液外观呈浆液性或脓性，涂片见大量成堆的脓细胞，细菌培养可检出致病菌。

2. X线检查　早期关节周围软组织阴影扩大，关节间隙增宽；后期关节间隙变窄或消失。

（四）心理社会状况

评估病人对疾病及预后有无焦虑心理；了解病人的经济状况及诊疗费用支付能力的情况。

（五）处理原则

全身支持治疗，应用抗菌药物，消除局部感染病灶。

1. 早期足量应用有效抗菌药物,原则同急性血源性骨髓炎。

2. 关节腔内注射抗菌药物,每天 1 次。关节穿刺抽出积液,注入抗菌药物。

3. 关节腔灌洗,适用于表浅的大关节,如膝关节。在关节两侧穿刺,经穿刺套管灌洗,每日滴入抗菌药液 2 000～3 000ml,引流液转清,细菌培养阴性后停止灌洗,但引流管应持续引流数天至无引流液吸出,局部症状和体征消失可拔管。

4. 关节切开引流术,适用于较深的大关节,如髋关节。应及时行切开引流术,在关节腔内留置 2 根硅胶管后缝合,按上述方法行关节腔持续灌洗。

【常见护理诊断／问题】

1. 疼痛　与炎症刺激有关。

2. 体温过高　与化脓性感染有关。

3. 躯体移动障碍　与患肢疼痛及制动有关。

4. 知识缺乏:缺乏本病的治疗与康复知识。

【护理措施】

（一）术前护理

1. 一般护理　病人卧床休息,适当抬高患肢。限制活动,保持患肢于功能位,防止关节畸形及病理性脱位。急性炎症消退后,鼓励病人做主动活动。

2. 给予易消化高蛋白、高维生素饮食,并注意调节体液平衡。

3. 控制感染　遵医嘱早期应用广谱的、足量的、有效的抗菌药物,注意药物的浓度和滴入的速度,用药期间密切观察药物的副作用和毒性反应。

4. 疼痛护理　应卧床休息,常用皮肤牵引或石膏托等方法固定患肢,防止感染扩散,克服肌肉痉挛,拉开关节面,以减轻关节软骨之间的压力,从而减轻疼痛,防止关节面进一步破坏。

5. 维持正常体温　体温高时可给予物理降温,必要时遵医嘱用药物降温。

（二）术后护理

除病人的一般常规护理外,重点注意观察引流物的量、性质,及时更换敷料和拔除引流管。

（三）健康教育

向病人及家属讲明化脓性关节炎的发生发展及预后情况,指导病人关节功能锻炼,避免关节功能障碍。若再次出现体温升高关节部位红、肿、热、痛等,应及时来院。

第三节　骨与关节结核病人的护理

骨与关节结核以往是常见的感染性疾病,由于生活条件的改善和抗结核药物的广泛使用,使骨与关节结核的发生率明显下降。但近年来出现耐药性结核分枝杆菌的增加,使骨与关节结核的发病率有所上升。本病好发于青少年及儿童,30 岁以下的病人约占 80%。发病部位以脊柱最多见,约占骨与关节结核发病率的 50%,其次是膝关节、髋关节、肘关节、肩关节。

【病因及病理生理】

（一）病因

骨与关节结核为骨与关节的特异性感染，是一种继发性感染，原发病灶为肺结核和消化道结核，在我国绝大多数继发于肺结核。结核分枝杆菌由原发病灶经血液循环侵入骨质或滑膜，不一定会立刻发病。它在骨与关节内可以潜伏多年，当机体抵抗力下降时，如外伤、营养不良、过度劳累等，可以使潜伏的结核分枝杆菌活跃繁殖而出现临床症状。

（二）病理生理

骨与关节结核最初的病理变化是单纯性骨结核或单纯性滑膜结核，以前者多见。在发病早期，关节软骨尚未受到破坏。如早期治疗，结核病被很好控制，则关节功能不受影响。如病变进一步发展，单纯性骨结核或单纯性滑膜结核可发展为全关节结核。受累的骨与关节出现结核性浸润、肉芽增生、干酪样坏死及寒性脓肿形成，关节软骨逐渐被破坏。全关节结核必定会遗留各种关节功能障碍，晚期可导致病理性关节脱位、骨折、肢体畸形等。

【护理评估】

（一）健康史

了解病人的年龄、饮食和日常活动情况；发病诱因；既往有无结核病病史和密切接触史；治疗情况和抗结核药物使用情况；有无药物过敏史和手术史等。

（二）身体状况

1. 症状

（1）全身症状：发病缓慢，一般不明显，可有低热、脉快、食欲减退、盗汗、消瘦、乏力、贫血等全身结核中毒症状。

（2）局部症状：早期病变部位即有轻度疼痛，随病情发展逐渐加重，活动时疼痛更明显。脊柱结核多为钝痛，咳嗽、打喷嚏、持重物时疼痛加重。髋关节结核早期即有髋部疼痛，儿童病例常诉说同侧膝部疼痛。膝关节结核在全关节结核早期疼痛较明显，单纯滑膜和骨结核疼痛较轻。肩关节结核早期有酸痛感，以肩关节前侧为主，有时可放射到肘部及前臂。

2. 体征

（1）脊柱结核：脊柱生理弯曲改变，以胸段后突畸形明显。由于干酪样物质、死骨和坏死的椎间盘压迫脊髓，出现肢体感觉、运动和括约肌功能障碍，甚至完全性截瘫，局部有压痛和叩击痛。

（2）髋关节结核：早期髋关节前侧有压痛，肿胀不明显，由于疼痛引起肌肉痉挛，髋关节呈屈曲、内收畸形。后期由于关节面软骨破坏遗留各种畸形，以髋关节内旋、内收、屈曲畸形，髋关节强直与双下肢不等长常见。

（3）膝关节结核：局部疼痛、肿胀，浮髌试验阳性。由于膝关节持续积液和失用性肌萎缩，当交叉韧带破损时，发生病理性膝关节脱位。小腿向后方移位，并膝外翻畸形。髋关节结核脓肿多在股三角区或臀部，膝关节结核脓肿形成后一般局限在病灶附近。急性脓肿破溃后形成经久不愈的窦道，常易并发混合性感染。

（三）辅助检查

1. 实验室检查　血常规检查有轻度贫血，白细胞计数一般正常，有混合感染时白细胞微升高。红细胞沉降率在活动期明显增快，病变静止或治愈时下降至正常。

2．影像学检查

（1）X 线检查：是骨与关节结核诊断的主要手段，但不能用于早期诊断，一般在起病后 6～8 周才有 X 线改变。

（2）CT 检查：可以发现普通 X 线片不能发现的问题，特别是显示病灶周围的脓肿有独特的优点。

（3）MRI 检查：可在炎症浸润阶段显示异常信号，有助于早期诊断。

（四）心理 - 社会状况

评估病人对疾病的心理反应是否有沮丧、焦虑等不良情绪；评估病人生活方式，社会角色是否受到疾病的影响；评估病人及家属对长期治疗的心理承受能力和家属对病人的态度、家庭经济状况和支持度等。

（五）处理原则

骨与关节结核是全身性感染的局部表现，治疗应全身与局部并重，采用综合治疗措施以提高疗效。

1．非手术治疗主要为全身支持疗法、抗结核药物治疗及局部治疗。

（1）全身支持疗法：注意充分休息和改善营养，保证新鲜空气和适当的阳光，以增强机体抵抗力。贫血严重者，可给予少量多次输血。混合感染者，应根据细菌培养和药物敏感试验应用抗生素。

（2）抗结核药物治疗：抗结核药物治疗应遵循早期、联合、适量，规律和全程应用的原则，以增加药效及降低细菌的耐药性。

（3）局部制动：根据病变部位和病情轻重分别用夹板、石膏绷带和牵引等方法使病变关节制动，以保持关节于功能位，防止病理性骨折，预防与矫正患肢畸形，一般小关节固定 4 周，大关节要延长至 12 周左右。

2．手术治疗　在全身支持疗法和抗结核药物的控制下，及时进行手术治疗，可以缩短疗程，预防或矫正畸形，减少肢体残疾和复发。

【常见护理诊断 / 问题】

1．疼痛　与骨与关节结核和手术创伤有关。

2．营养失调：低于机体需要量　与食欲减退和结核长期消耗有关。

3．皮肤完整性受损　与脓肿破溃形成窦道有关。

4．躯体移动障碍　与患肢疼痛、固定或截瘫有关。

【护理措施】

（一）非手术治疗病人的护理

1．一般护理

（1）卧床休息：适当限制活动，以缓解疼痛，防止感染蔓延扩散，防止病理性脱位或骨折。注意保持肢体的功能位，防止关节畸形。

（2）改善营养状况：给予高蛋白、高热量、富含维生素、易消化的饮食，必要时少量多次输新鲜血，提高抵抗力。

2．抗结核药物治疗　遵医嘱合理应用抗结核药物，注意药物的毒性反应及副作用的发生和预防。

3．皮肤护理　长期卧床的病人，注意皮肤及生活护理。换药时，应严格无菌操作，注意消毒隔离措施，避免混合感染的发生。

4. 心理护理　本病由于病程长、费用高，给家庭造成沉重负担，故病人大多有自卑、沮丧、焦虑等不良情绪。护士应加强病人的心理护理，主动倾听病人的感受，帮助病人树立信心。

（二）手术治疗病人的护理

1. 术前护理　除了一般的常规准备外，应纠正病人的营养状况，提高对手术的耐受力，调节病人的心理因素，解除病人的顾虑。术前应用抗结核药物至少2周，有窦道合并感染者应用广谱抗生素至少1周。

2. 术后护理

（1）严密病情观察，按时监测生命体征，注意观察肢端的皮肤颜色、温度、感觉及毛细血管充盈情况等，发现异常应及时报告医生并协助处理。

（2）脊柱结核术后脊柱不稳定，或做脊柱融合术后，必须局部确切制动，避免继发损伤及植骨块脱落等。合并截瘫的病人，按截瘫的护理常规，预防截瘫的并发症，如压疮、泌尿系感染、呼吸系统感染、肢体畸形等。关节结核行滑膜切除术的病人，术后多采用皮肤牵引，注意保证牵引有效；关节融合术后，多用石膏固定，注意石膏固定的护理。

（3）鼓励病人适当主动活动病变以外的关节，防止关节僵直，活动量应根据病人的病情而定，原则是循序渐进，持之以恒，以达到最大限度地恢复肢体的功能。

（三）健康教育

1. 知识宣教　说明积极治疗结核原发病灶是预防骨与关节结核的最主要措施，介绍骨与关节结核的治疗原则及方法，以使病人配合治疗。

2. 用药指导　告诉病人遵医嘱坚持抗结核用药2年，告知病人及家属坚持服药的重要性及停药后的严重后果。

3. 复查指导　遵医嘱定期到医院复查，如出现耳鸣、听力异常应立即停药，同时注意肝、肾功能受损及多发性神经炎的发生。

 情景训练

角色扮演骨科护士对骨髓炎病人进行健康教育。

（董海艳）

思考与练习

一、单项选择题

1. 急性血源性骨髓炎最早病灶部位多在（　　）
　A. 干骺端　　　　　　　　B. 骨骺端　　　　　　　　C. 骨髓腔
　D. 骨皮质　　　　　　　　E. 骨膜下

2. 急性血源性骨髓炎护理中**不妥**的是（　　）
　A. 患肢必须固定　　　　　　　　　　B. 物理降温，预防惊厥

C. 高蛋白质、高糖、高维生素饮食　　　D. 体温正常后,还应继续用抗生素

E. 体温正常后,可下床活动

3. 急性血源性骨髓炎的好发部位是(　　)

A. 骨髓腔　　　　　　　B. 骨皮质　　　　　　　C. 骨膜下

D. 骨骺　　　　　　　　E. 干骺端

4. 以下关于血源性骨髓炎描述正确的是(　　)

A. 临床上多见于成人

B. 以慢性多见

C. 最常见的致病菌为白色葡萄球菌

D. 由周围软组织化脓性感染直接蔓延而来

E. 发病部位多在四肢长骨的干骺端

二、病例分析题

常先生,47 岁,农民,有肺结核病史,2 个月前无明显诱因下出现腰痛,逐渐加重。查体:胸腰段轻度后突畸形,腰 2 棘突叩击痛、压痛阳性,双下肢感觉运动未及异常。X 线检查示:腰椎间隙狭窄,相邻椎体边缘有溶骨性破坏。

请思考:

(1) 该病人主要护理问题 / 诊断有哪些? 术前主要护理措施有哪些?

(2) 如何对该病人进行健康教育?

任务四十 颈肩痛与腰腿痛病人的护理

颈肩痛和腰腿痛多由慢性劳损及无菌性炎症引起，是以病患部位疼痛、肿胀甚至功能受限为主的一组症状，常见疾病包括颈椎病、肩周炎、腰椎间盘突出症、腰肌劳损等。起病比较隐匿，症状常不典型或疼痛时轻时重，有时甚至可自行缓解，因而不被广大病人所认识。

第一节 颈椎病病人的护理

 病例导入

> 康先生，60岁，有颈椎病病史，曾摔倒2次，摔倒后数分钟即可自行站起，意识清醒。近日因下肢行走无力，有踩棉花样感觉入院。查体：颈部疼痛，有压痛，腱反射亢进，巴宾斯基征阳性，MRI检查示颈椎管矢状径变小，脊髓受压。经医生会诊后，予以实施颈椎前路手术治疗。
>
> **请思考：**
> 1. 该病人入院后，应如何防止再次跌倒？
> 2. 该病人手术前，护士应该进行哪些方面的指导？

颈椎病是由于颈椎椎间盘退变及其继发性改变，刺激或压迫颈神经根、颈部脊髓、椎动脉、颈部交感神经而引起的一系列综合症状。发病年龄多在中年以上，男性居多，好发部位为颈5~6、颈6~7椎间盘。目前颈椎病发病呈年轻化倾向。

【病因及病理生理】

1. 颈椎间盘退行性变　是颈椎病发生和发展最基本的原因。颈椎活动度大，随年龄增长，椎间盘逐渐发生退行性变，使椎间隙狭窄，关节囊、韧带松弛，脊柱活动时稳定性下降，进一步发展引起椎体、椎间关节及其周围韧带发生变性、增生、钙化，最后致相邻脊髓、神经、血管受到刺激或压迫。

2. 损伤　急性损伤使已退变的颈椎和椎间盘损害加重而诱发颈椎病；慢性损伤可加速其退行性变的发展过程。

3. 先天性颈椎管狭窄　颈椎管的矢状内径对颈椎病的发展有密切关系。先天性颈椎管矢状径小于正常（14~16mm）时，即使仅有轻微退行性变，也可出现临床症状和体征。

【护理评估】

（一）健康史

了解病人的年龄、职业,既往有无急慢性损伤史以及治疗经过,以及病人家族中有无先天遗传病史。

（二）身体状况

根据受压或刺激的组织不同,临床上将颈椎病分为以下几种类型:

1. 神经根型颈椎病　此型最常见。

（1）症状:先出现颈痛及颈部僵硬,短期内加重并向肩部及上肢放射,咳嗽、打喷嚏及活动时疼痛加剧。皮肤可有麻木、过敏等感觉异常,上肢肌力和手握力减退。

（2）体征:颈部肌肉痉挛,颈肩部压痛,颈部和肩关节活动有不同程度受限。

2. 脊髓型颈椎病　此型最严重,是颈椎间盘后突的髓核、椎体后缘的骨赘、肥厚的黄韧带及钙化的后纵韧带等导致脊髓受压。

（1）症状:如手部麻木、活动不灵活,尤其是精细活动失调,握力下降。它也可有下肢症状,如麻木、步态不稳有踩棉花样感觉。躯干有紧束感。病情加重可发生自上而下的上运动神经元性瘫痪。

（2）体征:肌力减退,四肢腱反射活跃或亢进。

3. 椎动脉型颈椎病　椎动脉受到颈椎病变的刺激、牵拉或压迫。

（1）症状:眩晕,最常见,多伴有复视、耳鸣、耳聋等。猝倒,当头部活动时可诱发或加重猝倒。头痛,头枕部、顶部发作性胀痛。

（2）体征:颈部有压痛点。

4. 交感神经型颈椎病　表现主要为系列交感神经兴奋症状,如头痛或偏头痛、头晕、心跳加快、心律不齐、血压升高以及耳鸣、听力下降等。它也可表现为交感神经抑制,如头昏、眼花、心动过缓、血压下降等。

（三）辅助检查

CT 和 MRI 检查可见椎间盘突出、椎管、神经根管狭窄及脊髓、脊神经受压情况。

（四）心理-社会状况

颈椎病的相关症状影响病人的情绪,病人常因病情的慢性过程和反复发作而焦虑。

（五）处理原则

改善受压,减轻症状,促进循环。

1. 非手术疗法　包括颈部牵引、颈托和围领限制颈椎活动,推拿、按摩、理疗、药物治疗。

2. 手术治疗　非手术治疗半年无效,或反复发作或脊髓型压迫症状进行性加重者,可采用手术治疗。常用术式有颈椎间盘摘除、椎间植骨融合术、前路侧方减压术、颈椎半椎管切除减压或全椎板切除术。

【常见护理诊断/问题】

1. 疼痛　与炎症、神经、血管受压或刺激有关。

2. 焦虑　与担心预后及手术有关。

3. 潜在并发症:术后出血、呼吸困难。

【护理措施】

（一）术前护理

1. 术前准备　教会病人做推移气管的训练，以适应术中牵拉气管操作。术前2～3天给予抗生素，做好术前常规准备。需植骨者，备皮时注意供骨部位的皮肤准备。准备好术中用品，如X线片。

2. 心理护理　稳定病人情绪，向病人讲解手术目的、过程、注意事项，多与病人交流给予心理支持。

（二）术后护理

1. 一般护理

（1）体位：行植骨椎体融合者，在搬送病人回病房过程中，要特别注意颈部确切固定，一般用围领固定，应有专人护送。回病房后取平卧位，颈部取稍前屈位，在两侧颈肩部放置沙袋限制头颈部偏斜。床边常规备气管切开包，以备急用。

（2）保持呼吸道通畅：术后要常规进行雾化吸入，鼓励病人深呼吸和有效的咳嗽。

2. 病情观察　密切观察生命体征，如有病情变化，及时报告。

3. 伤口护理

（1）观察颈部敷料：看有无被渗血湿透，一旦湿透及时更换敷料。

（2）观察颈部组织：看有无肿胀及软组织的张力。

（3）观察呼吸情况：注意病人是否感到憋气、呼吸困难，因出血量达到一定量时，局部肿胀压力增高而气管受压。

4. 引流管护理　固定好伤口引流管，勿扭曲受压。保持引流通畅，记录引流物量、性质。

5. 并发症的预防和护理

（1）呼吸困难：是前路手术后最危急的并发症，一般多发生在术后1～3日。病人一旦出现呼吸困难、烦躁、发绀，应在通知医生的同时，立即敞开敷料，剪开颈部切口缝线，以利积血外溢，解除气管压迫。如果病人呼吸经清除血肿后仍无改善，应协助医生施行气管切开术。

（2）其他常见并发症：有切口感染、肺部感染、压疮等，按医嘱合理应用抗生素，勤翻身，保持床面整洁、干燥。

6. 心理护理　护士应了解病人的心理状态，以及病人和家属对疾病的认知程度。向病人讲解治疗护理措施，关心病人，使其增强战胜疾病的信心，配合治疗。

（三）健康教育

1. 预防指导　向病人普及颈椎病及其预防的常识。

2. 康复指导　教会病人牵引、推拿、按摩的方法及注意事项，一旦发生病情变化及时就诊。

3. 心理指导　鼓励病人增加自信心、自尊心，学会自我照顾，保持心态良好。指导病人家属科学地照护病人，给予心理支持。

4. 保健指导　在工作中，尤其是办公室工作人员要定时改变姿势，做颈部及下肢活动。睡眠时宜睡硬板床，注意睡眠姿势，枕头高度适当，一般枕头与肩高为宜，注意避免头颈部过伸或受压。

第二节　腰腿痛病人的护理

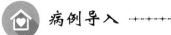

李先生，65岁，自述腰部不慎扭伤，伤后左腰痛并向左下肢放射，咳嗽时腰腿痛加剧。现李先生前来医院就诊，你是骨科门诊接诊护士。

请思考：

1. 病人出现当前症状的主要原因是什么？
2. 病人不愿接受住院治疗时，应采取什么措施？

腰腿痛是临床常见的一组症状，指下腰、腰骶、骶髂、臀部等处的疼痛，可伴有一侧或双则下肢放射痛和马尾神经症状。腰腿痛的病因较多，腰椎间盘突出症和腰椎管狭窄症是导致腰腿痛的常见疾病。

【病因及病理生理】

（一）腰椎间盘突出症

腰椎间盘突出症指腰椎间盘变性、纤维环破裂，髓核组织突出，刺激或压迫马尾神经根所引起的一种综合征。20～50岁为多发年龄，男性多于女性。

病因有椎间盘退行性变、急性或慢性损伤、遗传因素和妊娠。

（二）腰椎管狭窄症

腰椎管狭窄症指腰椎管因某种因素产生骨性或纤维性结构异常，导致一处或多处管腔狭窄，致马尾神经或神经根受压所引起的一种综合征。其发病年龄多在40岁以上。

病因有先天和后天之分。先天性椎管狭窄可由于骨发育不良所致，后天性椎管狭窄常见于椎管的退行性变。在椎管发育不良的基础上发生退行性变是腰椎管狭窄症最常见的原因。

【护理评估】

（一）健康史

了解病人的年龄、职业、家族中有无类似病史，有无先天性椎间盘疾病、腰部手术史，了解有无腰部急性或慢性损伤史，了解受伤经过及诊疗情况。

（二）身体状况

1. 腰椎间盘突出症

（1）症状：①腰痛，最常见，特别是早期病人，急性剧痛或慢性隐痛，病程长的病人行走时疼痛难忍，病弯腰、咳嗽、排便等用力时尤甚。②坐骨神经痛，见于腰椎3～4节、腰骶椎间盘突出者，多为单侧，疼痛从下腰部向臀部再向下肢、足背或足外侧放射，可伴有麻木感；中央型椎间盘突出症可有双侧坐骨神经痛，咳嗽、打喷嚏等使腹内压增高时疼痛加剧。③马尾神经受压症状：中央型突出的髓核或脱垂游离的椎间盘组织压迫马尾神经，出现鞍区感觉迟钝，大小便功能障碍。

（2）体征：①腰椎侧突，是腰椎为减轻神经根受压所引起疼痛的姿势性代偿畸形。②腰部活动受限，腰部各方向的活动均受到不同程度的影响，以前屈受限最明显。③压痛、叩痛，在病变椎间隙的棘突间，棘突旁侧 1cm 处有深压痛、叩痛，并伴有向下肢的放射痛，直腿抬高试验及加强试验阳性。④感觉减退、肌力下降及腱反射改变。腰神经根受累时，患侧小腿前外侧和足背内侧的痛、触觉减退等。⑤骶神经根受累时，外踝附近及足外侧的痛、触觉减退，足跖屈无力，踝反射减弱或消失。

2. 腰椎管狭窄症

（1）症状：①间歇性跛行，多见于中央型椎管狭窄或重症病人，常在行走数百米或更短的距离后下肢疼痛、麻木、无力，需蹲下休息数分钟后，方可继续行走，但继续行走后又重复出现上述症状。②腰腿痛，可有腰背痛、腰骶部痛或下肢痛。下肢痛为单侧或双侧，站立位过伸位或行走过久时疼痛加重，前屈位、蹲位及骑自行车时疼痛减轻或消失。③马尾神经受压症状，表现为双侧大小腿、足最后侧及会阴部感觉迟钝，大、小便功能障碍。

（2）体征：腰部背伸受限，腰椎生理前凸减少，腰部前屈正常，腰椎棘突旁有压痛。

（三）辅助检查

1. 影像学检查

（1）腰椎间盘突出症：① X 线，平片可提示脊柱侧凸，椎体边缘增生及椎间隙变窄等退行性变。② CT 和 MRI，可显示椎管形态、椎间盘突出的程度和方向等，MRI 还能显示脊髓、髓核、马尾神经、脊神经根的情况。

（2）腰椎管狭窄症：① X 线平片，腰椎 X 线片除可显示椎体、椎间关节和椎板的退行性变外，可测量腰椎管的矢径与横径。② CT 和 MRI，可显示脊髓、脊神经根、马尾神经受压情况。

2. 电生理检查　如肌电图等可明确神经受损的范围及程度。

（四）心理社会状况

腰腿痛直接影响病人的工作与生活，病人常因疼痛和活动受限而烦恼、焦虑。病人和家属常因对疾病缺乏认知而恐惧。

（五）处理原则

1. 腰椎间盘突出症

（1）非手术治疗：适用于大多数病人，措施为绝对卧床休息、持续牵引、硬膜外注射皮质激素以及理疗、推拿和按摩。

（2）手术治疗：非手术治疗无效或巨大、骨化椎间盘、中央型椎间盘压迫马尾神经者，可采取腰椎间盘突出物摘除术或经皮穿刺髓核摘除术。

2. 腰椎管狭窄症

（1）非手术治疗：症状轻者可非手术治疗缓解。

（2）手术治疗：主要目的是解除对硬脊膜及神经根的压迫。适用于：①症状严重，非手术治疗无效者。②神经功能障碍明显，特别是马尾神经功能障碍者。手术方法有椎板切除、上关节突、椎板切除，神经根管扩大及神经根粘连松解等，必要时同期行脊柱融合内固定术。

【常见护理诊断/问题】

1. 疼痛　与椎间盘突出、肌肉痉挛、不舒适的体位有关。

2. 躯体移动障碍　与疼痛、肌肉痉挛有关。

3. 知识缺乏：缺乏腰椎间盘突出症的防治及功能锻炼知识。

【护理措施】

（一）术前护理

1．疼痛护理

（1）卧硬板床：卧位可降低椎间盘压力（比站立时低 50%），缓解疼痛；抬高床头 20°，膝关节屈曲，膝、腿下可垫枕，增加舒适感。

（2）佩戴腰围：卧床 3 周后，可戴腰围下床活动。

（3）有效牵引：牵引病人注意观察体位、牵引线及重量是否正确，维持反牵引；经常检查牵引带压迫部位的皮肤有无疼痛、发红、破损、压疮等。

2．活动与功能锻炼

（1）指导起卧：腰腿痛病人起卧困难，应予以指导帮助，病人将身体先移向床的一侧，用胳膊将身体撑起，移到床的一侧，将脚放在地下，利用腿部肌肉收缩使身体由坐位改为站立位；躺下时按相反的顺序依次进行。

（2）指导活动锻炼：病人未固定关节要进行全范围关节活动，腰背肌要加强功能锻炼；活动受限者，病情许可时帮助病人活动各关节、按摩肌肉，以促进血液循环，防止肌肉萎缩和关节僵直；能下床者逐渐加大活动量及范围。

（3）避免损伤：嘱病人避免做弯腰、长期站立或上举重物等动作，以防腰部肌肉痉挛，加重疼痛。

3．术前准备　向病人解释手术方式及术后暂时出现的问题，如疼痛、麻木等。训练正确翻身、床上使用便盆及术后功能锻炼的方法，以适应术后医疗护理的需要。做好术前常规准备。

4．心理护理　①向病人解释疾病的发生、发展情况及影响因素。②讲明减少或预防疼痛发作的措施，减轻病人的心理负担。③鼓励病人与家属的交流，使家属能够积极帮助病人克服困难及心理压力，同时介绍病人与病友进行交流，以增加病人的自尊和自信。

（二）术后护理

1．体位　去枕平卧，麻醉清醒、生命体征平稳 2 小时后，护士应每隔 2～3 小时协助病人轴线翻身，即翻身时指导病人双手交叉放于胸前，双腿自然屈曲，两名护士 1 人扶肩背部，1 人托臀部及下肢，同时将病人翻向一侧，肩背部及臀部各垫软枕支撑。

2．病情观察　遵医嘱及时监测生命体征，并作好记录。

3．切口护理　观察切口敷料有无渗湿，注意渗出液的量、性质，敷料渗湿后要及时更换。

4．引流的护理　观察、记录引流液的量、颜色、性质，根据引流情况，一般引流管于术后 24～48 小时拔除。

5．功能锻炼

（1）四肢关节锻炼：可防止关节僵硬，卧床期间应鼓励病人坚持定时活动四肢关节。

（2）直腿抬高锻炼：可防止神经根粘连和肌肉萎缩。直腿抬高锻炼，术后 1 天可开始进行，每分钟 2 次，抬放时间相等，每次 15～30 分钟，每日 2～3 次，抬腿幅度逐渐增加。

（3）腰背肌锻炼：可增强腰背肌力和脊柱的稳定性（图 40-1）。应根据术式及医嘱，指导病人锻炼腰背肌。术后 7 天开始，用五点支撑法，1～2 周后采用三点支撑法，每日 3～4 次，根据病人情况每次锻炼 50 下，循序渐进增加。

（4）行走训练：一般卧床 2 周后借助腰围或支架适当下床活动。

6. 并发症的预防 常见并发症为神经根粘连和肌肉萎缩。要协助指导病人术后功能锻炼。

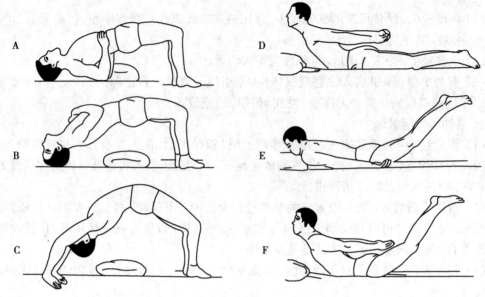

图 40-1 腰背肌锻炼仰卧法和俯卧法

A. 五点支撑法；B. 三点支撑法；C. 四点支撑法；D. 头、上肢及背部后伸；E. 下肢及腰部后伸；
F. 整个身体后伸。

（三）健康教育

1. 传播知识 教会病人及家属有关腰腿痛的防治知识。

2. 佩戴围腰 脊髓受压的病人，应戴围腰 3～6 个月，直至神经压迫症状解除

3. 正确姿势 指导正确坐、卧、立、行和劳动姿势，以减少急慢性损伤发生的机会。

（1）卧姿：卧硬板床。①侧卧位：屈髋屈膝，两腿分开，上腿下垫枕，避免脊柱弯曲的蜷缩姿势。②仰卧位：可在膝、腿下垫枕，避免头前倾、胸部凹陷的不良姿势。③俯卧位：可在腹部及踝部垫薄枕，以使脊柱肌肉放松。

（2）走姿：行走时抬头、挺胸、收腹，腹肌有助于支持腰部。

（3）坐姿：坐时最好选择高度合适、有扶手的靠背椅，注意身体与桌子的距离适当，使膝与髋保持在同一水平，身体靠向椅背并在腰部垫一靠垫。

（4）站姿：站立时应尽量使腰部平坦伸直，收腹、提臀。

（5）体位变换：避免长时间用同一姿势站立或坐位。站立一段时间后，将一只脚放在脚踏上，双手放在身前，身体稍前倾。长时间伏案工作者，应积极参加工间操活动，以避免慢性肌肉劳损。勿长时间穿高跟鞋站立或行走。

（6）借力避伤：正确应用人体力学原理劳动，避免损伤。蹲位举重物，背部应伸直勿弯；搬运重物，宁推勿拉；搬抬重物，应将髋膝弯曲下蹲，腰背伸直，主要应用股四头肌力量，用力抬起重物再行走，避免采取不舒适的或紧张的体位或姿势。

（7）做好劳动保护：腰部劳动强度大时应佩戴有保护作用的宽腰带。参加剧烈运动时，应注意运动前的准备活动和运动中的保护措施。

4. 腰背肌锻炼　应循序渐进加强腰背肌功能锻炼，以增加脊柱的稳定性。

5. 加强营养　以减缓机体组织和器官的退行性变。

情景训练 ++

　　1. 角色扮演骨科护士对颈椎病病人进行健康教育。

　　2. 角色扮演骨科护士对腰椎间盘突出症病人进行健康教育。

（董海艳）

思考与练习

一、单项选择题

1. 颈椎病临床上最常见的分型是（　　）

　　A. 神经根型颈椎病　　　　　　　　B. 脊髓型颈椎病

　　C. 椎动脉型颈椎病　　　　　　　　D. 交感神经性颈椎病

　　E. 食管型颈型颈椎病

2. 关于颈椎病病人行推拿、按摩治疗的目的，**错误**的是（　　）

　　A. 减轻肌痉挛　　　　　　　　　　B. 根治本病

　　C. 缓解疼痛　　　　　　　　　　　D. 改善症状

　　E. 改善局部血液循环

3. 颈椎病发生和发展中最基本的原因是（　　）

　　A. 颈椎间盘突出　　　　　　　　　B. 颈椎间盘退行性病变

　　C. 急性损伤　　　　　　　　　　　D. 慢性劳损

　　E. 先天性椎管狭窄

4. 病人，女性，68 岁，诊断为脊髓型颈椎病。下列陈述中**不适当**的是（　　）

　　A. 可引起截瘫　　　　　　　　　　B. 可导致大小便

　　C. 早期可行按摩、牵引治疗　　　　D. 早期应积极手术治疗

　　E. MRI 可见脊髓受压

5. 男性，56 岁，颈肩痛 1 个月，并向右手放射，右手拇指痛觉减弱，肱二头肌肌力弱。初步诊断是（　　）

　　A. 颈椎病　　　　　　　　　　　　B. 肩周炎

　　C. 肩袖综合征　　　　　　　　　　D. 臂丛神经炎

　　E. 颈部劳损

二、病例分析题

1. 王先生，68 岁，诊断为脊髓型颈椎病，入院行颈椎前路手术，手术 25 小时后突然出现呼吸困难。

请思考：

（1）出现呼吸困难最可能的原因是什么？

（2）遇到这种情况应采取哪些护理措施？

2. 李先生，42岁，腰椎管狭窄症行上关节突、椎板切除术后，生命体征平稳。

请思考：

（1）为预防压疮，如何对病人进行轴线翻身护理？

（2）请为该病人制订术后功能锻炼计划。

任务四十一 常见骨肿瘤病人的护理

 病例导入

    李先生，19岁，2个月前因膝关节疼痛以"关节炎"在外院行局部物理治疗未见明显好转。1周前疼痛加重，夜间不能入睡来院就诊。查体：左膝部弥漫性包块，边界不清，压痛明显，局部皮温高，左膝关节屈曲，不能伸直。X线检查：左股骨下端骨质呈浸润性破坏，有溶骨现象。肺纹理清晰。经医生诊断此病需手术治疗，病人及家属担心手术及疾病预后。

请思考：

1. 病人疼痛的原因是什么？

2. 评估病人时应注意哪些方面？

第一节 概 述

    凡发生在骨内或起源于各种骨组织成分的肿瘤，不论是原发性、继发性还是转移性肿瘤统称为骨肿瘤。骨肿瘤多见于长骨生长活跃的部位即干骺端。骨肿瘤的发病具有年龄特点，如骨肉瘤多见于青少年，骨巨细胞瘤多见于成人，骨髓瘤多见于老年人，发病率为所有肿瘤的2%～3%。

一、分类

    1. 骨肿瘤分为原发性和继发性两大类，原发性骨肿瘤是由骨组织及其附属组织本身所发生的肿瘤；继发性骨肿瘤是由其他器官或组织发生的恶性肿瘤，通过血液循环、淋巴转移或直接浸润到骨组织及其附属组织所发生的肿瘤。

    2. 按骨肿瘤的细胞来源，可有骨性、软骨性、纤维性、骨髓性、脉管性等。

    3. 根据肿瘤组织的形态、细胞的分化程度及细胞间质的类型可分为良性、中间性和恶性三大类。良性骨肿瘤以骨软骨瘤、软骨瘤多见，恶性骨肿瘤以骨肉瘤、软骨肉瘤多见。恶性骨肿瘤以骨肉瘤占首位。

二、外科分期

    肿瘤病理分级反映肿瘤的生物学行为和侵袭性程度。用外科分期来指导骨肿瘤治疗，被认为是一个合理而有效的措施。

1. 外科分级 取决于临床表现、影像学特点、组织学形态和化验检查等变化,可分为三级:G_0(良性)、G_1(低度恶性)、G_2(高度恶性)。

2. 肿瘤解剖定位 是指肿瘤侵袭范围。

3. 转移 是指肿瘤区域或者远处发现转移病灶。M_0,无转移;M_1,转移。

第二节 常见骨肿瘤病人的护理

【常见骨肿瘤】

（一）骨软骨瘤

这是一种常见的软骨源性的良性肿瘤,分单发性和多发性两种,早期无症状,多见于生长活跃的干骺端,如股骨下端、胫骨上端和肱骨上端。当肿瘤生长到一定大时,可因压迫周围组织,如肌肉、神经、血管等感到隐痛而影响功能。

1. 临床表现 可长期无症状,无意中发现骨性肿块。若肿瘤压迫周围组织或其表面的滑囊发生炎症,可产生疼痛。

2. 辅助检查 X线检查表现为干骺端有骨性突起,单发或多发,其皮质和松质骨与正常骨相连,彼此髓腔相通。软骨帽一般不显影,或呈不规则钙化影。

3. 处理原则 无症状者,一般无需治疗,但应密切观察随访。若肿瘤过大、生长较快、出现压迫症状影响功能或可疑恶变者应手术切除。

（二）骨巨细胞瘤

骨巨细胞瘤是较常见的原发性骨肿瘤,以往认为骨巨细胞瘤是介于良、恶性之间的溶骨性肿瘤,后来发现其复发率较高且有低转移率,故认为本病属于潜在恶性或低度恶性肿瘤。发病年龄多在 20~40 岁,女性多于男性,好发部位为股骨远端和胫骨近端,其次为肱骨近端和桡骨远端。

1. 临床表现 主要表现为疼痛和肿胀,瘤内出血或病理骨折时疼痛加重。病变局部可有轻压痛,皮温增高,可触及局部肿物,病变邻近关节活动受限。可有病理性骨折。

2. 辅助检查

（1）X线检查:长骨骨骺处偏心性溶骨性破坏,骨皮质膨胀变薄,界限较清晰,周围无骨膜反应。病变常累及邻近干骺端,有时甚至侵犯到关节。溶骨性破坏可呈"肥皂泡"样改变,合并病理性骨折者可见骨折影像。

（2）血管造影:可显示肿瘤血管丰富,并有动静脉瘘形成。

3. 处理原则 以手术治疗为主。常用手术方式有刮除植骨术、瘤段切除术、截肢术。对手术清除肿瘤困难者,可试行放疗。放疗也可作为术后辅助治疗方法,但照射后易发生肉瘤变,应慎用。本病对化疗不敏感。

（三）骨肉瘤

骨肉瘤是最常见的原发性恶性骨肿瘤。瘤体一般呈梭形,恶性程度高,预后差。发病年龄以 10~20 岁青少年多见,40 岁以上发病多为继发性。男性发病率高于女性。其好发于长管状骨干骺端,股骨远端、胫骨和肱骨近端。

1.临床表现　主要表现为疼痛和局部肿胀。早期症状为局部隐痛，可发生在肿瘤出现以前，起初为间断性疼痛，逐渐发展为持续性剧烈疼痛，尤以夜间为甚。

骨端近关节处可见肿块，触之硬度不一，伴有压痛，局部皮温高，静脉怒张。肿块增大时可累及邻近关节，出现关节活动受限，可伴有病理性骨折。

2.辅助检查

(1)实验室检查：血清碱性磷酸酶、乳酸脱氢酶中度至大幅度升高，与肿瘤细胞的成骨活动有关。术后碱性磷酸酶可下降至正常水平。

(2)影像学检查：X线检查显示病变多起于长骨干骺端，表现为成骨性、溶骨性或混合性骨质破坏。肿瘤生长顶起骨外膜，骨膜下产生新骨，表现为三角状骨膜反应阴影，称Codman三角；若恶性肿瘤生长迅速，超出骨皮质范围，同时血管随之长入，肿瘤骨与反应骨沿放射状血管方向沉积，表现为"日光射线"形态。

3.处理原则　以手术为主的综合治疗。明确诊断后，及时进行新辅助化疗，目的是消灭微小转移灶，然后做根治性瘤段切除、灭活再植或置入假体的保肢手术。无保肢条件者行截肢术，截肢平面应超过患骨的近侧关节。术后继续大剂量化疗。

【常见护理诊断/问题】

1.恐惧　与肢体功能缺失或担心预后有关。

2.慢性疼痛　与肿瘤浸润或压迫神经有关。

3.躯体活动障碍　与疼痛或肢体功能受损有关。

4.潜在并发症：病理性骨折、关节脱位。

【护理措施】

(一)术前护理

1.一般护理

(1)营养护理：饮食宜清淡，易消化。鼓励病人摄取足够营养，合理摄入高蛋白、高糖、多维生素饮食。必要时进行少量多次输血和补液，以增强抵抗力，为手术治疗创造条件。

(2)活动和休息：应嘱咐病人下地时患肢不要负重，以防发生病理性骨折和关节脱位而发生意外损伤；脊柱肿瘤的病人应绝对卧床休息，避免下床活动以防止脊柱骨折造成截瘫，指导病人做松弛活动；对于允许下床活动而不能走动的病人，可利用轮椅帮助病人每天有一定的室外活动时间；对无法休息和睡眠的病人，应注意改善环境，必要时睡前给予适量的镇静止痛药物，以保证病人休息。

2.疼痛护理　疼痛可按照"三级止痛"方案用药。

(1)一级止痛：疼痛一般，使用非麻醉类药物，如阿可匹林+辅佐剂(非类固醇类抗炎药，如吲哚美辛)。

(2)二级止痛：中度持续性疼痛，使用弱麻醉剂，如可待因+阿司匹林+辅佐剂。

(3)三级止痛：强烈持续性疼痛，使用强麻醉剂，如吗啡+非麻醉剂+辅佐剂。注意事项：①按时给药，尽可能在未痛之前用药。②指导病人保持舒适体位并经常变换。③适当配合应用镇静剂增强止痛药的作用。④转移病人注意力，消除紧张情绪。

3.术前准备　①脊柱、下肢手术者，手术前1日晚肥皂水灌肠，防止术后长时间卧床而腹胀。②骶尾部手术，术前3日服用肠道抗菌药物，手术前1日晚清洁灌肠。

4.心理护理　观察并理解病人的心理变化，给予心理安慰和支持，消除害怕和焦虑心理,使病人情绪稳定,耐心向病人解释病情,根据病人的心理状态,采取保护性医疗措施,解释治疗措施尤其是手术治疗对挽救生命、防止复发和转移的重要性。通过语言、表情、举止和态度给病人以良性刺激,使病人乐观地对待疾病和人生。同时要注意社会因素对病人心理的影响,做好亲属的心理指导。

(二)术后护理

1.病情观察　①密切观察残肢端创口情况,注意有无出血、水肿、水疱、皮肤坏死及感染等,及时更换敷料。②当用石膏外固定时,注意肢端血运情况,鼓励病人适当做肌肉收缩活动,石膏解除后,加强锻炼,促进功能恢复。

2.控制感染　遵医嘱及时应用抗生素,预防感染。

3.指导病人进行残肢锻炼,以增强肌力,保持关节活动的正常功能,鼓励病人使用辅助工具(拐杖),早期下床活动,为安装假肢做准备。

4.心理护理　截肢或关节离断术后,病人往往出现某些精神失常症状,称为"创伤性精神病",所以要有专人护理,防止病人发生意外。术后出现幻肢痛应解释原因对症处理。

(三)动脉灌注病人的护理

动脉灌注主要用于四肢骨肉瘤的治疗。术前向病人解释动脉灌注的方法及意义,取得病人的配合。术后要密切观察生命体征及切口部位,警惕大出血的发生。抬高患肢,注意患肢末端血运情况。注意药物的毒性反应,如高热,可用物理或药物降温,如恶心、呕吐严重者,可给予液体疗法。

(四)化疗病人的护理

应了解和掌握化学治疗药物的作用和毒性反应,掌握药物的浓度,定时做血常规,了解抗癌药物对骨髓功能的抑制程度。贫血重者应给予输新鲜全血;白细胞减少时,要防止感染,必要时采取隔离措施;血小板减少时注意观察出血情况,必要时给予成分输血。定期查肝、肾功能,以了解抗癌药物对其损害情况,做好化疗并发症的护理。

(五)健康教育

1.向病人讲解骨肿瘤的一些情况,随着肿瘤的综合性治疗的发展,树立战胜疾病的信心,稳定情绪,促进身心健康。

2.告诉病人合理应用镇静止痛药物,提高病人的生活质量。

3.指导病人进行各种形式的功能锻炼,最大限度地提高病人的生活自理能力。

4.嘱咐病人按时复查,出现异常情况如局部肿胀、疼痛等应及时就诊。

 情景训练

角色扮演骨科护士对骨肿瘤病人进行健康教育。

(董海艳)

思考与练习

一、单项选择题

1. 骨软骨瘤临床表现为（　　）

    A. 生长较快，伴明显疼痛

    B. 肿块明显，并可见其表面静脉怒张

    C. X线检查见骨膜反应

    D. 本身可无症状，但压迫周围组只可影响功能

    E. 肿块与周围界限不清

2. 骨巨细胞瘤的性质，属于（　　）

    A. 良性　　　　　　　　　　　B. 潜在恶性

    C. 恶性　　　　　　　　　　　D. 高度恶性

    E. 性质不明

3. 骨肉瘤 X 线片可见病变

    A. 发生于骨端　　　　　　　　B. 短管状骨多见

    C. 可见"光照射"现象　　　　　D. 可为膨胀性生长

    E. 与正常组织界限清楚

二、病例分析题

刘女士，21 岁，因左膝外上方逐渐隆起伴酸痛 6 个月入院。病人自述 6 个月前发现左膝有疼痛性肿物，后逐渐增大，未就医。查体：左膝关节屈伸良好。辅助检查：X 线平片提示左股骨下端外侧有骨质破坏灶，边缘不清，中央有肥皂泡样改变，间内已超过中线，远端距关节面不足 1.0cm，无明显的骨膜反应。

请思考：

（1）本病的症状、体征有哪些？

（2）如采取手术治疗，术后应采取哪些护理措施？

任务四十二　断肢(指)再植病人的护理

 病例导入

李女士，50岁，由家人护送来急诊科，20分钟前在剁东西时不慎剁下左手示指两节，残指用毛巾包扎有渗血，并携带离断手指就诊。

请思考：

1. 应对李女士采取哪些急救措施？
2. 如该李女士需手术治疗，术前应采取哪些护理措施？

对完全离断或不完全断离的肢体，通过一系列外科手术，将肢体重新缝合回机体原位恢复血液循环，使其完全存活并最大限度地恢复其功能，即称为断肢(指)再植。其又分为解剖再植和功能再植。

【病因及病理生理】

根据断离肢体损伤的原因和性质，可分为三大类：①切割性断肢，多由锐器造成损伤，因其断面比较整齐，周围组织损伤较轻，再植术成功率高。②碾压性断肢，多由运行机器、交通工具或重物造成损伤，因组织损害较严重，断面不整齐，可能伴有明显污染，但是比较局限，经清创处理后，即可成为切割性断肢，所以再植术的成功率仍较高。③撕裂性断肢，多由转动机械引起，损伤组织不在同一断面，造成肢体较广泛的斯裂伤，再植时需要较复杂的血管、神经、肌腱的修复，所以再植术的成功率和功能恢复程度都较差。

【护理评估】

(一)健康史

了解病人的年龄、性别、职业等情况；评估病人受伤史，包括受伤的原因、时间、地点、程度、受伤部位、急救情况、离断肢(指)体保存情况等，伤后的病情变化和就诊前的处理情况；有无其他疾病和药物应用情况。

(二)身体状况

1. 局部情况　①完全断离是指离断部位的近端和远端无任何组织相连接，或者只有少量组织相连，但也已损伤，在清创时必须将这部分组织切断者。②不完全断离是伤肢的软组织大部分离断，断面有骨折或关节脱位残留相连的软组织较少，主要血管断裂或栓塞，如果不修复血管，远端肢体将发生坏死。

评估断面出血情况，损伤程度、性质、污染情况；不完全断离的肢(指)体的血管、神经、肌肉、肌腱及骨骼的损伤情况；止血、包扎、固定情况。

2. 全身情况　与断肢(指)的原因、部位、程度有关，严重者可有失血性休克或创伤性休克的表现。注意有无其他部位受伤或其他系统、器官功能障碍。

(三)辅助检查

血常规检查了解失血情况,出凝血时间检查,肝、肾功能检查,X线片检查等。

(四)心理社会状况

评估病人受惊吓的程度,不良的心理反应,如恐惧、焦虑、悲哀等;评估病人及家属的愿望、经济情况和是否了解手术后康复的重要性。

(五)处理原则

处理要从现场急救开始。现场急救包括止血、包扎、固定患肢、保存断肢及迅速运送等方面。积极抗休克并做好手术前的准备,力争早期手术。

【常见护理诊断/问题】

1. 焦虑/恐惧　与肢体离断、担心手术成功与否有关。

2. 疼痛　与局部组织损伤有关。

3. 组织灌注量改变　与血管断离或血管吻合栓塞有关。

4. 有感染的危险　与开放性损伤和长时间手术有关。

5. 潜在并发症:休克、感染。

【护理措施】

(一)现场急救护理

1. 注意伤员的全身情况　根据神态、脉搏、呼吸、血压等来判断伤员有无休克及其他危及生命的合并性损伤,如有异常,应迅速抢救。昏迷病人要注意保持呼吸道的通畅。

2. 伤员残肢急救　一般采用局部加压包扎即可,尽量少用或不用止血带,如有搏动性出血,可考虑用止血带,使用止血带要记录时间,每隔40~60分钟放松止血带1次,以防肢体坏死。如果离断部位较高,如在肩下或髋下,无法使用止血带,而加压包扎又不能控制出血时,则可用钳夹止血。保护好残肢,必要时固定制动,避免继发损伤和减少污染。

3. 离体肢(指)的处理　如果断肢(指)仍在机器中,切勿将其强行拉出更不要倒转机器取出,以免加重断肢(指)的损伤,应立即停机,拆机取出离体肢(指)。离体组织在常温下缺血数小时后,即可发生坏死,所以应尽快用无菌或清洁敷料包裹断离的肢体,立即用干冻冷藏的方法保存(图42-1)。方法是先将包裹好的离体肢放入干净的塑料袋内,再置于一容器中,周围放入冰块,保持在4℃左右,这样离体肢不与冰块直接接触,防止冻伤,切忌将断离肢体浸泡在任何液体中。

4. 迅速转送　用最快的速度转送病人到有再植条件的医院,记录受伤和到达医院时间。送达医院后,迅速将断肢送手术室用肝素盐水灌注,冲洗后用无菌湿纱布包好,外层再用干纱布包好,置于无菌容器内,放入2~4℃的冰箱内冷藏,不能放入冷冻层内。如为多指离断,应分别包好,标记好,尤其是要注意左右手的标记。

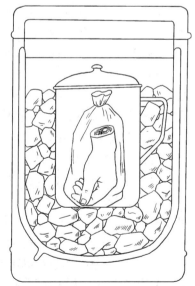

图42-1　断手的保存法

（二）术前护理

1. 一般护理　尽快详细地了解伤员的受伤史、现场急救情况、断离肢体的保存方法等情况。注意伤员有无伴发性损伤，如休克、急性肾衰竭等。

2. 全身支持　根据具体情况给予及时、足量的输血、输液，有呼吸困难者，给予吸氧，提高伤员对再植术的耐受能力，应用抗生素预防感染。

3. 术前准备　做好术前一般准备，手术部位的皮肤准备，急查血常规、血型及配血，留导尿管，并取尿标本送检。

4. 心理护理　病人面对断肢（指）这一残酷的事实，常常感到恐惧。担心手术是否成功、将来是否会留下残疾、术后功能恢复等。护士应了解病人心理变化，增强其治疗疾病的信心，使其配合治疗。

（三）术后护理

1. 一般护理

（1）了解手术情况，如手术是否顺利，进行骨折内固定的血管、神经、肌腱、肌肉等修复的情况。

（2）断肢再植术后一般要求卧床2～3周，适当限制活动，注意受压部位的护理，防止压疮发生，做好生活护理。

2. 病情观察

（1）观察生命体征：定时测体温、脉搏、呼吸、尿量，记录24小时出入量。

（2）再植肢体观察与护理：①制动，患肢适当限制活动，抬高患肢，使再植肢体抬高至略高于心脏的位置，以利静脉回流，但位置勿过高，以免影响血运。②测定局部皮温，一般要求在术后10天内，每1～2小时测皮温1次，并做好记录。如皮温突然下降，相差3℃以上时，则提示为静脉栓塞。注意双侧测温部位应固定，时间要恒定，避免外界因素影响。③严密观察再植肢体的颜色、肿胀情况及毛细血管回流情况，并做好记录。皮肤颜色有红润变为苍白、皱纹加深、皮温降低、指（趾）腹塌陷、毛细血管充盈时间延长（超过2秒以上）、动脉搏动减弱或消失，提示动脉危象，即动脉痉挛或栓塞。若皮肤颜色紫暗、皮纹变浅或消失、皮温下降、指（趾）腹膨胀、血管充盈时间缩短（少于1秒）、动脉搏动存在，提示静脉危象，即静脉回流障碍。如肢体有肿胀，应定位、定时测肢体周径，做好记录，以观察肿胀是否加重。毛细血管充盈时间及肢体肿胀的观察很少受外界因素的干扰，能客观地反映肢体血液循环情况，要求术后3天内每小时观察记录1次。血管危象多发生在术后72小时内，一旦发现血管危象的迹象，应立即通知医生，协助处理：首先解除血管外的压迫因素，完全松解外包扎，如血液循环无好转，再拆除部分缝线，清除积血，降低局部张力，并加强保暖，可同时使用低分子右旋糖酐、妥拉唑林等抗凝解痉药物。

3. 预防感染　病人术后最好住单间病房，室内空气和器物每天消毒1次，注意地面应定时用消毒液擦拭。术后1～2周室温要求控制在20～25℃，避免因低温引起血管痉挛，室内的湿度为50%～60%为宜，有专人护理，限制入室及探视人员。应用抗生素预防感染，尽量经肌内注射用药，减少静脉用药，以防静脉血栓及炎症。

4. 用药护理　根据医嘱及时适量地应用抗凝剂和扩张血管的药物以保证血液循环畅通。

5. 功能锻炼　术后3周内主要为软组织愈合创造条件，可做适当的按摩、理疗、轻微伸屈未制动的关节。4～6周以主动活动为主，可做关节伸屈、握拳等活动，以防关节僵直、肌肉粘连和萎缩,注意被动活动要轻柔。6~8周以促进神经功能恢复、瘢痕软化为主,此时骨折已愈合,可加强受累关节各方位的主动活动,配合使用理疗、中药熏洗等,以促进肢体的活动和感觉功能恢复。

6. 心理护理　护士应倾听病人的内心感受,分析病人的心理状态,关心体贴安慰病人,针对性讲解相关知识及功能锻炼的重要性,让病人积极主动配合治疗和护理,使断肢(指)不仅成活,而且功能得到恢复。

(四)健康教育

1. 宣教注意安全,加强劳动保护。

2. 解释早期活动的重要性。

3. 为病人制订功能锻炼计划,定期复查。

4. 需做二期手术者,如肌腱、神经的修复,可在2个月后进行。

 情景训练

角色扮演骨科护士对断指病人采取哪些急救措施。

(董海艳)

思考与练习

一、单项选择题

1. 运送断指时,下列哪种方法是正确的(　　)

　　A. 简单冲洗断指残端后用清洁敷料包扎好

　　B. 将断指残端浸泡在75%的酒精中

　　C. 将断指残端浸泡在干净或清洁的冰水中

　　D. 将断指直接放在冰块中

　　E. 用干燥冷藏法保存

2. 断肢的急救**不包括**哪一方面(　　)

　　A. 止血　　　　　　　　　　　　B. 包扎

　　C. 保存断肢　　　　　　　　　　D. 清创

　　E. 迅速运送

3. 断指再植手术距外伤的时间一般以多长为限(　　)

　　A. 2~4小时　　　　　　　　　　B. 6~8小时

　　C. 10~12小时　　　　　　　　　D. 14~15小时

　　E. 20小时

4. 再植的断手,最好的保存方法是(　　)

　　A. 放于无菌生理盐水中　　　　　　B. 放于林格液中

　　C. 放于75%的酒精溶液中　　　　　D. 无菌纱布包裹常温保存

　　E. 断手放于冰水中

5. 根据断肢损伤的性质，断肢一般可分为(　　)

A. 切割性和撕裂性两大类　　　　　B. 完全性与不完全性断肢两大类

C. 撕裂性和碾压性两大类　　　　　D. 切割性和碾压性两大类

E. 部分离断和撕裂性离断两大类

二、病例分析题

病人，47岁，因左小腿被机器齿轮碾压造成完全性离断6小时入院。病人自述在工作中不慎将左腿踏入转动的机器中。查体：面色苍白，血压90/60mmHg，脉搏细弱，左小腿截断在上1/3，远端残存，小腿下1/3及足部尚完整。X线检查左胫腓骨距膝关节6cm，下端缺如，断端有碎骨块。

请思考：

(1) 应立即对该病人采取哪些急救措施？

(2) 如果对病人采取断肢再植手术治疗，应对再植肢体采取哪些护理措施？

第八部分 皮肤性病病人的护理

 护考导航

1. 识记：叙述皮肤的结构和功能；复述斑疹、丘疹、斑块、风团浸渍、瘢痕、萎缩、苔藓样变的概念。
2. 理解：皮肤病症状与体征的区别与联系；分析原发性皮损与继发性皮损的特点。
3. 运用：阐明常用外用药物的种类与作用；根据使用原则指导病人使用外用药物。

任务四十三 皮肤病总论

 病例导入

病人，男，45 岁，半年前开始出现腹内侧和会阴处剧烈瘙痒，出汗或洗热水澡后瘙痒加剧，腹内侧和会阴处可见片状不规则多角形扁平丘疹，表面覆有少量鳞屑。

请思考：
1. 如何评估病人当前的身体状况？
2. 如何对病人实施护理？
3. 如何做好病人的健康教育指导？

皮肤由表皮、真皮、皮下组织和皮肤附属器组成，被覆于身体表面，在口、鼻、肛门、尿道口、阴道口等处于体内管腔黏膜相移行。皮肤具有感觉、调节体温、分泌和排泄、免疫、代谢和防御等功能。

【护理评估】
（一）健康史
了解皮肤病病人患病的时间、地点、部位、疾病的发生发展及治疗情况，各种因素如精神、饮食、药物、职业、接触物质等对疾病的影响。同时注意既往有无类似病史，有无药物过敏史、传染病的接触史、家族史等。

（二）身体状况
皮肤病的症状可分为自觉症状和客观体征，是识别和诊断皮肤病的重要依据。

1. 自觉症状　指病人主观感受到的不适感或其他影响生活质量的感觉,包括局部和全身症状。

(1)局部症状:常见的有瘙痒、疼痛、烧灼感及麻木感等,与皮肤病的性质、严重程度及病人个体差异有关。①瘙痒:是皮肤病最常见的症状,可轻可重,可局限于某一部位,也可泛发全身,有阵发性也有持续性。②疼痛:常见于带状疱疹、疖、结节性红斑等。③烧灼感:常见于接触性皮炎。④麻木感:常见于麻风等。

(2)全身症状:常见的有发热、畏寒、乏力和食欲减退等。

2. 客观体征　是指可见、可触及的皮肤形态学表现,即皮肤损害,也称皮损。皮损的性质和特点是诊断皮肤病的主要依据。一般来说皮损可分为原发性和继发性两大类。

(1)原发性皮损:是指皮肤病病理变化直接产生的皮肤损害。

1)斑疹:为局限性的皮肤黏膜颜色改变,既不凸起也不凹陷,直径大于3cm的斑疹称斑片。斑疹可分为四种:①红斑,是毛细血管扩张或充血所致,压之褪色。它可分为炎症性红斑(如丹毒或麻疹早期的皮疹)和非炎症性红斑(如鲜红斑痣)。②色素沉着斑,是色素增加所致,压之不消失。如黄褐斑。③色素脱失(减退)斑,是色素减少(或消失)所致,如白癜风。④出血斑,是由于血液外渗至周围组织所致,压之不褪色,色泽为鲜红,继而变为紫红,陈旧时变为紫蓝或黄褐色。直径小于2mm的出血斑称瘀点,大于2mm称瘀斑。

2)丘疹:为局限、实质性隆起的浅表损害,直径小于1cm,病变位于表皮或真皮浅层,一般由炎性渗出或增生所致。它常呈圆形、类圆形或多角形,可呈不同颜色。

3)斑块:丘疹扩大或融合而成,直径大于1cm的扁平、隆起性的浅表性损害。

4)风团:为暂时性、隆起性皮损,由真皮乳头血管扩张、血浆渗出所致。皮损一般大小不一,可为红色或白色,周围常有红晕。它具有发生快、消退快的特点,消退后不留痕迹。

5)结节:为圆形或椭圆形、局限性、实质性、深在性皮损,病变位于真皮或皮下组织,需触诊方可查出。结节由炎症浸润(如结节性红斑)、代谢产物沉积(如结节性黄色瘤)及肿瘤等引起。

6)水疱:为高于皮面、内含液体的局限性、腔隙性皮损。直径小于1cm时为水疱,超过1cm者为大疱。疱内液体可分为浆液性或血性。

7)脓疱:为高于出皮面、内含脓液的局限性、腔隙性皮损。脓液浑浊,可黏稠或稀薄,周围常有红晕、水肿,可原发,也可由水疱转变而来。

8)囊肿:为含有液体或半液体的囊状结构。一般位于真皮或皮下组织,常呈圆形或椭圆形。

(2)继发性皮损:可由原发性皮损转变,也可因治疗及机械性损伤引起。

1)鳞屑:为脱落或即将脱落的异常表皮角质层细胞,常因表皮角化过度或角化不全引起。鳞屑的大小、厚薄和形状不一,可呈糠秕状、大片状或多层银白色鳞屑。

2)浸渍:为皮肤较长时间置浸于水中或处于潮湿状态下,导致皮肤角质层含水量增多,表皮强度减弱所引起的皮损,皮损质地表软、颜色变白、表面起皱,常发生在指(趾)缝等处,摩擦后表皮易脱落而露出糜烂面,容易继发感染。

3)糜烂:为表皮或黏膜的局限性缺损,病变在基底层以上,因损害表浅,故愈合后不留瘢痕,常因疱皮破溃或浸渍后摩擦所致。

4)溃疡:为局限性皮肤或黏膜缺损形成的创面,常由结节、肿块破溃或外伤后形成,愈合后留有瘢痕。

5）皲裂：为皮肤的线条状裂口，深度常达真皮，常见于掌跖、指（趾）关节、口角、肛周等处。其多因皮肤干燥、皮肤弹性减弱及角质层增厚形成。

6）抓痕：为搔抓或摩擦所致导致的表皮或真皮浅层的缺损，常表现为线条状，表面覆以浆液性痂或血痂。

7）痂：是由皮损表面的浆液、脓液、血液、脱落组织及药物等混合、干涸结成的附着物。痂的颜色和厚薄与病变性质及药物有关，一般分为浆痂、血痂、脓痂及混合痂。

8）苔藓样变：也称苔藓化，为皮肤局限性浸润肥厚，皮沟加深，皮嵴隆起，表面粗糙，似皮革样，多由皮肤慢性炎症或长期搔抓形成。

9）萎缩：为皮肤组织的退行性改变。当表皮萎缩时，外观菲薄呈淡红色、透明，皮纹消失。而真皮萎缩时，局部皮肤凹陷，表皮纹理正常。

10）瘢痕：为真皮及皮以下组织缺损或破坏后，由新生结缔组织修复而成，瘢痕中无正常的皮肤组织结构，分为增生性和萎缩性两种。

（三）处理原则

1. 皮肤病的预防　对不同的皮肤病，应根据其病因、性质和预后采取相应的预防措施。

（1）感染性皮肤病：如疥疮、皮肤细菌感染等，应特别强调预防为主的原则，要积极治疗传染源和带菌者，切断传染途径，宣传普及皮肤病的防治知识，并做好消毒隔离工作。

（2）瘙痒性皮肤病：要积极寻找病因，告诫病人不宜搔抓及外用刺激性药物，勿过度用热水烫洗，避免辛辣刺激性饮食和饮酒。

（3）变态反应性皮肤病：调查过敏原，避免接触致敏物质。避免食用易引起变态反应的异种蛋白质。避免外用致敏性强的化妆品。对于有药物过敏的病人，尽量找出致敏的药物，向本人及其家属交代清楚，不能再用有关的致敏药物。

（4）职业性皮肤病：改善劳动条件，做好个人防护，避免接触有毒或致敏物质。

2. 皮肤病的治疗　皮肤病的临床处理主要包括内用药物疗法、外用药物疗法、物理疗法和手术疗法。

（1）内用药物疗法：也称全身疗法，常用内用药物有抗组胺药、糖皮质激素、抗生素、抗真菌药、维生素、免疫抑制及调节剂。①抗组胺药可用于减少渗出、减轻炎症反应以达到治疗变态反应性疾病的目的。②糖皮质激素具有抗炎、抗过敏、抗毒和免疫抑制作用，主要用于重症药疹、接触性皮炎、重症多形红斑、系统性红斑狼疮等症。③抗生素、抗真菌药、抗病毒药根据感染的病原体及其对药物的敏感性而定。使用免疫抑制剂时要注意毒副作用。

（2）外用药物疗法：也称局部治疗，外用药的作用取决于药物的性能和剂型。

1）外用药物的性能：在外用药物治疗中，按药物的不同性能可分为 10 类。①清洁剂：用于清除皮损处的渗出物、鳞屑、痂皮或残留物等。常用的有生理盐水、2%～4% 硼酸溶液、植物油、液化石蜡等。②保护剂：对皮肤具有干燥、保护、收敛及润滑作用，此类药物性能稳定、温和而不带刺激性。常用的有氧化锌、炉甘石、滑石粉、植物油、凡士林等。③止痒剂：指能通过局部降温、抗炎或表面麻醉达到止痒作用的药物。常用的有 5% 苯唑卡因、1% 薄荷、1.5% 樟脑及各种焦油制剂等。④抗菌剂：有杀灭或抑制细菌的作用。常用的有 3% 硼酸溶液、0.1% 依沙吖啶。⑤抗真菌剂：具有杀灭和抑制真菌的作用。常用的有 2%～3% 克霉唑、1% 特比萘芬、制霉菌素等。⑥抗病毒剂：对病毒有抑制和杀灭作用。常用药有 3%～5% 阿昔洛韦、5%～10% 碘苷等。⑦角质促成剂：能促进血管收缩，减轻炎性渗出，促使表皮角质层恢复正常。常用药有 3%～5% 硫黄、1%～3% 水杨酸等。⑧角质松解剂：能使过度角化的角质层松解并脱落。常用的有 5%～10% 水杨酸、10% 硫黄、20%～40% 尿素、10%～30% 冰醋酸等。⑨收敛剂：能使皮损炎症消退，减少渗出并抑制皮脂和汗液分泌。常用的有 0.2%～0.5% 醋酸铅、10% 乌洛托品液等。⑩腐蚀剂：能破坏和去除增生的肉芽组织或赘生物。常用的有 30%～50% 三氯醋酸、硝酸银棒、纯苯酚等。

2）外用药物的剂型：剂型即药物组成的形式，不同剂型具有不同的药理作用。常见的剂型有：①溶液，药物溶解于水中而成。它具有散热、消炎、止痒和清洁的作用，适用于急性湿疹和发生糜烂、渗液的皮炎。常用的有 3% 硼酸溶液和生理盐水等。②粉剂，是干燥粉状药物。它具有保护、散热、吸湿、抗感染、止痒及减少摩擦等作用。其适用于急性或亚急性皮损，常用有滑石粉和氧化锌等。③洗剂，又称振荡剂，由不溶于水的粉剂与水混合而成。它具有消炎、散热、止痒、干燥和保护的作用。其适用于急性无渗出的皮损，常用的有炉甘石洗剂及复方硫黄洗剂。④油剂：是药物混合于植物油或液体石蜡而成。它具有润滑、保护、清洁、抗感染及收敛作用。其适用于亚急性有糜烂性结痂或有少量渗出的皮损。⑤酊剂和醑剂：酊剂是含有不挥发性药物的乙醇溶液。醑剂是含有挥发性药物的乙醇溶液。根据所含药物不同具有消炎、杀菌及止痒作用。其适用于慢性皮炎、瘙痒性皮肤病和皮肤真菌病。常用的有碘酊、樟脑醑和水杨酸醑等。⑥乳剂：是油和水乳化而成。它有两种类型，一种是油包水型（脂），另一种是水包油型（霜）。它具有软化痂皮、清洁、保护及润泽皮肤作用，渗透性能好。其适用于亚急性或慢性皮损。⑦软膏：为药物与油脂基质混合而成。它具有保护、软化痂皮、润滑及渗透作用。其适用于慢性湿疹和神经性皮炎等。⑧糊剂：为含有 25%～50% 药粉的软膏。它具有吸收少量渗出液、消炎、保护作用。其适用于轻度渗出的亚急性皮炎和湿疹等。常用的有氧化锌糊剂。⑨硬膏：是在脂肪酸盐、树脂、橡胶等固体或半固体的黏性基质中加入药物，贴附于布、硬纸或有孔塑料薄膜上而成。它使用简便、清洁，作用持久深入。其适用于慢性浸润肥厚性局限性皮损。⑩涂膜剂：系成膜材料和药物溶入挥发性溶剂中而成，外用后可在皮肤上形成一均匀的薄膜，常用于慢性局限性无渗出及角化过度的皮损。

3）外用药物的用药原则：①剂型选择，不同的皮损应选择不同的药物剂型。急性炎症性皮损无糜烂渗液而仅有红斑、丘疹和水疱者可选用洗剂或粉剂；如炎症较重，出现糜烂渗液时则用溶液湿敷。亚急性炎症性皮损渗出不多者选用糊剂或油剂，无糜烂者选用乳剂或糊剂。慢性炎症性皮损可选用软膏、硬膏、涂膜剂、乳剂、酊剂。单纯瘙痒而无皮损者可用酊剂、醑剂或乳剂。②药物选择，根据病因、病理变化和自觉症状等选用合适的药物。如化脓性皮肤病可选用抗生素；真菌性皮肤病选用抗真菌药物；角化不全者选用角质促成剂；瘙痒性皮肤病选用止痒剂。③注意事项包括药物浓度应适宜，一般应先用低浓度，然后根据病情需要和病人自身情况，逐渐增加浓度。刺激性强的药物不宜应用于薄嫩皮肤部位，如乳房下部、婴幼儿皮肤、口腔周围和黏膜以及面部。根据皮损的性质和治疗需要采用不同的用药方法，如浅性皮损，可单纯涂搽；当皮肤浸润肥厚、苔藓化时，可局部涂布加塑料薄膜封包，以促进药物渗透。在用药期间应注意观察用药反应，如有刺激、过敏或中毒现象，应立即停药并适当处理。

（3）物理疗法：是指应用各种物理因子防治皮肤病的方法。常用的物理疗法包括电疗法、光疗法、药浴、冷冻疗法、放射疗法。

1）电疗法：包括电解术、电烙术、电灼术和电凝固术等。其适用于脱毛、寻常疣、化脓性肉芽肿及较小的良性皮肤肿瘤。

2）光疗法：有红外线、紫外线、光化学、激光等疗法。有改善局部血液循环及营养、促进炎症消退，加快组织修复、杀菌、镇痛、止痒、促进色素形成和上皮再生等作用。其适用于毛囊炎、疖、慢性溃疡、银屑病等。

3）药浴：是利用不同温度和含有不同药物的水做全身或局部浸浴的方法。其可适用于银屑病、慢性湿疹和瘙痒等。

4）冷冻疗法：是利用低温作用于病变组织，使之发生坏死以达到治疗目的。目前多采用的冷冻剂为液氮。其适用于各种疣、血管瘤、结节性痒疹、黏膜白斑、雀斑等。

5）放射疗法：是用射线照射治疗疾病的方法。常用的放射源有 X 线、核素和加速器，适用于血管瘤、慢性湿疹、神经性皮炎等。

（4）手术疗法：可以治疗用药物难以治疗的皮肤病。它包括匙刮术、皮肤磨削术、酒渣鼻切割术、腋臭切除术、皮肤肿瘤切除术、皮肤移植术、脱毛术、植毛术等。

【常见护理诊断／问题】

1. 有皮肤完整性受损的危险　与皮损有关。

2. 睡眠型态紊乱　与皮肤瘙痒、疼痛有关。

3. 有感染的危险　与皮肤损害有关。

4. 焦虑　与疾病顽固、外表改变、缺乏治疗信心有关。

5. 知识缺乏：缺乏皮肤病相关预防和治疗知识。

【护理措施】

（一）一般护理

1. 饮食护理　皮肤病病人忌食辛辣等刺激性食物。过敏性及瘙痒性皮肤病人，应避免食用某些动物蛋白类食物，如鱼虾、蟹、牛羊肉、蛋类等。

2. 清洁卫生　皮损较轻、无渗液、外用药少的每周换 1 次被单。皮损较重、渗液多、外用药厚腻的应及时更换。病人应着松软棉织类内衣，常剪指甲，预防抓破皮肤而继发感染。皮肤干燥病人少洗澡，油性皮肤病人可常洗澡，禁用碱性大的洗浴用品。

3. 预防感染　传染性皮肤病应做好消毒隔离措施，严格执行无菌操作规程，避免交叉感染。

（二）瘙痒护理

多数病人的皮损有不同程度的瘙痒，尤其在晚间，病人常因皮肤瘙痒而抓挠不止；有的病人热水洗烫，结果导致更加瘙痒，皮损加重。护理时，应劝告病人不要搔抓、揉搓和摩擦，瘙痒严重时配合应用抗组织胺药或镇静安眠类药物治疗。

（三）皮损的清洁和护理

换药前，有毛发的部位，应剪短或剃除毛发；皮损表面有渗出和糜烂，用相应溶液做湿敷、湿包或清洗；有大疱时，先用 2.5% 碘酊及酒精消毒大疱处，然后用无菌注射器抽净疱液；有脓疱者，可用消毒剪刀剪去疱壁，引流脓液，然后遵医嘱使用外用药物；对于特殊部位皮损，如口腔、眼睑、鼻腔、外耳道周围的分泌物、痂皮，用生理盐水或其他溶液浸湿的棉球或棉签擦掉，会阴、肛门周围的皮损，用 1∶8 000 高锰酸钾溶液坐浴。

（四）换药护理

1. 换药前的清洁　换药时应将陈旧的糊剂、油膏等外用药物用液体石蜡或植物油棉球软化,擦掉;再用干棉球和消毒棉擦掉液体石蜡或植物油。

2. 外用药的使用方法

（1）溶液:主要用于开放性冷湿敷。患处先垫以塑料布或橡皮单,以4~6层纱布浸入药液中,取出挤至不滴水为度,按范围大小,平整地紧贴皮损。一般每日2~3次,每次持续30分钟。

（2）粉剂:用干棉球或粉扑蘸粉撒布,每日3~4次。洗剂用前摇匀,用毛笔蘸药外搽。

（3）乳剂:每日外涂2~3次,将药物涂于患处,轻轻按摩,直至乳剂颜色消失。

（五）心理护理

在皮肤疾病中,慢性复发性皮肤病占有相当的比例,如银屑病、红斑狼疮等,病情复杂而顽固,缺少有效的治疗方法,病人长期不能从事正常的生活、学习和工作,病人有沉重的思想包袱,表现为情绪低沉、精神抑郁、焦虑、烦躁,甚至悲观失望。某些发生在暴露部位的皮损如雀斑或白癜风等,明显影响外观,导致病人在正常交往中担心受歧视,在精神上形成了无形的压力。此外某些与精神因素有关的皮肤病,如瘙痒症、精神性皮炎等,会因心理刺激加重病情。因此,应同情、关心病人,主动介绍疾病的有关知识,鼓励病人树立信心,积极配合治疗,通过身心两方面的护理,控制病情,缓解症状,进而达到康复目的。

（六）健康教育

1. 讲究卫生　提醒病人注意个人卫生,保持皮肤清洁。

2. 消除病因　指导病人积极消除病因,如避免接触致敏物质等。

3. 强身健体　指导病人加强锻炼,提高机体免疫力。

4. 正确用药　指导病人坚持按时正确用药,直至痊愈。

 情景训练

护士如何对皮肤病病人进行宣教。

（石　丽）

思考与练习

一、单项选择题

1. 斑疹可分为哪四种（　　）

　　A. 红斑、色素沉着斑、色素脱失（减退）斑、出血斑

　　B. 斑块、色素沉着斑、色素脱失（减退）斑、出血斑

　　C. 斑块、色素沉着斑、色素脱失（减退）斑、水疱

　　D. 红斑、色素沉着斑、色素脱失（减退）斑、斑块

2. 皮肤病的局部症状主要有哪些（　　）

　　A. 瘙痒、疼痛、烧灼感及乏力　　　　　　B. 发热、畏寒、乏力和食欲减退

　　C. 瘙痒、疼痛、烧灼感及麻木感　　　　　D. 发热、畏寒、乏力和烧灼感

3. 皮肤病的临床处理主要包括（　　）
　　A. 内用药物疗法、外用药物疗法、物理疗法和手术疗法
　　B. 内用药物疗法、外用药物疗法、物理疗法
　　C. 物理疗法、手术疗法、外用药物疗法
　　D. 内用药物疗法、外用药物疗法、手术疗法
4. 常用的物理疗法有哪些（　　）
　　A. 电疗法、光疗法、药浴
　　B. 电疗法、光疗法、药浴、冷冻疗法、放射疗法
　　C. 药浴、冷冻疗法、放射疗法
　　D. 光疗法、药浴、冷冻疗法、放射疗法
5. 皮肤病的一般护理包括那些程序（　　）
　　A. 皮损的清洁和护理、换药护理、预防感染
　　B. 瘙痒护理、饮食护理、清洁卫生、预防感染
　　C. 瘙痒护理、换药护理、预防感染
　　D. 饮食护理、清洁卫生、预防感染

二、简答题

1. 简述原发性皮损和继发性皮损的分类。
2. 简述皮肤病外用药的使用方法。
3. 简述皮肤病临床处理方法。

任务四十四 变态反应性皮肤病病人的护理

第一节 接触性皮炎病人的护理

 病例导入

李女士，42岁，2周前买了一条项链，佩戴后自觉颈部不适、灼热、瘙痒，不佩戴项链后不适症状减轻。其颈部与项链接触的部位可见红斑及红色丘疹，边界清楚。

请思考：

1. 李女士发生皮损最可能的原因是什么？
2. 如何对李女士进行健康教育？

接触性皮炎是由于接触某种物质后，在皮肤、黏膜接触部位发生的急性或慢性炎症反应。

【病因及病理生理】

能引起接触性皮炎的物质很多，可分为原发性刺激物和接触性致敏物两大类。有些物质在低浓度时可以为致敏物，在高浓度时则为刺激物或毒性物质。

1. 原发性刺激反应 接触物质本身具有强烈的刺激性或毒性，任何人接触后均可发生皮炎，如强酸、强碱等化学物质所引起的皮炎。

2. 接触性致敏反应 为典型的迟发型Ⅳ型变态反应。接触物质为致敏因子。本身并无刺激性或毒性，大多数人接触后不发病，仅有少数人在接触后经过一定时间的潜伏期，在接触部位的皮肤、黏膜发生变态反应性炎症。这类物质多为小分子化学物质，属于半抗原。一般首次接触致敏物质后，需经4～5天以上的潜伏期，才发生过敏反应。再次接触一般只需24～48小时即可发病。引起接触性皮炎的物质有许多种类，可分为动物性、植物性和化学性三大类：

(1) 动物性：如动物的皮、毛和羽毛；斑蝥、毛虫等动物的毒素。

(2) 植物性：漆树、生漆、荨麻、除虫菊、银杏等。

(3) 化学性：①金属制品与化工原料，包括镍盐、铬酸盐、柏油、对苯胺、甲醛。②某些外用药，如汞溴红、清凉油、中药药膏、磺胺制剂、抗生素软膏、橡皮膏及某些合成药内的赋形剂、防腐剂、抗氧化剂等。③化妆品，如某些香料、香脂、染发液、唇膏、剃须膏、油彩等，尤其是染发液中的对苯二胺有较强的致敏性。④农药，如敌敌畏、乐果等杀虫剂。⑤其他化工制品，如橡胶、塑料、化纤制品、洗衣粉、洗涤剂等。

【护理评估】

（一）健康史

1. 年龄与性别　儿童接触花草树木或虫类，易发生接触性皮炎，老年人常有一定的耐受性，发生接触性皮炎较少。女性较男性易发病，多与染发、使用化妆品有关。

2. 嗜好与习惯　喜玩弄猫、犬等动物，易致手部接触性皮炎，喜用热水、肥皂沐浴擦身可引起急性皮炎反应。

3. 职业　因职业原因接触某些特定的有害物质或致敏物产生接触性皮炎。

4. 其他　滥用药物，将致敏物涂于皮肤上引起接触性皮炎；日常生活用品如皮革、塑料、橡胶制品、人造纤维尼龙等均可引起接触性皮炎。

（二）身体状况

1. 急性接触性皮炎　起病急，皮损局限于接触部位。典型皮损为境界清楚的红斑，形态与接触物有关，有丘疹或丘疱疹，常自觉瘙痒或灼痛，严重时红肿明显，并出现水疱和大疱，破溃后呈糜烂面，偶可发生组织坏死或伴有全身症状。经积极处理，一般1～2周内可痊愈，遗留暂时性色素沉着。交叉过敏、多价过敏及治疗不当易导致反复发作、迁延不愈或转化为亚急性和慢性皮炎。

 知识拓展

速发型接触性反应

皮肤反应是指皮肤在接触某种物质后数分钟至数小时内发生，并在24小时内消退。临床表现分为4型：①接触性荨麻疹，由皮肤局部接触某些物质，如食物、化妆品、胶或动物皮毛等引起的局部风团反应。②蛋白质接触性皮炎，由于接触蛋白质或蛋白质样物质引起的湿疹样改变，多见于手部。它可由食物或化妆品中的蛋白引起，多见于美容师或厨师。③异位性接触性皮炎，指由IgE介导的发生于异位性个体的速发型接触性反应。④接触性荨麻疹综合征，指除局部风团反应外，尚有全身性反应，严重者可以发生过敏性休克。

2. 亚急性和慢性接触性皮炎　当接触物刺激性较弱或浓度较低时，皮损开始可呈亚急性，表现为轻度红斑、丘疹，境界不清楚。长期反复接触可导致局部皮损慢性化，表现为皮损轻度增生及苔藓样变。

3. 特殊类型接触性皮炎　常见的有化妆品皮炎、尿布皮炎和漆性皮炎。

（三）心理社会状况

皮疹发生在暴露部位时，可引起病人的焦虑，当个人应对无效时易产生恐慌。

（四）处理原则

寻找病因，脱离接触物，积极对症处理。

1. 全身治疗　视病情轻重，可用抗组胺药物治疗。

2. 局部治疗　首先除去接触的有关致敏物质，避免接触原发性刺激物或做好劳动保护。明确致敏原，防止以后再接触。尽量避免外用刺激性较强或易致敏的药物。急性期只有红肿、水疱而无渗出，可选用炉甘石洗剂或单纯粉剂。当渗液多时，可用生理盐水、3%硼酸溶液、1:8 000高锰酸钾溶液或1:20复方醋酸铝作冷湿敷或药浴。若有大疱时，可先将疱液抽出，再按上法处理。亚急性期一般可用40%氧化锌油或氧化锌糊膏，也可用皮质类固醇，如氢化可的松或地塞米松霜等。慢性期可选用焦油类糊膏或皮质类固醇霜膏。有感染时可将氯霉素或新霉素等抗生素加入上述药物中。

【常见护理诊断/问题】

1. 知识缺乏：对接触物、致敏物及本病基本知识的认知。

2. 舒适受损　与皮肤瘙痒有关。

3. 皮肤完整性受损　与皮损破溃有关。

【护理措施】

（一）皮肤护理

1. 保持皮肤清洁　①避免接触致敏物质：避免接触刺激物或致敏物质，避免任意涂搽化妆品，若接触了刺激物或致敏物质应立刻以温水冲洗。②勤洗患部：勤清洗患处，避免分泌物感染邻近皮肤。

2. 避免外界刺激　尽量避免各种外界刺激，避免使用刺激性较强的外用药物或易致敏的药物，避免抓、烫、肥皂擦洗，避免辛辣食物和酗酒等。

3. 间歇性冷湿敷　在患处给予冷湿敷，可使皮肤凉爽，感觉舒适，还可以降低瘙痒、灼热感，使发红和干燥情况得以减轻，也可有效地去除病灶上的坏死组织或痂皮。

（二）瘙痒护理

1. 促进微血管收缩　维持凉爽的环境、减少被盖与衣物、进行温水或凉水浴、局部使用冷湿敷。

2. 分散病人注意力　分散病人对痒的注意力，必要时安排一些有兴趣的活动。

3. 应用止痒药物　使用止痒的药水、乳霜、油膏或施行治疗性药浴，以减轻瘙痒。

（三）预防继发性感染

①保护皮肤：注意皮肤清洁，避免用手抓伤或其他损伤。②使用抗生素：遵医嘱使用全身抗生素或局部涂搽抗生素软膏。

（四）重症病人护理

皮肤炎症症状较重的病人，应卧床休息，控制环境温度，注意选择合适的衣服，避免摩擦和刺激，防止病情恶化。

（五）心理护理

由于皮疹多发生在身体的暴露部位，常引起病人急躁或忧虑。注意病人和家属的心理反应，主动介绍疾病的治疗知识，随时提供支持和鼓励。

（六）健康教育

①讲究卫生：提醒病人注意个人卫生，经常保持皮肤清洁与干燥，勿与他人共用鞋袜或衣服等，以避免交叉感染。②防护指导：告知病人尽量避免皮肤接触已知的有刺激性的物质，慎用各种容易致敏的外用药及浓度高的化学物质。穿着质地柔软的棉质衣物。③饮食指导：告知病人应避免食用刺激性食物。④瘙痒护理：告知病人瘙痒时，勿用指甲抓痒，可以轻轻拍打，不能洗热水。⑤用药指导：正确使用外用药，预防复发或转为慢性皮炎。

第二节　湿疹病人的护理

 病例导入

　　王先生，36岁，吃完花生半小时后，自觉皮肤瘙痒，1小时后双侧手、足、前臂、小腿等外露部位出现红斑，红斑处有针头到粟粒大小丘疹。

请思考：

1. 王先生发生皮疹最可能的原因是什么？

2. 应对王先生采取哪些护理措施，进行哪些健康教育？

　　湿疹是由多种内外因素引起的真皮浅层及表皮炎症，与变态反应有关。由于湿疹的皮疹形态、发生部位和发病原因不同，临床上常有不同命名。如丘疹性湿疹、水疱性湿疹等，还有手足湿疹、肛门湿疹、静脉曲张性湿疹等。

【病因及病理生理】

　　真正病因尚不清楚。一般认为是由内、外多种因素互相作用的结果。

　　1. 内部因素　常见的有慢性感染病灶（如慢性胆囊炎、肠寄生虫病）、内分泌及代谢改变（如月经紊乱、妊娠等因素）、血液循环障碍（如小腿静脉曲张）、神经精神因素（如精神紧张、过度疲劳等）、遗传因素（如过敏体质等）。

　　2. 外部因素　①食物方面：鱼、虾、鸡蛋、乳品等。②吸入物：花粉、尘螨等。③生活环境：日光、炎热、干燥、动物毛、皮等。④各种化学物质：化妆品、肥皂、合成纤维等。

【护理评估】

（一）健康史

　　病因复杂，又因人而异。重点了解有无遗传因素影响的过敏性体质，神经精神因素，是否接触过变态反应过敏原，有无体内慢性炎症感染等。

（二）身体状况

　　1. 急性湿疹　表现为原发性和多形性皮疹。其常在红斑基础上有针头到粟粒大小丘疹、丘疱疹，严重时有小水疱，常融合成片，境界不清楚。皮疹对称分布，多见于面、耳、手、足、前臂、小腿等外露部位，严重时可泛发全身。自觉剧痒，常因搔抓形成点状糜烂面，渗出明显。如继发感染，则形成脓疱，淋巴结肿大，甚至有发热等全身症状。

　　2. 亚急性湿疹　经急性发作后，红肿及渗出减轻，但可有丘疹及少量丘疱疹，皮疹呈暗红色，可有少许鳞屑及轻度浸润。有时因新的刺激或处理不当，而导致急性发作或发展为慢性湿疹。

　　3. 慢性湿疹　多由急性湿疹及亚急性湿疹迁延而成。皮疹肥厚，表面粗糙，呈苔藓样变，有色素沉着或色素减退。病情时轻时重，延续数月或更久。

　　4. 特殊类型的湿疹　临床上还可见到一些固定位置的湿疹发生，如手部湿疹、乳房湿疹、外阴和肛门湿疹等。

（三）心理 - 社会状况

　　由于湿疹是一种慢性疾病，反复发作，时好时坏，所以病人常有焦虑、烦躁等情绪改变，甚至导致对治疗缺乏信心。

（四）处理原则

1. 去除病因 避免多种可疑的致病因素，忌食辛、辣食物和酒类，保持皮肤清洁，避免过度洗烫。消除体内慢性病灶及其全身性疾患。

2. 全身疗法 常用的有抗组胺药、镇静安定剂。急性期可选用钙剂、维生素 C、硫代硫酸钠静脉注射，或用普鲁卡因静脉封闭。继发感染者，加用抗生素。

3. 局部疗法 与接触性皮炎同，根据皮损情况选用适当剂型与药物。

【常见护理诊断/问题】

1. 舒适受损 与湿疹剧烈瘙痒有关。

2. 潜在并发：感染。

3. 焦虑 与疾病反复和急性期病情加重等有关。

【护理措施】

1. 饮食护理 避免进食致敏食物或辛辣食物。

2. 皮肤护理 避免各种外界刺激，如用力强抓、热水烫洗、碱性肥皂洗澡，以及不适当的外用药物治疗等。

3. 皮损护理

（1）保持皮肤清洁：①勤清洗患部，避免分泌物污染邻近皮肤，必要时应进行创面换药；②避免接触刺激物或致敏物质，若已接触应立即以温水冲洗，避免任意涂搽化妆品。

（2）间歇性冷湿敷：对患处皮损区间歇性冷湿敷，每日 2～3 次，每次持续 30 分钟。

4. 瘙痒护理 减轻瘙痒不适，按医嘱给予抗组胺药和镇静安眠类药，以减轻症状，保证睡眠。

5. 心理护理 由于湿疹病程较长，易于复发，病人往往缺乏治疗信心，或皮损在暴露部位，影响外观，自我形象紊乱，可使病人产生情绪改变，有时出现心理不安或怀疑等，这些神经精神因素都可使湿疹加重，痒感加剧。护士应态度和蔼，善解人意，主动介绍有关的防病治病知识，设法解除疾病给病人带来的紧张心理，争取其家属的通力协作。

6. 健康教育 ①预防指导：向病人介绍湿疹的病因和预防方法，保持良好的生活习惯。②饮食指导：告知病人忌食致敏和刺激性食物，如白酒、鱼、虾、蟹等。③讲究卫生：告知病人注意个人卫生，保持皮肤清洁。④防护指导：告知病人避免各种外界刺激，注意调整环境温、湿度，穿着宽松、柔软的棉质内衣，不可过暖。⑤用药指导：告知病人坚持治疗，按时用药，直至治愈。

第三节 药疹病人的护理

 病例导入

李先生，50 岁，自述感冒发热而自行到药店购买"退烧药"口服，口服半小时后，出现口周不适，口唇周围可见数个圆形或椭圆形紫红色斑，边界清楚。

请思考：

1. 李先生发生皮损最可能的原因是什么？

2. 应对李先生采取哪些护理措施，进行哪些健康教育？

药疹亦称药物性皮炎，是药物通过各种途径进入人体后，在皮肤、黏膜上起的炎症性皮疹，严重者可累及机体的其他系统。

【病因及病理生理】

药疹的发病原因常很复杂，有个体因素和药物因素。

1. 个体因素　不同个体药物反应的敏感性差异较大，包括遗传因素（过敏体质）、某些酶的缺陷、机体病理或生理状态的影响。同一个体在不同时期对药物的敏感性也可不同。

2. 药物因素　临床上易引起药疹的药物：①抗生素，包括半合成青霉素、磺胺类、四环素类；②解热镇痛药，如阿司匹林、氨基比林、对乙酰氨基酚等；③镇静催眠药及抗癫痫药，如苯巴比妥、苯妥英钠、卡马西平等；④抗痛风药物，如别嘌醇；⑤血制品和疫苗，如异种血清制剂及疫苗；⑥中药，某些中药制剂可引起药疹。

药疹多数是由变态反应所致，非变态反应所致的药疹相对较少，主要是药物的毒性作用和光感作用。

【护理评估】

（一）健康史

了解病人既往有无药物过敏史，引起过敏的药物、用药剂量、时间、发病及治疗经过；家族中有无对某种药物过敏者；本次发病前用药情况，包括药物名称、剂量及用药时间等。

（二）身体状况

1. 固定型药疹　皮疹为圆形或椭圆形紫红色斑，单个或数个，边界清楚，重者表面形成水疱或大疱、破裂、糜烂、渗出，可伴发热。皮损可发生于任何部位，好发于口唇周围、龟头、肛门等皮肤黏膜交界处，一般7～10日可消退，并留有色素沉着斑。其常由磺胺类、解热镇痛类或巴比妥类等引起，是最常见的一型。

2. 荨麻疹型药疹　较常见，药疹为大小不等、形态不一的风团，与急性荨麻疹症状相似，可同时伴有发热、关节疼痛、淋巴结肿大或蛋白尿。风团颜色鲜红，持续时间较长。如致敏药物排泄缓慢或因不断接触微量致敏原，则可表现为慢性荨麻疹。其多由青霉素、血清制品、呋喃唑酮及水杨酸盐等引起。

3. 麻疹型或猩红热型药疹　突然发病，可伴发热等全身症状。皮损表现类似麻疹，为散在或密集分布、针头或粟粒状红色斑疹或斑丘疹，对称分布，以躯干为多，可泛发全身，重者伴发小出血点，伴明显瘙痒。猩红热样药疹起初为小片红斑，从面颈、上肢、躯干向下发展，于2～3日内遍布全身并相互融合，伴面部、四肢肿胀，酷似热的皮损，尤以皱褶部位及四肢屈侧更为明显。皮损一般1～2周可好转，皮损消退后可伴糠状脱屑。但若处理不及时可向重型发展。多由解热镇痛类、巴比妥类、青霉素及磺胺类药物引起。

4. 湿疹型药疹　皮损表现为大小不等的红斑、丘疹、丘疱疹及水疱，常融合成片，泛发全身，可继发糜烂、渗出、脱屑等。病人接触或外用青霉素、链霉素、磺胺类及奎宁等药物引起接触性皮炎，使皮肤敏感性增高，再次使用相同或相似药物导致。

5. 紫癜型药疹 轻者表现为双侧小腿红色瘀点或瘀斑，散在或密集分布，可略隆起于皮面，压之不褪色，有时可伴风团或中心发生小水疱或血疱。重者四肢躯干均可累及，可伴有关节肿痛、腹痛、血尿、便血等表现。其多由抗生素、巴比妥类、利尿剂等引起。

6. 多形红斑型药疹 皮损为豌豆至蚕豆大小、圆形或椭圆形水肿性红斑、丘疹。境界清楚，中心呈紫红色（虹膜现象），常出现水疱。自觉瘙痒，累及口腔及外生殖器黏膜时可伴疼痛。如皮损泛发全身并在原有皮损的基础上出现大疱、糜烂及渗出，可出现剧烈疼痛、高热、外周血白细胞升高、肾功能损害及继发感染等，称为重症多形红斑型药疹，可导致病人死亡。其多由磺胺类、解热镇痛类、巴比妥类等引起。

7. 大疱性表皮松解型药疹 是重型药疹，起病急骤，部分病人开始时表现为多形红斑型或固定型药疹，皮损为弥漫性紫红斑、松弛性大疱、糜烂面，或大面积表皮坏死松解。坏死表面呈灰红色，剥露面疼痛，像浅Ⅱ度烫伤，口腔黏膜、眼结膜、呼吸道、胃肠道黏膜也可糜烂溃疡，严重者因继发感染，肝肾功能障碍，电解质紊乱或内脏出血等而死亡。其常由磺胺类、解热镇痛剂（水杨酸、保泰松）、抗生素、巴比妥类等引起。

8. 剥脱性皮炎型药疹 是重型药疹，多数病例为长期用药后发生，首次发病者潜伏期约20日左右。部分病人是在麻疹型、猩红热型或湿疹型药疹的基础上继续用药或治疗不当所致。皮损初起呈麻疹样或猩红热样，逐渐加重并融合成全身弥漫性潮红、肿胀，尤以面部及手足为重，可出现丘疱疹或水疱，伴糜烂和少量渗出；2～3周后皮肤红肿逐渐消退，全身出现大量鳞片状或落叶状脱屑，手足部位则呈手套或袜套状剥脱，甚至有毛发、指（趾）甲脱落，口唇颊黏膜潮红、糜烂、眼结膜损害，重者可发生角膜溃疡。常伴全身浅表淋巴结肿大，合并支气管肺炎、中毒性肝炎，白细胞数增高或降低，甚至出现粒细胞缺乏等。若处理不及时，病程可持续2～3个月，危重者因全身衰竭或继发感染而死亡。其常由巴比妥类、磺胺类、苯妥英钠、青霉素、链霉素等引起。

（三）辅助检查

1. 体内试验 ①皮肤试验：以皮内实验较常用，准确度高。②药物激发试验：药物消退一段时间后，内服试验剂量，以探查可疑致敏药物。它适用于口服药物所致的轻型药疹，同时本身又要求必须使用该药治疗时，禁止用于速发型变态反应性药疹和重型药疹病人。

2. 体外试验 体外试验安全性高，但试验结果不稳定。方法有嗜碱性粒细胞脱颗粒试验、放射变应原吸附试验、淋巴细胞转化试验、琼脂弥散试验等。

（四）心理社会状况

一般药疹病人心理反应轻微，重症药疹由于可危及病人的生命，病人表现出焦虑和精神紧张等。家庭和社会支持程度也对病人心理产生直接影响。

（五）处理原则

停用一切可疑致敏药物及结构近似药物，促进体内致病药物的排泄；应用抗过敏药或解毒药；防治继发感染，加强支持疗法。对轻型药疹适当给予抗组胺药、钙剂和维生素C，必要时短期口服泼尼松。重型药疹要早期使用足量的糖皮质激素，加强支持疗法。

【常见护理诊断/问题】

1. 知识缺乏：缺乏药物致敏知识。

2. 有感染的危险 与皮损面广、表皮脱落、机体抵抗力下降有关。

3. 皮肤完整性受损 与皮肤破损有关。

4.营养失调:低于机体需要量　与代谢增加、发热及表皮剥脱使消耗增加、食欲下降有关。

【护理措施】

（一）重症病人的护理

1.加强监护　将病人安置在重症监护室,密切观察生命体征的变化,定时监测体温、血压、脉搏、呼吸,记录每日液体出入量。

2.严格隔离　严格执行消毒隔离制度,各项治疗和护理必须按无菌技术操作进行。

3.饮食护理　给予高蛋白、高热量、高维生素、易消化饮食,配合支持疗法,促进皮损的修复。

4.创面护理　一般采用暴露疗法,注意保持室内恒定的温度和湿度,并及时观察皮肤的变化。保持创面清洁干燥,抽尽大疱内液体或全身撒布大量灭菌的单纯扑粉。创面有脓性渗出时,应注意局部和全身感染,及时报告医生处理。

5.皮损护理　如眼部受累,必须予以重视,定时滴眼药水及涂眼膏,防止结膜粘连。注意查看口腔黏膜有无破溃或感染,每日做好口腔护理。保持皱褶部位皮肤的清洁卫生,身体各受压部位用消毒棉垫或海绵垫,并做局部按摩,定时翻身,以防压疮发生。

6.对症支持　遵医嘱进行补液、输血,应用大剂量糖皮质激素时,防治并发症的发生。

7.心理护理　关心和安慰病人,通过心理护理鼓励病人保持良好的情绪,主动配合治疗。

（二）加强预防措施

1.用药前询问过敏史　用药前仔细询问有无过敏史,如有某种药物过敏史,应在病历首页用红笔写明。已确诊为药疹者,应记入病历并嘱病人牢记致敏药物,每次看病时告诉医生勿用该药。

2.用药前做皮肤过敏试验　应用青霉素、链霉素、普鲁卡因或破伤风抗毒素等药物前,应按规定方法做皮肤过敏试验。做皮试前,应备有急救药物,以备急需。

3.用药中注意观察　用药过程中,应注意药疹的早期反应症状,如突然出现瘙痒、红斑、发热等反应,应立即停药并及时处理。

（三）健康教育

1.知识宣教　告知病人对哪种、哪类药物过敏,以后切勿再用同类或化学结构相似的药物,以防再发药疹。

2.瘙痒护理指导　指导病人瘙痒时的自我护理。

3.防护指导　保持皮肤清洁和完整,预防感染。

4.心理指导　指导家属给予病人协助及心理支持。

第四节　荨麻疹病人的护理

 病例导入

病人王女士,20岁,全身起红斑一天来诊。病人一天前起床后,刚开窗,一阵凉风就迎面而来,打了个冷战。不久,洗漱时发现手臂上长了一块红色小疙瘩,有点痒,开始还以为被蚊子叮的,开始还只有手臂上有,但不一会,头上、身上、大腿上都出现这样的红色小块,全身就像鸡皮疙瘩一样,越长越多,而且刺痒无比。发病前无服药史及外伤史,既往无系统疾病病史及药物过敏史。

请思考:

1. 王女士是什么病因导致出现红疹?

2. 应对王女士采取哪些护理措施,进行哪些健康教育?

荨麻疹俗称"风疹块",是由于皮肤黏膜的小血管扩张及渗透性增强而产生的局部水肿,主要表现为边缘清楚的红色或苍白色的瘙痒性皮损——风团。其为常见病,15%~20%的人一生中至少发生过1次。

【病因及病理生理】

(一)常见病因

①食物:以鱼、虾、蟹、蛋类最常见,其次是某些肉类和某些植物性食品如草莓、可可、番茄、花生、大蒜等。②吸入物:如花粉、动物皮屑、真菌孢子、羽毛、灰尘,某些气体,如甲醛、丙烯醛,化妆品中挥发成分。③药物:能引起变态反应的药物,常见的有青霉素、血清制剂、疫苗等,另一些为组胺释放药物,如阿司匹林、吗啡、阿托品等。④感染:包括病毒、细菌、真菌、寄生虫等感染,由病原体本身或其代谢产物所致的变态反应。⑤昆虫叮咬:如虱子、跳蚤叮咬皮肤,黄蜂、蜜蜂、毛虫毒刺刺入皮肤而引起变态反应。⑥物理及化学因素:如冷、热、日光和机械刺激,摩擦压迫和某些化学物质的刺激。⑦精神因素:如精神紧张、情绪波动等可引起乙酰胆碱释放。⑧全身疾病:如胃肠道疾病、肿瘤、结缔组织疾病、内分泌紊乱、代谢障碍、风湿、类风湿等可诱发慢性荨麻疹。⑨遗传因素:如家族性冷荨麻、遗传性血管性水肿的发病与遗传因素有关。

(二)发病机制

1. 变态反应性　多数属Ⅰ型变态反应,少数为Ⅱ、Ⅲ型变态反应。Ⅰ型变态反应,其抗体通常是 IgE,吸附于肥大细胞,当再次接触抗原后,便在这些细胞表面发生抗原抗体反应Ⅱ型变态反应,为 IgG 或 IgM 与抗原在红细胞上起反应,激活补体,产生过敏性休克毒素及各种炎症介质,引起红细胞破碎及过敏性休克和荨麻疹。Ⅲ型变态反应,其抗原抗体免疫复合物沉积于血管壁,激活补体,使肥大细胞及中性粒细胞释放组胺等炎性介质,引起血管通透性增加及水肿而产生荨麻疹型血管炎。

2. 非变态反应性　某些物质进入体内使补体 C3 及 C5 分解,产生 C3α 及 C5α 等过敏毒素或直接刺激肥大细胞释放组胺、激肽等所引起。

【护理评估】

(一)健康史

了解发病前有无明确用药史,是否进食海产品或某些蔬菜,是否密切接触猫、犬等宠物,或被蚊虫叮咬、日光照射、激烈运动等。

(二)身体状况

1. 急性荨麻疹　多为骤然发病,先有皮肤瘙痒,很快出现大小不等的圆形、椭圆形或不规则的风团,数目不定,可局限或泛发全身,融合成大片。颜色因毛细血管扩张而呈鲜红色,严重时局部高度水肿,压迫血管呈苍白色,因毛囊口内陷,呈橘皮样外观。皮疹可历时数小时后逐渐消退，不留痕迹。但可反复发作，有时 1 日可发作多次。若消化道黏膜受累时，可有恶心、呕吐、腹痛、腹泻等全身症状，甚至出现过敏性休克样症状。少数病人可导致喉头水肿，出现胸闷、心悸、呼吸困难，严重者可窒息。部分病人可伴有高热、畏寒等全身症状，应特别注意有无感染，一般经数日或 1～2 周而愈。

2．慢性荨麻疹　皮损反复发作超过 6 周以上者称为慢性荨麻疹。全身症状一般较轻，风团时多时少，反复发生，常达数月或数年之久。有的有时间性，如晨起或临睡前加重，有的则无一定规律。大多数病人不能找到病因。

3．特殊类型的荨麻疹

（1）皮肤划痕症：又称人工荨麻疹，用手搔抓或用钝器划过皮肤后，沿划痕发生条状隆起，伴瘙痒，不久自动消退。

（2）血管性水肿：亦称巨大型荨麻疹，分获得性和遗传性两种。获得性血管性水肿，好发于眼睑、口唇、外生殖器等组织疏松部位。皮损多为突然发生局限性肿胀、灼痛、边缘不清，呈淡红色或苍白色，可持续 1～3 天后消退。其常在同一部位反复发作。遗传性血管水肿罕见。

（3）胆碱能性荨麻疹：多见于青年，由于运动、重体力劳动、受热、饮酒或情绪紧张等而诱发，胆碱能神经冲动释放乙酰胆碱，作用于肥大细胞而发病。

（4）寒冷性荨麻疹：好发于青年女性，可分为家族性和获得性两型。家族性荨麻疹较少见，为常染色体显性遗传，从婴儿开始可持续终生。除皮疹外，可伴有发热、畏寒、头痛、关节痛、白细胞计数增多，冰块试验阴性。获得性冷性荨麻疹，开始于儿童或成人，在气温骤降或接触冷水冷风时，在皮肤暴露部位出现风团，可持续半小时或 3～4 小时，严重者可出现胸闷、心悸、腹泻、晕厥、手麻、唇麻等，冰块试验阳性。

（5）压迫性荨麻疹：皮肤受压 4～6 小时后，局部发生深在性肿胀，8～12 小时消退，多发生在臀部、腰部、足底、足背等受压部位。机制不清，可能与皮肤划痕症相似。

（6）日光性荨麻疹：好发于青年女性。皮肤暴露于日光数分钟后，局部出现红斑、风团，伴有瘙痒和针刺感，持续 1～2 小时后消退。甚至有部分病人透过玻璃的日光也可引起发病。

（三）心理社会状况

主要因瘙痒而产生明显的焦虑、忧郁、易怒、失眠等。

（四）处理原则

抗组胺、降低血管通透性、对症处理为基本原则，力求做到病因治疗。

【常见护理诊断 / 问题】

1．舒适受损　与皮肤瘙痒有关。

2．知识缺乏：缺乏荨麻疹的相关知识。

3．潜在并发症：喉头水肿。

【护理措施】

1．饮食护理　勿食一切可疑致敏食物。饮食宜清淡易消化，多饮水，通便利尿，加速排泄。

2．用药护理　停用一切可疑致敏药物。治疗药物给药时间应根据风团发生的时间进行调整，如晨起风团较多，应临睡前给大剂量药，若睡前风团多，则晚饭后即给药。风团控制后可持续服药 1 个月，并逐渐减量。常用药物有西替利嗪、氯雷他啶、酮替芬、马来酸氯苯那敏(扑尔敏)等。

3. 急救护理　对急性泛发型荨麻疹严密观察,按时测量生命指征。发现血压下降,脉压小,立即取平卧位,解开衣领,保持呼吸道通畅,立即皮下注射肾上腺素 0.5～1.0mg,迅速建立静脉通道。先静脉注射地塞米松 5mg,随后用氢化可的松 100～200mg 加入 5% 葡萄糖水中静脉滴注,并配合其他处理。有喉头水肿呼吸困难者,立即吸氧;出现窒息时立即行气管切开。对感染引起的荨麻疹,除采取上述抗过敏治疗方法外,重点抗感染治疗。

4. 健康教育　①观察指导:指导病人注意起皮疹的方式与饮食有无关系。②防护指导:避开可疑致病诱因,如物理、化学、机械性刺激。③饮食指导:避免食用刺激性或可疑性食物。④瘙痒护理指导:指导病人如何控制瘙痒的方法,避免搔抓,保持皮肤完整性。⑤心理指导:消除精神紧张,保持乐观情绪和良好的心理状态。

 情景训练

作为护理人员,应对荨麻疹病人采取哪些护理措施?

（王　婷）

思考与练习

单项选择题

1. 女性,23 岁。2 天前穿着新买来的塑料拖鞋,足前背、足底部出现重度红肿,上有密集小水疱,剧痒。该病人应考虑为（　　）

　A. 急性湿疹　　　　　　　　　　B. 荨麻疹

　C. 接触性皮炎　　　　　　　　　D. 足癣

　E. 单纯疱疹

2. 皮肤接触性致敏反应为典型的（　　）

　A. 迟发型Ⅰ型变态反应　　　　　B. 速发型Ⅰ型变态反应

　C. 速发型Ⅱ型变态反应　　　　　D. 速发型Ⅳ型变态反应

　E. 迟发型Ⅳ型变态反应

任务四十五　感染性皮肤病病人的护理

第一节　病毒性皮肤病病人的护理

 病例导入

　　张先生，53 岁，因腰背部疼痛伴有水疱而就诊。张先生自述 12 日前开始出现左腰背部疼痛，5 日后左腰背部出现片状红斑，随后出现簇集性且不融合的粟粒至绿豆大小红色丘疹，并迅速变为水疱。查体：左腰部水疱周围有红晕，水疱沿左腰部呈带状排列，不超过体表正中线，各簇水疱群之间皮肤正常，右侧未见侵犯。门诊拟"带状疱疹"收入院。

　　请思考：

　　1. 当前张先生的主要护理问题有哪些？应对张先生采取哪些护理措施？

　　2. 应对张先生进行哪些健康教育？

　　病毒性皮肤病是由病毒感染引起的皮肤黏膜病变。病毒可分为脱氧核糖核苷酸（DNA）病毒和核糖核酸（RNA）病毒两大类。根据病毒性皮肤病的临床特点，可将其分为三型：①新生物型，皮肤呈疣状增生，多由乳头多瘤空泡病毒引起，少数有痘病毒引起。如寻常疣、跖疣、扁平疣及传染性软疣等。②疱疹型，皮损以疱疹为主，多由疱疹病毒引起，少数由痘病毒及小 RNA 病毒引起。如带状疱疹、单纯疱疹、水痘、牛痘样湿疹等。③红斑发疹型，多由 RNA 病毒引起，皮肤以红斑、斑丘疹为主。如风疹、麻疹、传染性红斑等。

　　疣是由病毒感染所引起的表皮良性赘生物。临床上常见的有四型：寻常疣、跖疣、扁平疣、尖锐湿疣。单纯疱疹是由人类单纯疱疹病毒所致病毒性皮肤病，中医称"热疮"。带状疱疹是由水痘 - 带状病毒感染引起的，以某一神经痛及该神经支配区域皮肤上群集疱疹为特征的病毒性皮肤病。中医称"缠腰火丹"。

【病因及病理生理】

（一）疣

　　由人类乳头瘤病毒（HPV）感染引起。HPV 的类型很多，不同类型的 HPV 与疣的临床表现有一定关系。此类病毒不易培养，它位于角朊细胞核内，并可游离至角蛋白中。疣主要由直接接触传染，亦可经接触污染物而间接传染。免疫功能低下及外伤者易患此病。

（二）单纯疱疹

　　系 DNA 病毒中的单纯疱疹病毒（HSV）所致，根据其抗原性质不同，人类单纯疱疹病毒可分为 HSV-1 和 HSV-2。HSV-1 主要引起腰部以上口、眼皮肤黏膜感染。HSV-2 主要引起腰部以下部位,如外生殖器及新生儿的感染。人是人类单纯疱疹病毒唯一的自然宿主,病毒经皮肤黏膜破损处进入体内,潜伏在感染的神经节中,当各种诱因引起机体抵抗力低下时,如发热、过度劳累、胃肠功能紊乱、月经期等,使体内潜伏的 HSV 被激活而发病。

(三)带状疱疹

带状疱疹的病原体是水痘 - 带状疱疹病毒(VZV),有亲神经和亲皮肤的特性。该病毒在免疫功能低下或无免疫力的人群被感染后,经呼吸道黏膜侵入体内,经血行传播,首先发生水痘或隐性感染。病毒沿神经纤维向中心移动,长期潜伏于脊髓神经后根或神经节的神经元内。当机体抵抗力降低时,病毒被激活,受累的神经节发炎或坏死,产生神经痛。同时,在该神经支配区域内发生特有的节段性疱疹。

【护理评估】

(一)健康史

寻常疣好发于儿童及青少年,带状疱疹好发于春秋两季,成人多见。单纯疱疹、带状疱疹发病前常有发热及上呼吸道感染症状。疣病程慢性,可自愈,亦可复发。带状疱疹愈后一般不复发,可获终身免疫。

(二)身体状况

1. 疣

(1)寻常疣:俗称"刺瘊"。皮疹为黄豆大或更大的半圆形或多角形的角质隆起,表面干燥粗糙,呈灰白色、灰褐色或正常肤色,顶端呈花蕊或刺状。其好发于手背、指背、甲周、甲缘及甲下。发生于颈部、眼睑者,可为柔软细长的丝状突起,顶端呈角质状,称丝状疣。发生于头皮颜面者,疣体表面呈参差不齐的指状突起,称为指状疣。

(2)扁平疣:好发于面部、手背和前臂,多骤然发生,皮损为帽针头至绿豆大小正常肤色或淡褐色的圆形,椭圆形或多角形扁平丘疹,表面光滑或稍硬,散在或密集分布。

(3)跖疣:是发生于足跖部的寻常疣。初起为角质小丘疹,逐渐增至黄豆大小,因在足底受压而形成角化性淡黄色或褐黄色胼胝样斑块或扁平丘疹,表面粗糙不平,中央稍凹,边缘绕以稍高的角质环,触痛明显。削去角质层,其下方有疏松的角质软芯,可见毛细血管破裂出血而形成小黑点。其多为单侧发生,数目不定。

2. 单纯疱疹

(1)原发型单纯疱疹:①隐性或亚临床感染,约 90% 感染者缺乏临床表现,其中 40%～50% 感染者的血清中可检出相应抗体。②唇疱疹,多见于成人,好发于嘴唇和口周皮肤,初始皮肤发红、发痒,有烧灼感,随即出现成簇水疱,后结成黄痂皮脱落而愈合。③生殖器疱疹,多由性交感染。男性在阴茎、龟头处出现小水疱,小水疱迅速变糜烂面;女性于外阴、阴道发生同样损害,在生殖器附近皮肤可有散在性水疱。④疱疹性口龈炎,多见于 6 岁以下儿童,好发于口腔、牙龈、舌、硬腭和咽等部位。皮损表现为迅速发生的群集性小水疱,易破溃形成浅表性溃疡,口腔疼痛较明显,可伴有高热、咽痛和局部淋巴结肿痛。

(2)复发型单纯疱疹:成人最常见。其好发于口周、鼻腔周围及外阴,也可见于面部口腔黏膜等部位。初期局部先有灼痒及轻度紧张感,随之在红斑的基础上发生簇集性米粒大小水疱,很快破裂、干燥结痂,愈后遗留暂时性色素沉着。病程自限性 1～2 周可消退,常易在同一部位复发。同时伴有局部淋巴结肿大或低热等,如果累及眼,可引起树枝状角膜炎、角膜溃疡。

3.带状疱疹　好发于成人,春秋季节多见,具有自限性。

（1）典型表现：发疹前部分病人可有轻度乏力、低热、食欲缺乏等症状,皮肤有灼热感或神经痛,持续1～3日。好发部位依次为肋间神经、颈神经、三叉神经和腰骶神经支配区域。患部皮肤常先出现潮红斑,继而出现簇集性且不融合的粟粒至黄豆大小红色丘疹,再迅速变为水疱,疱液澄清,疱壁紧张发亮如珍珠状,周围有红晕,严重者可有血疱,皮疹陆续出现,常沿神经支配区域单列分布呈带状排列,常不超过体表正中线,各簇水疱群之间皮肤正常。数日后水疱干涸、结痂,愈后遗留暂时性淡红色斑或色素沉着。全病程2～3周,老年人需3～4周,治愈后可获终身免疫。神经痛为本病的特征之一,老年病人疼痛较为剧烈。

（2）特殊表现：①眼带状疱疹,老年人多见,疼痛剧烈,可累及角膜形成溃疡性角膜炎。②耳带状疱疹,系病毒侵犯面神经及听神经所致,表现为外耳道或鼓膜疱疹。膝状神经节受累同时侵犯面神经的运动和感觉神经纤维时可出现面瘫、耳痛及外耳道疱疹三联征。③疱疹后神经痛,带状疱疹常伴有神经痛,但多在皮损完全消退后或1个月内消失,少数病人可持续超过1个月或更长。

（三）心理-社会状况

病人由于疼痛、影响外观等因素,可出现焦虑、忧郁和恐惧不安等心理反应。要了解病人及家属对本病的认知程度。

（四）处理原则

1.疣　以局部治疗为主,对数目较多的或久治不愈者,可选用全身治疗方法,采用抗病毒药物。无感染寻常疣可采用刮匙刮除法；液氮点涂或喷射法,适用于扁平疣；对跖疣先削去表面增厚的角质层再行冷冻；电灼、激光疗法,适用于寻常疣、跖疣。5-氟尿嘧啶（5-FU）或肽丁胺软膏外涂,适用于各型疣。难治性甲下疣或跖疣可用浅层X射线治疗。

2.单纯疱疹　以缩短病程、预防继发感染、抗病毒减少复发为原则。单纯疱疹可选用碘苷滴液、干扰素滴液、2%甲紫。单纯疱疹水疱未破者可用抗生素软膏外用,渗液多者可用3%硼酸溶液或1%醋酸铝液湿敷,无明显渗液者可外搽0.5%新霉素软膏。

3.带状疱疹　一般无并发症者以抗病毒、止痛、消炎、缩短病程、促进神经复原、保护局部、预防继发感染为主。采用左旋咪唑、乌洛托品、阿昔洛韦、吗啉胍、氧化镁口服,亦可采用聚肌胞、转移因子、胸腺素、丙种球蛋白等肌内注射,干扰素皮下注射。带状疱疹水疱未破者可用抗生素软膏外用,渗液多者可用3%硼酸溶液或1%醋酸铝液湿敷,无明显渗液者可外搽0.5%新霉素软膏。带状疱疹亦可采用物理疗法氦氖激光照射、紫外线照射、频谱电疗均有一定消炎止痛效果。

 知识拓展

疣冷冻疗法的护理

1.冷冻前护理　治疗前详细询问病史,了解有无心脏疾患,以免治疗中发生意外。讲解冷冻疗法的基本知识和优点,减轻对疼痛和遗留瘢痕的恐惧。趾疣冷冻前先用热水浸泡,使其软化,以利于冰晶结成,提高疗效。

2. 治疗时护理　对位于指趾端及肛周敏感区域的损害，冷冻时，若出现头昏、头痛恶心、面色苍白、出汗、全身无力等症状，立即停止治疗，平卧保暖，严密观察生命体征，一般休息 10 分钟后可恢复。

3. 冷冻后护理　冷冻 5～10 分钟局部可出现轻度水肿并伴烧灼痛，继之出现水疱或血疱。嘱病人不必恐慌，保持清洁干燥，不可自行刺破，防止引起感染遗留瘢痕、损容等并发症。水疱一般 1～2 日达到高峰，如范围不大，会自行吸收，继之结痂，半月余痂皮脱落。

【常见护理诊断／问题】

1. 皮肤完整性受损　与皮损发生有关。

2. 急性疼痛　与病毒侵犯神经节及相应神经节段的皮肤有关。

3. 潜在并发症：感染。

【护理措施】

1. 疼痛护理　伴有剧烈神经痛可用止痛剂，常用阿司匹林、吲哚美辛、卡马西平、双氯芬酸等，必要时采用神经阻滞疗法。

2. 预防自身接种　传染扁平疣特点为自身接种传染，因此避免搔抓，保护原发性皮损，防止新的皮损发生。

3. 预防感染　预防继发性感染，减轻疼痛不适。其发生于手背、指背、颜面、足底着力处的疣，易受摩擦撞击出血而产生疼痛，感染机会多，应注意保护，避免破损，跖疣病人宜穿软底鞋以减少刺激。

4. 对症处理　对频繁发作及重症病人，注意查找病因、休息，避免精神紧张。营养神经，提高机体免疫力，常用维生素 B_1、维生素 B_{12}、维生素 E。

5. 并发症护理　疱疹性口龈炎应保持口腔清洁，1∶1 000 苯扎溴铵（新洁尔灭）溶液或金银花、连翘煎水含服。疱疹性角膜炎可用碘苷滴眼液或眼膏，新生儿单纯疱疹应及早给予阿昔洛韦注射。

6. 健康教育　①饮食指导：病人宜清淡饮食，不要吃过烫及刺激性食物。②穿着指导：病人内衣不要过紧，最好为棉织物。③增强体质指导：注意卫生，加强锻炼，增强体质，提高机体免疫力。④用药指导：避免盲目用药，应到正规医院诊治。

第二节　脓疱疮病人的护理

 病例导入

　　患儿，男，8 岁，因头面、四肢出现水疱 3 日，发热 2 日入院。查体温 39.1℃，头面、四肢可见大小不等的水疱，周围绕有明显红晕，部分疱壁破损后可见红色糜烂面及结痂。躯干部有少量类似皮疹，口腔内无明显损害，颈部淋巴结可触及。

请思考：
1. 该患儿是否具有传染性？
2. 护士应如何指导患儿及家属做好患儿的皮肤护理？

脓疱疮又称"黄水疮"，是一种常见的急性化脓性皮肤病，好发于儿童，传染性强，夏秋季多见，面部、四肢等暴露部位易受累，其特点为水疱、脓疱，易破溃形成脓痂。

【病因及病理生理】

由金黄色葡萄球菌和/或乙型溶血性链球菌感染引起。病原菌通过黏附素、细胞壁丝状突起上的抗原不可逆地黏附于宿主细胞特异性受体上而在皮肤上繁殖。根据临床表现不同，可分为寻常型、大疱型和新生儿型。

【护理评估】

（一）健康史

机体抵抗力降低时，化脓菌易侵入。高温、潮湿的环境下，皮肤出汗较多而出现浸渍现象时，发病率高。患瘙痒性皮肤病，皮肤搔抓破损易感染发病。皮肤受到外伤及刺激，可成为发病诱因。传染性强，可在托幼机构中引起局部流行。

（二）身体状况

1. 寻常型脓疱疮　易在学龄前和学龄期儿童中流行，传染性很强。皮损初期为红色斑点或小丘疹，迅速发展成水疱或脓疱。脓疱为帽针头至黄豆大小，疱壁薄而易破，故不易看到初发脓疱，破后露出红色糜烂，脓汁干涸结成灰黄色厚痂，可因擦洗、搔抓自我传播，向周围和其他处蔓延与附近脓疱互相融合成片，发生新的皮疹。一般6~10天自然脱痂而愈，不留疱痕。皮损好发于暴露部位，以面部、头皮、四肢为多，严重者可泛发全身，伴有高热达39~40℃，可伴有淋巴结炎、败血症和急性肾炎。

2. 深脓疱疮　又称臁疮，主要由溶血性链球菌所致，多累及营养不良的儿童或老人。其好发于小腿或臀部。皮损初起为脓疱，渐向皮肤深部发展，表面有坏死和蛎壳状黑色厚痂，周围红肿明显，去除痂后可见边缘陡峭的碟状溃疡，疼痛明显。

3. 大疱型脓疱疮　主要由金黄色葡萄球菌引起，多见于儿童，以夏季多见，好发于面部、躯干、四肢，偶见掌跖部。皮损初为帽针头至黄豆大小水疱或脓疱，迅速增大到指头大小，疱内容物先清澈后混浊，疱壁先紧张后松弛，直径1cm左右，疱液沉积于疱底呈半月形为本病特征，疱周红晕不明显，疱壁薄，脓疱破溃后形成糜烂结痂，痂壳脱落后留有暂时性色素沉着。

（三）心理-社会状况

脓疱疮多见于少年儿童，病人家属常因认知程度差而焦虑不安。重症病人可因病情严重而产生恐惧。

（四）处理原则

局部以杀菌、消炎、收敛、干燥为原则。全身加强支持疗法，根据药敏试验选择相应的抗生素，同时注意预防继发感染。病人如无发热及淋巴结炎，皮损局部用0.1%依沙吖啶溶液湿敷，脓痂用抗生素软膏外涂。较大脓疱用灭菌注射器先抽吸脓液，再涂抗生素软膏。对新生儿脓疱疮患部保持干燥、暴露方法，可外涂1%甲紫溶液或外敷紫草油纱布，促进愈合。

【常见护理诊断/问题】

1. 皮肤完整性受损　与脓疱破溃有关。

2. 有传染的危险　与疾病本身具有传染性有关。

3. 有感染的危险　与搔抓有关。

【护理措施】

1. 加强消毒　隔离婴儿包被不宜过紧、过多，衣物和床单保持清洁、干爽，大、小便后用温水清洗会阴及臀部，尿布洗后用开水烫洗消毒。在婴儿室、托儿所、幼儿园等儿童集中单位发现本病时，应立即采取隔离措施，消毒被褥、衣服、玩具。保持室内温度适宜、空气新鲜，定期用紫外线照射空气消毒或用过氧乙酸消毒。做好消毒隔离，避免接触传染，护理时均应穿隔离衣，戴手套。污染敷料统一回收处理。

2. 皮损护理　注意保护创面，保持清洁卫生，避免搔抓或摩擦，对瘙痒性皮肤病应积极治疗。脓疱未破，可用安尔碘消毒后用无菌剪刀或针头挑破疱壁吸干脓液及渗出液，剪除脓疱壁，再行换药。小儿可戴连指手套，避免抓破患处引起感染或留下瘢痕。其可用紫外线、红外线、超短波、氦氖激光促进溃疡愈合。

3. 控制感染　对重症新生儿脓疱疮病儿给予大剂量的敏感抗生素，还应加强支持疗法及护理。

4. 健康教育　①就诊指导：指导病人及时治疗瘙痒和感染性病灶，发现后及时就诊。②隔离指导：指导病人和家属及时做好消毒及隔离工作，以防交叉感染。③用药指导：指导病人早期正确用药治疗。④防护指导：指导病人瘙痒时勿用指甲抓患处。

 情景训练

如何对带状疱疹病人进行护理？

（王　婷）

思考与练习

单项选择题

1. 带状疱疹的病原体是（　　）

A. 细菌　　　　　　　　　　　B. 病毒

C. 螺旋体　　　　　　　　　　D. 霉菌

E. 链球菌

2. 以下哪种病常为单侧分布（　　）

A. 带状疱疹　　　　　　　　　B. 二期梅毒疹

C. 疱疹样皮炎　　　　　　　　D. 药疹

E. 细菌

3. 关于皮肤的保护，下列哪项**错误**（　　）

A. 勤洗澡理发，保护皮肤清洁　　B. 不共用衣被和其他生活用品

C. 皮肤干燥瘙痒时用热水、肥皂烫洗　　　　D. 不滥用外用药和化妆品

E. 避免潮湿环境

4. 粉剂适用于以下哪种皮肤病损（　　　）

A. 脓疱疮　　　　　　　　　　　　　　　B. 寻常性银屑病

C. 脓癣　　　　　　　　　　　　　　　　D. 无渗出的褶烂

E. 脓疮

任务四十六　动物性皮肤病病人的护理

 病例导入

　　孙女士，30岁，诉腋窝、腹股沟、会阴部出现米粒大小的丘疹，夜间阵发性剧烈瘙痒，皮肤有抓痕和血痂。孙女士2周前出差时曾在一旅店居住。现前来就诊。

　　请思考：

　　1. 孙女士出现皮疹最可能的原因是什么？

　　2. 当前应对孙女士采取哪些护理措施？

　　疥疮是由疥螨引起的皮肤病，其传播与密切接触有关。其好发于皮肤嫩薄部位（如指缝、腕部、肘窝、乳房下、脐周、下腹部、股内侧和外生殖器等）。

【病因与病理生理】

　　疥螨又称疥虫，分为人疥螨和动物疥螨。人疥虫大小约0.2～0.4mm，雌虫较大，雄虫较小。从卵到成虫约需15日左右。疥虫离开人体后可存活2～3日。人的疥疮由人疥螨引起。通过直接接触（如身体接触、握手等）传染，接触被污染的被褥、衣物等也可间接传染。雌虫受精后钻入皮肤表面角质层内掘凿隧道，在其内产卵，可引起机械性刺激、分泌毒液及排泄物刺激皮肤引起变态反应以及雌疥螨滞留在皮肤角质层内引起异物反应均可导致皮肤剧烈瘙痒。

【护理评估】

（一）健康史

　　评估个人卫生状况、密切生活者是否发生过疥疮；是否与疥疮病人共用生活用品；是否饲养宠物及宠物患病情况。

（二）身体状况

　　1. 症状　自觉剧烈瘙痒、晚间尤为明显，皮损瘙痒可影响睡眠。

　　2. 体征　皮损为米粒大小的丘疹、丘疱疹和灰白色或浅灰色线状隧道，丘疹为正常肤色或浅红色、反应剧烈者顶端可出现脓疱。男性病人可在阴囊、阴茎和龟头等部位出现直径3～5mm的疥疮结节。可继发感染而发生脓疱疮、疖、淋巴结炎等。

（三）辅助检查

　　采用针挑法或刮片法可检出疥螨或疥螨残体及虫卵。

（四）心理社会状况

　　评估病人是否因剧烈的瘙痒及疾病的传染性而产生焦虑、孤独、寂寞等心理。

（五）处理原则

注意清洁卫生，一旦确诊应立即隔离治疗。治疗以外用药物为主。疥疮可用 10% 硫黄软膏（婴幼儿用 5%）洗澡后除头面部外涂布全身治疗；或选用 25% 苯甲酸苄酯等。阴囊等处疥疮结节可外用糖皮质激素霜剂，也可结节内注射泼尼松龙混悬液。如继发化脓性感染应同时抗感染治疗。瘙痒严重者可于睡前口服镇静止痒药。

【常见护理诊断/问题】

1. 睡眠型态紊乱　与夜间皮损部位剧烈瘙痒有关。

2. 焦虑　与疾病反复发作、剧烈瘙痒、担心传染他人及疾病预后有关。

3. 潜在并发症：脓疱疮、疖、淋巴结炎。

【护理措施】

（一）一般护理

①注意个人卫生，病人用过的衣服及床上用品等煮沸消毒，或在阳光下充分暴晒，以杀灭疥螨及虫卵；②及时隔离病人，防止传染，家庭或集体宿舍中的病人同时治疗；③接触疥疮病人后，用肥皂或硫黄皂洗手，以免传染；④不可用力搔抓，避免因搔抓破溃引起继发感染；⑤向病人讲解疥疮的发病原因及治疗过程，告知晚间皮损瘙痒是本病特征之一，以减轻病人的焦虑，促进睡眠。

（二）用药护理

①涂药前先用温水和肥皂洗澡，涂药时先将好发部位或损害密集处涂药 1 次，稍微用力揉涂以促进药物吸收。然后应从颈部（婴儿包括头部）以下，涂遍全身，不要遗漏皮肤皱褶处。②涂药期间不洗澡，不更衣，以保持药效，注意药物的刺激反应。③因疥螨从卵发育到成虫约需 15 日，故治愈后观察两周，未出现新的病情才为治愈。用药两周后发现新皮疹者，重复一个疗程。

（三）心理护理

对患疥疮的病人要给予理解和同情，讲明此病并不可怕，只要积极治疗，在短期内是完全可以治愈的。告诉病人暂时隔离的意义以取得病人的配合，防止疥疮蔓延。

（四）健康教育

①注意个人卫生，勤洗澡更衣；②疥疮病人自觉遵守公共场所规定，不去公共泳池，以免传染他人；③患病期间禁止性生活，以防传播；④人与动物的疥疮可互相传染，家里如有宠物发病，及时治疗。

（王　婷）

思考与练习

单项选择题

1. 疥疮是疥螨引起的皮肤病，易在下列哪种人群中流行（　　　）

　　A. 集体人群　　　　　　　　　　B. 集体和家庭

　　C. 儿童集体　　　　　　　　　　D. 学生集体

2. 有关疥疮的护理措施中，正确的是（　　　）

　　A. 采取自我隔离措施

　　　　B. 被传染者应同时治疗

　　　　C. 穿、用过的衣被应煮沸消毒或在日光下暴晒

　　　　D. 治疗期间应每天洗澡

　3. 疥疮所致的瘙痒较重的时间点是（　　　）

　　　　A. 晨起　　　　　　　　　　　　　B. 上午

　　　　C. 中午　　　　　　　　　　　　　D. 夜间

　4. 疥疮的基本损害**不包括**（　　　）

　　　　A. 隧道　　　　　　　　　　　　　B. 结节

　　　　C. 丘疹　　　　　　　　　　　　　D. 囊肿

　5. 疥疮的病因**不包括**（　　　）

　　　　A. 感染疥虫　　　　　　　　　　　B. 自身免疫力低下

　　　　C. 不注意个人卫生　　　　　　　　D. 气候因素

第九部分　性传播疾病的护理

任务四十七　性传播疾病病人的护理

 病例导入

　　病人，女，因出现尿频、尿痛，阴道分泌物异常，体温升高就诊，经辅助检查后，细菌培养镜检可见革兰氏阴性双球菌，诊断为淋病。
　　请思考：
　　病人为什么出现以上症状？

第一节　性病病人的护理

　　性传播疾病（STD）是由性接触、类似性行为及间接接触所感染的一组传染性疾病。它们不仅在性器官上发生病变，还通过淋巴系统侵犯性器官所属的淋巴结、皮肤黏膜，甚至通过血行传播侵犯全身重要的组织器官。性传播疾病是目前国际上通用的病名，在我国简称为"性病"。

　　【病因及病理生理】
　　病原菌为淋病双球菌，此菌喜潮湿、怕干燥、不耐热，其生长适应温度为37～38℃，干燥环境存活1～2小时，55℃时5分钟立即死亡。附着在微湿衣裤、毛巾、被褥中，最多只能生存24小时。一般消毒剂或肥皂液均能使其迅速死亡。人是淋球菌唯一的天然宿主，通常侵袭生殖、泌尿系统黏膜的柱状上皮细胞,淋球菌首先侵入前尿道或宫颈黏膜,并借助于菌毛与上皮粘连,然后被黏膜表面的柱状上皮吞进入细胞内大量繁殖,细胞损伤裂解至黏膜下层后通过其内毒素及外膜的脂多糖与补体产生一种化学毒素,诱导中性粒细胞集聚和吞噬,引起急性炎症反应。

【护理评估】

(一)健康史

了解病人的一般状况,如年龄、性别、文化背景等;病人有无与淋病病人性接触史、共用物品史或新生儿的母亲有无淋病史等;并了解其他发病情况及诊治经过。

(二)身体状况

根据病人的特点评估病人有无相应的单纯性淋病,有无合并症淋病、播散性淋病的典型症状及表现,并了解其病情的严重程度等。

(三)心理 - 社会状况

评估病人及家属对淋病的认知程度,对治疗方法的预后、预防等知识的了解程度;了解病人的心理恐惧程度、家属的态度及支持状况等。

(四)治疗原则及主要措施

依据病史、性接触史、配偶感染史、与淋病病人公用物品史或新生儿的母亲有淋病史等,以及典型的临床表现和血液、关节液、皮损等处淋球菌培养的阳性结果,可明确诊断。

治疗原则:早期诊断、早期治疗;及时、足量、规则的用药;针对不同的病情采用不同的治疗方法;对性伴追踪,同时治疗;治疗后随诊复查;注意同时有无衣原体、支原体感染及其他性传播疾病的感染。

【常见护理诊断 / 问题】

1. 恐惧 与担心预后不好及担心别人知道而影响家庭和交友有关。

2. 社交障碍 与害怕传染他人及环境改变有关。

3. 知识缺乏:缺乏对病情、治疗方案、传染方式、重复感染的后果以及预防复发等知识不了解。

【护理措施】

(一)用药护理

询问病人有无药物过敏史,熟悉药物治疗方案,密切观察病情及药物疗效、不良反应等情况,出现药物反应及时报告医生,以便及时处理。

(二)预防

1. 避免不洁性行为。

2. 向病人宣传卫生洁具要专用,不共用公共浴盆,防止传染性病。

3. 用适当的方法指出性病的严重性,洁身自爱可防止传染性病。

4. 病人治预后应将曾穿过的衣物、澡盆等用具清洗消毒后再用,以免再次感染。

5. 加强治安管理,坚决取缔卖淫嫖娼活动,查处客留卖淫的宾馆、旅社、歌舞厅和酒吧等地的不洁行为。

6. 卫生部门要加强对淋病疫情的管理,做好监测工作。

7. 注意个人卫生。淋病病人在未治愈前应自觉不去公共场所,如公共浴池、公共厕所、餐厅等。被淋病病人污染的物品包括被褥、衣服等生活日常用品应及时消毒处理。淋病病人应禁止与儿童,特别是幼女同床,共用浴盆和浴巾等。

8.患有淋病孕妇的新生儿,出生后应立即给予硝酸银滴眼预防。

(三)心理护理

1.同情、安慰病人　倾听病人的诉说,劝慰家属和其他亲人探视病人,给予精神安慰,并做好解释工作,消除他们的鄙视及戒备心理。向病人宣传或做好配偶工作,必要时共同治疗。根据病人的要求,保护其隐私。

2.鼓励病人树立信心　开导病人不要顾虑太多,忘掉过去不愉快的事,总结自我,认真面对以后的生活。鼓励病人,重新塑造自我。鼓励与来访者交谈,如不顾及隐私者,可适当地表达自身的感受,取得大家的理解与支持。告知病人只要积极配合治疗,性病治愈后可以结婚、生子,过上幸福的家庭生活。

(四)健康教育

1.与病人公同讨论治疗方案,使病人在治疗期间做到心中有数,主动配合。

2.加强卫生知识宣传,使广大群众对此病都有所了解,特别是青年人要进行性健康教育(包括生殖卫生),同时要求他们自爱、自律。

3.进行性道德观念教育,坚持一夫一妻的性关系。夫妻一方一旦感染了性病,应及时治疗,治愈后才过性生活或鼓励和劝说使用避孕套。

4.告知病人早诊断、早治疗对本病治愈的重要性,向病人解释性伴侣同治的必要性,鼓励病人及时彻底治疗。

5.告知病人本病病因、预防传播的措施等。

6.发现病人要及时彻底进行治疗,对已治愈的淋病病人要定期进行追踪复查和必要的复治,以求根治,防止复发。为防止无症状性淋病传播,导致晚期病变,在必要时应进行预防性治疗。

第二节　梅毒病人的护理

梅毒是由梅毒螺旋体引起的一种慢性、全身性性传播疾病,主要通过性接触和血液传播。本病危害极大,早起主要侵犯皮肤、黏膜,到晚期侵犯全身各组织及器官或通过胎盘传播引起的流产、早产、死产和胎传梅毒。人体对梅毒螺旋体并无天然的免疫力,后天获得的免疫力是短暂的,梅毒治愈后又可发生感染。

【病因及病理生理】

病原体为梅毒螺旋体,系厌氧微生物,离开人体不易生存,煮沸、干燥、日光、肥皂水和普通消毒液均可短期内将其杀死。但其耐寒力强,4℃可存活3天,-78℃保存数年仍具有传染力。人体感染梅毒至发病,平均为3周。螺旋体先进入淋巴管,再进入血液,从而传播全身。梅毒只感染人类,因而人是梅毒唯一传染源。

【护理评估】

(一)健康史

了解病人的年龄、性别、文化背景等一般资料,有无不洁性接触史、感染史、下疳史、与梅毒病人共用物品史、与梅毒病人皮损接触史或其母有无感染史等,详细询问其发病经过、症状表现及其诊治情况、愈合情况等。

（二）身体状况

皮肤、黏膜损害的典型表现及程度，是否伴有淋巴结肿大，有无其他组织及内脏的损害及功能损害的情况，病人的全身情况。

（三）心理及社会支持状况

了解病人对梅毒的感染、发病及治疗的认识程度，对治疗的态度及心理承受能力等。其家属对梅毒的心理反应，相关知识的了解程度和支持程度。

（四）辅助检查

早期梅毒应做病原体检查，晚期梅毒应根据内脏损害做脑脊液、X 线等检查，各期梅毒应做血清反应试验。

1. 梅毒螺旋体检查　适用于早期梅毒皮肤黏膜损害，如硬下疳、湿丘疹、扁平湿疣等。

（1）暗视野显微镜检查法是最常用的梅毒螺旋体检查方法。

（2）直接荧光抗体检查。

（3）涂片染色检查法。

2. 梅毒血清学检查

（1）非螺旋体抗原血清试验：为诊断梅毒必需的检查方法，对无症状梅毒尤为重要。①性病研究室玻片试验（VDRL）：VDRL 与硬下疳发生后 1～2 周出现阳性，一期梅毒只有 2～3VDRL 为阳性。多数二期梅毒者的滴度至少为 1∶16，VDRL 假阳性者的滴度在 1∶8 以下。②血清不加热反应素试验（USR）。③快速血浆反应素环状卡片试验（RPR）。

（2）螺旋体抗原血清试验：用灭活的或死的螺旋体或其成分体抗体，包括荧光螺旋体抗体吸收试验、苍白螺旋体血凝试验和酶联免疫吸附试验。在病史及体检不符合梅毒者，应进一步做梅毒螺旋体血清反应，以排除生物学假阳性反应。

3. 脑脊液检查　晚期梅毒病人，当出现神经症状，经过驱梅治疗无效，应做脑脊液检查。这一检查对审计梅毒的诊断、治疗及预后的判断均有帮助。检查项目包括细胞计数、总蛋白测定、VDRL 及胶体金试验。

（五）治疗原则及主要措施

各类型梅毒的诊断依据：①潜伏期梅毒无梅毒损害症与体征；血清 RPR 阳性，有感染史，螺旋体检查可有或无。②一期梅毒有不洁性交史；硬下疳；血清反应早期常阴性，晚期阳性；螺旋体镜检多为阳性；有感染史、淋巴结肿大和病理检查可供参考。③二期梅毒有不洁性交史或下疳史，病程 2 年以内；梅毒疹多发，对称；一般不瘙痒；梅毒血清反应近 100%阳性；螺旋体检查多阳性；全身淋巴结多肿大，有感染史。④三期梅毒 2 年前有一期或二期梅毒感染史；梅毒疹少发，不对称；梅毒血清反应阳性或阴性，有感染史；病理、X 线可供参考。⑤胎传晚期梅毒母亲有梅毒史；有梅毒疹或哈钦森三征（哈钦森齿、基质性角膜炎及神经性耳聋）；血清反应阳性；有梅毒遗留征。⑥先天性梅毒其母有梅毒病史；有典型症状和体征；实验室检查到苍白螺旋体（TP）；梅毒血清试验阳性。

治疗原则：早期梅毒彻底治疗，消灭传染源；晚期梅毒控制症状，保持器官功能，延长生命；治疗要及时、正规、充分；对可能的传染源或可能的感染者也要进行治疗，对密切接触者也要给予检查，鼓励病人主动吸引性接触者就诊。治疗以青霉素为首选药，酌情选择剂量及疗程。

【常见护理诊断／问题】

1. 自尊紊乱　与病灶部位、社会对此病人的歧视和压力有关。

2. 知识缺乏：病人和家属缺乏病因、传播途径、预后等知识。

3. 皮肤和黏膜完整性受损　与皮损引起的溃疡有关。

【护理措施】

（一）用药护理

治疗前询问病人有无药物过敏史，制订治疗方案，密切观察病情变化，出现药物反应及时报告医生，以便及时处理。

1. 病人初次注射青霉素或其他有效的抗生素药物4小时内，部分病人出现不同程度的发热、寒战、头痛、乏力等流行性感冒症状，并伴有梅毒症状和体征的加剧，这种现象称吉-海反应。采用青霉素治疗前一日或同时，加服小量泼尼松可减轻吉-海反应的程度。抗组胺要对吉-海反应无效。

2. 治疗后观察

（1）早期梅毒：在治疗后第一年每3个月复查一次，以后每半年复查一次，连续2～3年。

（2）一期或二期梅毒：治疗后6个月，RPR试验滴度未达4倍下降，可能为治疗失败，应检查有无HIV感染，并复治一疗程，必要时做脑脊液检查。

（3）潜伏梅毒：治疗后12～24个月，RPR试验滴度未达4倍下降，或滴度升高，应做HIV检查及脑脊液检查并复查。

（二）预防

梅毒被列为经典的四大性病之首，其危害性很大，目前医学技术已十分先进，对此病的治疗已日趋完善，但仍应防重于治。预防方法如下：

1. 避免不洁性交及婚外性行为，早期梅毒病人应停止性交，此时传染性最强。

2. 根治早期病人，消灭传染源，对可疑病人均应进行预防检查，做梅毒血清试验，以便早发现早治疗。强制性治疗梅毒病人，以杜绝传染源。

3. 严禁患有各期梅毒的病人担任炊事员、理发员、保姆、幼儿教师等工作，以避免间接感染的可能。

4. 梅毒家庭成员应注意防护，避免与早期梅毒病人的皮肤破损处直接接触，并将毛巾、浴巾、床单等日用品尽可能分开。

5. 对疑有梅毒的孕妇，先给一个疗程预防性治疗，以免殃及后代。

6. 必须让病人和其性伴侣共同治疗，防止相互感染。

7. 对已接受抗梅毒治疗的病人，仍需定期做血清试验复查，如有血清复发和临床复发现象，应及时重新进行抗梅毒治疗。

8. 梅毒为乙类传染病，依法建立报告制度，以利于检测，切断传染源。

（三）心理护理

1. 提供宽松的医疗环境，有利于及时发现病人。针对病人羞于看病的心理状况，性病门诊应分别设置男女诊室、检查室，避免在人多嘈杂的场所看病，给病人以方便、安静、有序的诊疗场所，注意维护病人的隐私权。

2. 主动关心病人，尊重病人，取得病人的信任，仔细询问病史，进行体格检查及实验室检查。详细向病人解释皮损的特征、生物学和血清学化验指征，结合肝、肾、心功能检查的结果,指导病人治疗。一旦确诊,应消除病人的恐惧心理,树立治病信心。

（四）健康教育

1. 鼓励病人及时来院诊治,一旦确诊后治疗越早效果越好。

2. 让病人了解该病的病因、传播途径、临床分期、治疗方法及按时正规治疗的重要性。

3. 告知病人梅毒的危险性、预防传播的方法和措施。

4. 清除思想顾虑,树立治病信息。

第三节　尖锐湿疣病人的护理

 病例导入

　　病人,女,主诉会阴部乳头状凹凸不平突起,分泌物增多,呈白色、有异味,临床辅助检查碘黄实验,用卢戈液涂后3分钟,变黄色,诊断为尖锐湿疣。

请思考:

1. 病人为什么会出现上述症状?

2. 根据诊断如何对病人进行治疗和护理?

　　尖锐湿疣是由人乳头瘤病毒感染引起的一种性传播疾病。它主要通过性接触传染,少数通过间接接触传染。在常见的性传播疾病中,尖锐湿疣最难治。

【病因及病理生理】

　　病原体为人 HIV,迄今已发现 90 余种亚型,引起尖锐湿疣的病毒主要是 HPV-6、HPV-11、HPV-16、HPV-18 型。此病毒易在温暖潮湿环境中生长繁殖,故外生殖器及肛门附近的皮肤黏膜湿润区是其最适宜生长的部位。少数人会因接触被病毒颗粒污染的日常生活用品,如内裤、浴盆、浴巾等传染。男性多见于龟头、冠状沟、包皮系带、尿道口及阴茎部,同性恋者好发于肛门及直肠。女性多见于大小阴唇、阴道口、阴道、尿道、宫颈、会阴、阴阜、腹股沟等。尖锐湿疣主要感染上皮组织,人是唯一宿主。

【护理评估】

（一）健康史

　　了解病人有无不洁性交史、配偶有无感染史或间接接触史,询问发病经过及其进展情况和既往治疗、愈合情况等。

（二）身体状况

　　尖锐湿疣潜伏期约为 1~6 个月,平均三个月。初起为小而柔软的淡红色顶端稍尖的赘生物,逐渐增大增多,互相融合形成各种不同的形态,表面凹凸不平,湿润柔软呈乳头状、菜花状及鸡冠状,根部多半有蒂,易发生糜烂、渗液,其间有脓性分泌物淤积,有恶臭。由于分泌物的浸渍,疣体表面呈白色、暗灰色或红色,易出血。位于干燥部位的尖锐湿疣较小,呈扁平状。宫颈的尖锐湿疣损害一般较小,境界清楚,表面光滑或呈颗粒状、沟回状而无典型的乳头状形态。少数尖锐湿疣因过度增生成为巨型尖锐湿疣,与 HPV-6 型有关。大多数尖锐湿疣病人无任何自觉症状,仅少部分有瘙痒、灼痛、白带增多。如继发感染则溢脓且恶臭、疼痛。当累及宫颈时，会出现血袋增多和性交后出血。波及肛门直肠，则引起疼痛和里急后重感。若为孕妇，由于胎盘激素影响，疣体增生更为迅速，可融合为鸡冠样，甚至大团块。

（三）心理 - 社会状况

了解病人对本病的认识程度、治疗的态度及心理承受能力等，其家属的心理反应，相关知识的了解程度和支持程度。

（四）辅助检查

1. 醋白试验　用 5% 醋酸液涂抹皮损后，3～5 分钟后变白。

2. 碘黄试验　用卢戈液涂后 3 分钟，发黄者可以确诊为尖锐湿疣。

3. 皮损活检　HPV 感染的特征性空泡细胞是其组织病理变化特点。

4. 抗原或核酸检验　必要时在皮损活检中进行抗原或核酸检测有 HPV 感染。常见的是 HPV-6、是 HPV-11 型。目前多应用快速敏感及特异性很高的聚合酶链式反应，阳性率可达 80% 左右。当真性和假性尖锐湿疣鉴别困难时，可用 HPV-DNA 原分子杂交进行鉴别，此法是目前一种敏感性和特异性很高的鉴别手段，阳性率可高达 90% 以上。

（五）治疗原则及主要措施

不同部位的病损需要采取不同的方法给予治疗。

1. 局部药物治疗　① 0.5% 足叶草毒素酊，外用，2 次 /d，连用 3 日，停药 4 日，为 1 疗程。可用 1 至 3 个疗程。本品有致畸作用，孕妇禁用。② 10%～25% 足叶草毒素酊，外用，每周一次，搽药 2～4 小时后洗去。③ 50% 三氯醋酸溶液、氟尿嘧啶软膏外用，1 次 /d，注意保护损害周围的正常皮肤黏膜、用药 6 次未愈则应改用其他疗法。本品有致畸作用，孕妇禁用。

2. 物理疗法　CO_2 激光治疗，用于多发性疣及尿道内疣。液氮冷冻，治愈率 63%～88%。电灼治疗有效率约 94%，复发率约 22%。

3. 手术治疗　适用于单发或巨大尖锐湿疣。

4. 全身疗法　可用干扰素、IL-2 和抗病毒药物。

【常见护理诊断 / 问题】

1. 预感性悲哀　与病人对疾病认知缺乏及本病根治困难易复发有关。

2. 有感染的危险　与创面不利暴露，细菌易繁殖有关。

3. 疼痛　与各种外治疗法及内裤摩擦有关。

【护理措施】

（一）一般护理

指导病人穿宽大、柔软、吸水性、透气性好的棉质内裤。

（二）病情观察

病人创面不利于暴露，细菌易繁殖，表现为创面糜烂，渗出脓性分泌物，体温升高，外周血白细胞总数升高。应注意：①观察创面有无感染现象，如红、肿、痛、渗出物增多。观察有无发热现象。②及时换药，保持创面清洁、干燥，正确、按时使用外用药。③嘱病人勤换内衣裤，内裤要消毒后再穿。④遵医嘱使用抗生素。

（三）心理护理

1. 关心、体贴病人，维护病人的自尊，为病人保守隐私，不歧视病人。

2．做好家人的工作，取得家属的理解与协作，使之能支持病人顺利完成治疗。

3．多与病人谈心，讲解必要的疾病知识，纠正及澄清病人的不正确想法和误解。

4．给病人讲解治疗方案，鼓励病人树立战胜病魔的信息。

5．给病人宣教性病防治知识。

（四）健康教育

1．动员病人检查有无并发其他性传播疾病（如淋病、梅毒），如存在时应积极治疗其他疾病，否则疗效差，复发率高，未治愈前应避免性生活，防止交叉感染。

2．正确指导求医心切、但不遵医嘱乱用药物的病人，使其正确接受正规治疗，使他们早日康复，并尊重病人的隐私权，为病人保密。

3．动员病人带家属（或性伴侣）检查，争取得到他们的配合。进行有关本病知识的宣教，并动员他们早日就诊，男女通病要尽早、尽快发现和治疗，防止该病传播和再感染。

4．告知病人有恶变的可能，彻底治疗宫颈尖锐湿疣尤为重要。

5．卫生洁具要专用，不共用浴盆，以防感染他人。

 情景训练

作为护士对尖锐湿疣的病人应采取哪些护理措施？

（陈玉波）

思考与练习

单项选择题

1．醋白试验用于检查（　　）

　A．梅毒　　　　　　　　　　　B．生殖器疱疹

　C．淋病　　　　　　　　　　　D．非淋菌性尿道炎

　E．尖锐湿疣

2．尖锐湿疣的病原体是（　　）

　A．单纯疱疹病毒　　　　　　　B．衣原体、支原体

　C．人类乳头状瘤病毒　　　　　D．苍白螺旋体

　E．杜克雷嗜血

参 考 文 献

[1] 熊云新,外科护理学 [M]. 3 版. 北京：人民卫生出版社,2014.

[2] 熊云新,外科护理学 [M]. 2 版. 北京：人民卫生出版社,2005.

[3] 李乐之,路潜. 外科护理学 [M]. 5 版. 北京：人民卫生出版社,2012.

[4] 党世民. 外科护理学 [M]. 2 版. 北京：人民卫生出版社,2011.

[5] 郭爱敏,周兰姝. 成人护理学 [M]. 2 版. 北京：人民卫生出版社,2012.

[6] 王俊. 胸部疾病胸腔镜全真手术 [M]. 北京：凤凰出版传媒集团江苏科学技术出版社,2007.

[7] 张学军. 皮肤性病学 [M]. 5 版. 北京：人民卫生出版社,2001.

[8] 黄志强,黄晓强. 肝胆胰外科聚焦 [M]. 北京：人民军医出版社,2005.

[9] 庄心良,曾因明,陈伯銮. 现代麻醉学 [M]. 3 版. 北京：人民卫生出版社,2003.